DEUTSCHES ZENTRALKOMITEE
ZUR BEKÄMPFUNG DER TUBERKULOSE

TUBERKULOSE-JAHRBUCH 1953/54

HERAUSGEGEBEN VON

PROF. DR. ROLF GRIESBACH
GENERALSEKRETÄR DES DEUTSCHEN ZENTRALKOMITEES
ZUR BEKÄMPFUNG DER TUBERKULOSE

MIT 66 ABBILDUNGEN

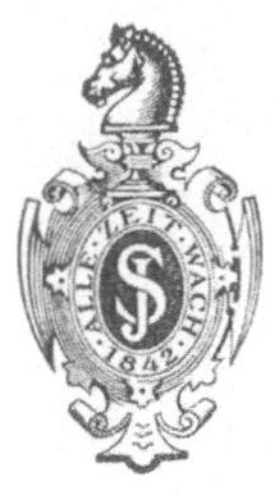

Springer-Verlag Berlin Heidelberg GmbH

1956

ISBN 978-3-662-30601-7 ISBN 978-3-662-30600-0 (eBook)
DOI 10.1007/978-3-662-30600-0

ALLE RECHTE, INSBESONDERE DAS DER ÜBERSETZUNG
IN FREMDE SPRACHEN, VORBEHALTEN

OHNE AUSDRÜCKLICHE GENEHMIGUNG DES VERLAGES IST ES AUCH NICHT GESTATTET, DIESES BUCH ODER TEILE DARAUS AUF PHOTOMECHANISCHEM WEGE (PHOTOKOPIE, MIKROKOPIE) ZU VERVIELFÄLTIGEN

© SPRINGER-VERLAG BERLIN HEIDELBERG 1956
Ursprünglich erschienen bei Springer Verlag OHG. Berlin · Göttigen · Heidelberg 1956.
Softcover reprint of the hardcover 1st edition 1956

BRÜHLSCHE UNIVERSITÄTSDRUCKEREI GIESSEN

Vorwort

Die Arbeit des Deutschen Zentralkomitees zur Bekämpfung der Tuberkulose stand im Berichtsjahr 1953/54 noch vorwiegend im Zeichen unseres am 11. Oktober 1954 verstorbenen Generalsekretärs Franz Ickert. Mit ihm ist einer der letzten aus der alten Schule der sozialhygienischen Fürsorgearbeit von uns gegangen, der die Entwicklung der Tuberkulosebekämpfung von den ersten Anfängen an nicht nur miterlebt, sondern auch aktiv miterarbeitet hat. — In Heft 12 „Der Tuberkulosearzt" 1954, 721, hat Schröder (Berlin) für das Lebenswerk Ickerts ausführliche Worte ehrender Würdigung gefunden und dargelegt, welchen Anteil Ickert an den wissenschaftlichen Erkenntnissen der letzten Jahrzehnte und am organisatorischen Aufbau der Tuberkulosebekämpfungsarbeit hatte.

Für das DZK bedeutet der Tod Ickerts einen besonders schmerzlichen Verlust; war er es doch, der in den turbulenten Zeiten der Nachkriegsepoche schon frühzeitig vermöge seiner unbeirrbaren Geduld und Zähigkeit in der Verfolgung seiner Ziele nicht nur die Deutsche Tuberkulosegesellschaft wieder ins Leben rief, sondern auch die Neugründung des ZK, zunächst in der britischen Zone, dann gültig für die Bundesrepublik, in Hannover erfolgreich durchführte. — Das Ausmaß der bei diesen Wiedergründungen in personeller, finanzieller und verwaltungsrechtlicher Beziehung aufgetretenen Schwierigkeiten kann nur derjenige ermessen, der unmittelbaren Einblick hatte in die Positionskämpfe der um die Idee der demokratischen Gestaltung der Bundesländer noch ringenden verschiedenartig gefärbten Kräfte eines auf den Sieg bedachten Föderalismus. Die mit ungewöhnlicher Beharrlichkeit verbundene Tatkraft dieses versierten Verwaltungsmediziners und erfahrenen Sachkenners auf dem Gebiete der gesamten Tuberkulose hat unter elastischer Angleichung an die Gegebenheiten derartige Schwierigkeiten überwunden und das festgemauerte Fundament einer für die Länder der Bundesrepublik arbeitenden und diese dem Ausland gegenüber vertretenden Tuberkulose-Organisation geschaffen, deren notwendige und segensreiche Tätigkeit schon zu Lebzeiten ihres Neugründers Ickert reiche Früchte trug.

Wir Nachfolgenden wollen uns stets bewußt bleiben, daß wir das Andenken dieses unerreichbar fleißigen Franz Ickert am besten wahren, wenn wir sein Werk in seinem Sinne weiterzuführen uns bemühen, um aufbauend auf dem von ihm Geschaffenen unserem gemeinsamen Ziele, der Bekämpfung der Tuberkulose, näher zu kommen.

So möge denn auch dieses vierte Jahrbuch des DZK in einem gegenüber früher unveränderten Gewande — einer Rezension folgend [Tuberkulosearzt 9 (1953),

556] — nicht nur den interessierten Ärzten, sondern auch den Behörden und einschlägigen Institutionen als Quellen- und Nachschlagewerk wie bisher nützlich sein.

Im Namen des DZK möchte ich allen Mitgliedern unserer Arbeitsausschüsse sowie vor allem auch meinen engsten Mitarbeitern in der Geschäftsstelle für ihre unermüdliche und erfolgreiche Tätigkeit, insbesondere auch in der Zeit des Interregnums, meinen aufrichtigen Dank abstatten. Ich verbinde mit diesem Dank die herzliche Bitte, das Vertrauen für die notwendige harmonische Zusammenarbeit auch auf meine Person zu übertragen, damit mir die Bürde der Nachfolgeschaft eines Franz Ickert erleichtert wird.

Prof. Dr. Griesbach

Generalsekretär des Deutschen Zentralkomitees
zur Bekämpfung der Tuberkulose

Inhaltsverzeichnis

Druckfehlerverzeichnis für das Tbc.-Jb. 1952/53:

S. 43: Sitzung (Unterausschuß für Augentuberkulose) am 30. 8. 53 nicht 30. 6. 53.

Tab. 16/S. 66 Spalte 8, Zeile 4 statt „9,46“ muß es heißen „2,40“.

Tab. 31/S. 97 Spalte 2 statt „verdächtige Tbc.-Befunde“ muß es heißen „verdächtige Befunde“. In der Reihe von Baden-Württemberg müssen geändert werden: Spalte 2: statt **23235** (abs.) muß es heißen **13235**, statt 6,6% muß es heißen 3,8%. Spalte 4: statt **374** (abs.) muß es heißen **753**, statt 38,4% muß es heißen 77,4%.

Tab. 37/S. 101. In der Überschrift ist „und West-Berlin“ zu streichen.

Tab. 39/S. 104. In der Altersgruppe 60—65 Männer 1952 fehlt ein Komma; statt 39 muß es heißen 3,9.

Tab. 47/S. 114. Spalte 1951 weibl. Gesamt: statt „4,3“ muß es heißen „3,9“.

Tab. I/S. 133. Bei Schleswig-Holstein, Hamburg, Bremen, Hessen, Baden-Württemberg und West-Berlin beziehen sich die Zahlen von 80—85 auf 80 und mehr.

Tab. XI/S. 146 Spalte Ia—Ic und Ic 0—1 statt „120“ muß es heißen „12“.

Abkürzungen:

DZK	=	Deutsches Zentralkomitee zur Bekämpfung der Tuberkulose
Tbc.-Jb.	=	Tuberkulose-Jahrbuch
TB	=	Tuberkelbakterien
Tbc.	=	Tuberkulose
tbc.	=	tuberkulös
WHO	=	World Health Organization, Weltgesundheitsorganisation
E	=	Erkrankungen
T	=	Todesfälle
Pnth.	=	Pneumothorax
Thpl.	=	Thorakoplastik
Chth.	=	Chemotherapie
MB	=	Morbus BOECK
BK	=	BOECKsche Krankheit
BCG	=	Bilié-Calmette-Guérin
RRU	=	Röntgen-Reihen-Untersuchungen
UGT	=	Uro-Genital-Tuberkulose
INH	=	Isonicotinsäurehydrazid
PAS	=	Paraaminosalycilsäure

Einleitung

In unserem nunmehr zum 4. Male erscheinenden Tuberkulose-Jahrbuch haben wir uns wie in den vergangenen Jahren bemüht, einen umfassenden Überblick über die Entwicklung und den Stand des Tuberkuloseproblems 1953/54 zu geben. Nach Kritiken und Zuschriften haben unsere früheren Jahrbücher soviel Anklang gefunden, daß wir es für richtig gehalten haben, den Aufbau unverändert beizubehalten. Wir legen Wert auf die Feststellung, daß es sich bei dem Zahlenmaterial *grundsätzlich* um *amtliche Statistiken* handelt. Da die endgültigen Unterlagen für das Jahr 1954 noch nicht vorliegen, haben wir nur vereinzelt Angaben für 1954 veröffentlicht. Wir bitten, dafür Verständnis zu haben, daß auch hier erst die Vorlage der amtlichen Zahlen abgewartet werden muß.

Unsere *Berichte über die Tätigkeit der Arbeitsausschüsse* stellen eine Zusammenfassung der bisher geleisteten Arbeiten dar. Eine Erweiterung der Ausschüsse ist im Gange; wir werden im Jahrbuch 1954/55 darüber berichten.

Über die *Deutsche Tuberkulose-Tagung in Berlin*, den *XIII. Internationalen Tuberkulose-Kongreß in Madrid* und die Tagung des *American College of Chest-Physicians in Barcelona* wird im Anhang kurz berichtet. Ausführliche Tagungsberichte sind erschienen, wir beschränken uns mit Rücksicht darauf und aus Platzmangel auf eine kurze Darstellung der wichtigsten Ergebnisse.

Im Abschnitt III werden die *Statistiken über die Tätigkeit der Tuberkulose-Fürsorgestellen*, über die *Bevölkerung und die Morbidität und Mortalität an Tuberkulose* analysiert. Obwohl seit Jahren bereits die Neuerkrankungen an Tuberkulose und neuerdings auch etwas der Bestand an Personen mit ansteckender Tuberkulose abnehmen, können wir *auf Grund der statistischen Unterlagen keine allzu optimistische Prognose bezüglich der weiteren Entwicklung* geben. Das Tuberkuloseproblem dürfte uns wohl noch auf Jahrzehnte hinaus beschäftigen.

Die Zahl der an aktiver Tuberkulose erkrankten und bekannten Personen in der Bundesrepublik Deutschland beträgt immer noch rund 450000. Zusammen mit den zu Überwachenden und Exponierten werden von den Tuberkulose-Fürsorgestellen schätzungsweise 1,5 Millionen Personen betreut, das sind 3% der Gesamtbevölkerung; etwa 5% *aller* 20—35jährigen gehören zu diesem Personenkreis, und rund 10% der Gesamtbevölkerung sind oder waren an Tuberkulose erkrankt. Mit der Umwandlung des Tuberkuloseproblems zu einem *Invaliditätsproblem* erwachsen Staat, Behörden und offiziösen Organisationen neue Aufgaben. Die weitere Entwicklung der Tuberkulose bedarf sorgfältiger Überwachung; diese aber ist nur möglich anhand *exakter altersgegliederter Statistiken. Wir müssen deshalb erneut und mit Nachdruck die Forderung erheben, uns dieses Material zur Verfügung zu stellen.* Auch das Ausland bereitet entsprechende Maßnahmen vor. Die *Union Internationale contre la Tuberculose* hat sich diese Aufgabe in vorbildlicher Weise zur Pflicht gemacht. Während jedoch im Ausland die Wiedereingliederung der Tuberkulösen in den Arbeitsprozeß als eine der vordringlichsten Aufgaben angesehen wird, spielt in Deutschland außerdem die Frage der *Wohnraumbeschaffung für die Tuberkulösen* zusätzlich eine maßgebende Rolle. *Über 1/3 der Offentuberkulösen haben kein eigenes Zimmer* und leben in engstem Kontakt mit ihren Familienangehörigen. Im Interesse einer planvollen Tuberkulosebekämpfung kann man sich jedoch der Tatsache nicht verschließen, daß eine *Verstopfung der Infektionsquelle und eine Verminderung der Infektionsmöglichkeiten Maßnahmen von entscheidender Bedeutung* sind.

Am 11. Oktober 1954 starb der Generalsekretär des DZK Professor Dr. Dr. h. c. ICKERT auf einer Dienstreise in Paris. Bis zur Wahl des neuen Generalsekretärs, welcher im Mai 1955 seine Tätigkeit begann, hat die Geschäftsstelle des DZK in Hannover die laufenden Arbeiten durchgeführt und das vorliegende Jahrbuch zusammengestellt. Frau Dr. KAYSER hat den Abschnitt II und die Tagungsberichte, Ob.Reg.-Rat a. D. Dr.-Ing. KEUTZER den Abschnitt III bearbeitet. Wir danken allen unseren Mitarbeitern für ihren Fleiß und ihre Ausdauer. Für den Inhalt des Jahrbuches zeichnet der Generalsekretär verantwortlich.

I. Überblick über das Geschäftsjahr 1.4.1954—31.3.1955

1. Geschäftsbericht des Deutschen Zentralkomitees

Am 28. 4. 1954 fand die **Ordentliche Mitgliederversammlung** des Deutschen Zentralkomitees in Bad Pyrmont statt; der *Haushaltsplan* für das Geschäftsjahr 1954/55 wurde gebilligt. In der Aussprache wurde jedoch festgestellt, daß die Beiträge auf der Kaufkraft der D-Mark im Jahre 1949 basieren, und daß es notwendig ist, nach Möglichkeiten zu suchen, um dem DZK ausreichende Geldmittel zur Verfügung stellen zu können.

Die Weiterführung und Vorfinanzierung der *Weihnachtsmarkensammlung* wurde beschlossen.

Nach Verhandlung mit dem DZK hat der Herr *Bundesminister für Ernährung, Landwirtschaft und Forsten* das DZK gebeten, Untersuchungen über den Anteil der bovinen Tuberkelbacillen an der menschlichen Tuberkulose anzustellen. Ein Betrag von DM 100000,— wurde für diesen Zweck bereitgestellt. Für die Durchführung und Überwachung dieser Untersuchungen wurde in der Vorstandssitzung des DZK am 27. 4. 1954 eine kleine Kommission unter Leitung von Prof. Dr. Dr. h. c. KLEINSCHMIDT bestimmt.

Bezüglich der *Tuberkulose bei Studenten* betonte Herr Dr. FRANKE die Wichtigkeit der Errichtung von Heilstätten oder Rekonvaleszenten-Heimen für Studenten. Durch den Tod von Prof. ICKERT sind wir in dieser Angelegenheit leider noch nicht viel weiter gekommen.

Der Mitgliederversammlung wurde über die Verhandlung mit der Berliner Kommission wegen der Vermögenswerte des *Reichs-Tuberkulose-Ausschusses* berichtet. Nach Beschluß der Kommission wurden diese Werte durch die britische Militärverwaltung dem DZK übertragen.

Weiter wurden die Generalthemen der *Deutschen Tuberkulose-Tagung im September 1954 in Berlin* und der Tagung der *Internationalen Union gegen die Tuberkulose in Madrid September/Oktober 1954* bekanntgegeben. Für Madrid waren Frau Dr. MEISSNER, Professor HEILMEYER und Obermed.-Rat Dr. SCHRAG als Korreferenten bestimmt worden. Die deutsche Sprache sollte als Verhandlungssprache zugelassen werden.

In der **Sitzung des Präsidiums** des DZK am 1. 7. 1954 in Bonn wurde der Film „Die Tuberkulose-Schutzimpfung" der Schleswig-Holsteinischen Vereinigung zur Bekämpfung der Tuberkulose vorgeführt, der technisch, gedanklich und methodisch als Fortschritt begrüßt wird.

Das Präsidium beschloß, einen Vertreter der Gesundheitsverwaltung des Bundes in den Vorstand zu berufen und erklärte sich mit der erforderlichen Satzungsänderung einverstanden. — Der Antrag, die Länderregierungen und den Bund im Interesse der Fortführung der Arbeiten des DZK um die Erhöhung der Beiträge zu bitten, wurde angenommen.

Die Diskussion des Merkblattes „*Über die Notwendigkeit der stationären Behandlung der exsudativen Pleuritis*“ des „Arbeitsausschusses für stationäre Behandlung der Tuberkulose“ ergab Übereinstimmung in der Ansicht, daß eine merkblattähnliche knappe Fixierung der Meinung des zuständigen Ausschusses tragbar und empfehlenswert sei.

In bezug auf die Frage der *Schwangerschaftsunterbrechung bei Tuberkulose* wurde die Auffassung vertreten, daß beim Deutschen Zentralkomitee ein entsprechender Arbeitsausschuß gegründet werden soll. Auch hiermit kamen wir durch den Tod des Generalsekretärs in Verzug.

In der **Mitgliederversammlung des DZK am 2. 9. 1954 in Berlin** fand die Neuwahl des Vorstandes statt. Es wurden gewählt:

Min.-Dir. a. D. Prof. Dr. Redeker	als Präsident
Landesrat a. D. Dr. h. c. Serwe	als Vizepräsident
Min.-Dir. Dr. Buurman	als Schatzmeister
Prof. Dr. Dr. h. c. Ickert †	als Generalsekretär

Min.-Dir. Dr. Buurman
als Vertreter der Gesundheitsverwaltung des Bundes
Min.-Rat Dr. v. Behring
als Vertreter der Gesundheitsverwaltung des Landes Hessen
Präsident Dr. Greul
als Vertreter der Gesundheitsverwaltung des Landes Bremen
Reg.-Med.-Dir. Dr. Heigl
als Vertreter der Gesundheitsverwaltung des Landes Schleswig-Holstein
Senatsrat Dr. Meyer
als Vertreter der Gesundheitsverwaltung des Landes Berlin.

Die Herren Oberreg.- und Obermed.-Rat Dr. König und Direktor Dr. Jensen und Oberinsp. a. D. Römer wurden als Rechnungsprüfer bestätigt.

Es wurde beschlossen, die *Amtsdauer des Schatzmeisters* und *des Generalsekretärs* auf *4 Jahre* zu erweitern. Außerdem wurde der Antrag gebilligt, den Vorstand durch einen Vertreter der Gesundheitsverwaltung des Bundes zu erweitern.

Der Beschluß des Präsidiums, Bund und Länder um eine *Erhöhung der Mitgliedsbeiträge* zu bitten, fand die Billigung der Mitgliederversammlung.

Die Wiederwahl der *Präsidial-Beiräte*

Prof. Dr. Lydtin, München
Prof. Dr. Schmitz, Düsseldorf
Reg.-Med.-Dir. Dr. Lederer, München
Frau Gew.-Med.-Rätin Dr. Krüger, Bochum
Prof. Dr. Jötten, Münster
Dr. Keutzer, Wiesbaden
Frau Grimminger, Stuttgart
Dr. Oberwinster, Köln

wurde bestätigt.

Es wurde vereinbart, die *nächste Tuberkulose-Tagung* gemeinsam mit der Deutschen Tuberkulose-Gesellschaft 1956 in *Baden-Baden* stattfinden zu lassen.

An dem *XIII. Kongreß der Internationalen Union gegen die Tuberkulose* in Madrid (vom 26. 9.—2. 10. 1954) nahmen vom DZK die Herren Prof. Dr. Redeker,

Landesrat a. D. Dr. h. c. SERWE, Prof. Dr. Dr. h. c. ICKERT, Senatsrat Dr. MEYER sowie Senatsdirektor Prof. Dr. SCHRÖDER und Prof. Dr. LYDTIN als Mitglieder des Direktionsrates der Union Internationale contre la Tuberculose teil. Prof. Dr. REDEKER, Landesrat a. D. Dr. h. c. SERWE, Prof. Dr. SCHRÖDER und Dr. MEYER besuchten anschließend die *Tagung des American College of Chest Physicians* in Barcelona.

Von der Union Internationale contre la Tuberculose waren Prof. Dr. Dr. h. c. ICKERT und Dr. KEUTZER gebeten worden, einen vergleichenden Bericht über die Tuberkulose in Dänemark, England, Frankreich und den Niederlanden zu erstatten. Prof. ICKERT führte zu diesem Zweck im August 1954 Besprechungen mit den zuständigen Stellen in Kopenhagen.

Am 6. September 1954 hielt Prof. Dr. Dr. h. c. ICKERT auf Einladung der Deutschen Landwirtschafts-Gesellschaft — Landvolkabteilung — einen Vortrag über „Die Rindertuberkulose als Gefahrenquelle“ in Ulm.

Prof. Dr. Dr. h. c. KLEINSCHMIDT nahm vom 14.—16. 10. 1954 an der *Internationalen BCG-Tagung in Neapel* teil.

Im Oktober 1954 reiste Prof. Dr. Dr. h. c. ICKERT zu Besprechungen mit der Union Internationale und mit Tuberkulosefürsorgestellen nach Paris. Dort ist er am 11. Oktober 1954 plötzlich verstorben. Es ist uns ein Bedürfnis, an dieser Stelle den Herren der Deutschen Botschaft in Paris, vor allem dem Herrn Botschafter Dr. VON HAUSENSTEIN, und der Union Internationale contre la Tuberculose unseren Dank auszusprechen für die Betreuung, die sie Prof. ICKERT haben zuteil werden lassen. Die herzlichen Worte, die Prof. BERNARD anläßlich der Einäscherung in Paris für den verstorbenen Generalsekretär fand, sind uns Ausdruck der Verbundenheit zwischen unseren beiden Organisationen und ein Beweis für die kollegiale und menschliche Anerkennung und Verehrung, die Prof. ICKERT im Ausland in hohem Maße genoß.

Am 21. Oktober 1954 fand in Hannover eine Trauerfeier statt, auf der Prof. REDEKER für das Deutsche Zentralkomitee und Min.-Dir. Dr. BUURMAN für den Niedersächsischen Verein zur Bekämpfung der Tuberkulose die Verdienste und die Persönlichkeit des Verstorbenen würdigten.

In der *Vorstandssitzung im Februar 1955* wurde beschlossen, mit Prof. Dr. GRIESBACH, Augsburg, wegen der Übernahme der Stelle des Generalsekretärs zu verhandeln.

Im Oktober 1954 erschien im *Springer-Verlag* das *Tuberkulose-Jahrbuch 1952/53.* Es hat ebenso wie die beiden früheren Jahrbücher im In- und Ausland großen Anklang gefunden.

2. Deutsche Tuberkulose-Tagung 1954

Vom 1.—3. September 1954 fand die *Deutsche Tuberkulose-Tagung* in Berlin statt. Sie wurde gemeinsam von der Deutschen Tuberkulose-Gesellschaft und dem DZK veranstaltet.

Es wurden folgende Themen behandelt:

1. Die BOECKsche Krankheit
2. Stand und Bekämpfungsmaßnahmen der Tuberkulose in den letzten 3 Jahrzehnten, Kritik und Ausblick
3. Spätergebnisse der Lungentuberkulosetherapie.

Der Verhandlungsbericht über die Tagung ist inzwischen in den Beitr. Klin. Tbk. **114**, 3—280 (1955) erschienen (s. a. S. 233).

3. XIII. Kongreß der Union Internationale contre la Tuberculose

Die Union Internationale contre la Tuberculose hielt vom 26. September bis 2. Oktober 1954 in Madrid ihren XIII. Kongreß ab.

Die Themen lauteten:

1. Die anatomischen und bakteriologischen Veränderungen an Tuberkuloseherden unter dem Einfluß der Antibiotica und der Chemotherapie
2. Indikationen für chirurgische Eingriffe bei Lungentuberkulösen bei gleichzeitiger Chemotherapie
3. Über den Einfluß der neuen Chemotherapie auf die Organisation der Tuberkulosebekämpfung.

Der Tagungsbericht ist im *Bulletin* der Union Internationale contre la Tuberculose Vol. XXIV, 3—4 (1954) abgedruckt (s. a. S. 239).

Inzwischen wurde beschlossen, den nächsten Kongreß im Jan. 1957 in Indien (Neu-Delhi) abzuhalten.

4. Union Internationale contre la Tuberculose

Von der Union Internationale contre la Tuberculose war Prof. ICKERT 1953 zum Präsidenten der Sous-Commission de l'Epidémiologie gewählt worden. Dieser Ausschuß hat sich ausführlich besonders mit der Frage einer internationalen Morbiditäts-Statistik befaßt. Entsprechende Richtlinien wurden ausgearbeitet, sie sind im Tuberkulose-Jahrbuch 1952/53 (S. 193) abgedruckt. Für die Tagung der Sous-Commission de l'Epidémiologie in Madrid 1954 hatte Prof. ICKERT *Erläuterungen* zu diesen Richtlinien ausgearbeitet, die von den Ausschußmitgliedern angenommen wurden (s. Anhang S. 271). Nach dem Tode von Prof. ICKERT hat die Internationale Union Dr. LUNDQUIST, den Generalsekretär der Svenska Nationalfoereningen mot Tuberkulose in Stockholm, zum Präsidenten der Sous-Commission gewählt. Die von der Union Internationale contre la Tuberculose benötigten internationalen Statistiken sollen auch in Zukunft von dem Statistiker des DZK, Dr. KEUTZER, bearbeitet werden.

Auf Vorschlag des Exekutivkomitees hat der Verwaltungsrat der Union Internationale im Februar 1955 beschlossen, Prof. Dr. GRIESBACH zum Präsidenten der Unter-Kommission für die häusliche Behandlung der Tuberkulose zu wählen. Damit hat Deutschland wieder einen Vertreter als Leiter eines internationalen Arbeitsausschusses bei der Union.

II. Berichte der Arbeitsausschüsse

1. Arbeitsausschuß für Tuberkulosefürsorge

Vorsitzender: Med.-Rat Dr. BREU, Ludwigsburg

In den ersten Sitzungen im Jahre 1950 wurden grundlegende Fragen der Organisation und der Tätigkeit der Tuberkulosefürsorgestellen erörtert.

1. Hauptamtliche Tuberkulose-Fürsorgeärzte. Es ist anzustreben, hieß es in der Sitzung vom 28. 9. 1950, daß die Tuberkulosefürsorge von einem in der Tuberkulosebekämpfung erfahrenen Arzt versorgt wird. Für größere Fürsorgebezirke (etwa 80000 Einwohner und mehr) hält man die Anstellung eines hauptamtlichen Fürsorgearztes für angezeigt.

2. Intensivierung der Diagnostik in den Tuberkulose-Fürsorgestellen. Die Tuberkulose-Fürsorgestellen müssen in jedem Falle eine einwandfreie Diagnose so rasch wie möglich anstreben; die altbewährten Mittel müssen erschöpfend herangezogen werden, wiederholte Auswurfuntersuchungen sind unbedingt notwendig, erforderlichenfalls muß auf Kehlkopfabstriche und Untersuchungen des Magennüchternsaftes zurückgegriffen werden; es müßte außerdem möglich sein, in allen Bundesländern kostenlos bakteriologische Untersuchungen einschließlich des Kulturverfahrens durchzuführen. Leitsätze betr. Notwendigkeit des Kulturverfahrens für den Nachweis von Tuberkelbakterien (Tbc.-Jb. 1950/51, S. 229) wurden aufgestellt. Auch sollte die Möglichkeit bestehen, Schichtaufnahmen anfertigen zu lassen. Sind nun diese vor 5 Jahren aufgestellten Forderungen heute, 1955, in allen Tuberkulosefürsorgestellen durchführbar?

3. Tuberkulose-Statistik. In den Jahren 1950/52 bemühte sich der Arbeitsausschuß um die Schaffung einer einheitlichen und verläßlichen Tuberkulosestatistik. In Zusammenarbeit mit den Tuberkulosereferenten der Länder wurde ein einheitliches Formular für den Tuberkulosejahresbericht (Tbc.-Jb. 1951/52, S. 196) entworfen.

Die früher vom ehemaligen Reichs-Tuberkulose-Ausschuß herausgebrachten „Erläuterungen zur Führung der Tuberkulosestatistik in den Gesundheitsämtern" wurden auf mehreren Sitzungen entsprechend dem heutigen Stand der Tuberkuloseforschung überarbeitet und neugefaßt (Teil 1 — Ia—Id — im Tbc.-Jb. 1950/51, S. 223, Teil 2 — Gruppe II—IV — im Tbc.-Jb. 1952/53, S. 194 abgedruckt).

Hinsichtlich der Statistik sollen an dieser Stelle nur einige Gesichtspunkte hervorgehoben werden. Es wurde erörtert, wie lange ein Tuberkulosekranker in der Statistik noch als „ansteckend" zu führen ist, nachdem in seinem Auswurf Tuberkelbakterien nicht mehr nachgewiesen werden können. Als „ansteckend" mit Bakterien (Ia bzw. Fa-Fälle) sollen alle Fälle von klinisch oder röntgenologisch nachweisbarer Lungentuberkulose geführt werden, bei denen zumindest in den letzten 12 Monaten noch Tuberkelbakterien im Auswurf nachweisbar waren (selbstverstandlich mussen alle in Betracht kommenden Untersuchungsmethoden wiederholt angewandt worden sein). Werden nach diesen eingehenden Untersuchungen TB nicht mehr nachgewiesen, so kann der Patient frühestens 12 Monate und spätestens 24 Monate nach dem letzten Bakterienbefund in die Gruppe der Ic- bzw. Fc-Fälle übergeführt werden. Die Entscheidung über den endgültigen Zeitpunkt der Überführung in eine andere Gruppe bleibt dem Ermessen des Tuberkulosefürsorgearztes überlassen.

Die frühere Gruppe der sog. „sekundären" Ib-Fälle (Rückläufer aus Ia) wurde in Anlehnung an die internationale Statistik fallengelassen.

Inaktive, als überwachungsbedürftig angesehene Lungentuberkulosen, sollen in der Regel 5 Jahre unter Berücksichtigung des Ausgangsbefundes unter Röntgenkontrolle bleiben.

Es wurde hervorgehoben, daß eine exakte vergleichbare Tuberkulose-Morbiditäts-Statistik in der Bundesrepublik Deutschland nur möglich ist, wenn die Statistik in allen Tuberkulose-Fürsorgestellen einheitlich nach den in den „Erläuterungen" festgelegten Gesichtspunkten geführt wird. Das ist aber noch keineswegs der Fall.

Es wurde auch besprochen, wie lange geschlossene Lungentuberkulosen in der Gruppe Ic zu belassen sind. Dabei wurde folgender Standpunkt vertreten: „Aktive Tuberkulosen werden solange in der Gruppe Ic geführt, als Aktivitätszeichen bestehen, zuzüglich einer Beobachtungszeit von 1—2 Jahren, während welcher sich der Befund stabil gehalten hat. Hinsichtlich der Aktivität der Tuberkulose schloß man sich der internationalen Statistik der Tuberkulose-Morbidität an: *Aktivität* besteht, solange Aktivitätszeichen der Tuberkulose vorhanden sind, wie positiver TB-Befund, Wechsel im Röntgenbild, beschleunigte Blutsenkung, Fieber, Gewichtsabnahme, und diese Zeichen *nur* auf die Tuberkulose zurückzuführen sind. *Fürsorgerisch* wird eine Tuberkulose als aktiv betrachtet, solange sie behandlungsbedürftig ist oder wenn innerhalb eines gewissen Zeitraumes (je nach Ausdehnung und Schwere des Prozesses) neue Tuberkuloseschübe zu erwarten sind."

4. Einführung des Röntgenschirmbildmittelformates in den Fürsorgestellen. Eingehend befaßte sich der Arbeitsausschuß in den letzten Jahren mit der Einführung des Röntgenschirmbild-Mittelformates in den Tuberkulosefürsorgestellen. In der Zwischenzeit sind verschiedentlich Tuberkulosefürsorgestellen mit einem solchen Gerät ausgestattet worden. Für den mit Arbeit überlasteten Fürsorgearzt (vor allem durch stundenlange Durchleuchtungen) bedeutet das Vorhandensein eines Röntgenschirmbild-Mittelformates eine große Entlastung. Auf diese Weise ist es dem Fürsorgearzt wieder möglich, sich seinen eigentlichen fürsorgerischen Aufgaben zu widmen; gleichzeitig kann das Mittelformat in bestimmten Fällen eine Großaufnahme ersetzen und außerdem verfügt die Tuberkulosefürsorgestelle neben dem Durchleuchtungsbefund noch über ein Bilddokument, welches in vielen Fällen später von Nutzen sein kann.

5. Wohnungsfürsorge für Tuberkulosekranke. Die Wohnungsfürsorge für Tuberkulosekranke hat bereits vor Jahren den Arbeitsausschuß beschäftigt. Auf der Sitzung vom 28. 9. 1950 wurde u. a. in Leitsätzen zum Ausdruck gebracht, daß Wohnraumbeschaffung für Tuberkulosekranke nur länderweise möglich ist. Im Vordergrund stehe die persönliche Initiative des Amtsarztes bzw. Tuberkulosefürsorgearztes. Auf die diesbezüglichen Abschnitte in den Tuberkulose-Jahrbüchern 1950/51, 1951/52 und 1952/53 wird verwiesen.

6. Arbeitsfürsorge bei Tuberkulose. Auf seiner Sitzung vom 28. 3. 1952 hat der „Arbeitsausschuß für Tuberkulosefürsorge" den Werksärzten und dem „Arbeitsausschuß für Arbeitsfürsorge bei Tuberkulose" eine Definition des Ausdruckes „arbeitsfähig" im Sinne des § 88 des Gesetzes über Arbeitsvermittlung und Arbeitslosenversicherung (Tbc.-Jb. 1951/52, S. 13) vorgeschlagen. Zusammen mit dem „Arbeitsausschuß für Arbeitsfürsorge bei Tuberkulose" hat der „Arbeitsausschuß für Tuberkulosefürsorge" „Richtlinien für die Beschäftigung von Lungentuberkulösen an geeigneten Arbeitsplätzen" (Tbc.-Jb. 1952/53, S. 205) ausgearbeitet.

7. Zwangsweise Absonderung unbelehrbarer Offentuberkulöser. In bezug auf die zwangsweise Absonderung unbelehrbarer Offentuberkulöser ist der Arbeitsausschuß im Laufe der letzten Jahre nicht weitergekommen. Seit Inkrafttreten des Grundgesetzes war bis jetzt wegen der Bestimmung des Art. 104 eine Zwangsasylierung nur noch auf Grund einer richterlichen Entscheidung möglich. Bei wiederholtem Verstoß eines Offentuberkulösen gegen die Anordnungen und Maßnahmen des Gesundheitsamtes und beim Vorliegen einer Schuld durch eine nachgewiesene Ansteckung konnte der Amtsarzt beim zuständigen Staatsanwalt (Amtsgericht) gegen den Offentuberkulösen evtl. eine Anzeige wegen Verstoßes gegen § 327 StGB einreichen. Neuerdings ist aber durch einen Beschluß des Bundesgerichtshofes vom 14. 12. 1954 die Zwangsasylierung eines unbelehrbaren Offentuberkulösen in Frage gestellt, da nach Ansicht des 4. Zivilsenates BGH die VO vom 1. 12. 1938 kein Gesetz ist; es kann daher die VO vom 1. 12. 1938, auch soweit es sich nur um die Anwendung des Art. 104 Abs. 1 GG handelt, einem förmlichen Gesetz nicht gleichgestellt werden.

8. Ergänzung des Schulseuchenerlasses. Die Forderungen des Arbeitsausschusses von 1952 in bezug auf die Revision des Schulseuchenerlasses (Tbc.-Jb. 1951/52, S. 13) bestehen nach wie vor. Die Lösung der Frage der Bekämpfung der Infektionskrankheiten steht in Zusammenhang mit dem Gesetz über die Psittacosis. Aus Bonn hören wir, daß 1956 ein Gesetzesentwurf über Infektionskrankheiten fertiggestellt werden soll. Wir müssen uns klar sein, daß *nur vorbeugende* Maßnahmen nicht zur Bekämpfung der Infektionskrankheiten, sondern in den schulärztlichen Dienst gehören. Der Bundesminister des Innern hat mit einem Schreiben vom 29. 9. 1952 — 4217 — 1362/53 — mitgeteilt, daß der „Schulseuchenerlaß" auch für Einrichtungen der Jugendhilfe gilt, darunter fallen auch die Kindergärten.

In Nordwürttemberg und Nordbaden, also in dem früheren Bundesland Württemberg-Baden, sind nach dem Erlaß des Innenministeriums Nr. X 5432 vom 24. Dezember 1949 und des Kultusministeriums V Nr. 2961 vom 11. Dezember 1949 alle unter den Schulseuchenerlaß fallenden Lehr- und Aufsichtspersonen *jährlich einmal* im Röntgenverfahren auf Tuberkulose zu untersuchen. Dieser Erlaß wurde inzwischen auf den Regierungsbezirk Südwürttemberg-Hohenzollern ausgedehnt. Nach dem Erlaß des Regierungspräsidiums Nordwürttemberg Nr. I 10 — 2335/9 vom 21. Dezember 1953 sind berufsfremde Mieter in Schulhäusern verpflichtet, sich einmal jährlich einer kostenlosen Röntgenuntersuchung durch das zuständige Gesundheitsamt zu unterziehen.

In Schleswig-Holstein wurde mit Runderlaß des Landesministers für Volksbildung vom 14. 9. 1950 die jährliche Lungenröntgenuntersuchung der Lehrkräfte angeordnet.

In Niedersachsen ist lt. Rd.Erl. d. Nds. Kult. Min. vom 16. 10. 1953 — III 340/53 die röntgenologische Untersuchung der Lunge der Lehrkräfte, Schüler und sonstiger im Schuldienst tätigen Personen bis auf weiteres jährlich vorzunehmen. Dieses gilt auch für die Geistlichen und sonstige kirchliche Hilfskräfte und ebenso für die nebenamtlichen Lehrkräfte. Durch Rd.Erl. vom 11. 12. 1953 — III 3402/53 wurde diese Bestimmung auch auf die in den Schulgebäuden, Schul- und Schülerheimen tätigen Personen (Hausmeister, deren Ehefrauen, Heim- und Wirtschaftsleiter, Büropersonal, Haus- und Küchenhilfen usw.) ausgedehnt. Es ist zu hoffen, daß in Bälde auch in den anderen Ländern, soweit dies nicht schon angeordnet ist, die jährliche röntgenologische Untersuchung des obengenannten Personenkreises durchgeführt werden wird.

9. Kurzfristige Nachuntersuchungen nach chemotherapeutischer Behandlung. Auf der Sitzung vom 3. 8. 1953 betonte der Arbeitsausschuß die Notwendigkeit kurzfristiger sorgfältiger Nachuntersuchungen, insbesondere auch von häufigen Untersuchungen des Auswurfes bei heilstättenentlassenen Patienten, erforderlichenfalls unter Heranziehung der verfeinerten Verfahren, zumal nach chemotherapeutischer Behandlung. Das DZK hat nochmals die Länderregierungen gebeten, dafür Sorge zu tragen, daß

a) Sputumuntersuchungen auf TB im Ausstrich bei allen Tuberkulose-Fürsorgestellen durchgeführt werden können und die Träger der Gesundheitsämter die dazu erforderlichen Mittel bereitstellen.

b) Sputumuntersuchungen auf TB im Kulturverfahren bei negativer Ausstrichuntersuchung in allen Medizinal-Untersuchungsämtern in gleicher Weise wie bei den anderen Infektionskrankheiten kostenlos durchgeführt und die erforderlichen Mittel im Haushalt der Länder zur Verfügung gestellt werden.

10. Die Tuberkulose bei Studenten. In einer gemeinsamen Sitzung des Arbeitsausschusses für Tuberkulose-Fürsorge mit Vertretern des Studentenwerkes wurde die Frage der Betreuung der tuberkulösen Studenten eingehend behandelt. Endgültige Beschlüsse über die Einrichtung von Studentensanatorien nach französischem Muster oder die Zusammenfassung tuberkulöser Studenten in verschiedenen Heilstätten sind noch nicht gefaßt worden, jedoch haben sich nach einer Umfrage verschiedene Leiter von Heilstätten und Kostenträger bereit erklärt, bei der Lösung dieser vordringlichen Frage durch Schaffung von Heilstätten, in denen eine geistige Betreuung, evtl. sogar ein Weiterstudium möglich ist, mitzuwirken.

11. Heilstättenfürsorgerinnen. Ebenso vordringlich erscheint uns das Problem der Betreuung der Patienten in den Heilstätten durch Heilstättenfürsorgerinnen oder evtl. durch Arbeitstherapeutinnen. Die im Auslande in vermehrtem Maße üblich gewordenen disziplinarischen Entlassungen und selbständigen Kurabbrüche nehmen auch bei uns zu. Welches die Gründe dafür auch sein mögen, ein Patient, dessen wirtschaftliche Verhältnisse während seines Heilstätten- bzw. Krankenhausaufenthaltes befriedigend geregelt sind, wird leichter die Geduld für eine notwendige Kur bis zur Ausheilung aufbringen als ein Kranker, dessen häusliche Verhältnisse nicht saniert sind. Es hat sich gezeigt, daß die Heilstättenfürsorgerin dank ihrer beratenden Tätigkeit in erheblichem Maße dazu beitragen kann, die Patienten zu halten; selbstverständlich ist eine einheitliche Regelung der Tuberkulosehilfe durch ein Bundesgesetz unbedingt notwendig.

2. Arbeitsausschuß für BCG-Schutzimpfung

Vorsitzender: Prof. Dr. Dr. h. c. KLEINSCHMIDT, Honnef

In den ersten Sitzungen des Arbeitsausschusses, Juni und September 1950, wurde beschlossen, den Länderregierungen „Vorschläge über die Weiterführung der BCG-Schutzimpfung" zu unterbreiten, nachdem die große Massenimpfperiode durch die Länder Schweden und Dänemark beendet war (es waren vom Schwedischen

Roten Kreuz 1367990 und vom Dänischen Roten Kreuz 511663 Personen bei dieser Aktion in Deutschland geimpft worden).

Siehe dazu auch „Gesamtübersicht der in Deutschland vorgenommenen Tuberkulin-Testungen und Massen-BCG-Impfungen in den Jahren 1947—52", Tabelle aus: „Die BCG-Schutzimpfung" von R. GRIESBACH, Tab. 1, Seite 226, im Tbc.-Jb. 1953/54 auf Seite 117 abgedruckt.

In den an die Länderregierungen gerichteten „Vorschlägen" (Tbc.-Jb. 1950/51, S. 20) wurde empfohlen, tuberkulinnegative Personen aus tuberkulösem Milieu (besonders Neugeborene und Kleinkinder), Medizinstudenten, Ärzte, Schwestern und andere Personen, die bei der Berufsarbeit tuberkulösen Infektionen ausgesetzt sind, einer BCG-Schutzimpfung zu unterziehen. Desgleichen wurde angeregt, tuberkulinnegative Kleinkinder und Schulanfänger und von der Schule abgehende negativ Reagierende zu impfen. Es wurde in diesen „Vorschlägen" vor allem auf den Wert der Neugeborenen-Schutzimpfung hingewiesen.

In der Zwischenzeit sind im Bundesgebiet von deutscher Seite aus größere systematische Impfaktionen noch nicht wieder durchgeführt worden, wenn auch in einigen Ländern, u. a. in Niedersachsen und Nordrhein-Westfalen, vereinzelt auch in Bayern, Impfzentralen geschaffen wurden. Von diesen Impfzentralen wurden, allerdings im Vergleich zu der oben erwähnten großen Impfaktion des Schwedischen und Dänischen Roten Kreuzes nur in bescheidenem Maße, teilweise durch persönliche Initiative eines Mannes, Impfungen durchgeführt. Niedersachsen z. B. berichtet über 5400 Impfungen 1951, über 8700 1952 und über 11935 1953. In der Mehrzahl handelte es sich um Neugeborenen-Impfungen. An erster Stelle steht in Niedersachsen die Impfzentrale von Braunschweig unter der Leitung von Dr. DANNENBAUM. Allein in dieser Impfzentrale wurden 1953 5611 Impfungen durchgeführt, davon entfallen auf Neugeborene 4414. Eine Gesamtübersicht gab Dr. DANNENBAUM auf der 4. Wissenschaftlichen Tagung der Norddeutschen Tuberkulose-Gesellschaft in Lübeck 1955.

Im Tbc.-Jb. 1950/51, S. 120, brachten wir aus den Ländern Niedersachsen, Nordrhein-Westfalen und Hessen Zahlen von Erkrankungen an tuberkulöser Meningitis bei geimpften und nichtgeimpften Kindern. Heute können wir auch für Sachsen (DDR) und Bez. Cottbus (DDR) Angaben machen, die wir dem Buche von R. GRIESBACH „Die BCG-Schutzimpfung", S. 241, entnommen haben:

	Anzahl nicht geimpft	Anzahl BCG-geimpft	Miliar-Tbc. u. Meningitis tbc.	
			nicht geimpft	geimpft
Sachsen . . .	715577	246664	81	0
Cottbus	79903	53492	11	0

Die Zahlen brauchen keinen Kommentar.

Die 1951 herausgegebenen „Richtlinien für die Tuberkuloseschutzimpfung mit BCG" wurden 1955 neu herausgegeben (sie sind auf S. 250ff. im Wortlaut abgedruckt).

Ein *Film* über den Wert der BCG-Schutzimpfung wurde von der Schleswig-Holsteinischen Vereinigung zur Bekämpfung der Tuberkulose unter Mitwirkung der Impfzentrale Braunschweig hergestellt. In eindringlicher Weise wird in diesem Film das Schicksal von drei Familien aufgezeichnet und anschaulich dargestellt, welche Folgen die Ansteckung mit Tuberkulose bei nichtgeimpften Kindern haben kann.

Im Tbc.-Jb. 1951/52, S. 17, machten wir auf die Arbeit von W. HENKEL „Tuberkulose-infektion in einer Dorfschulklasse“, Beitr. Klin. Tbk. **107**, 134—142 (1952), aufmerksam. Über eine gleichartige katastrophale massive Infektion in einer Dorfschule berichtet R. KIPFER, zitiert nach P. LAUENER in „Die Bekämpfung der Tuberkulose in der Schweiz“, Festschrift, Basel, S. 168 wie folgt: „In einer 34 Schüler umfassenden Klasse unterrichtete 2 Monate vertretungsweise ein offentuberkulöser Lehrer. Von den 34 Schülern waren 5 einige Monate zuvor BCG-geimpft worden. Sämtliche Schüler dieser Klasse waren 2 Monate nach der Exposition tuberkulinpositiv, 21 von ihnen erkrankten manifest. 13 Schüler sind bis heute gesund geblieben, und die sämtlichen 5 BCG-Geimpften gehören zu den Gesunden. Für uns und für eine weitere Öffentlichkeit ist dabei von großem Wert zu wissen, daß bei den Kindern, die vorher einer Tbc-Schutzimpfung unterzogen worden waren, sich tatsächlich der Infektionsschutz bewährt hat. Diese Klassenepidemie zeigt aber auch, wie außerordentlich wichtig die periodische röntgenologische Untersuchung der Lehrerschaft ist.“

Prof. KLEINSCHMIDT hebt den Wert der BCG-Schutzimpfung für die tuberkulinnegativen Kinder hervor; er sagt: „Die Expositionsprophylaxe — so notwendig sie ist — genügt nicht, sie bedarf *der Ergänzung durch die Tuberkulose-schutzimpfung*, und zwar sollte diese aus Rücksicht auf die besonders starke Gefährdung des Kleinkindes so früh wie möglich ausgeführt werden, also im Säuglingsalter, oder besser noch beim Neugeborenen. Die so gefürchtete Generalisierung muß vermieden werden. Der Satz ‚Vorbeugen ist besser als Heilen‘ hat nach wie vor seine Gültigkeit“ [s. Med. Mschr. 9, 117 (1955)].

3. Arbeitsausschuß für Milch und Tiertuberkulose

Vorsitzender: Prof. Dr. Dr. h. c. WAGENER, Hannover

Der Arbeitsausschuß hat sich in seinen ersten Sitzungen vor allem mit dem Stand der Rindertuberkulose, mit den verschiedenen Pasteurisierungsverfahren und der Stalldesinfektion befaßt (Tbc.-Jb. 1950/51, S. 21ff). Die Mitglieder des Arbeitsausschusses waren sich darin einig, daß nur durch das BANG*sche Verfahren* eine befriedigende Ausmerzung der tuberkulösen Rinderbestände möglich ist.

Land	Dem freiwilligen staatl. Bekämpfungsverf. angeschl. Bestände (in Prozenten) Stand 31. 12. 1954	Staatl. anerkannte tuberkulosefreie Bestände (in Prozenten) 1954
Schleswig-Holstein	66,6	17,0
Hamburg	67,9	27,2
Niedersachsen	68,9	47,3
Bremen	67,5	29,5
Nordrhein-Westfalen	55,6	44,7
Hessen	49,8	31,4
Rheinland-Pfalz	20,1	10,9
Baden-Württemberg	74,8	35,8
Bayern	34,0	14,6
Bundesgebiet	56,1	28,7

1952 waren 10%, 1953 15%, 1954 23% und am 1. 1. 1955 30% aller Rinderbestände amtlich als tuberkulosefrei anerkannt. In den letzten beiden Jahren konnten rund 2 Mill. Rinder neu als tuberkulosefrei anerkannt werden; wir sehen also zum ersten Male einen bedeutenden Fortschritt in der Bekämpfung der Rindertuberkulose in Deutschland. Dadurch kam es

1. zu einem beachtlichen volkswirtschaftlichen Wertzuwachs der Rinderbestände,
2. zu einem Nutzen in volksgesundheitlicher Beziehung durch die Beseitigung zahlreicher Ansteckungsquellen für die bovine Tuberkulose des Menschen,

3. zur Steigerung der Milchproduktion, zur Vermehrung von Milch aus tuberkulosefreien Beständen. Es wurden bei den Molkereien im Wirtschaftsjahr 1953/54 rd. 2,5 Mill. t tuberkulosefreie Milch angeliefert. Aus Gründen der Milchmarktordnung konnte bis jetzt diese Milch noch nicht ausschließlich als Trinkmilch abgegeben werden, man rechnet aber damit, daß dies in drei Jahren möglich ist. Man hofft aber, daß die Belieferung mit Schulmilch aus tuberkulosefreien Beständen schon vorher überall durchführbar sein wird.

Die Kosten der Ausmerzung beliefen sich nach Schätzung des Bundesernährungsministeriums 1953 auf insgesamt 210 Mill. DM. 32 Mill. DM stammten aus Haushaltsmitteln des Bundes und der Länder und 6 Mill. DM aus Umlagen nach § 22 des Milch- und Fettgesetzes. 170 Mill. DM stellen direkte und indirekte Aufwendungen der sanierten Betriebe dar.

In der gemeinsamen Sitzung mit dem Arbeitsausschuß für Kindertuberkulose im Jahre 1951 stand — anhand der Ausführungen von WAGENER, Hannover, über das Ergebnis seiner Untersuchungen von Flaschenmilch auf TB — die Verabreichung von nicht sicher tuberkelbakterienfreier Milch für die Schulspeisung im Vordergrund der Verhandlung. In dieser Sitzung wurde eine Entschließung gefaßt, wonach Milch, welche nicht aus tuberkulosefreien Beständen stammt, bei Schulspeisungen entweder nur aufgekocht oder hocherhitzt verwendet werden darf (s. Tbc.-Jb. 1950/51, S. 23).

Seit 1950/51 hat die Ausmerzung der tuberkulösen Rinderbestände weiter Fortschritte gemacht. Über den Stand der Rindertuberkulose im Bundesgebiet und in den einzelnen Bundesländern im Jahre 1954 berichtet MEYN, Warthausen, wie vorstehend (s. Tab. S. 12).

4. Arbeitsausschuß für Hauttuberkulose einschließlich hautnaher Schleimhaut- und Drüsentuberkulose

Vorsitzender: Prof. Dr. A. STÜHMER, Freiburg

Der Arbeitsausschuß für Hauttuberkulose wurde am 7. Oktober 1950 ins Leben gerufen und Prof. STÜHMER, Freiburg, zum Vorsitzenden gewählt. In der ersten Sitzung, die der Neuordnung nach den Wirren der Kriegs- und Nachkriegszeit galt, wurde von einigen Sitzungsteilnehmern über den gegenwärtigen Stand der Lupusbekämpfung in den einzelnen Ländern berichtet. Obwohl durch die Kriegsverhältnisse naturgemäß die Arbeit auf dem Gebiet der Hauttuberkulose empfindlich gestört worden war, war man sich darüber einig, daß die Arbeit der Lupusbeauftragten, jetzt Beauftragten für Hauttuberkulose, auch weiterhin dringend erforderlich sei und mit besonderer Intensität fortgesetzt werden müsse. Nach STÜHMERs früheren Feststellungen müssen wir in Deutschland mit etwa 1 Hauttuberkulosekranken auf 1000 Einwohner rechnen. Das bedeutet also in der Bundesrepublik einen Bestand von 50000, von denen aber bis Ende des Jahres 1953 nur rund 20000 von den Beauftragten erfaßt waren.

Die Registrierung dieser Hautkranken in einer möglichst einheitlich gestalteten Lupuskartei erscheint dringend notwendig. Leider konnte STÜHMER bei einer kürzlich durchgeführten Erhebung feststellen, daß die früher vereinbarte Karteikarte nach dem in Münster erprobten Muster nicht von allen übernommen worden war. Für den Austausch der Karteikarten mit dem dazugehörigen Schriftmaterial, welches den einzelnen Kranken betrifft, wäre eine Vereinheitlichung des Karteimusters sehr wünschenswert, weil dann bei dem häufigen Verzug der Kranken in andere Zuständigkeitsbereiche die Weiterführung erleichtert wird. Das Ziel sollte sein, die einmal erfaßten Hauttuberkulosekranken möglichst lange nachzubeobachten, um so bei dem launischen Verlauf zu einem zuverlässigen Urteil durch katamnestische exakte Feststellungen zu kommen.

Der in Norddeutschland durchgeführte Versuch, durch Hollerith-Kartei zu einer weitgehenden Auswertung zu kommen, war begrüßenswert. An etwa 6000 solcher Karten wurden einige wichtige Feststellungen gemacht, die sich mit den klinischen Erfahrungen deckten. Eine Umstellung des ganzen Karteiwesens auf das Hollerith-System würde bei großem Kostenaufwand sehr viel Mühe machen, und es ist zweifelhaft, ob dieser Mühe und den Kosten ein gleichwertiger Erfolg gegenübersteht. Im ganzen ist es wohl zweckmäßiger, es bei klinisch verwendbaren Karteikarten zu belassen, aus denen man mit Leichtigkeit das Verlaufsbild des Einzelfalles ersehen kann.

Eine Übersicht über die Statistik auf dem Gesamtgebiet der Tuberkulose ergibt, daß die Meldungen von Hauttuberkulosen von seiten der Praktiker anscheinend ungenügend erstattet werden. Vielleicht ist es zweckmäßig, durch die Ärztekammern noch einmal darauf aufmerksam machen zu lassen, daß Hauttuberkulose und Verdacht auf diese Krankheitsform meldepflichtig ist.

Bezüglich des Morbus Besnier-Boeck-Schaumann und seiner Eingliederung in die Hauttuberkulose war es wichtig, wegen der Anerkennung als Wehrdienstschädigung Klarheit zu schaffen. Es wurde deshalb in einer Sitzung des Arbeitsausschusses folgende Entschließung gefaßt:

„Über die Ursache des Morbus Besnier-Boeck-Schaumann herrscht unter den führenden Dermatologen noch keine Einigkeit, insbesondere hinsichtlich der Einreihung dieser Krankheit unter die Krankheitsform der Tuberkulose. Immerhin ist man sich ziemlich einig, daß es sich bei der Boeckschen Krankheit um eine Infektionskrankheit handelt. Von diesem Gesichtspunkt aus muß man die Möglichkeit der Verschlimmerung dieser Krankheit durch äußere Einflüsse anerkennen (Tbc.-Jb. 1950/51, S. 26)."

Im Berichtsjahr 1952/53 hat keine Sitzung des Arbeitsausschusses stattgefunden.

Von Stühmer wurde anhand einer 1953 durchgeführten Umfrage folgendes festgestellt: In 24 Arbeitsbereichen waren am 1. Januar 1950 16348 und am 31. Dezember 1953 18608 Hauttuberkulosen registriert. Die Zugänge beliefen sich insgesamt auf 7461. Auf den Lupussprechtagen wurden im Durchschnitt bei den untersuchten Patienten 27,6% behandlungsbedürftige Rezidive oder Neuerkrankungen festgestellt. In einer Arbeit von Mussler „Über den Stand der Hauttuberkulose-Behandlung in Baden" Tuberkulosearzt **9**, 228 (1955) sind eingehende Zahlen über die letzte Durcharbeitung des Arbeitsbereiches Südbaden enthalten. Auch da ergibt sich, daß mehr als 30% der dauernd überwachten Lupuskranken, die sich auf Sprechtagen wieder vorstellten, erneut behandlungsbedürftig waren.

Ein Überblick über die Zahlenergebnisse in den Arbeitsbereichen der einzelnen Beauftragten zeigt die außerordentliche Verschiedenheit in der Frequenz. Frühere Erfahrung hat aber bewiesen, daß nicht so sehr örtliche Verschiedenheiten die Ursache hierfür sind, als die Intensität der in den einzelnen Bezirken geleisteten Arbeit.

In den einzelnen Bezirken haben die Beauftragten auch den Erythematodes (Lupus erythematodus) erfaßt. Aus 10 Bezirken wurden am 1. Januar 1950 1379 Fälle, am 31. 12. 53 aus 16 Bezirken 1860 Fälle gemeldet. Unter 868 Zugängen waren behandlungsbedürftige Neuerkrankungen und Rückfälle im Durchschnitt 45%. Auf Grund 25jähriger Erfahrung in dieser Beziehung glaubt Stühmer es verantworten zu können, daß wir, dem internationalen Brauch folgend, den Erythematodes in fürsorgerischer Beziehung unter die Hauttuberkulose einbeziehen. Ob wir wissenschaftlich dabei der Überzeugung sind, daß vielleicht einige Fälle einmal mit dem gleichen Symptombild durch andere Erreger hervorgerufen werden, ist für die fürsorgerische Arbeit unerheblich. Die Betreuung der Erythematodeskranken hat sich seit Jahrzehnten außerordentlich segensreich ausgewirkt. Es ist hervorzuheben, daß heute nach übereinstimmendem Urteil aller Sachkenner der Erythematodes therapeutisch ein schwierigeres Problem darstellt als der Lupus. Die Zahlen über die Häufigkeit der festgestellten Hauttuberkulosekranken sind außerordentlich verschieden. Es heben sich deutlich einige Bezirke hervor, in denen offenbar den Untersuchungen großes Interesse entgegengebracht wurde. Die Zahlen schwanken größtenteils zwischen 2,7 und 5,3 ‰, jedoch wird auch in einem Bezirk der Wert von 8,6 und in einem anderen ein Wert von nur 0,8 angegeben. Diesen Verschiedenheiten liegen wohl mit Sicherheit keine epidemiologischen, sondern rein technische Ursachen zugrunde.

Die Frage der Finanzierung ist durch die staatliche Neuordnung in der Nachkriegszeit zum Teil in verhängnisvoller Weise in Unordnung gekommen. Es bestehen zwischen den Ländern große Unterschiede und z. T. sogar innerhalb einiger Länder. Meist kommen die LVA's und die LFV's als Kostenträger in Frage, aber auch lokale Vereinigungen zur Bekämpfung der Tuberkulose.

Aufklärungsvorträge als Vorbereitung zu den regelmäßigen Sprechtagen, die sich im Anfang der Lupusarbeit in Westfalen außerordentlich bewährt haben, werden leider nur selten durchgeführt, nämlich in Baden, Köln, Marburg und Gießen. Auch die sehr wichtige Verwendung gedruckter Merkblätter mit klaren Illustrationen über die Bedeutung der Hauttuberkulose und ihrer Folgen, ist großenteils in Vergessenheit geraten. Die Bekämpfung der Hauttuberkulose wird sich in Zukunft einreihen müssen in die vielfachen Bestrebungen einer Gesundheitsvorsorge und in dieser Beziehung wird auch die Aufklärungsarbeit in Wort und Schrift wieder — neben der rein ärztlichen, kurativen Tätigkeit — an Bedeutung gewinnen. Von den wirklich vorhandenen Hauttuberkulosen dürften bisher nicht einmal 50% durch die Beauftragten erfaßt und regelmäßiger Behandlung und Nachfürsorge zugeführt sein. Es besteht die Gefahr, daß bei den bekannten Veränderungen in der Epidemiologie der Tuberkulose unter dem Einfluß der neuen Heilmittel eines Tages die Zahl der extrapulmonal erworbenen Tuberkulosen wieder ansteigen wird. Anhaltspunkte sind in dem Arbeitsgebiet Südbaden vorhanden. In letzter Zeit wurden wieder frische Lupusfälle gesehen, die sich übrigens sozial wieder genauso verhalten wie früher, d. h. man entdeckt sie zufällig, weil sie sich der ärztlichen Beratung und Behandlung in der Regel lange Zeit entziehen. Die Sterbeziffern der Tuberkulose sind zwar heruntergedrückt, aber die Erkrankungsziffern und damit die Zahl der streuenden Tuberkulosen ist größer geworden. Daraus ergibt sich eigentlich zwingend, daß die Hauttuberkulosen wieder zunehmen werden. Und es ergibt sich weiter die Verpflichtung der Beauftragten, vorzusorgen, daß nicht der alte Schlendrian auf diesem Gebiet wieder einreißt, dem die Hauttuberkulosekranken immer unterlegen sind. Der Patient sieht die Sache noch heute unter dem gleichen Gesichtswinkel wie früher: im Anfang ist es zu wenig, um zum Arzt zu gehen, und bei der Schmerzlosigkeit und sonstigen Beschwerdelosigkeit gleitet der Kranke hinüber in jene Zeit, wo es dann zu viel ist, um zum Arzt zu gehen. Und dann sucht er sich nach Möglichkeit der ärztlichen Behandlung zu entziehen.

5. Arbeitsausschuß für Desinfektion bei Tuberkulose

Vorsitzender: Prof. Dr. SCHLOSSBERGER, Frankfurt/M.
Stellvertreter: Prof. Dr. HEICKEN, Berlin

Die vordringliche Aufgabe, die sich der Arbeitsausschuß gestellt hatte, war die Schaffung einer *neuen Desinfektionsordnung*, da die alten Desinfektionsanweisungen aus den Jahren 1907—1921 vom wissenschaftlichen Standpunkt als überholt zu betrachten sind. Es wurden bei den in der Desinfektionsordnung zugrunde gelegten Empfehlungen alle neueren Erkenntnisse auf diesem Gebiete berücksichtigt und nur Desinfektionsmittel empfohlen, deren Wirksamkeit in verschiedenen Hygieneinstituten in Zusammenarbeit mit dem ,,Normierungsausschuß für Desinfektion bei der Deutschen Gesellschaft für Hygiene und

Mikrobiologie" geprüft worden waren. Es werden dabei nicht nur Reagenzglasversuche durchgeführt, sondern die Desinfektionsmittel werden auch unter den Bedingungen ihrer praktischen Anwendung, sowie auf ihre Nebenwirkungen (z. B. Beeinträchtigung der Wäschefaser durch das Mittel) eingehend geprüft. Eine erweiterte Neuauflage der Desinfektionsordnung mit verschiedenen Ergänzungen wurde bereits 1951 notwendig, es folgte 1952 der Nachtrag I, 1953 der Nachtrag II, 1955 Nachtrag III.

Auch mit der Frage der *Raumluftdesinfektion* bei Tuberkulose befaßte sich der Arbeitsausschuß. Folgende drei Möglichkeiten standen zur Diskussion: Desinfektion mit Glykol-Derivaten, ultraviolettem Licht, neuerdings mit Phagogen und Euphagol. Ausgedehnte Untersuchungen wurden u. a. im Hygiene-Institut in Mainz und im Hygiene-Institut in Düsseldorf und außerdem im Tuberkulose-Forschungsinstitut Borstel gemacht. BÖNICKE berichtete über die Versuche in Borstel ausführlich im Anschluß an die 3. Tagung der Norddeutschen Tuberkulose-Gesellschaft am 24. 10. 53 in Hamburg. Keimfreiheit läßt sich nur für die Zeit erreichen, in der ein Raum luftdicht verschlossen ist und solange kein starker Luftaustausch stattfindet. In stark frequentierten Räumen ist jedoch zu erwarten, daß durch den steten Luftwechsel, der mit dem Kommen und Gehen der Patienten, ferner mit der Lüftung der zumeist überfüllten Warteräume verbunden ist, die Konzentration der Dämpfe bzw. Nebel in unkontrollierbarer Weise herabgesetzt und damit die Wirkung unsicher wird. Der praktischen Anwendung von Luftdesinfektionsverfahren steht ferner noch entgegen, daß die Wirkung in starkem Maße vom Feuchtigkeitsgehalt der Luft abhängt und die Wirkung der verdampften bzw. vernebelten Stoffe im allgemeinen schnell abklingt.

In mehreren Sitzungen war die *Desinfektion der Abwässer von Tuberkulose-Anstalten* Gegenstand der Beratung. Dieses Problem spielt bei der Bekämpfung der bovinen Tuberkulose beim Menschen und bei der Ausrottung der Rindertuberkulose eine große Rolle. Tuberkulinnegative Rinder werden tuberkulinpositiv, wenn sie mit TB verseuchtem Wasser getränkt werden; sie werden dadurch wertgemindert; Erkrankungen an Tuberkulose werden nur beobachtet, wenn sich in der Tränke bovine Stämme befinden. In Anbetracht der großen Bedeutung von TB in Abwässern von Tuberkulose-Anstalten hat der Arbeitsausschuß in Zusammenarbeit mit Fachbearbeitern namhafter Hygieneinstitute und Anstalten die „Gesichtspunkte betr. Desinfektion der Abwässer von Tuberkulose-Anstalten" aufgestellt (sie wurden im April 1954 veröffentlicht, s. auch Tbc.-Jb. 1952/53, S. 202). WAGENER, Hannover, gelang es, eine Methode zur Untersuchung von Abwässern auf TB zu entwickeln. Über die wirksamste Möglichkeit, TB in den Abwässern abzutöten, berichtete HEICKEN, Berlin.

Die von den Heilstätten immer wieder erhobene Forderung nach Senkung der Desinfektionskosten veranlaßte die Erörterung der Frage, inwieweit die Wäschedesinfektion auf thermischem Wege und in Verbindung mit dem Waschvorgang durchgeführt werden kann. Auf die Möglichkeit der Anwendung von Enzymen als Vorwaschmittel bei der thermischen Wäschedesinfektion wurde bereits im Tbc.-Jb. 1952/53, S. 23 hingewiesen. Die Untersuchungen sind unterdessen zum Abschluß gekommen, bakteriologisch und waschtechnisch erprobte Verfahren werden demnächst im Nachtrag III veröffentlicht (s. Anhang S. 268).

6. Arbeitsausschuß für Röntgenschirmbilduntersuchungen und für Röntgentechnik

Vorsitzender: Prof. Dr. LOSSEN, Mainz

Am 29. Oktober 1950 wurde in Düsseldorf der Arbeitsausschuß für Röntgenschirmbilduntersuchungen gegründet; zum Vorsitzenden wurde Prof. LOSSEN, Mainz, und zum stellverstretenden Vorsitzenden Dr. DETERMANN, Friedberg, gewählt. Bereits 1948 hatten LOSSEN und DETERMANN einen „Ausschuß für Röntgenschirmbildverfahren" gegründet. Dieser Ausschuß bekundete durch die Entsendung von Vertretern, daß er gewillt ist, in dem neugebildeten Arbeitsausschuß für Röntgenschirmbilduntersuchungen des DZK mitzuarbeiten. Der Zweck dieses Arbeitsausschusses sollte es sein, allgemeine Verbesserungen im Röntgenschirmbildverfahren zu besprechen und durchzuführen. Es erwies sich aber bald als geboten, den Aufgabenkreis dieses Ausschusses nach der röntgentechnischen Seite zu erweitern. Namentlich die Entwicklung des Röntgenschichtverfahrens und seine Anwendung in der Lungendiagnostik waren nicht mehr zu übersehen. Inwieweit schon in nächster Zukunft die röntgenologische Untersuchungsmethodik verbessert wird, läßt sich nicht voraussagen. Zu denken wäre an die unterschiedlichen Kontrastmittelverfahren, an die Lungenarteriographie u. a. m.

Bei der ersten Sitzung wurde von den Anwesenden zuerst über die bereits systematischen freiwilligen oder auf gesetzlicher Grundlage durchgeführten Röntgenreihenuntersuchungen in den einzelnen Bundesländern berichtet. Die bis jetzt bestehenden Bestimmungen und Gesetze sind dem Tbc.-Jb. 1950/51, S. 72, und dem Tbc.-Jb. 1952/53, S. 96 und 204, zu entnehmen. Unterdessen ist das bereits im Tbc.-Jb. 1952/53, S. 96, erwähnte Gesetz für Bayern in Kraft getreten, es ist auf Seite 270 im Wortlaut abgedruckt.

Eine kleine Kommission, die am 27. 2. 1951 tagte, hatte den Auftrag bekommen, die „Wirtschaftlichkeit der Röntgenröhre im Betrieb der Schirmbildstelle" zu prüfen. Bei der Vollsitzung am 26. 4. 1951 wurde der von der kleinen Kommission zusammengestellte Bericht durchgesprochen und die daraus resultierenden „Erfahrungssätze" zusammengefaßt (Tbc.-Jb. 1950/51, S. 30). Sie wurden den Leitern der Gesundheitsabteilungen der Länderregierungen mit der Bitte um Weiterleitung an die Schirmbildstellen übersandt. In dieser Sitzung wurde auch beschlossen, wie einleitend erwähnt, die Aufgaben des Arbeitsausschusses ganz allgemein auf die (pulmonale) Röntgen*technik* auszudehnen; der Name des Arbeitsausschusses wurde dementsprechend geändert (s. Überschrift). In einem Rundschreiben vom 18. 4. 1952 an die Leiter der Gesundheitsabteilungen wurde darauf hingewiesen, daß die *Strahlenschutzbestimmungen* in der erforderlichen Weise auch bei den Schirmbildapparaten der Schirmbildtrupps und bei den transportablen Apparaten der Nachuntersuchungstrupps Anwendung finden müssen. Die Anleitung für diese Vorschriften ist dem Buch „Erläuterungen zu den Strahlenschutznormen" von H. GRAF und A. SCHAAL, Georg Thieme Verlag 1955, zu entnehmen [siehe dazu auch „Über den Strahlenschutz von Röntgen-Durchleuchtungsgeräten" W. HÜBNER und H. HERRMANN, Tuberkulosearzt 8, 237 (1954) — Mitteilung aus der Physikalisch-Technischen Bundesanstalt Braunschweig und Berlin] und der 95. Anwendung von Röntgenstrahlen in medizinischen (ärztlichen, zahnärztlichen und tierärztlichen) Betrieben vom

Hauptverband der gewerblichen Berufsgenossenschaften (Sammlung der Unfallverhütungsvorschriften, gültig ab 1. 10. 1953).

Eine im Jahre 1953 durchgeführte Umfrage betr. Strahlenschädigung bei Schirmbilduntersuchungen ergab bis jetzt allerdings, daß Strahlenschäden, welche in unmittelbarem Zusammenhang mit den Arbeiten am Schirmbildgerät stehen, nicht vorgekommen sind; gleiches gilt von den früher so gefürchteten Hochspannungsschäden. Von sekundären Röntgenschäden allgemein berichtete LOSSEN in Promedico **22**, 1 (1953). Über eine Methode der „Strahlenschutzüberwachung mit Filmen" machten LANGENDORFF, SPIEGLER und WACHSMANN in Fortschr. Röntgenstr. **77**, 144 (1952) Ausführungen. Über die Sitzungen vom 1. 7. 1952, 2. 12. 1952 und 17. 1. 1953 ist im Tbc.-Jb. 1951/52, S. 22, ausführlich berichtet worden. Vor allem wurden in diesen Sitzungen die „Vorschläge für Röntgeneinrichtungen in Gesundheitsämtern" zusammengestellt, sie sind im Tbc.-Jb. 1952/53, S. 203, im Wortlaut abgedruckt. In den Jahren 1952/53 standen die verschiedenen *Schirmbildformate* zur Diskussion (siehe dazu auch „Zur Frage des Filmformates bei Schirmbilduntersuchungen" von A. DETERMANN in Röntgen-Bl. **5**, 35 (1952) Wuppertal; außerdem wurde auf die Verwendungsmöglichkeit der neuen Röntgenapparate mit *Spiegeloptik* (Odelca, Schoenander) und auf ein neues Schichtgerät „Homalograph" (empfohlen von TESCHENDORF, Köln und WEDEKIND, Med. Klinik des Kreiskrankenhauses Hellersen-Lüdenscheid) aufmerksam gemacht (Tbc.-Jb. 1951/52, S. 23, und Tuberkulosearzt **4**, 526 (1950) „Ein neuartiges Schichtgerät zur Lungendiagnostik" von TH. WEDEKIND und F. KEMPER. Die Arbeiten von ICKERT und RIEMER über das Schirmbildmittelformat sind bereits im Tbc.-Jb. 1952/53, S. 12, erwähnt worden. Aus der Schirmbildauswertungszentrale des Reg.Bez. Detmold berichtet J. FISCHER im Tuberkulosearzt **9**, 41 (1955) und über die „Leistungsnachweise und Standardwerte bei der Schirmbilduntersuchung" A. KÜPPER, Gelsenkirchen-Buer im Öff. Gesundheitsdienst **16**, 56 (1954/55).

In einer gemeinsamen Sitzung mit Vertretern des Arbeitsausschusses für Tuberkulosefürsorge und in Anwesenheit der Tuberkulosereferenten der Länder wurde der im Tbc.-Jb. 1950/51, S. 231 aufgeführte Fragebogen betr. Röntgenschirmbilduntersuchungen in den einzelnen Ländern abgeändert und ergänzt. Bei der Besprechung dieses Fragebogens wurde besonders hervorgehoben, daß nicht nur die *Zahl* der Röntgenreihenuntersuchungen, sondern eine *Erfolgsstatistik* wesentlich ist. Die neue Fassung des Fragebogens ist im Tbc.-Jb. 1951/52 auf S. 202 abgedruckt. Dieser Fragebogen „Röntgenreihenuntersuchungen des Berichtsjahres" (S. 10 des Jahresgesundheitsberichtes), der — wie wir bereits erwähnten — unter Mitarbeit und Zustimmung des oben aufgeführten erweiterten Personenkreises besprochen wurde, wird jährlich dem Jahresgesundheitsbericht beigefügt. Wie aber aus den Tabellen (Tbc.-Jb. 1950/51 S. 76, Tbc.-Jb. 1951/52, S. 77 und Tbc.-Jb. 1952/53S. 97) zu ersehen ist, konnten die Ergebnisse der Schirmbilduntersuchungen bis jetzt noch nicht in befriedigender Weise einheitlich für alle Länder aufgeführt werden.

Zahlreiche Arbeiten von ALEXANDER, BREU, VOSBERG, WEISER u. a. beschäftigen sich mit den Erfahrungen und den Einsatzmöglichkeiten des Schirmbildes. LOSSEN gab in einer Sitzung am 18. 1. 1954 einen Überblick über die gezielten *Untersuchungen der Studierenden* an den westdeutschen Hochschulen.

Als Mitglied der Internationalen Union wurde LOSSEN in das von Prof. DE ABREU geleitete Sub-Commitee on Radiology and Radiography berufen. Er ist auch in dem beim Fachnormenausschuß Radiologie im Deutschen Normenausschuß in Arbeitsgemeinschaft mit der Deutschen Röntgengesellschaft in dem unter Prof. Dr. Dr. H. SCHOBER neugebildeten Arbeitsausschuß für Radiographie und Radioskopie als Mitglied tätig. Gerade der Arbeitsausschuß für Röntgenschirmbilduntersuchungen und für Röntgentechnik des DZK muß enge Arbeitsgemeinschaft mit einer Reihe anderer Arbeitsausschüsse pflegen, in erster Linie mit dem für Tuberkulosefürsorge.

7. Arbeitsausschuß für Kindertuberkulose

Vorsitzender: Prof. Dr. OPITZ, Heidelberg

Der Arbeitsausschuß für Kindertuberkulose trat im Jahre 1951 gemeinsam mit Vertretern des Arbeitsausschusses für Milch und Tiertuberkulose zusammen. Als wichtigstes Thema stand die bovine Infektion durch mit TB verseuchter Milch bei der Kindertuberkulose zur Diskussion. In diesem Zusammenhang wurde von der Notwendigkeit der Belieferung der Schulen mit einwandfreier Milch gesprochen. WAGENER, Hannover hatte von seinen Untersuchungen der Flaschenmilch aus mehreren Städten berichtet und darauf hingewiesen, daß in der für die Schulspeisung bestimmten Milch TB nachgewiesen werden konnten. Bei dieser gemeinsamen Sitzung am 20. 1. 1951 gelangten die Teilnehmer zu dem Schluß, daß für die Schulspeisung nur entweder aufgekochte oder hocherhitzte Milch verwendet werden darf, solange die Milch nicht aus tuberkulosefreien Beständen stammt. Das bei der Sitzung bekanntgegebene Zahlenmaterial über den Anteil der bovinen TB bei der kindlichen Tuberkulose ist im Tbc.-.Jb 1950/51, S. 22, abgedruckt.

Allgemein wurde die Ansicht vertreten, daß die Zunahme der Kindertuberkulose in Deutschland nach dem Kriege zum Teil auf die Infektion mit dem Typus bovinus zurückzuführen ist. Dieser Anteil beträgt noch jetzt rund 10% und ist — wie BRÜGGER, OPITZ, ICKERT, KLEINSCHMIDT u. a. mehrmals betont haben — vermeidbar! Es wurde mit Nachdruck von allen Anwesenden deshalb die Ausmerzung der Rindertuberkulose gefordert. Wie aus dem neuesten Bericht des Arbeitsausschusses für Milch und Tiertuberkulose zu ersehen ist (laut Angaben von Prof. MEYN, Warthausen, s. auch S. 13), hat seit 1951 die Tilgung der Rindertuberkulose in Deutschland erfreuliche Fortschritte gemacht, so daß man damit rechnen kann, in spätestens 3 Jahren (für die Belieferung mit Schulmilch früher) Trinkmilch nur noch aus tuberkulosefreien Beständen liefern zu können.

In den vom Arbeitsausschuß herausgegebenen Leitsätzen (Tbc.-Jb. 1950/51, S. 32) wird die *BCG-Schutzimpfung* besonders für die Neugeborenen empfohlen. Auch im Rahmen der 1952 besprochenen Präventivmaßnahmen betreffend Kindertuberkulose wurde besonders die BCG-Schutzimpfung der Neugeborenen, der in tuberkulösem Milieu lebenden Kleinkinder und der schulentlassenen tuberkulinnegativen Kinder gefordert. In dem Bericht des „Arbeitsausschusses für BCG-Schutzimpfung“ (S. 10) wurde bereits erwähnt, daß die „Richtlinien für die Tuberkuloseschutzimpfung mit BCG“ 1954 neubearbeitet wurden. Sie wurden im Juli dieses Jahres veröffentlicht und sind auf S. 250ff. abgedruckt. Das am 30. 4. 1952 herausgegebene „Merkblatt für Ärzte zur Frühdiagnose der tuberkulösen Meningitis“ (Tbc.-Jb. 1951/52, S. 84) weist besonders auf die Notwendigkeit der Früherkennung der tuberkulösen Meningitis hin. Die in den letzten Jahren gewonnenen Erfahrungen haben gezeigt, daß einigermaßen sichere Heilerfolge nur erzielt werden können, wenn mit der Behandlung in den ersten 8 Tagen nach Krankheitsbeginn begonnen wird. Weiter ist die frühzeitige Einweisung in stationäre Behandlung wichtig, nach Möglichkeit in eine Spezialklinik, die mit der speziellen Diagnosestellung und Therapie der tuberkulösen Meningitis vertraut ist, damit keine wertvolle Zeit bis zum Beginn der Behandlung verlorengeht. Die von GOETERS und BRÜGGER in der Sitzung gehaltenen Vorträge über die Bedeutung des Nordseeklimas und des Gebirgsklimas sind ebenfalls im Tbc.-Jb. 1951/52 abgedruckt (Tbc.-Jb. 1951/52, S. 187).

8. Arbeitsausschuß für Arbeitsfürsorge bei Tuberkulose

Vorsitzender: Ministerialrat a. D. Dr. PAETZOLD, Bonn

Im Arbeitsbericht für das Jahr 1952/53 (Tbc.-Jb. 1952/53, S. 25) wurde schon darauf hingewiesen, daß die „Richtlinien für die Beschäftigung von Lungentuberkulösen an geeigneten Arbeitsplätzen“ nach mehr als zweijähriger Arbeit durch die Arbeitsausschüsse „Arbeitsfürsorge bei Tuberkulose“ und „Tuberkulosefürsorge“ unter Mitwirkung von Vertretern des Bundesministeriums für Arbeit, des Bundesministeriums des Innern, der Bundesanstalt für Arbeitsvermittlung und Arbeitslosenversicherung, der Bundesvereinigung der Deutschen Arbeitgeberverbände, der Wirtschaftsvereinigung Eisen- und Stahlindustrie, des Deutschen Gewerkschaftsbundes, des Bundesbahn-Sozialamtes, der Arbeitsgemeinschaft der Werksärzte und des Bundesinstituts für Arbeitsschutz fertiggestellt und am 19. 1. 1954 vom Vorstand des Deutschen Zentralkomitees zur Bekämpfung der Tuberkulose endgültig genehmigt wurden. Die „Richtlinien für die Beschäftigung von Lungentuberkulösen an geeigneten Arbeitsplätzen“ wurden auf S. 205 ff. des Tuberkulose-Jahrbuches 1952/53 abgedruckt.

Als Vorläufer dieser Richtlinien sind die „Ärztlichen und Fürsorgerichtlinien für den Arbeitseinsatz Lungentuberkulöser“ anzusehen, die 1943 vom Reichstuberkuloseausschuß aufgestellt wurden. Sie dienten bis zum Zusammenbruch 1945 als Richtschnur für die Arbeitsvermittlung Lungentuberkulöser.

Nach dem Zusammenbruch wurde erneut nach geeigneten Wegen für die soziale Betreuung der Tuberkulosekranken gesucht. Auf der Gründungstagung des „Zentralkomitees zur Bekämpfung der Tuberkulose in der britischen Zone“ am 22. April 1947 wurden u. a. eine Reihe von Arbeitsausschüssen für die Erforschung bestimmter Fragen, darunter auch ein Arbeitsausschuß „Arbeitsvermittlung“, gebildet. Das Ergebnis seiner Arbeit wurde als „Ärztliche und Fürsorgerichtlinien für die Arbeitsvermittlung Lungentuberkulöser“ von der Verwaltung für Arbeit des Vereinigten Wirtschaftgebietes im Februar 1949 veröffentlicht.

Die veränderte soziale Struktur nach dem Währungsschnitt, die Neugestaltung der Wirtschaftsverhältnisse, aber auch die Fortschritte in der Diagnostik und der Therapie der Tuberkulose machten eine vollständige Neufassung der Richtlinien notwendig, die aus Gründen der Zweckmäßigkeit in einen Teil I (für Tuberkulose-Fürsorgestellen und Werksärzte) und einen Teil II (für das Arbeitsamt und den Arbeitgeber) unterteilt wurden. Der sachliche Inhalt ist bei beiden Teilen der Richtlinien gleich. Es sind in ihm lediglich besondere Hinweise für den jeweils angesprochenen Personenkreis herausgehoben. Die Abgrenzung des Personenkreises der zu vermittelnden Tuberkulösen stieß auf besondere Schwierigkeiten, weil die Arbeitgeber sich mit Rücksicht auf die Fürsorgepflicht für ihre Belegschaft nicht bereit finden konnten, Offentuberkulöse in die Vermittlung einzuschließen. Daher mußte der Begriff der Arbeitsfähigkeit objektiv abgegrenzt werden.

Die Durchführung der Arbeitsvermittlung Lungentuberkulöser ist eine Gemeinschaftsaufgabe der Gesundheitsämter und der Arbeitsämter. Die Gesundheitsämter und die Arbeitsämter sind inzwischen über die Richtlinien und ihre Handhabung genauestens unterrichtet worden. Der Bundesminister des Innern hat am 18. März 1954 mit einem Runderlaß die für das Gesundheitswesen zuständigen obersten Landesbehörden auf die Richtlinien aufmerksam gemacht.

Der Präsident der Bundesanstalt für Arbeitsvermittlung und Arbeitslosenversicherung wies am 7. August 1954 in einem Begleiterlaß auf die Richtlinien hin und hat sie am 14. September 1954 veröffentlicht. Von besonderer Wichtigkeit ist, daß in dem Begleiterlaß empfohlen wird, mit Rücksicht auf die besondere Situation der Tuberkulösen einen verantwortlichen Vermittler im Arbeitsamt als Vertrauensmann zu bestellen, dessen Aufgabe es ist, eine enge Zusammenarbeit mit dem ärztlichen Dienst sicherzustellen und zu prüfen, ob die Vermittlung des Tuberkulösen im Rahmen der Fachvermittlung erfolgen kann oder ob darüber hinaus noch besondere Maßnahmen erforderlich sind. Auch die Beratung der Heilstättenpatienten vor der Entlassung — wie sie in den Richtlinien gefordert wird — soll durch diesen Vermittler erfolgen.

Soweit bekannt ist, werden die Richtlinien weitgehend berücksichtigt. Besonders aus dem südwestlichen Raum liegen Berichte vor, nach denen sich die Richtlinien bei der Arbeitsvermittlung der Tuberkulösen bewährt haben. Auch von internationaler Seite sind die Richtlinien anerkannt. Der Direktor der Internationalen Union zur Bekämpfung der Tuberkulose, Dr. GELLNER, bezeichnet die Richtlinien als das ausführlichste Dokument dieser Art und beabsichtigt, sie allen Mitgliedervereinigungen der Union zur Verfügung zu stellen.

Ein voller Erfolg der angestrebten Maßnahmen kann jedoch nur erreicht werden, wenn eine enge Gemeinschaftsarbeit zwischen allen beteiligten Stellen sichergestellt ist und sie über die Zwecke und Ziele der Arbeitsvermittlung Tuberkulöser entsprechend aufgeklärt werden. Um dieses Ziel zu erreichen, ist eine intensive Aufklärung erforderlich, die die übertriebene Furcht vor der Ansteckungsgefahr auf das gebotene Maß zurückführt und damit die Gewinnung von Arbeitsplätzen für Tuberkulöse erleichtert.

Das neue Tuberkulosehilfegesetz, an dem seit Jahren gearbeitet worden ist und das demnächst dem Bundestag zugehen wird, dürfte einen Teil der noch offenen *wirtschaftlichen* Fragen für die Tuberkulosekranken — auch einschließlich einer finanziellen Förderung bei Arbeitsaufnahme — lösen.

9. Arbeitsausschuß für Landesvereine und Landesausschüsse zur Bekämpfung der Tuberkulose

Vorsitzender: Landesrat a. D. Dr. med. h. c. SERWE, Koblenz

Der Arbeitsausschuß für Landesvereine und Landesausschüsse zur Bekämpfung der Tuberkulose wurde am 11. 4. 1951 in Hannover gegründet. Zweck und Ziel sollte der Austausch von Erfahrungen sein und die Abgrenzung ihres Aufgabengebietes. Zur allgemeinen Orientierung gaben die anwesenden Vertreter die Konstitution und Ziele ihrer Vereine bekannt. Es stellte sich damals dabei heraus, daß die Organisationen außerordentlich verschieden sind und einheitliche Richtlinien, wie sie ursprünglich geplant waren, nicht aufgestellt werden konnten.

Folgende Aufgabengebiete haben sich die Landesvereine bzw. Landesausschüsse zum Hauptziel gestellt:

Aufklärung im Kampf gegen die Tuberkulose (Propaganda und Aufklärung durch Plakate, Filme, Merkblätter, Mitteilungsblätter, wie z. B. in Niedersachsen. Werbewochen usw.), Wohnungsfürsorge und Wohnraumbeschaffung (siehe dazu „Wohnungsbauprogramm 1954 in Niedersachsen“ Anhang, S. 275), Röntgenschirmbildaktionen, Fortbildungskurse für die Tuberkulose-Fürsorgeärzte und Gesundheitsfürsorgerinnen; auch die Durchführung der BCG-Schutzimpfung kann zu ihrem Arbeitsbereich gehören. Also alles Aufgaben, die nicht Angelegenheit der öffentlichen Hand sind.

Der im Sommer 1952 von der Schleswig-Holsteinischen Vereinigung in Schömberg unter Mitwirkung von Sanitätsrat Dr. DORN gedrehte Film über die „Arbeitstherapie“ hat unterdessen großen Anklang gefunden und wurde von Heilstätten, Tbc.-Krankenanstalten und Vereinigungen zu Vorführungen wiederholt angefordert. Eine Sitzung hat im Berichtsjahr 1953/54 nicht stattgefunden. Eine Aktivierung muß im nächsten Jahre angestrebt werden.

10. Arbeitsausschuß für Tuberkulose-Gesetzgebung

Vorsitzender: Prof. Dr. SCHMITZ, Düsseldorf

In der am 28. 6. 1951 stattgefundenen Gründungsversammlung des Ausschusses war man sich darüber einig, daß ein umfassendes Bundes-Tuberkulose-Gesetz unbedingt notwendig ist. In ihm sollten alle zur Bekämpfung der Tuberkulose erforderlichen Maßnahmen geregelt und die in vielen Gesetzen und Verordnungen verstreuten Bestimmungen, soweit sie heute noch brauchbar sind. zusammengefaßt werden.

Man war sich ferner in dieser und in folgenden Sitzungen darüber einig, daß als wichtigster Teil dieses Gesetzes zunächst ein Gesetz über die *Tuberkulosehilfe* erstellt werden müßte. da diese in fast allen Ländern des Bundesgebietes uneinheitlich gehandhabt wird. Aus der vorhandenen *Verordnung* und verschiedenen Entwürfen, insbesondere dem des Bundes-Innenministers, wurde in zahlreichen Sitzungen mit dem Innenminister, dem Verband der Renten-Versicherungsträger, den Landesfürsorgeverbänden, Krankenkassenverbänden, dem Verein für öffentliche und private Fürsorge und anderen Organisationen in den Jahren 1951 bis 1954 der Entwurf für ein Gesetz über die Tuberkulosehilfe fertiggestellt, der seit Juli 1954 den Bundesministerien vorliegt. Eine Vorlage beim Bundestag ist noch nicht erfolgt, wird aber voraussichtlich i. J. 1956 stattfinden.

Zahlreiche im Jahre 1954 beim Deutschen Zentralkomitee eingegangene Eingaben und Anfragen aus den Kreisen der Tuberkulose-Fürsorgeärzte und von Kranken, die sich auf die Mängel der Tuberkulosehilfe, wie sie jetzt gewährt wird, beziehen, zeigen, wie unzuträglich die verschiedene Handhabung der Tuberkulosehilfe in den einzelnen Ländern ist, und wie sehr die Patienten hierunter zu leiden haben.

11. Arbeitsausschuß für Chemotherapie

Vorsitzender: Prof. Dr. LYDTIN, München

Im Arbeitsausschuß für Chemotherapie, der am 29. 6. 1951 in Mainz gegründet wurde, sollte vor allem diskutiert werden, in welcher Weise gefahrlos und nutzbringend die damals bereits bekannten drei Medikamente Streptomycin, PAS und Conteben dem Arzt in die Hand gegeben werden können. Als Ergebnis verschiedener Sitzungen und Beratungen, bei denen von namhaften Wissenschaftlern über das „Auftreten von Resistenz nach der Medikation von Streptomycin, PAS und Conteben", über die „Bedeutung der TB-Resistenz in sozial-hygienischer Hinsicht" und über die „Methodik der Resistenzbestimmung" berichtet wurde, wurden die „Verlautbarungen über die Anwendungsbreite von Conteben, PAS und Streptomycin", das „Vorläufige Merkblatt über die Resistenz von Tuberkelbakterien gegenüber Streptomycin, PAS und Conteben" und das „Verzeichnis der Nährbodenrezepte" herausgegeben (s. Tbc.-Jb. 1950/51, S. 225/229).

1952 stand im Zeichen der Isonicotinsäurehydrazide und der sensationellen Nachrichten, die diesem Medikament vorauseilten. Doch wie bei allen anderen tuberkulostatischen Mitteln werden TB auch gegenüber INH-Präparaten nach einer gewissen Zeit resistent. Eine erweiterte Neuauflage und Herausgabe des „Vorläufigen Merkblattes" und der „Verlautbarungen" wurde unbedingt erforderlich. Zuerst veröffentlichte jedoch der Arbeitsausschuß am 23. 6. 1952 eine „Vorläufige Stellungnahme über die Anwendung von INH" (Tbc.-Jb. 1951/52, S. 33) und nach weiteren Sitzungen und Besprechungen am 14. 5. 1953 eine „2. Verlautbarung" (Tbc.-Jb. 1952/53, S. 211) und ein zweites „Merkblatt" (s. S. 214 desselben Jahrbuches). Zwei Rundschreiben, Nr. 42: „Nachweis von TB im Sputum durch die Kultur" und Nr. 54 „Tierversuch und Kulturverfahren zum Nachweis von Tuberkelbakterien", weisen u. a. auch auf die Tatsache hin, daß seit der Einführung der Chemotherapie der Nachweis von TB im Sputum oft auf Schwierigkeiten stößt. Es wird deshalb empfohlen, die Medikamente 3 Tage vor der beabsichtigten Sputumuntersuchung abzusetzen, damit durch ein negatives Ergebnis kein falsches Bild über das Vorhandensein von TB im Sputum entsteht.

In der „2. Verlautbarung vom 14. 5. 1953" wurde auch auf die tuberkulöse Meningitis hingewiesen und besonders auf die Notwendigkeit einer möglichst frühzeitigen Einweisung in eine Anstalt, die über die zur Sicherung der Diagnose erforderlichen Einrichtungen verfügt, damit die notwendige Behandlung sobald wie möglich in die Wege geleitet werden kann, die allein die Gewähr für einen befriedigenden Heilerfolg gibt.

Unterdessen hat nach dem heutigen Stand der Wissenschaft die sog. Kombinationstherapie mit Tuberkulostatika, auf deren Wert bereits in der „2. Verlautbarung" hingewiesen wird, allgemein Anerkennung gefunden. Durch sie wird nach den heutigen Erfahrungen die Entstehung resistenter Tuberkelbakterien verzögert, oft sogar verhindert, die kurative Wirkung infolge verschiedener antibakterieller und pharmakologischer Angriffspunkte und Eigenschaften der Tuberkulostatika gesteigert und die Häufigkeit von toxischen Nebenwirkungen (z. B. bei Streptomycin) durch Herabsetzung der Gesamtdosis bei der intermittierenden und alternierenden Therapieform verringert. Diese Wirkung kann allerdings, wie aus den zahlreichen Publikationen hervorgeht, nur erreicht werden, wenn die einzelnen Tuberkulostatika in ausreichenden und wirksamen Tagesdosen, soweit sie sich aus den jahrelangen klinischen Erfahrungen herausgeschält haben, gegeben werden.

12. Arbeitsausschuß für Tuberkulose im Rahmen der Unfallversicherung

Vorsitzender: Reg.-Med.-Dir. Dr. med. habil. LEDERER, München

Der Arbeitsausschuß hat sich in der Hauptsache mit der Tuberkulose als Berufskrankheit zu befassen. Der endgültige Gutachter für solche Berufskrankheiten ist der Staatl. Gewerbearzt. Kommt die Tuberkulose als Berufskrankheit in Frage, so bedient er sich des Fachgutachters (in diesem Fall eines Lungenfacharztes). Es hat sich dabei herausgestellt, daß die Gutachten oftmals weit auseinandergehen, da die Fachgutachter über manche Fragen der Tuberkulose als Berufskrankheit nicht genügend orientiert waren. Man stellte vor allem fest, daß sie sich nicht an eine einheitliche Nomenklatur halten. Aus dieser Erfahrung heraus erschien es dem Arbeitsausschuß vordringlich, eine Nomenklatur zu schaffen, die eine einheitliche Begutachtung gewährleisten sollte. Es wurde deshalb einem kleinen Gremium der Auftrag gegeben, eine Nomenklatur aufzustellen, die nach Genehmigung durch den Vorstand 1952 veröffentlicht wurde. In den „Gesichtspunkten zur Nomenklatur bei der Begutachtung der Tuberkulose als Berufskrankheit" (Tbc.-Jb. 1950/51, S. 235) werden vor allem die Begriffe „Erstinfektion, Super- und Reinfektion sowie Exacerbation" klar herausgestellt und formuliert.

Über die Bedeutung der Tuberkulinprobe für Gutachten betr. Tuberkulose als Berufskrankheit wurde in verschiedenen Sitzungen diskutiert und darauf hingewiesen, daß sie für die Entscheidung, ob jemand bei Beginn seiner Berufsarbeit tuberkulosevorinfiziert ist oder nicht, von großer Wichtigkeit sein kann. Es wurde ein Merkblatt (s. Tbc.-Jb. 1951/52) „Über die Notwendigkeit der Anstellung einer Tuberkulinprobe bei den im Gesundheitsdienst und in der Wohlfahrtspflege tätigen Personen" zusammengestellt und veröffentlicht.

Des weiteren stand die „*BOECKsche Krankheit in ihren Beziehungen zur Tuberkulose*" zur Diskussion. Nachdem nahezu allgemein der Morbus BOECK als eine Infektionskrankheit aufgefaßt und darüber hinaus vielfach die Auffassung vertreten wird, daß es sich um ein tuberkulöses Geschehen handelt, mußten die daraus auch versicherungs-medizinisch entstehenden Konsequenzen erwogen werden. In Berücksichtigung des seinerzeitigen Standpunktes der Dermatologen, wonach BOECKsche Krankheit und Tuberkulose zwei ganz verschiedene Krankheiten seien, sowie im Hinblick auf neuere therapeutische Beobachtungen (mit Cortison und ACTH) wurde seinerzeit von einer entsprechenden Entschließung in versicherungs-medizinischer Hinsicht bis zur weiteren ätiologischen Klärung des MB. Abstand genommen.

Auch die Entschädigungsregelung der Tuberkulose beim Heil- und Pflegepersonal in England vom Jahre 1951 war Gegenstand von Beratungen; auf Grund der deutschen Erfahrungen erwies sich eine Übernahme der englischen Bestimmungen auf die deutsche Gesetzgebung nicht ohne weiteres als empfehlenswert.

In der Sitzung vom 4. November 1954 stand vor allem die *bovine Tuberkulose beim Menschen* als *Berufskrankheit* zur Diskussion. Es wurde nochmals darauf hingewiesen, daß im Durchschnitt der Anteil der bovinen Tuberkulose an der gesamten Tuberkulose im Bundesgebiet etwa 10% beträgt. Wenn auch die alimentäre Infektion am häufigsten ist, so gehört doch die aerogene Infektion vom Menschen durch das Rind und das Infektionsrisiko durch den Kontakt mit lebenden oder toten tuberkulösen Tieren, wobei es zur Hauttuberkulose kommen kann, keineswegs zu den Seltenheiten. Es sind durch die erstgenannten Infektionsmöglichkeiten vorzugsweise Personen gefährdet, die mit der Wartung und Pflege tuberkuloseinfizierter Rinder beschäftigt sind, auch medizinisch-technische Assistentinnen in Veterinär-Untersuchungsämtern u. dgl. kommen in Betracht. In Bayern z. B. waren in der Zeit seit 1945 48 Meldungen an Tuberkuloseerkrankungen (angeblich vom Tiere übertragen) eingegangen, 30 wurden gewerbeärztlich als wahrscheinliche oder sichere bovine Tuberkulose bestätigt (darunter 6 Lungen-, 3 Haut- und 8 Sehnenscheidentuberkulosen). Es wurde in dieser Sitzung mit allem Nachdruck darauf hingewiesen, daß die Tuberkuloseformen beim Menschen durch den bovinen TB klinisch oder röntgenologisch genau so wie durch den humanen Typ verlaufen.

Um das tatsächliche Vorkommen von boviner Tuberkulose beim Menschen zahlenmäßig festzustellen, hat der Minister für Ernährung, Landwirtschaft und Forsten 1954 dem Deutschen Zentralkomitee 100000 DM zur Verfügung gestellt; es soll in 5 Bezirken der Bundesrepublik Deutschland das augenblickliche Vorkommen von boviner Tuberkulose beim Menschen zahlenmäßig festgestellt werden. Nach den vorbereitenden Arbeiten ist die Aktion nunmehr unter der Leitung von Prof. Dr. Dr. h. c. KLEINSCHMIDT angelaufen. Des weiteren wurde über die Notwendigkeit der TB-Typendifferenzierung sowie über die „Inkubationszeit" für die einzelnen Formen der Lungentuberkulose und das Tuberkulose-Infektionsrisiko in den wichtigsten einschlägigen beruflichen Tätigkeiten gesprochen. Es wurde erwogen, die vorliegenden Erfahrungen über die Inkubationszeiten bei den verschiedenen Lungentuberkuloseformen für den Zweck der Begutachtung etwa in Form einer Verlautbarung zusammenzufassen, ein kleineres Gremium von Sachverständigen wurde beauftragt, das Material zu diesem Zweck zu sichten, zu kommentieren und einen Entwurf für eine solche Verlautbarung auszuarbeiten.

13. Arbeitsausschuß für Weihnachtsmarken

Vorsitzende: Frau TILLY GRIMMINGER, Stuttgart

Auf Anregung der Dienststelle des Hohen Amerikanischen Kommissars in Frankfurt wurde im Dezember 1951 eine Weihnachtsmarkensammlung in deutsch-amerikanischen Klubs in die Wege geleitet, wie sie in den USA seit vielen Jahren mit großem Erfolg (1952 z. B. mit 20 Mill. Dollar Reingewinn) durchgeführt wird.

Am 24. 7. 52 wurde der „Arbeitsausschuß für Weihnachtsmarken" gegründet; als Vorsitzende wurde Frau GRIMMINGER, damalige Präsidentin der „Federation of German-American Clubs" gewählt.

Die Gelder aus dem Verkauf von Weihnachtsmarken sollten ausschließlich nur für solche Zwecke Verwendung finden, für die öffentliche Gelder nicht zur Verfügung stehen. In welcher Form die gesammelten Beträge verwandt werden sollen, wird jeweils im Einvernehmen mit den deutsch-amerikanischen Klubs bzw. deren jeweiligem Vertreter im Arbeitsausschuß, dem Zentralkomitee und dem Tuberkulosereferenten des beteiligten Landes bestimmt. Dem Deutschen Zentralkomitee stehen gemäß Vereinbarung 5% des Reinertrages zur Verfügung. 1952 wurde z. B. ein Betrag zur Klärung der Frage der bovinen Infektion beim Menschen ausgeschüttet. [Siehe dazu Med. Mschr. **9**, 399 (1955) und Med. Mschr. **9**, 477 (1955)] „Die Häufigkeit der bovinen extrapulmonalen Infektion bei Kindern in Bayern" Teil I u. II von H. BRAUN und G. LEBECK.

1953 wurde beschlossen, auch die „Deutschen Frauenverbände" mit einzuschalten; außerdem wurde vorgeschlagen, einen festen Plan für die Verwendung der Gelder im voraus aufzustellen und diesen Plan als Anreiz für die Sammlung der Bevölkerung gegenüber auszuwerten. 1953 und 1954 sollten die Gelder in den meisten Bundesländern dem Wohnungsbau für Tuberkulosekranke zugute kommen. Die Sammlungen erstreckten sich zuerst nur auf die in der amerikanischen Zone gelegenen Bundesländer, inzwischen haben sich auch einige der anderen Länder entschlossen, daran teilzunehmen.

Der Reinertrag der Sammlung betrug:

1951	rd.	4000,— DM
1952	,,	20000,— DM
1953	,,	66000,— DM
1954	,,	200000,— DM

14. Arbeitsausschuß für extrapulmonale Tuberkulose

a) Unterausschuß für Tuberkulose des Bewegungsapparates

Vorsitzender: Dr. KASTERT, Bad Dürkheim (Pfalz)

In dem Bericht des Unterausschusses für Tuberkulose des Bewegungsapparates im Tbc.-Jb. 1952/53, S. 35, wird anhand von Angaben aus Sahlenburg, Kreuth, Hannover und Stetten über die Zunahme der Tuberkulose des Bewegungsapparates seit 1947 — besonders in der Altersklasse 20—30 Jahre — berichtet; und zwar im wesentlichen über die Zunahme der tuberkulösen Spondylitis.

Auch in der Arbeit von HASCHE-KLÜNDER und SCHWOB „Zum Tuberkuloseschicksal von Knochen- und Gelenktuberkulosekranken" [Tuberkulosearzt 8, 308 (1954)] wird auf diese Tatsache hingewiesen. Von 1920—1929 betrug ihr Anteil 22,9%; 1940—1949 bereits 51,9%. In den Jahren 1920—1929 fällt die Erkrankungshäufigkeit noch in das erste Jahrzehnt, während in der Zeit von 1940—1949 die meisten untersuchten Kranken zwischen dem 20. und 29. Lebensjahr an Skelett-Tuberkulose erkrankten.

b) Unterausschuß für urologische Tuberkulose

Vorsitzender: Prof. Dr. BOSHAMER, Wuppertal

Im Tbc.-Jb. 1952/53, S. 38/41, wurde anhand verschiedener Veröffentlichungen auf die Häufigkeit und Bedeutung der urologischen Tuberkulose hingewiesen. Eine ausführliche Arbeit über „Morbidität, Frühdiagnose und Behandlung der Urogenitaltuberkulose (UGT)" brachte ALKEN in der Med. Klinik **1955**, 575.

Nach dem Stand vom 31. 12. 54 waren im Saarland 14315 Lungentuberkulosen, 910 extrapulmonale Tuberkulosen (ohne UGT), 190 UGT ohne Genitaltuberkulose der Frau gemeldet. Der Anteil der UGT an der Gesamtzahl der extrapulmonalen Tuberkulose beträgt 17,3%. Für die Aufstellung langfristiger Heilpläne möchte ALKEN die UGT in vier Gruppen eingeteilt wissen:

A. Initialfälle und ulcero-cavernöses Stadium I (konservative Behandlung erfolgversprechend),

B. Fortgeschrittene Fälle im ulcero-cavernösen Stadium II (vorerst konservative Behandlung, anschließend Teilresektion oder Nephrektomie),

C. Endfälle im ulcero-cavernösen Stadium III (Primäre Indikation zur Operation, doch vor der Operation zur Stabilisierung konservative Behandlung),

D. Fälle mit doppelseitiger Nierentuberkulose (Operation nicht mehr möglich, nur noch konservative Behandlung).

Die Einteilung in die vier verschiedenen Formen erfolgt insbesondere im Hinblick auf die unterschiedliche Behandlungsmöglichkeit, für die damit Richtlinien gegeben werden. Wir sehen aber auch aus dieser Aufstellung, daß eine Heilung auf konservativem Wege im allgemeinen nur im Frühstadium zu erwarten ist, wenn auch in einigen fortgeschrittenen Fällen Heilungen auch im pathologisch-anatomischen Sinne nach entsprechend langer Behandlung beobachtet wurden (persönliche Mitteilung von Prof. BOSHAMER). Es muß also das Schwergewicht auf die Früherkennung der UGT gelegt werden. Diese Erkenntnis wurde bereits bei der Sitzung des Unterausschusses für Urotuberkulose August 1953 in den Vordergrund der Beratung gestellt und das „Merkblatt für den praktischen Arzt zur Erkennung der urologischen Tuberkulose" zusammengestellt. Es ist im Tbc.-Jb. 1952/53 auf S. 216 im Wortlaut abgedruckt.

In der Verteilung der einzelnen Formen der extrapulmonalen Tuberkulose in den einzelnen Altersklassen von 1947—1953 sind erhebliche Änderungen eingetreten; auffallend ist der starke Anstieg der „sonstigen Tuberkulose". Der Anteil dieser Tuberkuloseformen (Tuberkulose der Harn- und Geschlechtsorgane, der Augen, Ohren und Nebennieren) betrug 1947 für Männer und Frauen aller Altersklassen rd. 16%. Er ist heute bei den Männern auf 28,1%, bei den Frauen auf 36,1% angestiegen [s. KEUTZER „Mortalität und Morbidität an extrapulmonaler Tuberkulose" Tuberkulosearzt **9**, 493 (1955)]. Die Neuerkrankungen an Tuberkulose „sonstiger Organe" sind nicht weiter aufgegliedert; es ist jedoch wahrscheinlich, daß es sich dabei vorwiegend um Tuberkulosen der Harn- und Geschlechtsorgane handelt (s. auch nachfolgend die Zahlen der urologischen Universitätsklinik in Homburg).

Wie wir oben schon erwähnten, nahmen die Initialfälle der neu erfaßten Fälle in der Klinik in Homburg zu, und zwar wie folgt:

1952 = 17,2%; 1953 = 28,9%; 1954 = 37,1%.

Die Einrichtung von Spezialabteilungen für die UGT, die entweder großen Fachkliniken angeschlossen sein sollen oder doch von dort aus betreut bzw. überwacht werden müssen, muß nach wie vor angestrebt werden, um die Früherfassung und die fachmännische Behandlung der vermehrt auftretenden GT zu gewährleisten.

c) Unterausschuß für Genitaltuberkulose der Frau

Vorsitzender: Prof. Dr. SCHWALM, Mainz

Die rasche Entwicklung der allgemeinen Tuberkulosebehandlung hat sich auch auf die Erkrankung der weiblichen Genitalorgane ausgewirkt. Gemeinsam mit den Tuberkuloseärzten und den Bakteriologen haben die Gynäkologen sehr intensiv vor allem die Diagnostik gefördert, aber auch die Prinzipien und Ergebnisse der Therapie bearbeitet. Über die Häufigkeit der Tuberkulose des weiblichen Genitales wurde im letzten Jahrbuch (S. 41) anhand der Zusammenstellung von THOM bereits berichtet.

Da im Berichtsjahr eine eigene Tätigkeit des Arbeitsausschusses nicht stattgefunden hat, bringen wir einen Überblick des deutschsprachigen Schrifttums über die Genitaltuberkulose der Frau mit besonderem Hinweis auf die in gynäkologischen Zeitschriften erschienenen Arbeiten.

Einen guten Überblick über den derzeitigen Stand der Kenntnisse vermitteln die Verhandlungen des Gynäkologenkongresses 1954 [Arch. f. Gynäk. **186**,

(1955)] mit umfassenden Referaten von FREERKSEN und KIRCHHOFF und zahlreichen Einzelvorträgen und Diskussionen. Zusammenfassende Darstellungen für die ärztliche Praxis gaben PHILIPP (Dtsch. med. Wschr. **1953**, 607ff.) sowie KIRCHHOFF (Dtsch. med. Wschr. **1953**, 898) und SCHMID, Rostock [Z. ärztl. Fortbild. **43**, 286 (1949)]. In einer kleinen Monographie (Stuttgart: Ferdinand Enke 1954) schilderte L. FINKER, Mölln, 87 Fälle aus der Kieler Klinik in übersichtlicher Form. Die Diagnostik wurde ganz wesentlich dadurch verbessert, daß KIRCHHOFF u. Mitarb. die bakteriologische Untersuchung des Menstrualblutes einführten [KIRCHHOFF, SIEMS u. WEIGT: Geburtsh. u. Frauenheilk. **11**, 690 (1951)]. Die bakteriologische Untersuchung des Menstrualblutes mit Kultur- und Tierversuch brachten dem Lübecker Arbeitskreis gute positive Ausbeute (KRÄUBIG: Dtsch. med. Wschr. **1952**, 1600), die an anderen Orten nicht überall erreicht wurde, z. B. PHILIPP, Kiel, und KELLER, Marburg [Geburtsh. u. Frauenheilk. **14**, 216 (1954)]. Letzterer weist auf die gute Übereinstimmung der bakteriellen Befunde mit den histologischen Befunden des Endometriums hin. Die Fluorescenzmikroskopie [FINK, Kiel, KÖLBEL, Borstel, HERTEL, Marburg, KREIBICH, Zwickau, sämtlich Arch. f. Gynäk. **186**, 295ff. (1955)] verspricht weitere Verbesserung. Jedoch genügt das Auffinden fluorescierender Stäbchen im Präparat noch nicht zur Diagnose Tuberkulose. Die methodischen Schwierigkeiten der bakteriologischen Untersuchung sind offenbar noch beträchtlich. Die in den skandinavischen Ländern häufig benutzte Salpingographie zur Diagnostik der Tuben-Tuberkulose scheint in Deutschland kaum benutzt zu werden. In der Therapie dominiert die Anwendung der Chemotherapeutica und Tuberkulostatica. Erste günstige Berichte über das Thiosemicarbazon bei Genitaltuberkulose kamen von BERNHARD (Dtsch. med. Wschr. **1950**, 708). Später wird das Streptomycin empfohlen, z. B. SZENDI, Ungarn, im Zbl. Gynäk. **3**, 358 (1951). Ebenfalls ALBERS [Geburtsh. u. Frauenheilk. **12**, 126 (1952) und Arch. f. Gynäk. **186**, 312 (1955)] ist mit der Chemotherapie sehr zufrieden. Inzwischen hat sich sie Kombinationsbehandlung mit Thiosemicarbazon, Isoniazid und Tuberkulostatica völlig durchgesetzt.

Da die Curettage unter dem Schutz der Chemotherapie weitgehend ihre Gefährlichkeit verloren hat, ist es auch möglich, durch wiederholte histologische Untersuchung die Ausheilung einer Endometritis tbc. zu verfolgen. [FROEWIS und ULM, Geburtsh. u. Frauenheilk. **14**, 234 (1954)]. Am häufigsten ist aber die Tube (Ampulle) Sitz tuberkulöser Veränderungen, so daß KNAUS, Wien, sie für einen Streuungsherd erklärt und ihre operative Entfernung fordert.

Die Notwendigkeit der Operation wird durch die Chemotherapie (Chth.) bedeutend eingeschränkt. Sie wird allgemein als eine vorzügliche Ergänzung der Behandlung angesehen. Nach KIRCHHOFF ist im Augenblick das Schema nach KLEE das Mittel der Wahl bei gleichzeitiger Einführung des Medikamentes an den Sitz der Erkrankung. Auch vermindert die Chemotherapie die früher erhebliche Gefährdung bei der Exstirpation tuberkulöser Organe; Fisteln scheinen nur noch selten vorzukommen. NÖLLE [Geburtsh. u. Frauenheilk. **12**, 496 (1952)] empfiehlt daher, nicht nur leicht entfernbare Tuben zu exstirpieren, sondern radikal zu operieren. Dies dürfte aber nur wenig Anhänger finden. Auch die von KNAUS (Wien. klin. Wschr. **1953**, 404) geforderte grundsätzliche Entfernung aller tuberkulös veränderten Tuben, auch bei jungen Frauen, zur Ausschaltung des Streuungsherdes hat sich nicht durchgesetzt. Vielmehr scheint die von KRÄUBIG [Geburtsh. u. Frauenheilk. **11**, 614 (1951)] damals auf Grund von 115 Fällen geschilderte Therapie der mittleren Linie („Selektive Therapie") allgemein üblich geworden zu sein, wobei die allgemeine Behandlung, Chemotherapie und Tuberkulostatica sowie die Operation ihren Platz haben. Die Strahlentherapie wird nur noch gelegentlich benutzt, z. B. BEDOYA und NOGALES [Gynaecologia (Basel) **129**, 130 (1954)]. Die Impfung mit Alttuberkulin hat FROEWIS, Wien, inauguriert und damit gute Erfahrungen bei der Tuberkulose des weiblichen Genitales gemacht [Geburtsh. u. Frauenheilk. **14**, 225 (1954)]. Die Prognose der Genitaltuberkulose gilt auch weiterhin als günstig. Sterilität wird als obligates Symptom bei Genitaltuberkulose angesehen, jedoch werden immer wieder Einzelfälle von Schwangerschaft beobachtet (KIRCHHOFF). Tritt die Konzeption bei florider Endometriumstuberkulose ein, so kommt es, wie dies KLEES und MÜLLER [Z. Geburtsh. **138**, 54 (1953)] schildern, regelmäßig zum Abort oder Frühgeburt mit tödlicher Miliartuberkulose.

Über Konzeption nach Ausheilung einer Endometriumstuberkulose mit günstigem Ausgang der Schwangerschaft berichten H. NEVINNY-STICKEL [Geburtsh. u. Frauenheilk. **12**, 256 (1952)], VON WEIDENBACH [Geburtsh. u. Frauenheilk. **11**, 634 (1951)] und KRÄUBIG [Zbl. Gynäk. **54**, 24 (1952)].

In den südlichen Ländern Spanien, Italien, Südamerika scheint auch die Tuberkulose des weiblichen Genitales wesentlich häufiger zu sein als hierzulande. Im deutschsprachigen Schrifttum berichtet wiederholt NOGALES, Madrid, in mehreren wichtigen Arbeiten. Durch histochemische Untersuchungen [Arch. f. Gynäk. **186**, 318 (1955)] zeigte NOGALES, daß an tuberkulös erkrankten Schleimhäuten der Cervix die normalerweise dort ablaufenden zyklischen Veränderungen fehlen. Beide Anomalien begünstigen die bei Endometriumstuberkulose meist bestehende Sterilität.

Wie aus den vorstehenden Ausführungen zu ersehen ist, stellt die Genitaltuberkulose der Frau ein seuchenhygienisches Problem dar, das keineswegs vernachlässigt werden darf, zumal auch statistisch eine Zunahme in den letzten Jahren zu beobachten ist (s. S. 110). Die an Genitaltuberkulose erkrankten Frauen sind zumindest zur Zeit der Menstruation als infektiös anzusehen und selbstverständlich als solche auch meldepflichtig; der Nachweis von TB muß allerdings histologisch-bakteriologisch erbracht werden.

d) Unterausschuß für Augentuberkulose

Vorsitzender: Dr. M. CREMER, Tuttlingen

Bei der am 30. 8. 1953 stattgefundenen Sitzung des Unterausschusses für Augentuberkulose sprach SCHOLTYSSEK, Versehrtenkrankenhaus Bad Pyrmont, über die Schwierigkeit der Differentialdiagnose der Augentuberkulose, die besonders durch das Auftreten der Toxoplasmose des Auges kompliziert wird. Bei der Diagnose „*Toxoplasmose*" ist wichtig eine an sich typische Vorgeschichte, der Ausschluß anderer endogener Augenerkrankungen, die Seroreaktion und der Erregernachweis. Bei der Diagnose „*Augentuberkulose*" geben andere tuberkulöse Herde im Organismus, der positive Bacillennachweis im Sputum, Punktat oder Fistelabfluß und evtl. die positive Tuberkulinreaktion wichtige Anhaltspunkte.

Nach WEGNER, Freiburg, dürfte für die frühe kindliche Form lediglich das Vorhandensein einer schweren Maculanarbe maßgebend sein, für Erwachsene müßte der Toxoplasmosen-Nachweis gefordert werden. Zuletzt wurde in dem Bericht des Arbeitsausschusses noch erwähnt, daß die Tuberkulose-Reaktion von MIDDLEBROOK und DUBOS evtl. bessere Resultate in bezug auf den Nachweis der Aktivität von tuberkulösen Prozessen im Körper geben könnte.

Einen Beitrag zu dieser Frage liefert eine Arbeit aus der Augenklinik Tuttlingen, M. CREMER und M. CREMER jr. in Beitr. Klin. Tbk. **112**, 153 (1954). Auf Grund von Untersuchungen der letzten 2 Jahre an der Klinik und Augenheilanstalt Tuttlingen kommt M. CREMER zu dem Schluß, daß die Hämagglutinationsreaktion nach MIDDLEBROOK und DUBOS als Hilfsmittel zur ätiologischen Klärung chronischer Augenerkrankungen herangezogen werden sollte, wenn auch ein positiver oder ein negativer Ausfall keine absolute Beweiskraft hat. CREMER faßt zusammen: „Das Ergebnis der Reaktion darf nur unter epikritischer Beurteilung des klinischen Bildes nach Ausschluß einer sonstigen extraoculären Tuberkulosemanifestation und nach Ausschluß einer anderweitigen Ätiologie (Toxoplasmose, Herdinfektion usw.) zur nedgültigen Sicherung sozusagen als ‚letztes Glied in der Beweiskette' herangezogen werden."

15. Arbeitsausschuß für stationäre Behandlung bei Tuberkulose

Vorsitzender: Prof. Dr. SCHMITZ, Düsseldorf

Der Arbeitsausschuß wurde im Jahre 1954 gegründet. Bei seiner Gründungssitzung wurde über die „Notwendigkeit der stationären Behandlung der exsudativen Pleuritis" diskutiert. Als Resultat entstand das am 1. Juli 1954 herausgegebene gleichnamige Merkblatt (s. Anhang, S. 250).

Weiterhin wurde über die Frage referiert, wann sich Lungentuberkulöse nicht mehr zur Heilstättenbehandlung eignen. Es wurden die Begriffe „Behandlungsfall", „Bewahrungsfall", „heilstättenfähig" oder „heimfähig" eingehend erläutert. Geprüft wurde ferner die Frage der Notwendigkeit, heute noch Liegehallen bzw. Liegebalkone zu bauen. Dieses Thema war veranlaßt durch eine Anfrage der „Internationalen Union gegen die Tuberkulose". Es herrschte Einigkeit darüber, daß wir in Deutschland trotz Chemotherapie und der verbesserten Thoraxchirurgie auf eine Liegekur auf Balkonen oder Liegehallen nicht verzichten können und wollen.

Schließlich wurde die Frage des Baues von Zimmern für Tuberkulosekranke, von Liegeterrassen, Liegebalkonen und Liegehallen vom technischen Standpunkt aus eingehend diskutiert (Tbc.-Jb. 1952/53, S. 30).

Zum Schluß der Sitzung einigte man sich u. a., folgende Fragen auf die Tagesordnung der nächsten Arbeitsausschuß-Sitzung zu setzen.

1. Die Disziplin in den Lungenheilstätten (Rauchen, Ausgang, Urlaub usw.).
2. Die soziale Sicherheit während der Kur.

III. Übersichten über die Tuberkulosebekämpfung im Bundesgebiet und in West-Berlin

A. Gliederung des Bundesgebietes — Bevölkerungsverhältnisse

1. Gliederung des Bundesgebietes nach Ländern und Regierungsbezirken

Die *Bundesrepublik Deutschland* umfaßt die Länder *Baden-Württemberg, Bayern, Bremen, Hamburg, Hessen, Niedersachsen, Nordrhein-Westfalen, Rheinland-Pfalz und Schleswig-Holstein*; außerdem wurde *West-Berlin* in die Statistik einbezogen. Hinsichtlich der Zahl der Regierungsbezirke, Kreise und Gesundheitsämter sind keine Änderungen eingetreten. Angaben darüber sind aus den Tbc.-Jb. 1950/51 (S. 40) und 1951/52 (S. 39) zu ersehen.

2. Wohnbevölkerung der Länder und von West-Berlin, Gliederung nach Alter und Geschlecht

Die Gliederung der Wohnbevölkerung der Länder der Bundesrepublik Deutschland am 31. 12. 1953 nach Alter und Geschlecht ist aus Tab. II (Anhang) zu entnehmen. Im Jahre 1953 hat die Einwohnerzahl der Bundesrepublik um rund 291000 Männer und 279000 Frauen, insgesamt also um 570000 Personen zugenommen; das sind um 167000 Personen mehr als im Jahre 1952. Es ist zu vermuten, daß diese stärkere Zunahme in erster Linie durch den Flüchtlingsstrom aus der sowjetischen Besatzungszone verursacht worden ist.

In den einzelnen Ländern sind in bezug auf die Besetzung der verschiedenen Altersklassen der Bevölkerung nach Tab. 1 zum Teil größere Abweichungen festzustellen.

Tabelle 1. *Prozentuale Verteilung der Wohnbevölkerung (m + w) in Schleswig-Holstein, Nordrhein-Westfalen, Bayern, Hamburg und West-Berlin am 31. 12. 1953*

	0—10	10—20	20—30	30—40	40—50	50—60	60—70	70—80	üb. 80 J.	gesamt
Schleswig-Holstein . . .	14,0	*18,7*	11,7	11,3	15,0	12,9	9,3	5,5	*1,6*	100
Bayern	*14,3*	16,8	14,1	12,3	15,3	12,9	8,4	4,8	1,1	100
Nordrhein-Westfalen . .	13,5	16,5	*15,2*	*12,6*	15,7	13,0	8,2	4,4	0,9	100
Hamburg	10,9	14,8	12,5	12,3	16,6	15,1	10,7	5,7	1,4	100
Berlin	9,0	14,1	9,9	10,6	*17,9*	*17,1*	*13,2*	*6,8*	1,4	100

Schleswig-Holstein und Bayern — überwiegend Agrar- und Flüchtlingsländer — weisen den größten Anteil an Jugendlichen, das Industriegebiet Nordrhein-Westfalen die stärkste Beteiligung von jungen Erwachsenen, die Stadtstaaten Hamburg und Berlin den größten Prozentsatz an Personen über 40 Jahre auf. In Schleswig-Holstein entfallen 44,3% auf die Altersgruppen oberhalb 40 Jahre, in Hamburg 49,5% und in West-Berlin sogar 56,4%. In Hamburg und Berlin sind die Altersgruppen 40—60 Jahre am stärksten besetzt. Es ist danach verständlich, warum die Sterbeziffern in den Ländern der Bundesrepublik voneinander abweichen und für Berlin die höchsten Werte erreichen.

Angaben über die Bevölkerung der Länder der Bundesrepublik Deutschland sind in Tab. 2 zusammengestellt. Mit der Umsiedlung von Flüchtlingen aus Schleswig-Holstein und Niedersachsen, besonders nach Nordrhein-Westfalen, Baden-Württemberg und Rheinland-Pfalz, hat die Bevölkerungszahl der beiden Hauptflüchtlingsländer gegenüber 1952 etwas abgenommen, der Anteil der Heimatvertriebenen liegt jedoch auch 1953 noch bei über 25% gegenüber 7,9% in Rheinland-Pfalz und 12,9% in Nordrhein-Westfalen.

Tabelle 2. *Die Wohnbevölkerung und der Anteil der Vertriebenen an der Gesamtbevölkerung im Bundesgebiet und in West-Berlin am 31. 12. 1953*

[Aus Wirtschaft u. Statistik **6**, 110* (1954)]

Land	Wohnbevölkerung			darunter Vertriebene		darunter Zugewanderte[1]	
	insgesamt	männlich	weiblich				
	1000	1000	1000	1000	%	1000	%
Schleswig-Holstein	2345	1089	1256	668	28,4	130	5,5
Hamburg	1723	800	923	163	9,5	104	6,0
Niedersachsen	6605	3102	3503	1714	26,0	399	6,0
Bremen	608	287	321	69	11,3	31	5,1
Nordrhein-Westf.	14269	6810	7459	1847	12,9	651	4,6
Hessen	4478	2101	2377	785	17,5	229	5,1
Rheinland-Pfalz	3225	1519	1706	255	7,9	92	2,9
Baden-Württemberg	6863	3205	3658	1085	15,8	248	3,6
Bayern	9162	4250	4912	1865	20,4	268	2,9
Bundesgebiet	49278	23162	26116	8451	17,2	2153	4,4
West-Berlin	2198	933	1265	—	—	—	—

[1] Zugewanderte sind Personen, die am 1. 9. 1939 in Berlin oder im Gebiet der sowjetischen Besatzungszone gewohnt haben.

In der altersmäßigen Verteilung der Wohnbevölkerung der Bundesrepublik hat sich gegenüber 1953 keine wesentliche Änderung ergeben (s. Tab. 3). Aus den Angaben über den *prozentualen Anteil der Vertriebenen* ist zu entnehmen, daß dieser *bei den jüngeren Altersgruppen* bis etwa 40 Jahre *am höchsten* ist. Dadurch wird es verständlich, wenn die *Sterbequote der Heimatvertriebenen niedriger*, die *Geburtsrate höher als bei der Gesamtbevölkerung* liegt.

Tab. 4 veranschaulicht die *Geschlechtsproportionen* für die verschiedenen Altersklassen in den Jahren 1950—1953. Danach haben sich die Verhältnisse in den Altersklassen 20—25 Jahre und 25—30 Jahre gegenüber 1950 wesentlich gebessert. Mit dem Vorrücken der nicht durch Kriegsverluste dezimierten jüngeren männlichen Jahrgänge in das heiratsfähige Alter bessern sich die Heiratsaussichten für die Mädchen dieser Altersgruppen beträchtlich gegenüber ihren heute über 30 Jahre alten Geschlechtsgenossinnen.

3. Die Arbeitslosigkeit in der Bundesrepublik Deutschland

Die auch im Jahre 1953 *anhaltende Abnahme der Zahl der Arbeitslosen* ist ein Ausdruck für die wirtschaftliche Wiedergesundung. Aus Tab. 5 ist zu ersehen, daß

Tabelle 3. *Wohnbevölkerung des Bundesgebietes am 31. 12. 1953 — nach Alter und Geschlecht (gesamte Wohnbevölkerung und Vertriebene)*
(Angaben des Statistischen Bundesamtes)
[Wirtschaft u. Statistik **6**, 498* (1954)]

Alter	Gesamte Wohnbevölkerung						darunter Vertriebene				Prozentualer Anteil der Vertriebenen an der Gesamtbevölkerung		
	männlich		weiblich		zusammen		männlich	weiblich	zusammen		m	w	zus.
	1000	%	1000	%	1000	%	1000	1000	1000	%	%	%	%
0— 1	374,9	1,6	356,2	1,4	731,0	1,5	74,2	70,2	144,4	1,7	19,8	19,7	19,8
1— 5	1496,0	6,5	1418,6	5,4	2914,7	5,9	286,8	271,0	557,8	6,6	19,2	19,1	19,1
5—10	1633,8	7,0	1564,4	6,0	3198,2	6,5	274,8	262,9	537,7	6,4	16,8	16,8	16,8
10—15	2122,6	9,2	2037,3	7,8	4159,9	8,4	398,1	382,0	780,2	9,2	18,8	18,8	18,8
15—20	2112,2	9,1	2024,0	7,7	4136,3	8,4	359,2	344,9	704,2	8,3	17,0	17,0	17,0
20—25	1769,0	7,6	1686,4	6,4	3455,4	7,0	324,7	310,1	634,8	7,5	18,4	18,4	18,4
25—30	1683,9	7,3	1889,2	7,2	3573,1	7,2	339,4	354,7	694,1	8,2	20,2	18,8	19,4
30—35	1495,5	6,5	2031,3	7,8	3526,8	7,2	304,1	381,6	685,7	8,1	20,3	18,8	19,4
35—40	1067,1	4,6	1443,6	5,5	2510,6	5,1	201,3	243,2	444,5	5,3	18,9	16,8	17,7
40—45	1666,7	7,2	2131,0	8,1	3797,7	7,7	294,6	351,8	646,4	7,7	17,7	16,5	17,0
45—50	1771,8	7,7	2064,1	7,9	3835,9	7,8	284,3	324,6	608,9	7,2	16,0	15,7	15,9
50—55	1664,3	7,2	1850,7	7,1	3515,0	7,1	252,9	294,9	547,8	6,5	15,2	15,9	15,6
55—60	1230,1	5,3	1609,4	6,2	2839,5	5,8	188,8	255,3	440,0	5,2	15,3	15,9	15,5
60—65	970,1	4,2	1324,3	5,1	2294,4	4,7	141,4	206,1	347,5	4,1	14,6	15,6	15,1
65—70	814,2	3,5	1061,8	4,1	1875,9	3,8	109,5	164,9	274,5	3,3	13,4	15,5	14,6
70—75	627,9	2,7	790,2	3,0	1418,1	2,9	78,2	117,3	195,5	2,3	12,5	14,8	13,8
75—80	422,7	1,8	518,5	2,0	941,1	1,9	51,5	75,6	127,1	1,5	12,2	14,6	13,5
80—85	180,4	0,8	227,6	0,9	408,0	0,8	22,3	33,8	56,1	0,7	12,4	14,9	13,8
85—90	50,4	0,2	72,0	0,3	122,3	0,2	6,2	10,7	16,9	0,2	12,3	14,9	13,8
90 und mehr	8,8	0,0	15,0	0,1	23,8	0,1	1,1	2,1	3,2	0,0	12,5	14,0	13,4
Insgesamt	23162,4	100	26115,6	100	49278,0	100	3993,3	4457,9	8451,2	100	17,2	17,1	17,2

auf die Flüchtlingsländer Schleswig-Holstein und Niedersachsen mit relativ hohen Arbeitslosenzahlen auch das Maximum des Anteils der Heimatvertriebenen an der Gesamtzahl der Arbeitslosen entfällt.

Tabelle 4. *Auf 100 weibliche Personen kommen ... männliche 1950, 1951, 1952 und 1953*

Altersklasse	1950[1]	1951[2]	1952[3]	1953[2]
0— 1	105	105	106	105
1— 5	105	105	105	105
5—10	104	104	104	104
10—15	104	104	104	104
15—20	104	104	104	104
20—25	98	103	105	105
25—30	75	78	83	89
30—35	74	73	74	74
35—40	76	75	75	74
40—45	83	80	79	78
45—50	91	89	88	86
50—55	82	87	89	90
55—60	75	74	75	76
60—65	78	76	75	73
65—70	82	76	78	77
70—75	84	82	81	79
75—80	84	83	83	82
80 u. mehr	75	76	77	76
im Mittel	88	88	88	89

[1] Für 1950 entnommen aus „Statistik der Bundesrepublik Deutschland“ 61, S. 16.
[2] Für 1951 und 1953 errechnet nach Angaben des Statistischen Bundesamtes Wiesbaden.
[3] Für 1952 errechnet nach Angaben der Statistischen Landesämter.

4. Eheschließungen, Geburten, allgemeine Sterblichkeit

Über die Zahl der *Eheschließungen* und *Geburten* im Bundesgebiet im Jahre 1953 wurde bereits im Tbc.-Jb. 1952/53 (S. 56/57) berichtet; für 1954 liegen noch keine Angaben vor.

Die *allgemeine Sterblichkeit* ist 1953 gegenüber 1952 leicht angestiegen. Die Ursache liegt fast ausschließlich in einer Zunahme der Sterbefälle an *Krankheiten der Atmungsorgane* (Grippe-Epidemie Frühjahr 1953).

Angaben über die *Säuglings-Sterblichkeit* i. J. 1953 sind noch nicht verfügbar.

Interessant erscheint der Hinweis darauf, daß i. J. 1876 in Preußen die Sterblichkeit der männlichen Säuglinge um 21,0% höher lag als die der Mädchen; 1952 hat sich dieses Verhältnis auf 25,6% erhöht. Welche Gründe für die höhere Sterblichkeit der männlichen Säuglinge vorliegen, ist noch nicht befriedigend geklärt. Die gegen die Säuglings-Sterblichkeit ergriffenen Maßnahmen scheinen besonders den Mädchen zugute zu kommen, was aus der Steigerung des prozentualen Unterschiedes gefolgert werden könnte.

5. Änderungen der Bevölkerungszusammensetzung

Wir hatten in unseren Tbc.-Jb. bereits mehrfach auf die Änderung der Bevölkerungsverteilung durch Verbesserung der Lebensbedingungen, der hygienischen und wirtschaftlichen Verhältnisse, Senkung der Säuglings-Sterblichkeit, Kriegsverluste besonders der Männer und Geburtenausfall während zweier Weltkriege hingewiesen (s. Tab. 6).

Tabelle 5. *Die Arbeitslosen in der Bundesrepublik nach Ländern und der Anteil der Vertriebenen an der Arbeitslosigkeit 1953 und 1954*
Entnommen aus Arbeits- u. Sozialstat. Mitt. **5**, 387 (1954); **6**, 11 (1955); **4**, 15 (1953); **5**, 13 (1954)

Land	Geschlecht	Stichtag: 31. Juli 1953		Stichtag: 31. Juli 1954		Stichtag: 31. Dezember 1953		Stichtag: 31. Dezember 1954	
		Arbeitslose 31. 7. 1953	Vertriebene v. H. aller Arbeitslosen	Arbeitslose 31. 7. 1954	Vertriebene v. H. aller Arbeitslosen	Arbeitslose 31. 12. 1953	Vertriebene v. H. aller Arbeitslosen	Arbeitslose 31. 12 .1954	Vertriebene v. H. aller Arbeitslosen
Schleswig-Holstein	m	66392	*45,5*	51375	*42,9*	91461	*42,2*	74984	*39,9*
	w	32408	*42,5*	30197	*40,8*	38732	*42,1*	37925	*39,7*
Hamburg	m	41848	*6,3*	35862	*6,2*	51579	*5,6*	41005	*6,5*
	w	40116	*7,5*	37816	*8,4*	40825	*7,8*	39396	*8,5*
Niedersachsen	m	141121	*40,9*	120201	*37,8*	201877	*37,4*	162711	*35,1*
	w	64333	*38,9*	67654	*35,8*	88608	*39,0*	89308	*36,6*
Bremen	m	13360	*11,3*	9535	*12,3*	18022	*11,2*	10729	*10,7*
	w	9890	*10,2*	9500	*9,7*	10206	*9,7*	10080	*9,4*
Nordrhein-Westfalen	m	92559	*13,7*	96749	*12,8*	151605	*15,2*	121076	*14,5*
	w	61939	*12,7*	74105	*11,3*	66700	*13,1*	74697	*11,7*
Hessen	m	62400	*29,3*	54187	*27,7*	99642	*27,0*	73838	*25,9*
	w	31127	*22,8*	31622	*21,7*	37274	*24,1*	35568	*23,1*
Rheinland-Pfalz	m	31464	*14,8*	29998	*13,9*	79035	*13,0*	59145	*11,8*
	w	10254	*10,2*	10594	*9,1*	14954	*10,0*	14903	*9,2*
Baden-Württemberg	m	36715	*35,8*	30431	*35,8*	80257	*37,1*	56644	*34,8*
	w	26257	*26,1*	25830	*25,9*	29936	*29,9*	29002	*27,8*
Bayern	m	158979	*35,6*	130093	*33,1*	303863	*31,2*	241521	*29,5*
	w	91354	*29,2*	88624	*27,2*	120182	*28,3*	115106	*26,6*
Bundesgebiet	m	644838	*30,6*	558431	*28,0*	1077341	*28,2*	841653	*26,8*
	w	367678	*25,1*	375942	*23,3*	447417	*26,2*	445985	*24,5*
West-Berlin	m	98823	—	72537	—	98552	—	74082	—
	w	126428	—	102093	—	124447	—	102769	—

Tabelle 6. *Gliederung der Bevölkerung 1910 und 1953* (Prozentuale Verteilung)

Alter	Deutsches Reich 1910		Bundesrepublik Deutschland 1953		West-Berlin 1953	
	männlich	weiblich	männlich	weiblich	männlich	weiblich
0—15	35,8	34,6	24,4	20,6	19,6	14,0
15—50	50,4	49,5	49,9	50,7	45,2	45,1
über 50	13,8	15,9	25,7	28,7	35,2	40,9
	100,0	100,0	100,0	100,0	100,0	100,0

Diese Umgestaltung der Bevölkerungsstruktur ist von beträchtlichem Einfluß auf Morbiditäts- und Mortalitätszahlen. Die Abnahme des Anteils der jungen Menschen mit niedriger Mortalität und die erhebliche Zunahme des Anteils der älteren Personen mit hoher Sterblichkeit beeinflußt entscheidend z. B. die Höhe der Sterbeziffern. So betrug die Sterblichkeit der Gesamtbevölkerung an allen Ursachen

in Preußen	1900	22,3/1000 E
	1910	16,8/1000 E
	1925	11,8/1000 E
und in der Bundesrepublik Deutschland	1950	10,3/1000 E.

Die Sterbeziffer ist demnach gefallen

von 1900 auf 1910 um rund 2,9%/1 Jahr
von 1910 auf 1925 um rund 2,0%/1 Jahr
von 1925 auf 1950 um rund 0,5%/1 Jahr.

Der Rückgang der Sterblichkeit war am stärksten von 1900 auf 1910 mit 2,9% pro Jahr; von 1925 auf 1950 hat er sich auf 0,5% verringert. Selbstverständlich kann eine stärkere Abnahme der Sterbeziffer nicht über längere Zeiträume hinweg andauern, doch erscheint der Rückgang auf 0,5% pro Jahr von 1925 auf 1950 etwas abrupt. Legt man der Berechnung der Sterbeziffer während der verschiedenen Jahre eine gleichartige Bevölkerungsverteilung zugrunde, *standardisiert* man also die Sterbeziffern — etwa auf das Jahr 1910 —, so ergibt sich folgende prozentuale jährliche Abnahme

1900 — 1910	2,5%
1910 — 1925	1,9%
1925 — 1950	1,5%

Bei einer Bevölkerungsverteilung 1950 = 1910 würde unter Zugrundelegung der Sterblichkeitsverhältnisse von 1950 die allgemeine Sterblichkeit um rund 26% unter dem für 1950 ermittelten Wert liegen (s. KEUTZER: Über die Vergleichbarkeit von Mortalitäts- und Morbiditätsziffern, Medizinische **1955**, 708—710).

Wir halten es für notwendig, in diesem Zusammenhang wiederholt darauf hinzuweisen, daß bei Untersuchungen über Morbiditäts- und Mortalitätsverhältnisse über längere Zeiträume oder für verschiedene Länder eine Standardisierung der Zahlenwerte erfolgen muß, wenn Fehlschlüsse vermieden werden sollen. Im Tbc.-Jb. 1952/53 (S. 61) hatten wir die Bevölkerungsverteilung des Deutschen Reiches von 1910 als *Standardbevölkerung* vorgeschlagen, da diese weitgehend mit den Verhältnissen in den meisten europäischen und überseeischen Ländern des Jahres 1910 übereinstimmt, und weil erst nach diesem Zeitpunkt der Geburtenrückgang einsetzte.

B. Die Tuberkulose-Fürsorgestellen, ihr ärztliches und fürsorgerisches Personal, Betrieb der Fürsorgestellen

1. Zahl der Tuberkulosefürsorgestellen und ihr Personal

In der Zahl der Tuberkulose-Fürsorgestellen und ihrer personellen Besetzung sind gegenüber 1952 keine wesentlichen Änderungen eingetreten. Die zahlenmäßigen Angaben können aus den Tab. 7—9 entnommen werden.

Tabelle 7. *Personal der Fürsorgestellen 1953* (Entnommen aus den Länderstatistiken 1953)

Länder	Fürsorgestellen 1953		Tbc.-Fürsorgeärzte		1 Tbc.-Fürsorgearzt auf .... Einwohner		Zahl der Fürsorgerinnen 1953			1 Fürsorgerin auf .... Einwohner 1952 und 1953	
	Hauptstellen	Nebenstellen	1952	1953	1952	1953	Allgemeine	Tbc.-Fürsorg.	zus.	1952	1953
Schleswig-Holstein	21	31	42	48	57737	*48848*	121	21	142	17198	*16512*
Hamburg	15	—	14	15	120513	*114855*	14	64	78	23112	*22087*
Niedersachsen	76	61	166	157	40064	*42072*	505	36	541	13884	*12209*
Bremen	3	—	10	7	59398	*86844*	72	12	84	7156	*7237*
Nordrhein-Westfalen	93	234	263	273	52767	*52267*	1376	48	1424	10450	*10020*
Hessen	43	22	61	64	72644	*69969*	182	32	214	21202	*20925*
Rheinland-Pfalz	39	12	55	65	57640	*49619*	168	4	172	18115	*18751*
Baden-Württemberg	65	46	63	69	106297	*99467*	298	37	335	19696	*20487*
Bayern	133	10	65	59	141164	*155288*	646	30	676	14359	*13553*
Bundesgebiet	488	416	739	757	65911	*65096*	3382	284	3666	14049	*13442*
West-Berlin	12	—	32	32	68347	*68688*	—	100[1]	100	20065	*21980*

[1] Außerdem 3 Schwestern.

Tabelle 8. *Ärzte in den Fürsorgestellen 1953* (Entnommen aus den Länderstatistiken 1953)

Länder	Gesamtzahl der in den Fürsorgestellen tätigen Lungen- und Nichtlungenfachärzte (Sp. 8 u. 15)	Lungenfachärzte							Nichtlungenfachärzte						
		Hauptamtlich als Ärzte des öffentlichen Gesundheitsdienstes tätig			Nebenamtlich als Tbc.-Fürsorgeärzte tätig			Lungenfachärzte insges. (Sp. 4 u. 7	Hauptamtlich als Ärzte des öffentlichen Gesundheitsdienstes tätig			Nebenamtlich als Tbc.-Fürsorgeärzte tätig			Nichtlungenfachärzte insges. (Sp. 11 u. 14)
		ausschließlich als Tbc.-Fürsorgeärzte	nicht ausschließlich als Tbc.-Fürs.-Ärzte	zus. (Sp. 2 u. 3)	hauptberuflich in freier Praxis	hauptberuflich in Heilst. u. Krkh.	zus. (Sp. 5 u. 6)		ausschließlich als Tbc.-Fürsorgeärzte	nicht ausschließlich als Tbc.-Fürs.-Ärzte	zus. (Sp. 9 u. 10)	hauptberuflich in freier Praxis	hauptberuflich in Heilst. u. Krkh.	zus. (Sp. 12 u. 13)	
	1	2	3	4	5	6	7	8	9	10	11	12	13	14	15
Schleswig-Holstein	48	8	2	10	2	1	3	13	3	27	30	—	5	5	35
Hamburg	15	14	—	14	—	—	—	14	1	—	1	—	—	—	1
Niedersachsen	157	8	4	12	22	22	44	56	7	74	81	10	10	20	101
Bremen	7	6	—	6	—	—	—	6	1	—	1	—	—	—	1
Nordrhein-Westfalen	274	14	12	26	4	13	17	43	8	207	215	8	8	16	231
Hessen	64	10	3	13	12	16	28	41	4	16	20	—	3	3	23
Rheinland-Pfalz	65	13	2	15	1	10	11	26	1	35	36	2	1	3	39
Baden-Württemberg	69	42	11	53	2	5	7	60	4	4	8	—	1	1	9
Bayern	59	39	—	39	6	7	13	52	6	—	6	1	—	1	7
Bundesgebiet	758	154	34	188	49	74	123	311	35	363	398	21	28	49	447
West-Berlin	32	10	—	10	2	1[1]	3	13	15	—	15	2	2[1]	4	19

[1] Nur im öffentlichen Gesundheitsdienst.

Tabelle 9. *Personal der Gesundheitsämter im Bundesgebiet und in West-Berlin am 31. Dezember 1953*
[Entnommen aus Wirtschaft u. Statistik **6**, 501* (1954)[1]]

Länder	Jahr	Gesundheitsämter	Vollbeschäftigte Ärzte		Nicht vollbeschäftigte Ärzte		Fürsorger (-innen) (Gesundheitspfleger)		Med.-techn. Assistenten (-innen) und Gehilfen (-innen)		Gesundheitsaufseher u. Desinfektoren		Büropersonal (Beamte u. vollbeschäftigte Angestellte)	
			insges.	auf 10000 d. Bevölk.	insges.	auf 10000 d. Bevölk.	insges.	auf 10000 d. Bevölk.	insges.	auf 10000 d. Bevölk.	insges.	auf 10000 d. Bevölk.	insges.	auf 10000 d. Bevölk.
Schleswig-Holstein .	1953	20	77	*0,33*	38	*0,16*	152	*0,65*	36	*0,15*	37	*0,16*	154	*0,66*
	1952	20	80	*0,33*	52	*0,21*	149	*0,61*	35	*0,14*	45	*0,19*	168	*0,69*
	1951	20	77	*0,31*	84	*0,34*	152	*0,61*	34	*0,14*	21	*0,08*	166	*0,67*
Hamburg	1953	6	71	*0,41*	101	*0,59*	162	*0,94*	38	*0,22*	22	*0,13*	151	*0,88*
	1952	6	68	*0,40*	79	*0,47*	150	*0,89*	38	*0,23*	24	*0,14*	138	*0,82*
	1951	5	68	*0,41*	89	*0,54*	142	*0,86*	30	*0,18*	22	*0,13*	137	*0,83*
Niedersachsen . . .	1953	69	182	*0,28*	552	*0,84*	460	*0,70*	84	*0,13*	136	*0,21*	401	*0,61*
	1952	69	187	*0,28*	633	*0,95*	455	*0,68*	93	*0,14*	129	*0,19*	411	*0,62*
	1951	70	178	*0,27*	607	*0,90*	514	*0,77*	74	*0,11*	92	*0,14*	301	*0,45*
Bremen	1953	5	25	*0,41*	8	*0,13*	101	*1,66*	13	*0,21*	43	*0,71*	92	*1,51*
	1952	5	27	*0,45*	4	*0,07*	97	*1,63*	13	*0,22*	44	*0,74*	89	*1,50*
	1951	2	22	*0,38*	7	*0,12*	98	*1,69*	13	*0,22*	30	*0,52*	97	*1,67*
Nordrhein-Westfalen	1953	93	424	*0,30*	366	*0,26*	1192	*0,84*	181	*0,13*	258	*0,18*	1039	*0,73*
	1952	93	450	*0,32*	352	*0,25*	952	*0,69*	160	*0,12*	287	*0,21*	1020	*0,73*
	1951	93	404	*0,30*	299	*0,22*	1203	*0,88*	144	*0,11*	429	*0,32*	996	*0,73*
Hessen	1953	45	135	*0,30*	88	*0,20*	255	*0,57*	47	*0,10*	48	*0,11*	226	*0,50*
	1952	45	117	*0,26*	97	*0,22*	239	*0,54*	43	*0,10*	36	*0,08*	238	*0,54*
	1951	44	113	*0,26*	123	*0,28*	234	*0,53*	42	*0,10*	37	*0,08*	239	*0,54*
Rheinland-Pfalz . .	1953	39	80	*0,25*	87	*0,27*	158	*0,49*	40	*0,12*	51	*0,16*	152	*0,47*
	1952	39	77	*0,24*	96	*0,30*	171	*0,54*	39	*0,12*	51	*0,16*	149	*0,47*
	1951	40	75	*0,24*	71	*0,23*	158	*0,51*	35	*0,11*	26	*0,08*	179	*0,57*
Baden-Württemberg	1953	65	233	*0,34*	507	*0,74*	358	*0,52*	97	*0,14*	55	*0,08*	438	*0,64*
	1952	65	240	*0,36*	331	*0,49*	353	*0,53*	94	*0,14*	62	*0,09*	446	*0,67*
	1951	65	240	*0,36*	92	*0,14*	357	*0,54*	84	*0,13*	59	*0,09*	414	*0,63*
Bayern	1953	133	293	*0,32*	1543	*1,68*	536	*0,59*	62	*0,07*	126	*0,14*	501	*0,55*
	1952	133 [2]	304	*0,33*	175	*0,19*	630 [3]	*0,69*	70	*0,08*	152	*0,17*	514	*0,56*
	1951	127	303	*0,33*	146	*0,16*	573	*0,62*	61	*0,07*	126	*0,14*	539	*0,59*
Bundesgebiet . . .	1953	475	1520	*0,31*	3290	*0,67*	3374	*0,68*	598	*0,12*	776	*0,16*	3154	*0,64*
	1952	475	1550	*0,32*	1819	*0,37*	3196	*0,66*	585	*0,12*	830	*0,17*	3173	*0,65*
	1951	466	1480	*0,31*	1518	*0,31*	3431	*0,71*	517	*0,11*	842	*0,17*	3068	*0,64*
West-Berlin [6] . . .	1953	12	184	*0,84*	116	*0,53*	409	*1,86*	155	*0,71*	130	*0,59*	637	*2,90*
	1952	13	149 [4]	*0,68*	113 [5]	*0,52*	376	*1,72*	30	*0,14*	114	*0,52*	309	*1,41*
	1951	12	111	*0,51*	115	*0,53*	482	*2,22*	39	*0,18*	136	*0,36*	372	*1,71*

[1] Ohne Zahnärzte.
[2] Außerdem 10 Nebenstellen.
[3] Einschl. 31 Zahnärzte.
[4] Einschl. 96 Familienfürsorgerinnen.
[5] Einschl. 11 Zahnärzte.
[6] Einschl. des Personals der Senatsverwaltung für Gesundheitswesen.

2. Zahl der Erstuntersuchungen im Verhältnis zum Personal der Fürsorgestellen

Die Zahl der *Erstuntersuchungen* vermittelt einen Überblick über den Personenkreis, der *erstmalig* in einer Tuberkulose-Fürsorgestelle untersucht wurde. Es handelt sich dabei um tuberkulosekranke, tuberkuloseverdächtige, nichttuberkulöse und gesunde Personen. Nach Tab. 10 ergeben sich für die einzelnen Länder dabei zum Teil größere Unterschiede.

Tabelle 10. *Erstuntersuchungen aller Art (Gruppen Ia—Id, IIa—IId, III und IV) absolut und auf 10000 Einwohner und im Vergleich zum Personal der Fürsorgestellen 1952 und 1953*
(Entnommen aus den Länderstatistiken)

Länder	Erstuntersuchungen 1953	... Erstuntersuchungen auf 10000 Einwohner		... Erstuntersuchungen auf 1 Arzt		... Erstuntersuchungen auf 1 Fürsorgerin	
		1952	1953	1952	1953	1952	1953
Schleswig-Holstein .	78020	357	333	2062	1625	614	549
Hamburg	56991	342	331	4121	3799	790	731
Niedersachsen . . .	172460	281	261	1127	1098	390	319
Bremen	12241	211	201	1252	1749	151	146
Nordrhein-Westfalen	246485	172	173	910	903	180	173
Hessen	103405	224	231	1629	1616	475	483
Rheinland-Pfalz . .	59705	184	185	1059	919	333	347
Baden-Württemberg	184073	270	268	2852	2668	534	549
Bayern	187451	199	205	2816	3177	286	277
Bundesgebiet . . .	1100831	219	223	1443	1454	307	300
West-Berlin	30033		137		939		300

So wurden z. B. in Nordrhein-Westfalen 173 Untersuchungen auf 10000 Einwohner, in Schleswig-Holstein dagegen 333/10000 Einwohner durchgeführt. Die Differenz beträgt für diese beiden Länder annähernd 100%.

Über die prozentuale Verteilung der fachärztlich Erstuntersuchten hinsichtlich der einweisenden Stelle gibt Tab. 11 Auskunft.

Tabelle 11

Von den Erstuntersuchten wurden eingewiesen:

	1946 %	1947 %	1948 %	1949 %	1950 %	1951 %	1952 %	1953 %
				Niedersachsen				
durch Ärzte	37,8	44,3	45,7	41,9	41,6	42,3	38,7	36,9
durch Ges. Ämter	31,3	27,6	26,4	29,6	31,6	32,5	34,5	34,6
durch s. Behörden	7,6	6,0	8,4	10,0	8,2	9,1	11,6	14,9
Selbstmelder	21,0	18,7	17,1	16,0	16,0	14,9	13,4	12,3
unbekannt	2,3	3,4	2,4	2,5	2,6	1,2	1,8	1,3
	100	100	100	100	100	100	100	100
				Bayern				
durch Ärzte		43,6	45,7	39,5	38,4	39,3	37,5	36,9
durch Ges. Ämter		34,1	31,5	36,7	38,8	37,5	39,4	39,9
durch s. Behörden		7,8	7,7	10,9	10,5	10,9	10,9	11,5
Selbstmelder		14,5	15,1	12,9	12,3	12,3	12,2	11,7
		100	100	100	100	100	100	100

Von 1948 an — dem Jahr der Währungsreform — hat sich der Anteil der von den verschiedenen Stellen Eingewiesenen in recht interessanter Weise verschoben. Weitere Angaben darüber sind nachstehender Tab. 12 zu entnehmen.

Das Verhältnis der Zahl der Erstuntersuchungen zu der der Neuerkrankungen ist in Tab. 13 für die Länder der Bundesrepublik Deutschland zusammengestellt.

Tabelle 12. *Prozentuale Änderung der absoluten Zahl der Eingewiesenen 1948—1953*

	Niedersachsen	Bayern
durch Ärzte	—38,4	—30,6
durch Ges. Ämter	0	+ 8,7
durch s. Behörden	+35,4	+28,0
Selbstmelder	—45,2	—33,2
Gesamtzahl	—23,2	—14,1

Tabelle 13. *Auf 100 Erstuntersuchungen kommen ... Neuerkrankungen an Ia—Id-Fällen in den Ländern der Bundesrepublik Deutschland in den Jahren 1951—53*

Länder	1951	1952	1953
Schleswig-Holstein	11,6	10,7	9,3
Hamburg	12,7	11,9	10,7
Niedersachsen	10,1	9,8	9,2
Bremen	14,7	14,8	13,2
Nordrhein-Westfalen	14,2	13,1	12,7
Hessen	8,2	8,1	7,7
Rheinland-Pfalz	12,4	11,1	10,9
Baden-Württemberg	—	8,2[2]	8,2
Bayern	9,7	9,1	8,3
Bundesgebiet	11,3[1]	10,4	9,8

[1] Ohne Baden-Württemberg.
[2] Ohne Südbaden.

Tabelle 14. *Auf 100 Erstuntersuchungen kommen ... Neuerkrankungen (Ia—Id)* (Bayern 1947—1953)

1947	1948	1949	1950	1951	1952	1953
15,8	14,9	11,5	10,2	9,7	9,1	8,3

In allen Ländern hat sich der Prozentsatz verringert, und heute beträgt der Anteil der tatsächlich als tuberkulös festgestellten Erstuntersuchten rund 10%. Für Bayern konnte diese Entwicklung von 1947 an verfolgt werden (siehe Tab. 14).

Auch hier zeigt sich *bis zur Währungsreform ein recht hoher Anteil an Neuerkrankungen,* der mit Eintreten besserer Ernährungsverhältnisse rasch absinkt. *Die Abnahme der Zahl der Neuerkrankungen seit 1948 ist danach mit sehr großer Wahrscheinlichkeit nicht in vollem Umfange als reell anzusehen.*

Aus Tab. 13 geht hervor, daß *im Durchschnitt mehr als 90% der Erstuntersuchten nicht tuberkulös* sind; *bei rund 1100000 Erstuntersuchten im Jahre 1953 handelt es sich dabei um über 1 Million solcher Fälle!*

3. Röntgenleistungen in den Tuberkulose-Fürsorgestellen

In bezug auf die Durchleuchtungen sind gegenüber 1952 keine wesentlichen Änderungen erfolgt. Dagegen sind in fast allen Ländern mehr Großaufnahmen gemacht worden. Die Forderung *1 Großaufnahme auf 4 Durchleuchtungen* wird in Hamburg und Nordrhein-Westfalen schon annähernd erreicht. Sehr erfreulich ist auch die beträchtliche Zunahme der Schichtaufnahmen.

4. Laboratoriums-Untersuchungen in den Tuberkulose-Fürsorgestellen

Die absolute und relative Zahl der *Sputumuntersuchungen* liegt im Jahre 1953 wenig höher als im Jahre 1952. Die Unterschiede zwischen den einzelnen Ländern betragen bis zu 100%. Es bedarf keiner ausführlichen Erläuterungen, um die Bedeutung gerade der Sputumuntersuchungen zu betonen, es sei aber der Hinweis gestattet, daß uns die *Zahl der Sputumuntersuchungen zum großen Teil als viel zu niedrig* erscheint.

Tabelle 15. *Röntgenleistungen der Tuberkulose-Fürsorgestellen 1952 und 1953* (Entnommen aus den Länderstatistiken 1953)

Länder	Sprechstunden-durchleuchtungen (Erst- u. Kontroll-untersuchungen)		Durchleuchtungen auf 10000 Einwohner		Großaufnahmen		Durchleuchtungen pro Großaufnahme		Reihendurchleuchtungen außerhalb der Sprechtage		Schichtaufnahmen	
	1952	1953	1952	1953	1952	1953	1952	1953	1952	1953	1952	1953
Schleswig-Holstein	234397	195435	966	*833*	24253	24670	9,7	*7,9*	45782	35315	518	2251
Hamburg	134044	135028	797	*784*	26846	30034	5,0	*4,5*	4545	13949	4919	9266
Niedersachsen	439629	422906	661	*640*	51911	54431	8,5	*7,9*	66377	67350	2151	3203
Bremen	57998	59409	976	*977*	8757	7480	6,6	*7,9*	12419	7629	3213	3809[1]
Nordrhein-Westfalen	703075	719580	507	*504*	112417	137307	6,3	*5,2*	209034	201296	3296	6321
Hessen	220858	217553	498	*486*	—	—	—	—	35975	29603	—	—
Rheinland-Pfalz	142948	155739	451	*483*	23203	26172	6,2	*6,0*	48309	60564	258	1012
Baden-Württemberg	355353	446476	672	*651*	64378	62380	5,5	*7,2*	64887	56933	19673	22183
Bayern	492159	496065	536	*541*	32427	37076	15,0	*13,4*	82245	78802	6030	6594
Bundesgebiet	2780461	2848191	571	*578*	344192[2]	379550[2]	7,4[2]	*6,9*[2]	569573	551441	40058[2]	54639[2]
West-Berlin	127453	174891	583	*796*	16603	17981	7,7	*9,7*	24646	14443	658	2550

[1] Außerdem 718 transversale Schichtaufnahmen. [2] Bundesgebiet ohne Hessen.

Tabelle 16. *Laboratoriumsuntersuchungen in den Tuberkulose-Fürsorgestellen 1953* (Entnommen aus den Länderstatistiken 1953)

Länder	Sputum-untersuchungen		Kehlkopf-abstriche	Magensaft-unter-suchungen	Tier-versuche	Kultur-versuche	Sputumuntersuchungen bezogen auf [1]			Blut-senkungen	Blut-bilder	Tuberkulinproben (i. d. Fürsorge-stellen)
	abs.	rel. auf 10000 Einwohner					Ia + Ib Bestand	Ia — Ic Bestand	Ia — Ic Neu-erkrank.			
	1	2	3	4	5	6	7	8	9	10	11	12
Schleswig-Holstein	22194	*94,65*	650	132	60		*2,76*	*0,78*	*3,51*	41779	2969	29385
Hamburg	8663	*50,28*	3779	10	38	—	*1,16*	*0,33*	*1,53*	25696	307	9312
Niedersachsen	60179	*91,11*	850	219	777		*3,05*	*1,14*	*4,30*	79327	8217	47777
Bremen	3214	*52,87*	398	10	—	76	*1,19*	*0,39*	*2,46*	7107	4153	5599
Nordrhein-Westfalen	99181	*69,51*	4665	608	1944		*2,37*	*0,78*	*3,64*	173208	18060	328358
Hessen	17713	*39,56*	884	10	33	52	*1,84*	*0,64*	*2,75*	25413	1043	23843
Rheinland-Pfalz	18793	*58,27*	867	39	10	88	*2,10*	*0,80*	*3,57*	42877	3645	19698
Baden-Württemberg	31504	*45,90*	5459	741	637	2552	*1,86*	*0,57*	*2,42*	57960	5391	100891
Bayern	58390	*63,73*	757	301	57	6717	*2,51*	*1,05*	*4,36*	49212	1868	77257
Bundesgebiet	319831	*64,91*	18309	2070	13041[3]		*2,31*	*0,79*	*3,45*	502579	45653	642120
Bundesgebiet (1952)[2]	301259	*63,7*	14441		9923		*2,13*	*0,74*	*3,16*	490581	46492	654358
West-Berlin	42344	*192,65*	4108	611	79	3536	*3,52*	*1,36*	*5,63*	25921	3388	5836

[1] Auf einen Kranken kamen 1953 ... Sputumuntersuchungen. [2] Ohne Süd-Baden. [3] Gesamtzahl der Tier- und Kulturversuche.

C. Die Tuberkulose-Morbidität 1953/54 im Bundesgebiet und West-Berlin

1. Die Anzeige- bzw. Meldepflicht betr. Krankheitsfälle von Tuberkulose Gliederung der Tuberkulose-Morbiditäts-Statistik nach fürsorgerischen Gesichtspunkten

Seit 1946 besteht in der Bundesrepublik Deutschland eine *Anzeigepflicht für alle Formen von aktiver Tuberkulose* (mit Ausnahme von Württemberg-Hohenzollern). Die von den Gesundheitsämtern bzw. Tuberkulose-Fürsorgestellen selbst als *aktiv* festgestellten oder bestätigten Erkrankungsfälle an Tuberkulose werden an die vorgesetzten Behörden und Statistischen Landesämter *gemeldet.*

Die Tuberkulose-Krankheits-Statistik gliedert sich in folgende Gruppen:

a) Fürsorgefälle

Gruppe Fa oder Ia = ansteckende Lungentuberkulose mit Bacillennachweis,
Gruppe Fb oder Ib = ansteckende Lungentuberkulose ohne Bacillennachweis,
Gruppe Fc oder Ic = aktive, nicht ansteckende Lungentuberkulose,
Gruppe Fd oder Id = aktive Tuberkulose anderer Organe.

b) Überwachungsfälle

Gruppe Üa oder IIa = klinisch geheilte Lungentuberkulose,
Gruppe Üb oder IIb = klinisch geheilte Tuberkulose anderer Organe,
Gruppe Üc oder IIc = exponierte und exponiert gewesene Gesunde,
Gruppe Üd oder IId = unentschiedene Diagnosen,
Gruppe III = nichttuberkulöse Erkrankung der Atmungsorgane,
Gruppe IV = Gesunde.

Die Erläuterungen zur Führung der Tuberkulosestatistik in den Gesundheitsämtern, Teil I sind im Tbc.-Jb. 1950/51, S. 223, *Teil II* im Tbc.-Jb. 1952/53, S. 194 abgedruckt.

Beim DZK sind häufiger Anfragen von Tuberkulose-Fürsorgestellen eingegangen, deren Beantwortung sich aus den *Erläuterungen* ergibt; es erscheint uns deshalb der Hinweis notwendig, daß die Einrichtung einer exakten vergleichbaren Tuberkulose-Morbiditäts-Statistik in der Bundesrepublik Deutschland nur möglich ist, wenn die Statistik in allen Tuberkulose-Fürsorgestellen einheitlich nach den in den *Erläuterungen* festgelegten Gesichtspunkten geführt wird. In diesem Zusammenhang sei wiederholt auf die Ib-Fälle hingewiesen, deren Anteil nach SCHRÖDER 10% aller ansteckenden Tuberkulosen (Ia + Ib-Fälle) nicht überschreiten soll. Nach den uns vorliegenden Unterlagen beträgt der Anteil der Ib-Fälle 1953 in etwa 20% der Fälle noch 25—50% des Bestandes an ansteckenden Tuberkulosen. Außerdem ergeben sich bei den Angaben der Gesundheitsämter über den Bestand an Ia, Ib, Ic und Id-Fällen innerhalb einzelner Regierungsbezirke zum Teil Schwankungen bis über 200%, die kaum reell sein dürften. Eine *Bereinigung* besonders *der Statistik des Bestandes* an Tuberkulosekranken erscheint uns geboten, wenn die Statistik im Kampf gegen die Tuberkulose überhaupt einen Sinn haben soll.

Nach den *Erläuterungen* gehören zu den Ic-Fällen *alle Fälle positiver Tuberkulin-Reaktion ohne klinischen Befund bis zum 2. Lebensjahr.* Beim *Bestand an nicht ansteckenden aktiven Tuberkulosen der 0—1- und 1—5jährigen* ergeben sich 1953 folgende Verhältnisse (Zahlenangaben beziehen sich auf 10000 Kinder).

Land	0—1		1—5	
	m	w	m	w
Schleswig-Holstein	18,07	17,53	106,69	92,62
Hamburg	24,71	21,53	288,46	276,09
Niedersachsen	6,04	2,28	47,16	43,57
Bremen	10,81	2,94	117,09	108,84
Nordrhein-Westfalen	11,10	12,46	65,14	63,43

Diese Angaben streuen derartig stark, daß es völlig abwegig ist, auch nur versuchsweise Feststellungen über die so wesentliche Frage nach dem derzeitigen Stand der kindlichen Tuberkulose zu machen. — Wir haben festgestellt, daß bis zum Jahre 1953 in *Hamburg* die obige Bestimmung auf die Kinder bis zum 3. Lebensjahr ausgedehnt wurde. Das vermag einen Teil der Unterschiede bei den 1—5 jährigen zu erklären, nicht aber bei den 0—1 jährigen.

(Zahlenangaben auf 10000 Kinder)

Land	0—5	
	m	w
Hessen	36,71	32,76
West-Berlin	103,27	81,12

Schon 1949 wurde von dem *Zentralkomitee zur Bekämpfung der Tuberkulose in der britischen Zone* auf das Nord-Süd-Gefälle der Morbiditätszahlen in den Bundesländern hingewiesen, das auch heute noch besteht (s. S. 56). Es ist bisher nicht gelungen, diese Verhältnisse zu klären; wir vermuten jedoch, daß die von uns geforderte Bereinigung der Statistik und die Beachtung der *Erläuterungen* (hinsichtlich der *Zeit*, während der die betreffenden Personen in den verschiedenen Gruppen zu führen sind) zu einheitlicheren Verhältnissen innerhalb der Länder der Bundesrepublik führen wird. Die subjektiven Einflüssen kaum unterliegenden Neuerkrankungsfälle an ansteckender Tuberkulose (Ia-Fälle) mit geringeren Differenzen zwischen den einzelnen Ländern (s. Tab. 17) berechtigen zu dieser Annahme.

Wir sind uns der Schwierigkeiten bewußt, die der Erstellung einer zuverlässigen Statistik der Tuberkulose-Morbidität im Wege stehen. Diese sind aber weniger in personellen Gründen zu suchen, denn nach den zur Verfügung stehenden Unterlagen beträgt der Bestand an Personen mit aktiver Tuberkulose (Ia—Id-Fälle) bei über 80% aller Tuberkulose-Fürsorgestellen weniger als 500. Auch bei Personalschwierigkeiten und hoher Arbeitsbelastung der Fürsorgestellen sollte es möglich sein, einmal im Jahr die Kartotheken gründlich durchzusehen und zu bereinigen. *Wir müssen in diesem Zusammenhang darauf hinweisen, daß die vom DZK seit Jahren geforderte alters- und geschlechtsgegliederte Statistik sowohl der Neuerkrankungen an Tuberkulose als auch des Bestandes an Personen mit aktiver Tuberkulose für die Beurteilung der Entwicklung des Tuberkulosegeschehens unerläßlich ist.*

2. Bestätigte Neuerkrankungen an aktiver Tuberkulose

In der Statistik sind die Bezeichnungen *Neuerkrankung*, *Neumeldung* und *Neuzugang* im allgemeinen für ein- und denselben Begriff gebräuchlich. Niedersachsen weicht von dieser Gepflogenheit ab und registriert sowohl *Neuzugänge* als *Neuerkrankungen* auf Grund der Wochenmeldungen. Dabei werden unter *Neuzugängen* die in den Fürsorgestellen *erstmalig* untersuchten Personen bzw. diejenigen Personen verstanden, die *nach dem Ausscheiden* aus der Fürsorge, Überwachung oder Beobachtung sich *erneut* der Untersuchung unterziehen. Bei den

Neuzugängen in Niedersachsen kann es sich sowohl um Kranke (Ia—Id-Fälle), als auch um Personen handeln, die in die Gruppen II—III eingereiht werden.

Bei den *Neuerkrankungen* dagegen handelt es sich nur um *erstmalig festgestellte tuberkulöse Erkrankungen* und damit um solche Personen, die *nur in die Gruppen Ia—Id* gehören. Im Jahre 1953 lag die Zahl der Neuerkrankungen in Niedersachsen um über 6% höher als die Zahl der Neuzugänge. Die Gründe dafür sind nicht bekannt. Wir halten es für möglich, daß es sich bei den veröffentlichten Angaben der Neuerkrankungen an Tuberkulose zum Teil um *Neuerkrankungen*, zum Teil um *Neuzugänge* im Sinne von Niedersachsen handelt. Es erscheint notwendig, hier einheitliche Richtlinien zu schaffen.

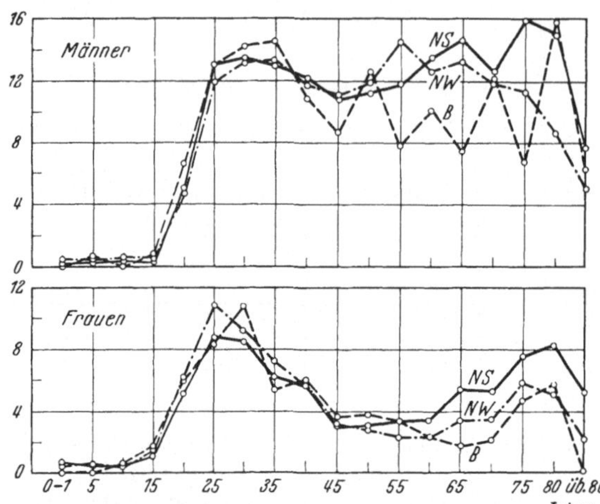

Abb. 1. Neuerkrankungen an ansteckender Lungentuberkulose (Ia + Ib-Fälle) in Bremen, Niedersachsen und Nordrhein-Westfalen auf 10000 E. 1953 (nach Länderstatistiken)

Die absolute Zahl an Neuerkrankungen (Ia—Id-Fälle) im Bundesgebiet betrug 1952 110797, im Jahre 1953 107538. Dies entspricht einer Abnahme um 3259 Neuerkrankungsfälle = rund 3%. Um 2530 Personen oder rund 80% dieser 3259 Fälle haben sich dabei die Ib + Ic-Fälle verringert, während die Abnahme der Ia + Id-Fälle rund 1/5 der Abnahme von insgesamt 3% ausmacht.

Das Maximum der Neuerkrankungen an ansteckender Lungentuberkulose verzeichnet *Berlin* mit 12,84/10000, das Minimum *Baden-Württemberg* mit 4,79 pro 10000. Es ist auffällig, daß der *Anteil der Ib-Fälle an den Ia + Ib-Fällen in den 3 Stadtstaaten am höchsten* ist: Berlin: 41,1%, Hamburg 36,0%, Bremen 34,9% — dagegen Baden-Württemberg 20,4%, Nordrhein-Westfalen 19,0%. Auf die hohe Zahl an Ic-Fällen in Hamburg ist bereits hingewiesen worden (s. S. 43). Ausführliche alters- und geschlechtsgegliederte Statistiken der Neuerkrankungen in 5 Jahresgruppen liegen von *Bremen* (Anhang, Tab. 5), Niedersachsen (Anhang, Tab. IV) und Nordrhein-Westfalen (Anhang, Tab. VI) vor (s. Abb. 1—5).

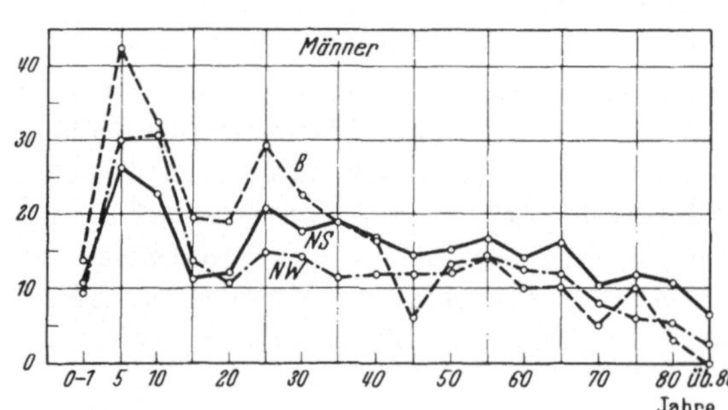

Abb. 2. Neuerkrankungen an aktiver, geschlossener Tuberkulose (Ic-Fälle) in Bremen, Niedersachsen und Nordrhein-Westfalen auf 10000 E. 1953 (nach Länderstatistiken)

Tabelle 17. *Bestätigte Neuerkrankungen an aktiver Tuberkulose in den Ländern des Bundesgebietes, im Bundesgebiet und in West-Berlin i. J. 1953*
(Angaben des Statistischen Bundesamtes)
[Aus Wirtschaft u. Statistik **6**, 334* (1954) u. **5**, 329* (1953)]

Länder	Tuberkulose						
	der Atmungsorgane					anderer Organe	Summe
	Ia	Ib	Ia + Ib	Ic	Ia — Ic	Id	Ia—Id
Schleswig-Holstein .	1177	545	1722	4593	6315	985	7300
Hamburg	798	448	1246	4406	5652	472	6124
Niedersachsen . . .	2931	1275	4206	9794	14000	1899	15899
Bremen	241	130	371	937	1308	315	1623
Nordrhein-Westfalen	7484	1763	9247	18030	27277	4143	31420
Hessen	1596	593	2189	4260	6449	1555	8004
Rheinland-Pfalz . .	1442	670	2112	3157	5269	1233	6502
Baden-Württemberg	2576	667	3243	9756	12999	2064	15063
Bayern	3738	1280	5018	8367	13385	2218	15603
Bundesgebiet 1953	21983	7371	29354	63300	92654	14884	107538
dagegen 1952	22275	8006	30281	65195	95476	15321	110797
1951	23294	9182	32476	68824	101300	16246	117546
West-Berlin 1953	1672	1168	2840	4675	7515	560	8075
dagegen 1952	1569	1385	2954	4090	7044	589	7633
1951	1643	1615	3258	4623	7881	625	8506
	Verhältniszahlen auf 10000 der Bevölkerung 1953 und 1952[1]						
Schleswig-Holstein .	4,93 *5,24*	2,29 *2,66*	7,22 *7,90*	19,26 *25,59*	26,48 *33,49*	4,13 *4,07*	30,61 *37,55*
Hamburg	4,68 *5,54*	2,63 *3,12*	7,31 *8,67*	25,84 *29,28*	33,15 *37,95*	2,77 *3,14*	35,92 *41,08*
Niedersachsen . . .	4,42 *5,17*	1,92 *2,48*	6,35 *7,66*	14,78 *16,63*	21,12 *24,29*	2,86 *3,30*	23,99 *27,58*
Bremen	4,01 *3,60*	2,16 *1,79*	6,18 *5,39*	15,60 *19,82*	21,77 *25,20*	5,24 *6,41*	27,02 *31,61*
Nordrhein-Westfalen	5,32 *5,34*	1,25 *1,38*	6,57 *6,72*	12,82 *12,94*	19,39 *19,65*	2,94 *3,22*	22,33 *22,87*
Hessen	3,58 *4,00*	1,33 *1,30*	4,92 *5,30*	9,57 *9,66*	14,48 *14,96*	3,49 *3,36*	17,97 *18,32*
Rheinland-Pfalz . .	4,51 *4,66*	2,09 *2,31*	6,60 *6,97*	9,87 *9,67*	16,47 *16,64*	3,85 *4,03*	20,32 *20,67*
Baden-Württemberg	3,80 *3,79*	0,98 *1,02*	4,79 *4,80*	14,41 *13,69*	19,19 *18,49*	3,05 *3,20*	22,24 *21,69*
Bayern	4,08 *4,13*	1,40 *1,44*	5,47 *5,57*	9,12 *10,10*	14,60 *15,68*	2,42 *2,53*	17,02 *18,21*
Bundesgebiet 1953	4,49	1,50	5,99	12,92	18,92	3,04	21,95
dagegen 1952	4,71	1,69	6,41	13,79	20,20	3,24	23,44
1951	4,97	1,96	6,93	14,69	21,62	3,47	25,09
West-Berlin 1953	7,56	5,28	12,84	21,14	33,99	2,53	36,52
dagegen 1952	7,23	6,38	13,62	18,85	32,47	2,71	35,18
1951	7,56	7,43	15,00	21,28	36,28	2,88	39,16

[1] 1952 kursiv.

Nach Abb. 6 haben die Neuerkrankungen an Ia—Id-Fällen in Bremen von 1952—1953 bei den 5—20 jährigen abgenommen; oberhalb 20 Jahre ist keine wesentliche Änderung erfolgt. In erster Linie ist dieser Rückgang auf eine Abnahme der Ic-Fälle zurückzuführen, während nach Abb. 7 die Ia-Fälle bei

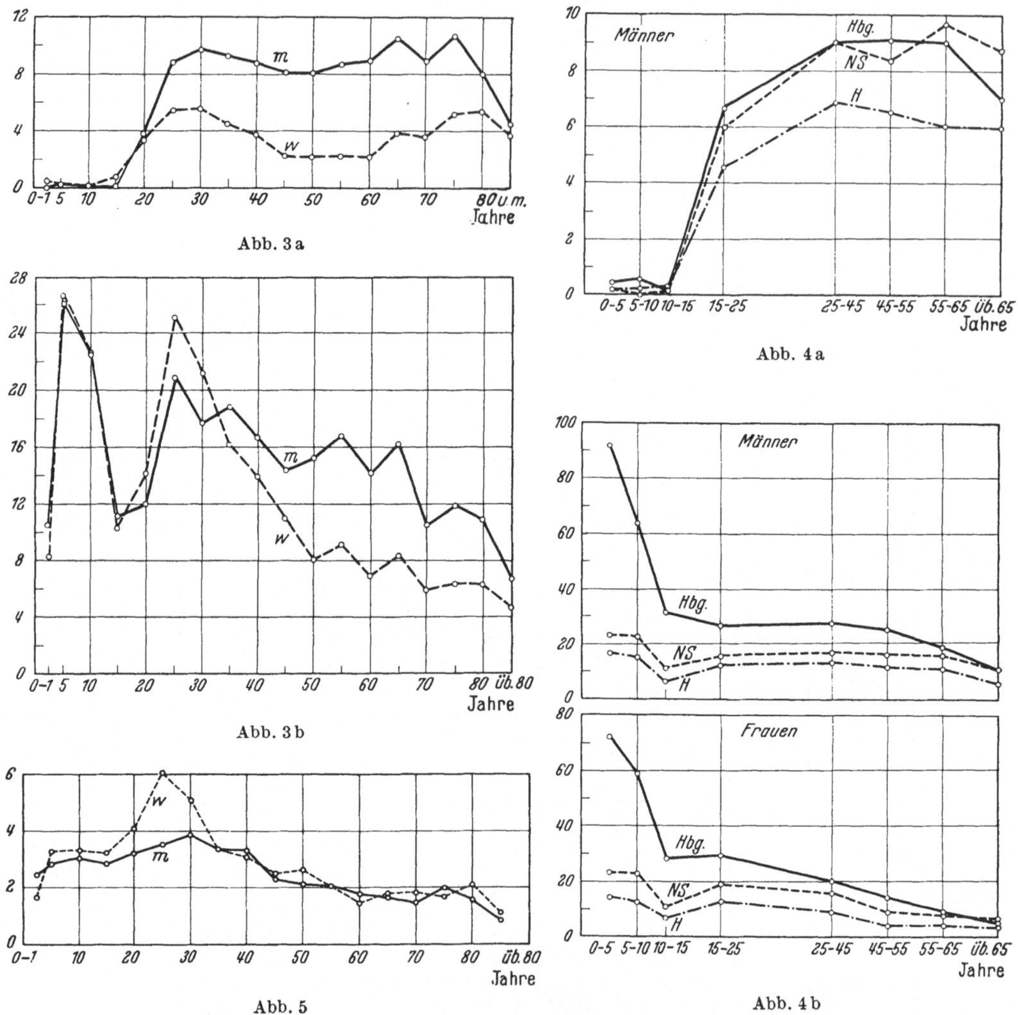

Abb. 3a und 3b. Neuerkrankungen an ansteckender Tuberkulose mit Bacillennachweis (Ia) auf 10000 E. und Neuerkrankungen an aktiver geschlossener Tuberkulose (Ic) auf 10000 E. Niedersachsen 1953 (nach Länderstatistik)

Abb. 4a und 4b. Neuerkrankungen an ansteckender Tuberkulose mit Bacillennachweis (Ia) auf 10000 E. und Neuerkrankungen an aktiver geschlossener Tuberkulose (Ic) auf 10000 E. Hamburg (Hbg.), Niedersachsen (NS.) und Hessen 1953 (nach Länderstatistiken)

Abb. 5. Neuerkrankungen an extrapulmonaler Tuberkulose (Id-Fälle) auf 10000 E. Nordrhein-Westfalen 1953 (nach Länderstatistik)

den Männern zum Teil nicht unwesentlich zugenommen haben. Für die übrigen Länder konnte diese Feststellung nicht gemacht werden; diese verzeichnen alle einen leichten Rückgang in sämtlichen Diagnosegruppen.

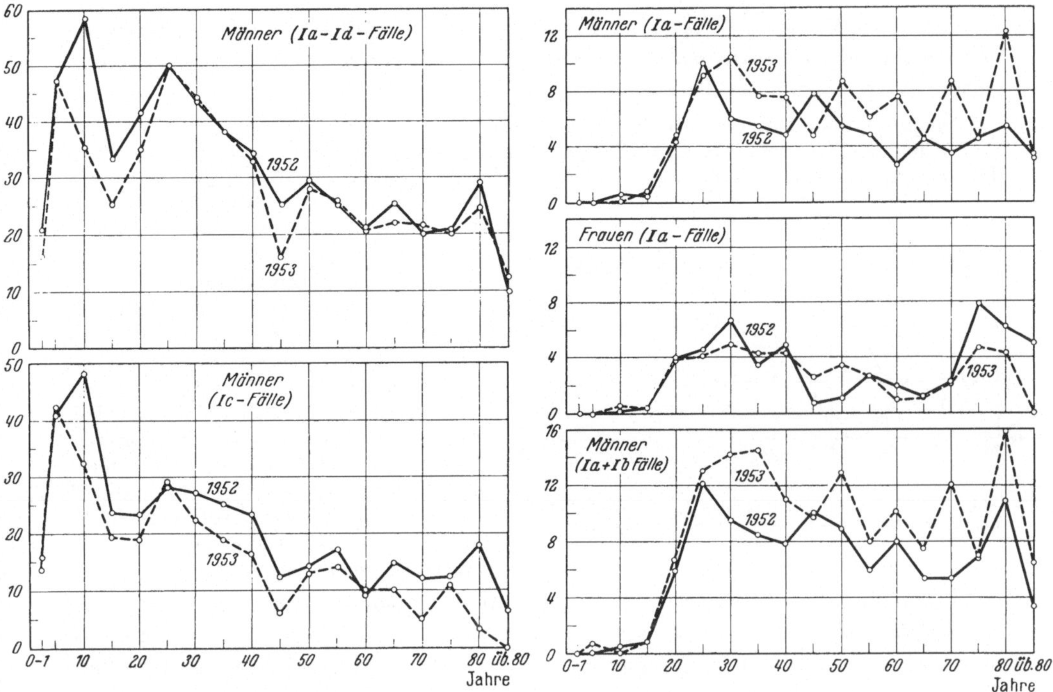

Abb. 6. Neuerkrankungen an aktiver Tuberkulose (Ia — Id-Fälle) auf 10000 E. Bremen 1952 und 1953 (nach Länderstatistik)

Abb. 7. Neuerkrankungen an ansteckender Lungentuberkulose (Ia) auf 10000 E. Bremen 1952 und 1953 (nach Länderstatistik)

Abb. 8 veranschaulicht die prozentualen Unterschiede zwischen den Neuerkrankungen der Männer und Frauen an ansteckender Lungentuberkulose (Ia + Ib) und an aktiver geschlossener Tuberkulose (Ic). Die Erkrankungsziffern der Männer liegen bei den Ia + Ib-Fällen ab etwa 45—60 Jahre um *rund 200%* höher als die der Frauen, während im Pubertätsalter die Erkrankungsfälle der Mädchen überwiegen. An der Darstellung fällt auf, daß die Unterschiede bei den geschlossenen Tuberkulosen wesentlich niedriger sind und um 50—60 Jahre mit nur etwa 60% ein Maximum erreichen. Es ist weiterhin zu erkennen, daß

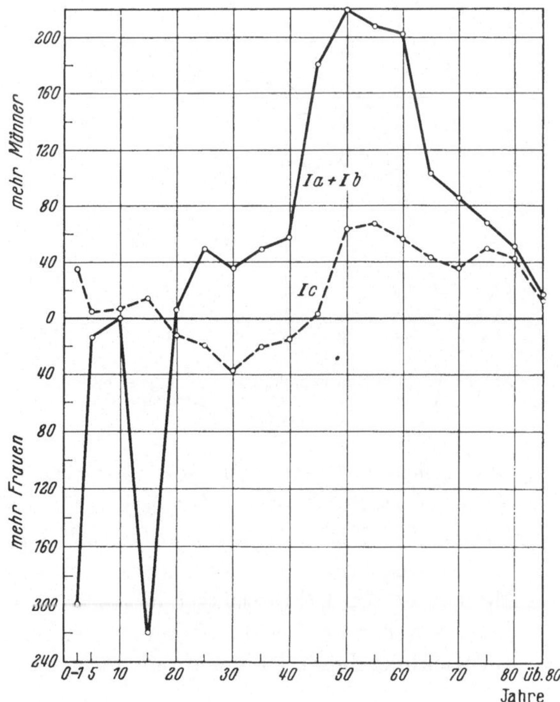

Abb. 8. Prozentualer Unterschied zwischen den Neuerkrankungsfällen der Männer und Frauen. Niedersachsen 1953 (nach Länderstatistik)

die *ansteckende Tuberkulose* (Ia + Ib) *durch die Pubertät der Mädchen begünstigt* wird, während *die geschlossene Tuberkulose bei den Frauen im Alter von 20—40 Jahren höhere Werte als für die Männer* erreicht.

Die prozentuale Differenz, wie sie in Abb. 8 wiedergegeben wurde, vermittelt nach unserer Auffassung nicht immer ein zuverlässiges Bild der tatsächlichen Verhältnisse, da kleine Differenzen bei niedrigen Werten (z. B. 0,1 und 0,6) hohe, große Differenzen bei hohen Werten (z. B. 45 und 55) niedrige prozentuale Unterschiede bedingen, die über das eigentliche Geschehen, den tatsächlich bedeutungsvollen Abstand zweier Relativzahlen, täuschen. Die relative Differenz zwischen 0,1 und 0,6 beträgt z. B. 500%, die absolute dagegen nur 0,5; die relative Differenz zwischen 45 und 55 ist nur 22,2%, die absolute aber 10,0. Bevölkerungspolitisch gesehen ist ein Sterblichkeitsunterschied zwischen 0,1 und 0,6 auf 10000 bedeutungslos, ein solcher von 45 gegen 55/10000 jedoch beträchtlich. Es erscheint uns notwendig, auf diese Verhältnisse hinzuweisen.

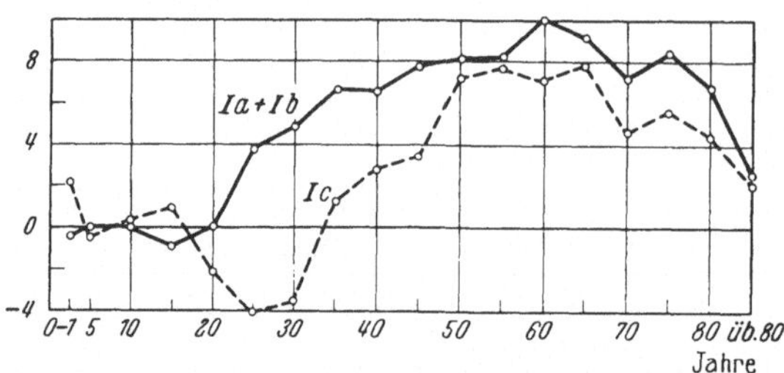

Abb. 9. Differenz der Relativzahlen der Neuerkrankungen der Männer und Frauen (m—w, w—m) Niedersachsen 1953

Wir haben die in Abb. 8 wiedergegebenen Verhältnisse in Abb. 9 als *Differenz der Relativzahlen* (m—w) dargestellt. Die Unterschiede zwischen Ia + Ib und Ic sind damit wesentlich geringer geworden; aber auch diese Abbildung zeigt größere Unterschiede im Bereich unterhalb 50 Jahre mit einem Sattel zwischen 15 und 50 Jahren bei den Ic-Fällen. Man gewinnt den Eindruck, daß der Unterschied zwischen den Erkrankungsziffern in diesem Altersbereich deshalb niedriger ist als einem „normalen" Kurvenverlauf zu entsprechen scheint, weil die Werte für die Frauen höher liegen als ein „normaler" Ablauf erwarten läßt. Schwangerschaft und Geburten dürften für diese Situation verantwortlich zu machen sein, die derartig auffällig bei den Ia + Ib-Fällen nicht festzustellen ist und dort nur angedeutet erscheint.

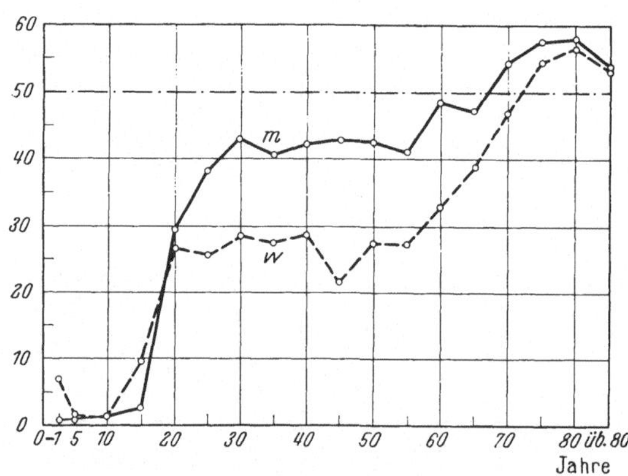

Abb. 10. Von 100 Neuerkrankungen an Lungentuberkulose (Ia—Ic) . . . sind ansteckend offen (Ia + Ib) Niedersachsen 1953

Abb. 10 zeigt den Anteil der ansteckenden Fälle, bezogen auf alle Neuerkrankungen an Lungentuberkulose. Für *neuerkrankte Männer oberhalb 25 Jahre liegt* danach *die Wahrscheinlichkeit, daß es sich bei den Neuerkrankungen um eine ansteckende Lungentuberkulose handelt, höher als 40%, oberhalb 60 Jahre über 50%. Für die Frauen zwischen 20 und 55 Jahren beträgt diese Wahrscheinlichkeit 25—30% und steigt oberhalb 55 Jahre steil an.*

Im Gegensatz zur Lungentuberkulose mit höheren Erkrankungsziffern der Männer ist die Erkrankungshäufigkeit an extrapulmonaler Tuberkulose bei den Frauen höher als bei den Männern (s. Abb. 5). Bei einer Berücksichtigung der Entwicklung dieser Tuberkulosen durch hämatogene oder lymphogene Streuungen

Tabelle 18. *Bestätigte Neuerkrankungen an aktiver Tuberkulose im Bundesgebiet, in den Ländern des Bundesgebietes und in West-Berlin im Jahre 1954*
Absolute und relative Zahlen auf 10000 Einwohner[1]
[Entnommen aus Wirtschaft u. Statistik **7**, 285* (1955)]

Zeit Land	Tuberkulose												Summe	
	der Atmungsorgane										anderer Organe			
	Ia		Ib		Ia + Ib		Ic		Ia — Ic		Id		Ia — Id	
	abs.	rel.	abs.	rel.	abs.	rel.	abs.	rel.	abs.	rel.	abs.	rel.	abs.	rel.
							Bundesgebiet							
1950[2]	23227	*5,00*	10105	*2,18*	33332	*7,18*	73204	*15,76*	106536	*22,94*	16392	*3,53*	122928	*26,47*
1951[2]	23294	*4,97*	9182	*1,96*	32476	*6,93*	68824	*14,69*	101300	*21,62*	16246	*3,47*	117546	*25,09*
1952[3]	22275	*4,71*	8006	*1,69*	30281	*6,41*	65195	*13,79*	95476	*20,20*	15321	*3,24*	110797	*23,44*
1953	21983	*4,49*	7371	*1,50*	29354	*5,99*	63300	*12,92*	92654	*18,92*	14884	*3,04*	107538	*21,95*
1954[4]	19898	*4,02*	5435	*1,10*	25333	*5,12*	56927	*11,50*	82260	*16,61*	13843	*2,80*	96103	*19,41*
							nach *Ländern* (1954)[4]							
Schleswig-Holstein	1092	*4,70*	456	*1,96*	1548	*6,66*	4130	*17,76*	5678	*24,42*	751	*3,23*	6429	*27,65*
Hamburg	800	*4,61*	400	*2,30*	1200	*6,91*	4394	*25,30*	5594	*32,21*	443	*2,55*	6037	*34,77*
Niedersachsen	2657	*4,03*	847	*1,29*	3504	*5,32*	8467	*12,85*	11971	*18,17*	1960	*2,97*	13931	*21,14*
Bremen	212	*3,44*	133	*2,16*	345	*5,60*	756	*12,28*	1101	*17,88*	315	*5,12*	1416	*23,00*
Nordrhein-Westfalen	6756	*4,69*	1235	*0,86*	7991	*5,54*	15731	*10,91*	23722	*16,46*	3797	*2,63*	27519	*19,09*
Hessen	1413	*3,14*	518	*1,15*	1931	*4,29*	3718	*8,26*	5649	*12,56*	1436	*3,19*	7085	*15,75*
Rheinland-Pfalz	1219	*3,75*	506	*1,56*	1725	*5,31*	3110	*9,58*	4835	*14,89*	1111	*3,42*	5946	*18,31*
Baden-Württemberg	2330	*3,36*	512	*0,74*	2842	*4,10*	8378	*12,08*	11220	*16,18*	2011	*2,90*	13231	*19,08*
Bayern	3419	*3,73*	828	*0,90*	4247	*4,64*	8243	*9,00*	12490	*13,63*	2019	*2,20*	14509	*15,84*
							West-Berlin							
1950	1644	*7,69*	1725	*8,07*	3369	*15,75*	5667	*26,50*	9036	*42,25*	675	*3,16*	9711	*45,40*
1951	1643	*7,56*	1615	*7,43*	3258	*15,00*	4623	*21,28*	7881	*36,28*	625	*2,88*	8506	*39,16*
1952	1569	*7,23*	1385	*6,38*	2954	*13,62*	4090	*18,85*	7044	*32,47*	589	*2,71*	7633	*35,18*
1953	1672	*7,56*	1168	*5,28*	2840	*12,84*	4675	*21,14*	7515	*33,99*	560	*2,53*	8075	*36,52*
1954[4]	1484	*6,77*	762	*3,48*	2246	*10,24*	4420	*20,16*	6666	*30,40*	579	*2,64*	7245	*33,04*

[1] Nur Neuzugänge, keine Zugänge aus anderen Gruppen.
[2] Ohne Reg.-Bez. Südwürttemberg-Hohenzollern und Lindau.
[3] Ohne Reg.-Bez. Südwürttemberg-Hohenzollern.
[4] Vorläufiges Ergebnis bei allen Relativzahlen 1954.

Tabelle 19. *Bestätigte Neuerkrankungen an aktiver Tuberkulose in Niedersachsen im Jahre 1954*

Nach Alter und Geschlecht; absolute Zahlen

(Entnommen aus den Länderstatistiken 1954)

Alter	Geschlecht	Tuberkulose der Atmungsorgane				Tuberkulose anderer Organe						Summe Ia — Id
		Ia	Ib	Ic	Ia — Ic	Knochen u. Gelenke	Drüsen	Haut	Meningitis	Sonstige	Id ges.	
0— 1	m	2	1	47	50	—	—	—	4	1	5	55
	w	1	—	35	36	—	—	—	3	1	4	40
	zus.	3	1	82	86	—	—	—	7	2	9	95
1— 5	m	1	2	513	516	7	13	—	26	6	52	568
	w	3	4	444	451	9	22	1	26	3	61	512
	zus.	4	6	957	967	16	35	1	52	9	113	1080
5—10	m	3	3	457	463	12	37	—	17	9	75	538
	w	4	2	432	438	11	28	4	6	12	61	499
	zus.	7	5	889	901	23	65	4	23	21	136	1037
10—15	m	7	6	292	305	30	28	5	11	16	90	395
	w	19	10	286	315	12	39	4	10	14	79	394
	zus.	26	16	578	620	42	67	9	21	30	169	789
15—20	m	89	31	331	451	24	21	3	5	18	71	522
	w	83	20	397	500	23	38	9	9	38	117	617
	zus.	172	51	728	951	47	59	12	14	56	188	1139
20—25	m	175	51	428	654	32	28	3	7	31	101	755
	w	114	42	407	563	21	41	10	11	56	139	702
	zus.	289	93	835	1217	53	69	13	18	87	240	1457
25—30	m	187	42	336	565	28	13	1	5	30	77	642
	w	127	53	419	599	18	31	7	8	68	132	731
	zus.	314	95	755	1164	46	44	8	13	98	209	1373
30—35	m	156	37	338	531	23	14	4	3	33	77	608
	w	110	25	353	488	22	18	14	8	51	113	601
	zus.	266	62	691	1019	45	32	18	11	84	190	1209
35—40	m	87	22	196	305	12	5	2	—	19	38	343
	w	63	17	198	278	12	13	8	3	24	60	338
	zus.	150	39	394	583	24	18	10	3	43	98	681
40—45	m	184	44	297	525	14	5	8	2	17	46	571
	w	69	17	222	308	18	12	19	2	23	74	382
	zus.	253	61	519	833	32	17	27	4	40	120	953
45—50	m	171	51	316	538	16	8	8	2	17	51	589
	w	61	23	187	271	6	5	13	—	15	39	310
	zus.	232	74	503	809	22	13	21	2	32	90	899
50—55	m	200	55	319	574	13	5	10	4	18	50	624
	w	34	25	164	223	15	9	19	1	28	72	295
	zus.	234	80	483	797	28	14	29	5	46	122	919
55—60	m	135	49	245	429	22	2	3	2	12	41	470
	w	45	17	130	192	11	8	13	1	14	47	239
	zus.	180	66	375	621	33	10	16	3	26	88	709
60—65	m	121	40	165	326	7	4	4	—	10	25	351
	w	47	18	92	157	4	12	9	—	8	33	190
	zus.	168	58	257	483	11	16	13	—	18	58	541
65—70	m	87	30	99	216	6	2	3	2	9	22	238
	w	51	20	78	149	10	8	9	2	5	34	183
	zus.	138	50	177	365	16	10	12	4	14	56	421

Tabelle 19. (Fortsetzung)

Alter	Geschlecht	Tuberkulose der Atmungsorgane				Tuberkulose anderer Organe						Summe Ia—Id
		Ia	Ib	Ic	Ia—Ic	Knochen u. Gelenke	Drüsen	Haut	Meningitis	Sonstige	Id ges.	
70—75	m	61	24	72	157	5	5	1	2	6	19	176
	w	48	13	61	122	10	2	6	—	5	23	145
	zus.	109	37	133	279	15	7	7	2	11	42	321
75—80	m	51	14	46	111	4	—	2	—	2	8	119
	w	29	19	30	78	9	3	2	—	3	17	95
	zus.	80	33	76	189	13	3	4	—	5	25	214
80 u. mehr	m	16	14	23	53	3	—	—	—	2	5	58
	w	16	6	12	34	1	1	—	—	—	2	36
	zus.	32	20	35	87	4	1	—	—	2	7	94
Insgesamt	m	1733	516	4520	6769	258	190	57	92	256	853	7622
	w	924	331	3947	5202	212	290	147	90	368	1107	6309
	zus.	2657	847	8467	11971	470	480	204	182	624	1960	13931

ist dies nicht ohne weiteres verständlich. Aus Abb. 11 ist zu entnehmen, daß der Anteil der weiblichen Neuerkrankungsfälle an extrapulmonaler Tuberkulose an allen Fällen (Ia—Id) oberhalb 20 Jahre zum Teil wesentlich größer ist als der der Männer und etwa ab 45 Jahre rund 20% beträgt, während der Anteil der extrapulmonalen Tuberkulosen der Männer in diesem Alter kaum 10% ausmacht. Wir werden uns mit den extrapulmonalen Tuberkulosen an anderer Stelle (s. S. 107) noch ausführlicher beschäftigen.

Kurz vor Abschluß des vorliegenden Jahrbuches lagen die *vorläufigen* Ergebnisse des Statistischen Bundesamtes über die Tuberkulose-Morbidität 1954 vor. Danach hat die Zahl der Neuerkrankungen im Bundesgebiet von 1953 auf 1954 abgenommen um:

Ia-%	Ib-%	Ic-%	Id-%	Ia—Id-Fälle %
10,5	26,7	11,0	7,9	11,6

Wir werden auf diese Verhältnisse später weiter eingehen (s. S. 69).

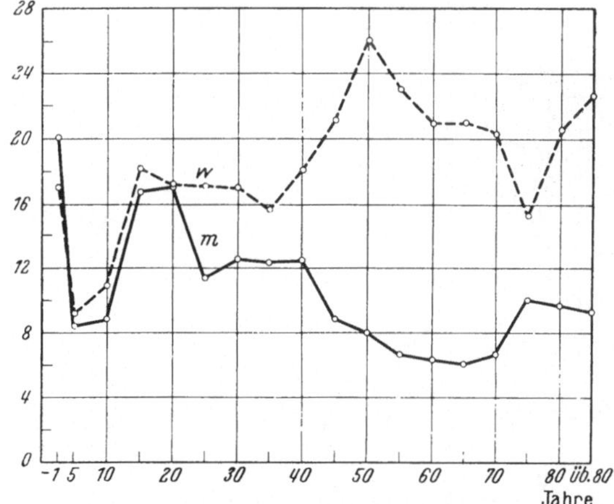

Abb. 11. Prozentualer Anteil der Neuerkrankungen an extrapulmonaler Tuberkulose (Id) an allen Neuerkrankungsfällen an Tuberkulose (Ia—Id) Nordrhein-Westfalen 1953

Von Niedersachsen sind uns noch die alters- und geschlechtsgegliederten Morbiditätszahlen für 1954 zur Verfügung gestellt worden. Da die Bevölkerungsgliederung für 1954 bei Abschluß des Jahrbuches noch nicht vorliegt, können hier nur die absoluten Zahlen wiedergegeben und behandelt werden.

Der Vergleich gegenüber den absoluten Zahlen von **1953** ist aus den Abbildungen 12 bis 14 zu ersehen.

Der Rückgang der Neuerkrankungen hat danach annähernd alle Altersklassen ziemlich gleichmäßig erfaßt; er fällt besonders bei den Ib-Fällen auf. Ob es sich dabei um eine Verbesserung der Diagnose handelt, indem die Einreihung der Neuerkrankten mehr in die Gruppen Ia und Ic vorgenommen wurde, oder welche sonstigen Ursachen maßgebend sind, kann nicht festgestellt werden. Wesentlich erscheint uns jedoch, daß der Anteil der Ib-Fälle an der Gesamtzahl der Ia + Ib-Fälle sich im Sinne von SCHRÖDER zunehmend günstiger gestaltet:

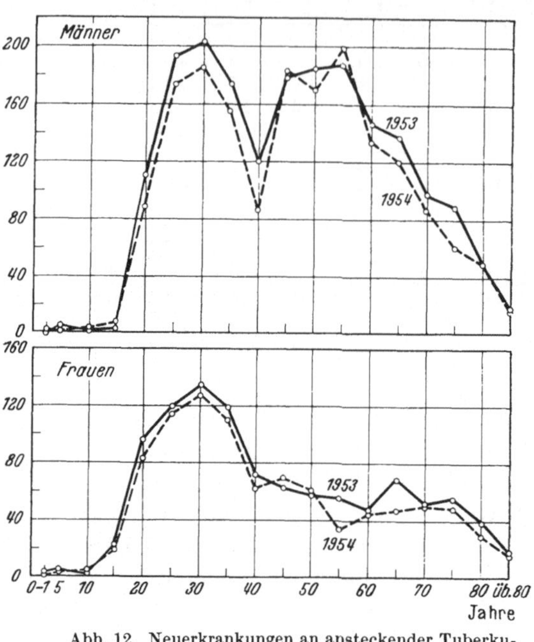

Abb. 12. Neuerkrankungen an ansteckender Tuberkulose mit Bacillennachweis (Ia) Niedersachsen 1953 und 1954, absolute Zahlen

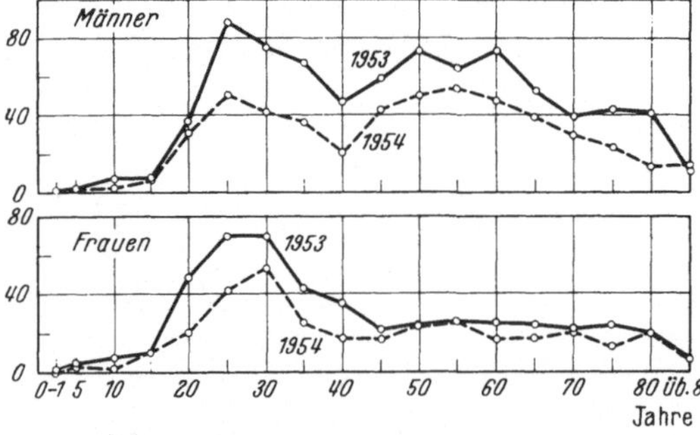

Abb. 13. Neuerkrankungen an ansteckender Tuberkulose ohne Bacillennachweis (Ib), Niedersachsen 1953 und 1954, absolute Zahlen

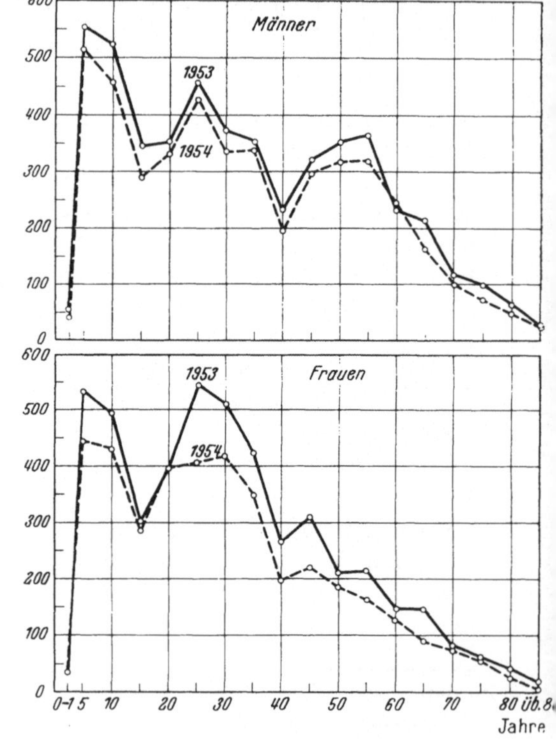

Abb. 14. Neuerkrankungen an geschlossener Tuberkulose (Ic) Niedersachsen 1953 und 1954, absolute Zahlen

1950	30,4%		1953	25,1%
1951	28,3%		1954	21,5%
1952	26,4%			

Nach den Angaben des Statistischen Bundesamtes haben die Neuerkrankungen an aktiver Tuberkulose im Bundesgebiet nach Alter und Geschlecht von 1953 auf 1954 folgendermaßen abgenommen:

	Ia + Ib- %	Ic- %	Id-Fälle %
Kinder 0—15 Jahre . . .	33,3	14,2	15,1
Männer über 15 Jahre . .	13,0	7,1	3,7
Frauen über 15 Jahre . .	18,4	12,1	6,3

Der bedeutendste Rückgang der Neuerkrankungen ist danach bei den Ia + Ib-Fällen und außerdem für alle Tuberkuloseformen der Kinder unter 15 Jahren erfolgt.

Tabelle 20. *Die Erkrankungsziffern der Männer liegen um ... % höher als die der Frauen*

Land	Neuerkrankungen		Bestand	
	Ia	Ic	Ia	Ic
Schleswig-Holstein	—	—	126,0	33,5
Hamburg	136,8	39,5	140,2	34,8
Bremen	109,3	29,8	144,8	21,8
Niedersachsen	109,3	18,9	113,1	23,0
Nordrhein-Westfalen	114,4	31,2	110,3	34,7
Hessen	84,7	49,0	113,7	49,0
Baden-Württemberg	116,4	25,3	110,0	30,6
Bayern	120,2	40,9	136,8	39,0
West-Berlin	124,0	46,0	141,0	55,3

Bei den Neuerkrankungen handelt es sich nach unserer Auffassung um *Mindestzahlen*, da manche Kranke ihren Zustand verheimlichen wollen, andere leichten Beschwerden keine Bedeutung beimessen usw.

Die Statistiken der Neuerkrankungen an Tuberkulose sind im Anhang (Tabellenanhang) abgedruckt.

Wir hatten auf Seite 48 darauf hingewiesen, daß bei den Erkrankungen an offener Tuberkulose zwischen Männern und Frauen wesentlich größere Differenzen bestehen als bei der geschlossenen Tuberkulose. Für 1953 ergeben sich obenstehende Verhältnisse (s. Tab. 20).

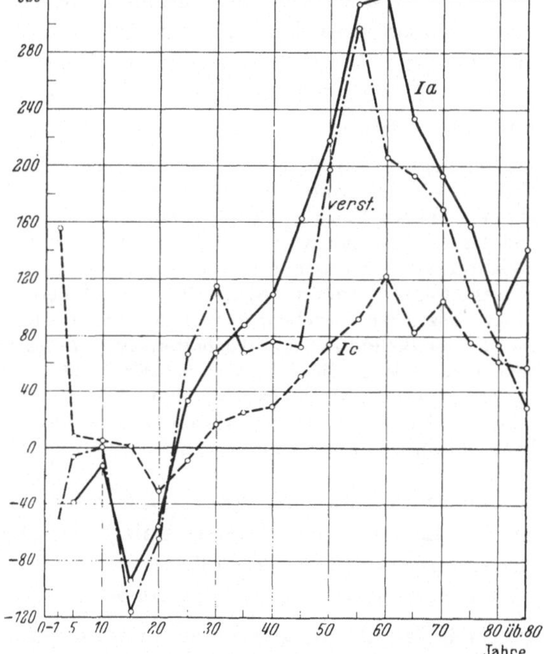

Abb. 15. Der Bestand an Männern (Frauen) mit ansteckender Tuberkulose (Ia) und geschlossener Tuberkulose (Ic) und die Zahl der an Lungentuberkulose verstorbenen Männer (Verst.) liegt um ... % höher als bei den Frauen (Männern). Niedersachsen 1952

Die Neuerkrankungen und der Bestand an Ia-Fällen weisen danach in allen Ländern für die Männer um etwa 120% höhere Werte auf als für die Frauen; bei den Ic-Fällen beträgt der Unterschied dagegen im Mittel nur etwa 30% (s. Abb. 8). Abb. 15 veranschaulicht diese Situation für Niedersachsen. Wir ersehen aus dieser

Abbildung eine recht gute Übereinstimmung zwischen den Kurven für die Ia-Fälle und die Verstorbenen, während die Ic-Fälle nur hinsichtlich der Altersklassen der Extremwerte mit den beiden Kurven übereinstimmen, sonst aber einen ganz anderen Kurvenverlauf aufzeigen.

Daß diese Verhältnisse sich im Laufe der Jahre nur wenig geändert haben, geht aus nachstehender Tabelle der Neuerkrankungen in Niedersachsen seit 1948 hervor, welche angibt, um wieviel Prozent die betr. Relativziffern für die Männer höher liegen als die für die Frauen:

Jahr	Ia	Ic	Jahr	Ia	Ic
1948	96,1	32,2%	1951	90,3	26,0%
1949	106,0	31,2%	1952	100,6	24,1%
1950	121,3	35,2%	1953	109,3	18,9%

Die Gründe für dieses unterschiedliche Verhalten der Geschlechter in bezug auf die ansteckende und die nichtansteckende Tuberkulose konnten bisher noch nicht festgestellt werden. Es erschien uns aber von Bedeutung, auf diese Diskrepanz hinzuweisen.

3. Bestand der an aktiver Tuberkulose Erkrankten im Jahre 1953/54

Der *Bestand* stellt die Summe aller am Jahresende vorhandenen Personen mit *aktiver* Tuberkulose dar. Er setzt sich zusammen aus dem Bestand des Vorjahres. abzüglich der Zahl der Verstorbenen, Verzogenen, Geheilten und aus der Beobachtung Entwichenen zuzüglich Neuerkrankungen und Zugängen aus anderen Krankheitsgruppen.

Der Begriff „aktiv" wird in den einzelnen Ländern verschieden aufgefaßt. In Schleswig-Holstein wird als „aktiv" nur die *aktiv-fortschreitende* Tuberkulose angesehen; in Schweden gilt eine Tuberkulose als „aktiv", solange sie „nicht offenbar inaktiv" ist. In Großbritannien und den USA ist „aktiv" identisch mit „behandlungsbedürftig". Für die deutsche Tuberkulose-Morbiditäts-Statistik gilt nach dem Standpunkt des Arbeitsausschusses für Tuberkulosefürsorge folgende Definition: „Aktive Tuberkulose werden solange in Gruppe I geführt, als Aktivitätszeichen bestehen, zuzüglich einer Beobachtungszeit von 1—2 Jahren, während welcher der Befund sich stabil gehalten hat." *Fürsorgerisch* wird eine Tuberkulose als „aktiv" angesehen, solange sie *behandlungsbedürftig* ist, oder wenn innerhalb eines gewissen Zeitraumes neue Schübe zu erwarten sind. Es ist danach verständlich, daß der Bestand weitgehend abhängig ist davon, wie ein tuberkulöser Prozeß beurteilt wird und ob man die Beobachtungszeit auf 1 Jahr begrenzt oder über 2 Jahre sich erstrecken läßt.

Die Einführung einer alters- und geschlechtsspezifischen Bestandsstatistik in einigen Ländern der Bundesrepublik Deutschland hat zwangsweise zu einer Bereinigung der Statistik geführt; *eine Verminderung der Bestandszahlen ist deshalb nicht ohne weiteres als eine reelle Abnahme anzusehen.*

Nach Tab. 21 hat sich in der Bundesrepublik der Gesamtbestand an Personen mit aktiver Tuberkulose aller Formen gegenüber 1952 um rund 3200 Fälle verringert. Die Zahl der Personen mit ansteckender Lungentuberkulose mit Bacillennachweis ist weiter angestiegen, während die Ib-Fälle um rund 10% abgenommen haben. Innerhalb der letzten beiden Jahre (1951—1953) hat sich der Bestand an Ia—Id-Fällen um rund 5% vermindert; die allein durch Tod an allen Ursachen verursachte Abnahme ist pro Jahr auf etwa 3% des Bestandes zu schätzen.

Tabelle 21. *Bestand der an aktiver Tuberkulose Erkrankten in den Ländern des Bundesgebietes, im Bundesgebiet und in West-Berlin am 31. 12. 1953*
[Aus Wirtschaft u. Statistik **6**, 334* (1954)]

Länder	Tuberkulose						Summe
	der Atmungsorgane					anderer Organe	
	Ia	Ib	Ia + Ib	Ic	Ia — Ic	Id	Ia — Id
Schleswig-Holstein .	5014	3024	8038	20528	28566	3988	32554
Hamburg	4774	2667	7441	18517	25958	2376	28334
Niedersachsen . . .	16102	3645	19747	33095	52842	7769	60611
Bremen	1489	1199	2688	5630	8318	1388	9706
Nordrhein-Westfalen	30261	11534	41795	84739	126534	23803	150337
Hessen	7887	1757	9644	17999	27643	6101	33744
Rheinland-Pfalz . .	5673	3267	8940	14439	23379	5605	28984
Baden-Württemberg	12784	4142	16926	38011	54937	8658	63595
Bayern	16493	6786	23279	32518	55797	7851	63648
Bundesgebiet 1953	100477	38021	138498	265476	403974	67539	471513
dagegen 1952	99061	42157	141218	265082	406300	68405	474705
1951	94555	46490	141045	273345	414390	73157	487547
West-Berlin 1953	9843	2190	12033	19049	31082	2593	33675
dagegen 1952	9222	3120	12342	19614	31956	3221	35177
1951	8785	4246	13031	20306	33337	3693	37030
Verhältniszahlen auf 10000 der Bevölkerung 1953 und 1952[1]							
Schleswig-Holstein .	21,38 *21,06*	12,90 *13,88*	34,28 *34,94*	87,55 *90,23*	121,83 *125,16*	17,01 *16,93*	138,84 *142,09*
Hamburg	27,71 *27,77*	15,48 *15,79*	43,19 *43,56*	107,48 *107,18*	150,67 *150,75*	13,79 *13,93*	164,46 *164,68*
Niedersachsen . . .	24,38 *24,75*	5,52 *8,25*	29,90 *33,00*	50,10 *53,16*	80,00 *86,15*	11,76 *13,47*	91,76 *99,62*
Bremen	24,49 *25,40*	19,72 *16,77*	44,22 *42,17*	92,61 *94,85*	136,83 *137,02*	22,83 *21,55*	159,66 *158,57*
Nordrhein-Westfalen	21,21 *21,23*	8,08 *9,41*	29,29 *30,64*	59,39 *59,21*	88,68 *89,85*	16,68 *17,13*	105,36 *106,98*
Hessen	17,61 *18,16*	3,92 *4,09*	21,54 *22,25*	40,19 *39,57*	61,73 *61,82*	13,62 *13,36*	75,36 *75,18*
Rheinland-Pfalz . .	17,59 *16,98*	10,13 *10,36*	27,72 *27,35*	44,77 *43,91*	72,49 *71,26*	17,38 *17,46*	89,87 *88,72*
Baden-Württemberg	18,63 *18,30*	6,04 *6,80*	24,66 *25,11*	55,38 *54,77*	80,05 *79,88*	12,62 *12 82*	92,66 *92,70*
Bayern	18,00 *17,60*	7,41 *7,56*	25,41 *25,16*	35,49 *36,86*	60,90 *62,03*	8,57 *8,60*	69,47 *70,63*
Bundesgebiet 1953	20,39	7,72	28,11	53,87	81,98	13,71	95,68
dagegen 1952	20,34	8,65	28,99	54,42	83,41	14,04	97,46
1951	19,59	9,65	29,24	56,51	85,75	15,10	100,86
West-Berlin 1953	44,78	9,96	54,75	86,67	141,41	11,80	153,21
dagegen 1952	42,17	14,27	56,43	89,68	146,11	14,73	160,84
1951	40,44	19,55	59,99	93,48	153,46	17,00	170,46

[1] 1952 kursiv.

Die Änderungen, welche der Bestand im Laufe eines Jahres erfährt, seien nachstehend am Gesamtbestand von Niedersachsen am 31. 12. 1953 nachgewiesen:

Bestand am 31. 12. 1952.	66256	
Neuzugänge 1953	14985	
Zugänge aus anderen Krankheitsgruppen	13172 =	94413
Abgänge durch Tod usw.	9249	
Abgänge in andere Krankheitsgruppen	24553 =	33802
Bestand am 31. 12. 1953		60611

Die Neuzugänge (Neuerkrankungen) im Jahre 1953 machen danach 24,7%, die Zugänge aus anderen Krankheitsgruppen 21,7%, beide zusammen 46,4% des Gesamtbestandes am 31. 12. 1953 aus. Der Bestand am Ende des Jahres setzt sich also etwa zur Hälfte aus während des Jahres erfolgten Zugängen, zur anderen Hälfte aus altem Bestand zusammen.

In bezug auf den Bestand ergeben sich zwischen den einzelnen Ländern beträchtliche Differenzen; der Unterschied zwischen den Extremwerten beträgt für

	Ia	Ib	Ia + Ib	Ic	Id	Ia—Id-Fälle
rund	57	403	105	203	161	137%

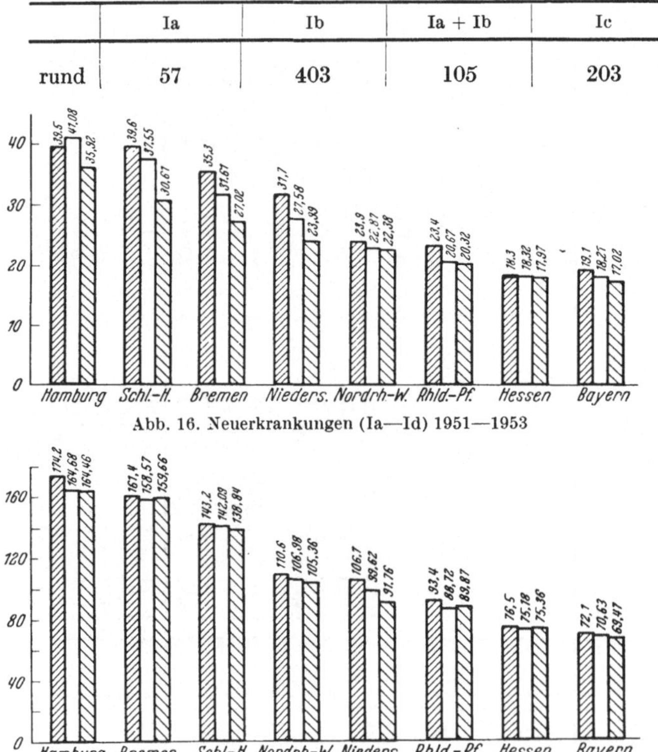

Abb. 16. Neuerkrankungen (Ia—Id) 1951—1953

Abb. 17. Bestand (Ia—Id) 1951—1953

Die höchsten Morbiditätsziffern liegen bei Hamburg bzw. Bremen, die niedrigsten bei Hessen bzw. Bayern. Wohl spielt die altersmäßige Verteilung der Bevölkerung hinsichtlich der Höhe der Erkrankungsziffern eine Rolle, aber die in dieser Hinsicht zwischen Hamburg und Bayern bestehenden Unterschiede reichen nicht aus, um diese Diskrepanz zu erklären, die mit großer Wahrscheinlichkeit nicht reell ist (s. Abb. 16 u. 17).

Von den Ländern *Schleswig-Holstein*, *Niedersachsen*, *Bremen*, *Nordrhein-Westfalen*, *Hessen* und *Berlin* liegen für 1953 alters- und geschlechtsgegliederte Statistiken über den Bestand an Personen mit aktiver Tuberkulose vor. Wir hoffen, daß es möglich sein wird, in spätestens 2 Jahren auch für die übrigen Länder derartige Angaben machen zu können.

In Abb. 18 ist der Bestand an Ia + Ib-Fällen am 31. 12. 1953 in den Ländern Bremen, Hessen, Niedersachsen und Nordrhein-Westfalen nach Alter und Geschlecht wiedergegeben. Grundsätzlich ist zu sagen, daß der Charakter der Kurven für alle 4 Länder übereinstimmt. Sowohl bei den Männern als auch bei den Frauen entfällt das Maximum des Bestandes auf die Altersklassen um 30 Jahre. Während aber die Kurven bei den Männern nach vorübergehendem Absinken bis 40–45 Jahre einem 2. annähernd gleich hohen Maximum um 50—60 Jahre zustreben und dann rasch abfallen, sinken die Kurven für die Frauen bis etwa zum 60. Jahr steil ab und erreichen um 65—75 Jahre ein weiteres kleines Maximum. Es ergeben sich hier also dieselben Verhältnisse wie bei den Neuerkrankungen.

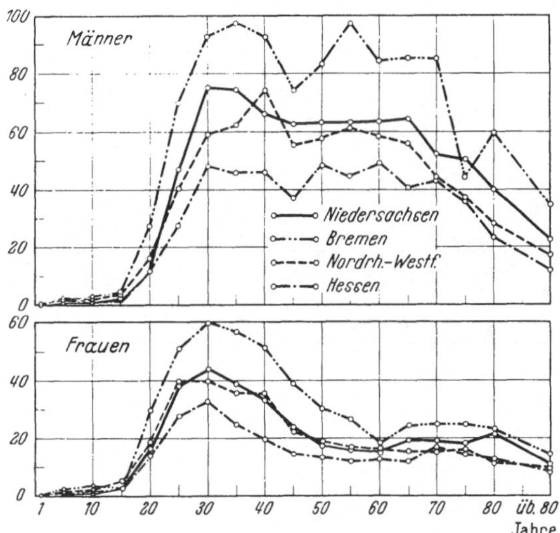

Abb. 18. Bestand an Ia + Ib-Fällen am 31. 12. 1953 (auf 10000 E.) Niedersachsen, Bremen, Nordrhein-Westfalen, Hessen

Wir haben bereits im Tbc.-Jb. 1952/53 darauf hingewiesen, daß es sich dabei nicht um einen zufälligen Verlauf handelt, sondern daß dieselben Beobachtungen in allen Ländern, in welchen Morbiditäts-Statistiken vorliegen, gemacht worden sind. Aus dänischen und norwegischen Statistiken geht hervor, daß auch schon um 1925 das Maximum auf die Altersgruppen 25—30 Jahre fiel. Wir werden auf diese Dinge später noch zu sprechen kommen (s. S. 75ff).

Nach Abb. 18 stimmen die Angaben von Niedersachsen und Nordrhein-Westfalen größenordnungsmäßig einigermaßen gut überein. Extremwerte finden wir für Hessen und Bremen. Beide liegen ungefähr um den gleichen Betrag zu tief bzw. zu hoch gegenüber den beiden anderen Ländern. Die Werte für Bremen sind beinahe bei allen Altersgruppen um rund 100% höher als die für Hessen. Wir können uns der Annahme nicht verschließen, daß die Zeitdauer, während der die Fälle im Bestand geführt werden sollen, bei dieser Diskrepanz eine Rolle spielt.

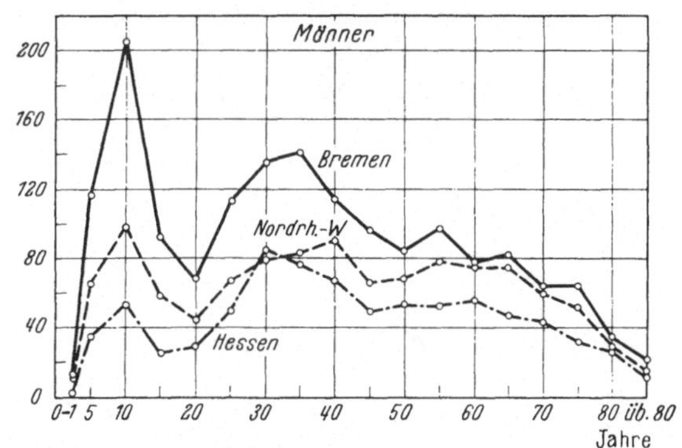

Abb. 19. Bestand an Ic-Fällen am 31. 12. 1953 auf 10000 E. in den Ländern Bremen, Hessen, Nordrhein-Westfalen (Männer)

Abb. 19 veranschaulicht den Bestand an Ic-Fällen. Auch hier sind beträchtliche Unterschiede festzustellen. Für die Altersgruppen 1—5 bis 10—15 Jahre

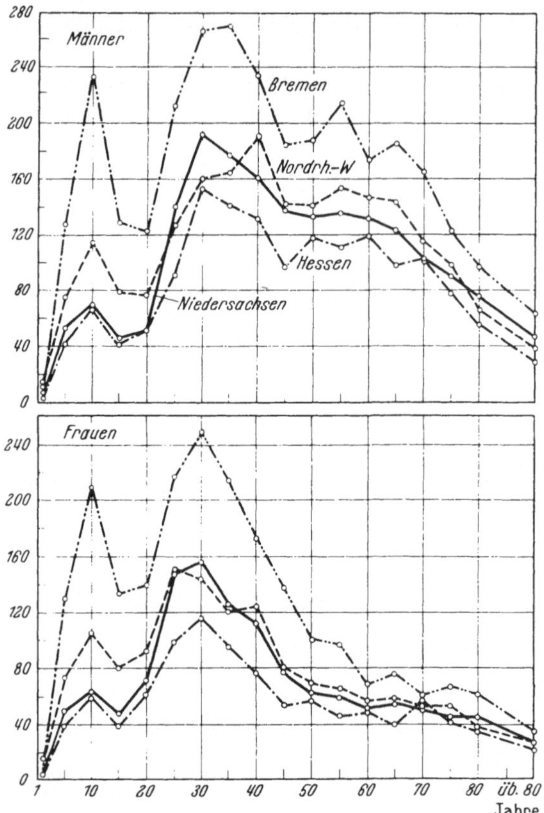

Abb. 20. Bestand an Personen mit aktiver Tuberkulose (Ia—Id-Fälle) am 31. 12. 1953 (auf 10000 E. nach Alter und Geschlecht) Niedersachsen, Bremen, Nordrhein-Westfalen und Hessen

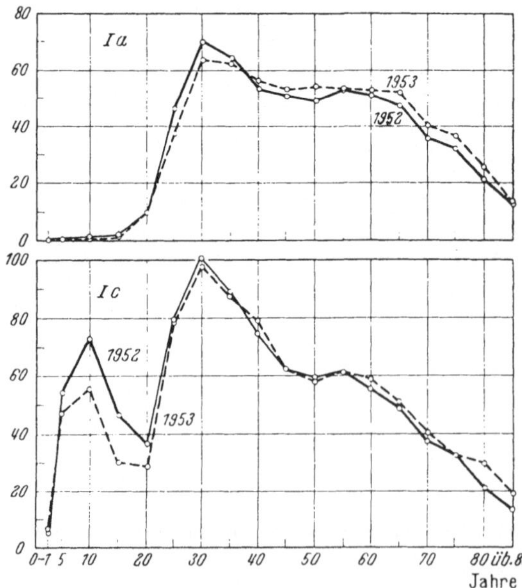

liegen die Bestandsziffern von Bremen *viermal* so hoch wie in Hessen; oberhalb 15 Jahre beträgt der Unterschied in den Angaben der beiden Länder noch rund 100%. Auch wenn das Land Bremen im wesentlichen aus der Großstadt Bremen besteht und für Großstädte eine erhöhte Infektionsgefährdung gegenüber einem Lande wie Hessen anzunehmen ist, so sind derartige Differenzen doch nicht ohne weiteres verständlich.

Der Gesamtbestand an Ia—Id-Fällen in den 4 Ländern ist in Abb. 20 wiedergegeben.

Nach Abb. 21 ist hinsichtlich des Bestandes an Ia- und Ic-Fällen (Männer) in Niedersachsen von 1952 auf 1953 keine wesentliche Änderung erfolgt; lediglich die Zahl der Ic-Fälle der 1—20jährigen hat geringfügig abgenommen. Diese Konstanz des Bestandes ist insofern erstaunlich, als ja der Bestand, wie wir auf S. 56 gesehen haben, in seiner Zusammensetzung durch Zugänge und Abgänge ziemlichen Schwankungen ausgesetzt ist.

Nach Abb. 22 beträgt der Anteil der ansteckenden Tuberkulose von allen Ia—Ic-Fällen bei den Männern oberhalb 40 Jahren über 50%. Bei den Frauen liegen die Werte wesentlich niedriger. Für den scharfen Abbruch der Kurve bei 15—20 und bei 50—55 Jahren haben wir noch keine zufriedenstellende Erklärung gefunden.

Wie Abb. 23 erkennen läßt, hat der Bestand an extrapulmonalen

Abb. 21. Bestand an Ia- und Ic-Fällen in Niedersachsen auf 10000 E. 1952 und 1953 (Männer)

Tuberkulosen von 1952 auf 1953 leicht abgenommen, und zwar überwiegend bei den Altersklassen von 5—35 Jahren. Das Maximum entfällt — ebenso wie bei der pulmonalen Tuberkulose — auf die Altersgruppe von etwa 30 Jahren.

Nach Abb. 24 besteht auch für die Id-Fälle zwischen den einzelnen Ländern der Bundesrepublik eine Diskrepanz, die besonders deutlich bei Bremen in Erscheinung tritt und in erster Linie die Altersklassen 5—35 Jahre betrifft. Diese Unterschiede sind besonders groß bei den Tuberkulosen der *Knochen und Gelenke* und den „*sonstigen*"; bei den Tuberkulosen der Drüsen und der Haut finden wir eine befriedigende Übereinstimmung. Über die Verhältnisse bei der *Meningitis* wird später berichtet werden (S. 111).

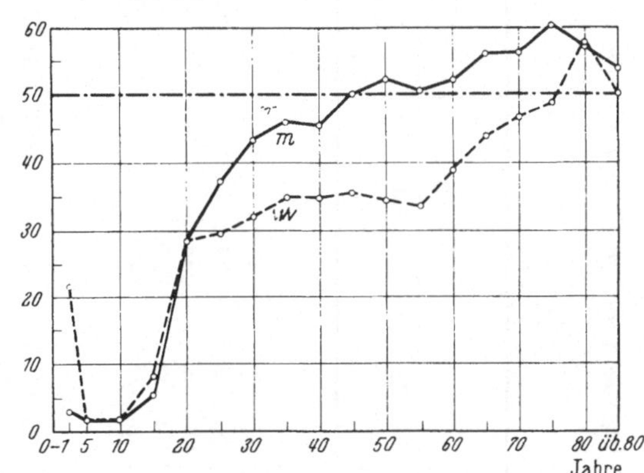

Abb. 22. Von 100 Personen des Bestandes an Ia—Ic-Fällen sind . . . ansteckend offen. Niedersachsen 1953

Tab. 22 gibt die vorläufigen Zahlen für den Bestand der an aktiver Tuberkulose Erkrankten im Jahre 1954 wieder. Gegenüber 1953 sind die Ziffern im Bundesgebiet abgesunken um

Ia	Ib	Ic	Id	Ia — Id
3,7	19,8	2,8	5,3	4,7%

Die ansteckenden Tuberkulosen (Ia + Ib) haben um 8,1% abgenommen; dies ist der erste größere Abfall seit 1948. Es muß jedoch vermutet werden, daß es sich in erster Linie um eine *Bereinigung* des Bestandes an Ib-Fällen handelt, die zum größten Teil in die Gruppen Ia und Ic eingereiht worden sein dürften, so daß der festzustellende Abfall bei Ic mit 2,8% nur sehr schwach in Erscheinung tritt. *Eine entscheidende Bedeutung kommt unseres Erachtens deshalb dem Rückgang der ansteckenden Tuberkulosen bisher noch nicht zu.* Seit 1950, also innerhalb von 4 Jahren, hat der Bestand an Personen mit aktiver Tuberkulose (Ia—Id) um 12,3% abgenommen. In Kap. 6 wird diese Frage noch ausführlicher behandelt werden.

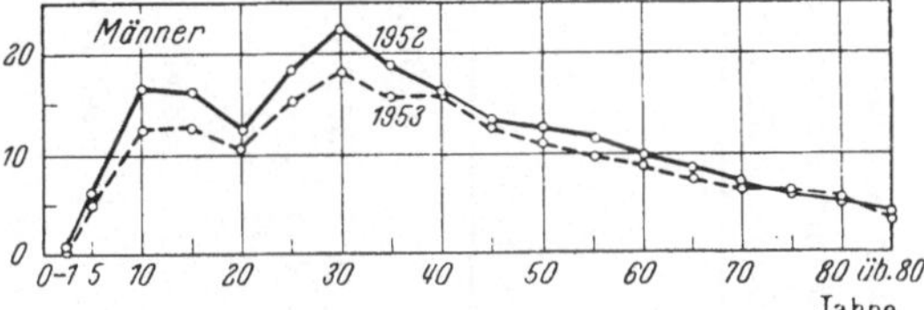

Abb. 23. Bestand an Id-Fällen (Männer) auf 10000 E. Niedersachsen 1952 und 1953

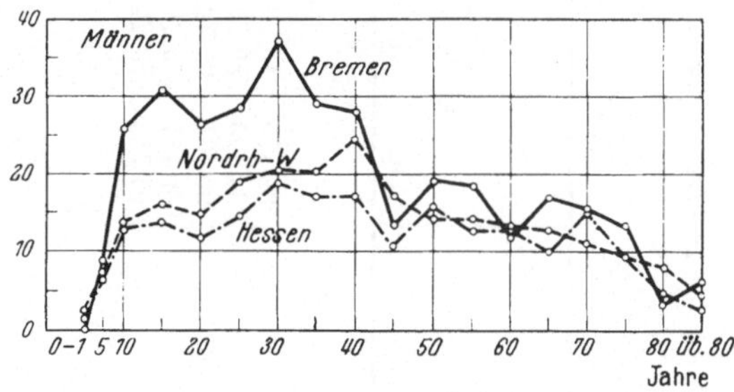

Abb. 24. Bestand an Id-Fällen auf 10000 E. (Männer) Bremen, Nordrhein-Westfalen u. Hessen 1953

In Tab. 23 sind die absoluten Zahlen des Bestandes an Personen mit aktiver Tuberkulose in Niedersachsen 1954 zusammengestellt.

Tabelle 22. *Bestand der an aktiver Tuberkulose Erkrankten im Bundesgebiet, in den Ländern des Bundesgebietes und in West-Berlin am 31. 12. 1954*

Absolute und relative Zahlen auf 10000 Einwohner[1]

[Entnommen aus Wirtschaft u. Statistik **7**, 285* (1955)]

Zeit / Land	Tuberkulose												Summe	
	der Atmungsorgane										anderer Organe			
	Ia		Ib		Ia + Ib		Ic		Ia — Ic		Id		Ia — Id	
	abs.	rel.	abs.	rel.	abs.	rel.	abs.	rel.	abs.	rel.	abs.	rel.	abs.	rel.
							Bundesgebiet							
1950	89575	*18,69*	47683	*9,95*	137258	*28,65*	286397	*59,77*	423655	*88,42*	74518	*15,55*	498173	*103,97*
1951	94555	*19,59*	46490	*9,65*	141045	*29,24*	273345	*56,51*	414390	*85,75*	73157	*15,10*	487547	*100,86*
1952	99061	*20,34*	42157	*8,65*	141218	*28,99*	265082	*54,42*	406300	*83,41*	68405	*14,04*	474705	*97,46*
1953	100477	*20,39*	38021	*7,72*	138498	*28,11*	265476	*53,87*	403974	*81,98*	67539	*13,71*	471513	*95,68*
1954[2]	97753	*19,64*	30795	*6,19*	128548	*25,83*	260614	*52,37*	389162	*78,21*	64600	*12,99*	453762	*91,19*
							nach *Ländern* (1954)[2]							
Schleswig-Holstein	4936	*21,43*	3010	*13,07*	7946	*34,50*	19459	*84,48*	27405	*118,97*	3865	*16,78*	31270	*135,75*
Hamburg	4699	*26,82*	2487	*14,19*	7186	*41,01*	17768	*101,41*	24954	*142,42*	1846	*10,54*	26800	*152,96*
Niedersachsen	15378	*23,41*	2498	*3,80*	17876	*27,21*	33317	*50,72*	51193	*77,93*	7485	*11,39*	58678	*89,32*
Bremen	1377	*22,10*	1205	*19,34*	2582	*41,44*	5310	*85,23*	7892	*126,68*	1330	*21,35*	9222	*148,03*
Nordrhein-Westfalen	29291	*20,12*	9071	*6,23*	38362	*26,35*	83782	*57,54*	122144	*83,88*	22760	*15,63*	144904	*99,51*
Hessen	7277	*16,10*	1409	*3,12*	8686	*19,21*	16938	*37,47*	25624	*56,68*	5640	*12,48*	31264	*69,16*
Rheinland-Pfalz	5749	*17,60*	3100	*9,49*	8849	*27,09*	15298	*46,83*	24147	*73,91*	5751	*17,60*	29898	*91,52*
Baden-Württemberg	12594	*17,97*	3465	*4,94*	16059	*22,91*	36040	*51,43*	52099	*74,34*	8420	*12,01*	60519	*86,36*
Bayern	16452	*17,96*	4550	*4,97*	21002	*22,93*	32702	*35,71*	53704	*58,64*	7503	*8,19*	61207	*66,83*
							West-Berlin							
1950	8382	*38,90*	4996	*23,19*	13378	*62,09*	21296	*98,84*	34674	*160,93*	4512	*20,94*	39186	*181,87*
1951	8785	*40,44*	4246	*19,55*	13031	*59,99*	20306	*93,48*	33337	*153,46*	3693	*17,00*	37030	*170,46*
1952	9222	*42,17*	3120	*14,27*	12342	*56,43*	19614	*89,68*	31956	*146,11*	3221	*14,73*	35177	*160,84*
1953	9843	*44,78*	2190	*9,96*	12033	*54,75*	19049	*86,67*	31082	*141,41*	2593	*11,80*	33675	*153,21*
1954[2]	9966	*45,46*	1159	*5,29*	11125	*50,75*	19811	*90,37*	30936	*141,11*	2392	*10,91*	33328	*152,02*

[1] Bestand am Ende des Jahres.
[2] Vorläufiges Ergebnis.

Tabelle 23. *Bestand der an aktiver Tuberkulose Erkrankten in Niedersachsen am 31. 12. 1954*
Nach Alter und Geschlecht; absolute Zahlen[1]
(Entnommen aus den Länderstatistiken 1954)

Alter	Geschlecht	Tuberkulose der Atmungsorgane				Tuberkulose anderer Organe						Summe
		Ia	Ib	Ic	Ia – Ic	Knochen u. Gelenke	Drüsen	Haut	Meningitis	Sonstige	Id ges.	Ia—Id
0— 1	m	—	1	24	25	—	3	—	—	—	3	28
	w	2	—	9	11	—	3	—	1	—	4	15
	zus.	2	1	33	36	—	6	—	1	—	7	43
1— 5	m	12	3	945	960	16	30	—	35	10	91	1051
	w	4	7	825	836	27	20	1	31	12	91	927
	zus.	16	10	1770	1796	43	50	1	66	22	182	1978
5—10	m	10	4	1247	1261	91	99	4	26	20	240	1501
	w	12	4	1078	1094	70	78	8	24	25	205	1299
	zus.	22	8	2325	2355	161	177	12	50	45	445	2800
10—15	m	35	8	793	836	191	97	17	13	45	363	1199
	w	51	17	760	828	129	109	18	19	53	328	1156
	zus.	86	25	1553	1664	320	206	35	32	98	691	2355
15—20	m	225	47	896	1168	136	68	14	16	48	282	1450
	w	299	46	1148	1493	120	108	32	14	78	352	1845
	zus.	524	93	2044	2661	256	176	46	30	126	634	3295
20—25	m	738	120	1583	2441	155	60	9	6	78	308	2749
	w	572	81	1891	2544	117	104	26	19	163	429	2973
	zus.	1310	201	3474	4985	272	164	35	25	241	737	5722
25—30	m	1178	142	2077	3397	175	64	20	9	105	373	3770
	w	777	108	2246	3131	139	93	36	15	207	490	3621
	zus.	1955	250	4323	6528	314	157	56	24	312	863	7391
30—35	m	1159	137	1815	3111	123	38	28	7	102	298	3409
	w	789	118	2022	2929	110	65	47	7	189	418	3347
	zus.	1948	255	3837	6040	233	103	75	14	291	716	6756
35—40	m	723	97	1066	1886	73	20	16	1	59	169	2055
	w	474	64	1080	1618	76	46	47	5	109	283	1901
	zus.	1197	161	2146	3504	149	66	63	6	168	452	3956
40—45	m	1112	156	1469	2737	102	30	35	2	100	269	3006
	w	522	76	1266	1864	96	28	66	2	89	281	2145
	zus.	1634	232	2735	4601	198	58	101	4	189	550	5151
45—50	m	1161	169	1396	2726	94	18	62	2	85	261	2987
	w	383	67	935	1385	63	24	85	1	75	248	1633
	zus.	1544	236	2331	4111	157	42	147	3	160	509	4620
50—55	m	1189	137	1415	2741	79	20	47	—	70	216	2957
	w	318	61	779	1158	60	32	90	2	83	267	1425
	zus.	1507	198	2194	3899	139	52	137	2	153	483	4382
55—60	m	929	136	1088	2153	58	11	45	—	59	173	2326
	w	265	63	568	896	61	28	97	—	55	241	1137
	zus.	1194	199	1656	3049	119	39	142	—	114	414	3463
60—65	m	703	117	719	1539	28	12	24	—	24	88	1627
	w	234	52	441	727	48	29	89	1	30	197	924
	zus.	937	169	1160	2266	76	41	113	1	54	285	2551
65—70	m	466	90	476	1032	33	5	19	—	18	75	1107
	w	214	67	319	600	38	18	56	—	26	138	738
	zus.	680	157	795	1632	71	23	75	—	44	213	1845

[1] Relativzahlen lagen bei Abschluß des Jbs. noch nicht vor.

Tabelle 23. (Fortsetzung)

Alter	Geschlecht	Tuberkulose der Atmungsorgane Ia	Ib	Ic	Ia—Ic	Tuberkulose anderer Organe Knochen u. Gelenke	Drüsen	Haut	Meningitis	Sonstige	Id ges.	Summe Ia—Id
70—75	m	295	95	296	686	21	6	13	—	10	50	736
	w	148	37	197	382	32	6	50	—	12	100	482
	zus.	443	132	493	1068	53	12	63	—	22	150	1218
75—80	m	165	70	179	414	13	5	10	—	9	37	451
	w	107	41	129	277	24	9	25	—	12	70	347
	zus.	272	111	308	691	37	14	35	—	21	107	798
80 u. mehr	m	71	41	80	192	6	—	6	—	3	15	207
	w	36	19	60	115	12	4	12	—	4	32	147
	zus.	107	60	140	307	18	4	18	—	7	47	354
Insgesamt	m	10171	1570	17564	29305	1394	586	369	117	845	3311	32616
	w	5207	928	15753	21888	1222	804	785	141	1222	4174	26062
	zus.	15378	2498	33317	51193	2616	1390	1154	258	2067	7485	58678

Bei den Ia-, Ic- und Id-Fällen sind wesentliche Änderungen gegenüber 1953 nicht erfolgt. Die Abnahme der Ib-Fälle ist aus Abb. 25 zu ersehen.

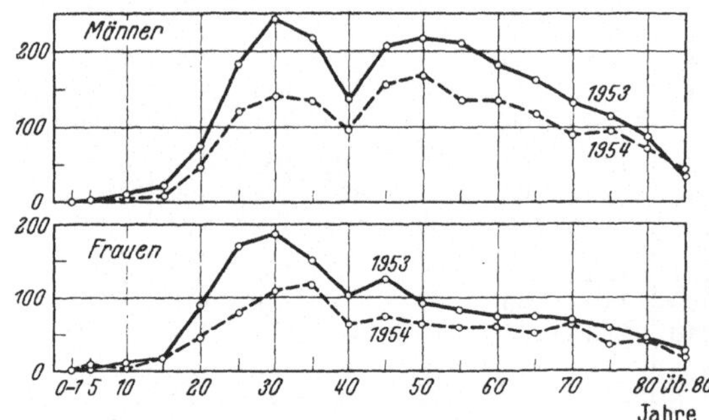

Abb. 25. Bestand an Personen mit ansteckender Tuberkulose ohne Bacillennachweis (Ib) Niedersachsen 1953 und 1954 absolute Zahlen

Die Statistiken des Bestandes sind im Anhang (Tab. XX—XXXVIII) abgedruckt.

4. Übergangsfälle aus anderen statistischen Gruppen (transitive Fälle)

In den Tuberkulose-Jahrbüchern 1950/51 (S. 69), 1951/52 (S. 71) und 1952/53 (S. 88) hatten wir gezeigt, daß der Anteil der Übergangsfälle an der Gesamtzahl der Zugänge ständig angestiegen ist. Tab. 24 zeigt diese Verhältnisse für Bayern.

Tabelle 24. *Zugänge aus anderen Gruppen zur Gruppe Ia in Prozent der Gesamtzugänge in Bayern 1938, 1947—1953*

Aus: Die Tuberkulose in Bayern 1952, S. 50/51; 1953, S. 44

	1938	1947	1948	1949	1950	1951	1952	1953
Gesamtzugänge zu Ia	2848	9446	7708	7103	7034	7313	7148	7056
davon Zugänge aus anderen Gruppen	439	2640	3151	3285	3224	3435	3357	3318
in % der Gesamtzugänge . . .	15,41	27,95	40,88	46,24	45,83	46,97	46,96	47,02

Nach Tbc.-Jb. 1952/53 ist vermutet worden, daß dieser Anstieg der Prozentzahl allmählich ein Ende erreicht haben dürfte. Diese Auffassung wird durch Tab. 24 bestätigt. Der Anteil der Verschlechterungen bei Ia liegt seit 1951 um 47%, so daß also *knapp die Hälfte der Zugänge zu Ia Verschlechterungen* aus anderen Gruppen (Ib—Id, IIa—III) darstellen. Ähnliche Verhältnisse treffen wir bei den übrigen Ländern der Bundesrepublik Deutschland an.

Auch für das Jahr 1953 haben wir die **Diagnosenübergänge nach dem Schema von Blittersdorf** zusammengestellt. Wir können in diesem Jahr über die Änderungen berichten, die sich auf eine Bevölkerung von rund 38,8 Mill. beziehen (s. Tab 25).

Tabelle 25. *Diagnosenübergänge nach dem Schema von* Blittersdorf *1953*

nach \ von	Ia	Ib	Ic	Id	IIa	IIb	IIc	IId	III	Summe
Ia		3873	7669	102	2747	27	218	141	229	15006
Ib	6303		2833	42	989	59	148	88	79	10541
Ic	12385	10726		256	7312	80	2846	1053	852	35510
Id	77	63	619		600	752	203	115	89	2518
IIa	1536	1585	48569	362		138	2901	2075	1937	59103
IIb	12	13	178	6757	105		86	67	52	7270
IIc	20	17	1478	69	1514	37		375	463	3973
IId	23	31	207	103	364	21	172		161	1082
III	85	128	1017	124	1304	57	454	1456		4625
Summe	20441	16436	62570	7815	14935	1171	7028	5370	3862	139628

Gesamtbevölkerung folgender Länder: Schleswig-Holstein, Niedersachsen, Bremen, Nordrhein-Westfalen (ohne 5 Kreise), Bayern und Baden-Württemberg 38781653 (nach der Fortschreibung).

Grundsätzlich sei darauf hingewiesen, daß sich das Schema von Blittersdorf in der Praxis im allgemeinen bewährt hat. Allerdings haben sich einige Mängel herausgestellt, auf welche näher eingegangen werden soll. Hinsichtlich der Spalten Ia—IIb ist festzustellen, daß es sich bei den darin erfaßten Personen um Tuberkulöse handelt, die entweder an einer aktiven Tuberkulose leiden, oder die nach Verschwinden der Aktivitätszeichen nur noch in Überwachung stehen, um evtl. Verschlechterungen rechtzeitig erfassen zu können. Für diesen Personenkreis ist natürlich ein Übergang von einer Gruppe in die andere ohne weiteres möglich; jedoch sollten *Übergänge von Ia nach Ib auf ein Minimum beschränkt* werden. Sind tatsächlich keine Bacillen mehr nachweisbar, dann gehört der betreffende Fall nach der entsprechenden Beobachtungszeit von 1 Jahr entweder nach Ic oder nach IIa, sofern nicht der röntgenologische oder klinische Befund ausnahmsweise die Eingruppierung nach Ib gestattet. Nach den zur Verfügung stehenden Unterlagen wird jedoch in rund 30% aller Übergänge von Ia in andere Gruppen die Eingruppierung nach Ib vorgenommen. — Anders verhält es sich mit den Gruppen IIc = Exponierte oder exponiert gewesene Personen, IId = unentschiedene Diagnosen und III = Beobachtungsfälle. Nach den bisherigen Gepflogenheiten bei den Tuberkulose-Fürsorgestellen werden Personen aus diesen Gruppen beim Nachweis einer aktiven Tuberkulose als *Übergang aus einer anderen Krankheitsgruppe* geführt. Bei einem Exponierten z. B. handelt es sich aber weder um einen Kranken noch um einen krank gewesenen Menschen, sondern um einen solchen, für den infolge tuberkulöser Erkrankung in seiner Umgebung eine erhöhte Gefährdung besteht. Es kann sich also bei der tuberkulösen Erkrankung eines Exponierten *nicht* um einen *Übergang* handeln, *sondern* um eine *Neuerkrankung*. Das gilt ähnlich für die IId- und III-Fälle. Im Jahre 1953 sind nach Tab. 25 6061 Personen aus den Gruppen IIc—III in die Gruppen Ia—Id übergeführt worden, obwohl es sich in allen Fällen eindeutig um Neuerkrankungen gehandelt hat. Auf die Gesamtbevölkerung umgerechnet bedeutet dies, daß fast 8000 Neuerkrankungsfälle an aktiver Tuberkulose nicht als solche, sondern als Übergänge aus anderen Krankheitsgruppen registriert worden sind; das sind aber etwa 7% der tatsächlichen Neuerkrankungen. Im übrigen verweisen wir in diesem Zusammenhang auf unsere entsprechenden Bemerkungen im Tbc.-Jb. 1952/53, S. 92.

Nach Tab. 25 wurden für 38781653 Einwohner der Bundesrepublik Deutschland 139628 Übergangsfälle ermittelt. Davon kamen

	1953 %	1952 %	1951 %	1950 %
nach Ia	10,7	11,4	10,4	9,5
nach Ib	7,6	8,3	6,6	8,5
nach Ia + Ib	18,3	19,7	17,0	18,0

Transitive Fälle aus der Gruppe der aktiven Tuberkulosen:

Es kamen von allen Übergängen der einzelnen Gruppen	1953 %	1952 %	1951 %	1950 %
3873 Ib-Fälle nach Ia	23,6	27,2	25,3	29,1
7669 Ic-Fälle nach Ia	12,3	12,7	9,5	11,0
und 2833 Ic-Fälle nach Ib . . .	4,5	4,9	7,6	4,6
oder nach Ia + Ib	16,8	17,6	17,1	15,6
102 Id-Fälle nach Ia	1,3	1,5	2,7	1,6
und 42 Id-Fälle nach Ib	0,5	0,5	1,0	0,6
oder nach Ia + Ib	1,8	2,0	3,7	2,2

Auf 38,8 Mill. Einwohner entfielen 1953 rd. 209000 Ic-Fälle Bestand; von diesen sind 10502 = 5% (1952 = 5,4; 1951 = 7,6; 1950 = 5,3%) während des Jahres *ansteckend* (Ia + Ib) geworden. Für das gesamte Bundesgebiet müssen wir also mit rd. 13350 Verschlechterungen aus der Gruppe Ic rechnen, die zu Ia + Ib gekommen sind; das sind rd. 9,7% (1952 = 10,2%) des Bestandes an Ia + Ib-Fällen überhaupt.

Auf 38,8 Mill. Einwohner entfallen i. J. 1953 rd. 30000 Ib-Fälle Bestand; 3873 = 12,9% (1952 = 14,7%; 1951 = 14,4%; 1950 = 12,5%) davon sind Ia-Fälle geworden. 10726 Ib-Fälle = 35,8% aller Ib-Fälle (1952 = 33,5; 1951 = 34,3; 1950 = 20,0%) kamen in die Gruppe der geschlossenen Tuberkulosen (Ic).

Die Sputumuntersuchung eines Ib-Falles dürfte danach i. J. 1953 mit rd. 13% Wahrscheinlichkeit positiv ausgefallen sein.

IIa-Fälle

Legt man für die weitere Rechnung den Bestand an IIa-Fällen in Niedersachsen zugrunde (s. „Tuberkulose in Niedersachsen 1953“), so erhält man für 38,8 Mill. etwa 487000 IIa-Fälle. Darin sind 52052 Zugänge aus Ia—Id = 10,7% (1952 = 12,0%) enthalten; dies sind Verbesserungen.

Von 487000 IIa-Fällen

kamen	2747 nach Ia =	0,56%
	989 nach Ib =	0,24%
	3736 nach Ia + Ib =	0,8 %
	7312 nach Ic =	1,5 %
	600 nach Id =	0,12%
	11648 nach Ia — Id =	2,4 %

Danach beträgt für einen IIa-Fall die Wahrscheinlichkeit eines Rückfalles 2,4% (1952 = 2,6%, 1951 = 2,8%) und die Wahrscheinlichkeit, eine ansteckende Tuberkulose zu bekommen, 0,8% (1952 = 0,68%, 1951 = 0,78%).

Im Jahre 1953 betrug die Zahl der Neuerkrankungen an aktiver Tuberkulose 21,95 auf 10000 Einwohner. Aus der Gruppe der IIa-Fälle sind 11648 Personen an einer aktiven Tuberkulose erkrankt, bzw. haben einen Rückfall erlitten = 239 auf 10000 IIa-Fälle. Die Wahrscheinlichkeit, einen Rückfall zu erleiden und damit (wieder) an Tuberkulose zu erkranken, ist danach für den IIa-Fall etwa 11 mal so groß wie die Wahrscheinlichkeit für einen beliebigen Einwohner der Bundesrepublik, an einer aktiven Tuberkulose zu erkranken.

IIb-Fälle

Von etwa 28700 IIb-Fällen kamen

27 nach Ia	= 0,094%
59 nach Ib	= 0,206%
86 nach Ia + Ib	= 0,3 %
80 nach Ic	= 0,28 %
752 nach Id	= 2,62 %
918 nach Ia — Id	= 3,20 %

Für die IIb-Fälle gilt danach eine etwas höhere Wahrscheinlichkeit, an einem Rückfall zu erkranken, wie für die IIa-Fälle.

IIc-Fälle

Von etwa 596000 Exponierten und exponiert gewesenen Gesunden kamen

218 nach Ia	= 0,037%
148 nach Ib	= 0,025%
366 nach Ia + Ib	= 0,06 %
2846 nach Ic	= 0,48 %
203 nach Id	= 0,03 %
3415 nach Ia — Id	= 0,57 %

Für Exponierte bestand danach in Jahre 1953 eine Wahrscheinlichkeit von 0,57% (1952 = 0,52%, 1951 = 0,72%, 1950 = 0,65%), an einer aktiven Tuberkulose zu erkranken. Diese Wahrscheinlichkeit ist also etwa $2^1/_2$mal so hoch wie die für alle Einwohner der Bundesrepublik (0,22).

IId- und III-Fälle

Von rd. 29200 IId-Fällen kamen 1397 = 4,8% nach Ia—Id. Das bedeutet, daß sich 1953 unter den unentschiedenen Diagnosen rd. 5% Fälle mit aktiver Tuberkulose befunden haben. Von 78800 Beobachtungsfällen (III) erkrankten i. J. 1953 1249 = 1,6% an aktiver Tuberkulose.

Von den gemeldeten 139628 Übergangsfällen sind 33402 = 24% Verschlechterungen; 18627 davon = 55,8% stammen aus den Gruppen IIa—III; dies sind 13,3% aller transitiven Fälle.

Auf 38,78 Mill. Einwohner kamen i. J. 1953 rd. 109000 Ia + Ib-Fälle des Bestandes; unter diesen befinden sich 19244 Verschlechterungen aus allen Gruppen; dies entspricht 17,7% (1952 = 18,4%, 1951 = 18,3%) des Gesamtbestandes an Ia + Ib-Fällen.

Diese Rechnung auf den Bestand an Ia—Ic-Fällen bezogen ergibt 31643 Verschlechterungen aus allen Gruppen bei Ia—Ic = 10% des Bestandes an Personen mit aktiver Lungentuberkulose. Danach bedeutet jeder 10. Fall des Bestandes an Lungentuberkulösen — wie im Jahre 1952 — eine Verschlechterung.

Auf 38,78 Mill. Einwohner kamen i. J. 1953 23100 Neuerkrankungen an Ia + Ib-Fällen. Die Zahl der Zugänge in Form von Verschlechterungen aus anderen Gruppen betrug 19244. Die Gesamtzugänge an Ia + Ib-Fällen beliefen sich danach auf 42344. Der Anteil der Verschlechterungen aus allen anderen Gruppen beträgt also 45,5% (1952 = 46,2%, 1951 = 44,4%). Bei den Ia-Fällen allein beträgt der Anteil der Verschlechterungen 46,5% (1952 = 47,7%, 1951 = 46,0%).

Von 38,78 Mill. Einwohnern erkrankten 1953 78000 an Lungentuberkulose (Ia—Ic). 33402 Fälle kamen als Verschlechterungen aus anderen Gruppen zu Ia—Ic = 30% (1952 = 31,0%). Auch für das Jahr 1953 läßt sich danach feststellen, daß rund ein Drittel aller Zugänge an Ia—Ic-Fällen Verschlechterungen darstellen.

Das Risiko, an einer aktiven Lungentuberkulose zu erkranken, beträgt 1950—1953:

	1953 %	1952 %	1951 %	1950 %
1. Die Wahrscheinlichkeit, an Lungentuberkulose zu erkranken, betrug für jeden Einwohner	0,19	0,20	0,21	0,24
2. Die Wahrscheinlichkeit, an ansteckender Lungentuberkulose zu erkranken, betrug für jeden Einwohner	0,06	0,064	0,068	0,064
3. Die Wahrscheinlichkeit, an ansteckender Lungentuberkulose zu erkranken, betrug für jeden geschlossenen Lungentuberkulösen	5,0	5,4	5,3	7,6
4. Die Wahrscheinlichkeit, an einem Rückfall von Lungentuberkulose zu erkranken, betrug für jeden inaktiven Lungentuberkulösen	2,4	2,6	2,8	3,0
5. Die Wahrscheinlichkeit, an einer ansteckenden Lungentuberkulose zu erkranken, betrug für jeden inaktiven Lungentuberkulösen	0,8	0,68	0,78	0,69
6. Die Wahrscheinlichkeit, an einer aktiven Lungentuberkulose zu erkranken, betrug für jeden „gesunden" Exponierten	0,57	0,52	0,72	0,65

In den amtlichen deutschen Statistiken werden nur die *Neuerkrankungen* und der *Bestand*, nicht aber die *Zugänge aus anderen Gruppen* geführt. Letztere enthalten *Verschlechterungen* (etwa von IIa nach Ic) und *Verbesserungen* (etwa von Ia nach Ic). Lediglich die Zugänge zu Ia sind immer Verschlechterungen. Die Angabe einer bestimmten Anzahl von „Zugängen" ist unbefriedigend, da diese keine Aussage enthält über den Anteil der Verschlechterungen und der Verbesserungen an der Gesamtzahl von Zugängen. Für Niedersachsen und Bayern haben wir für das Jahr 1953 folgende Verhältnisse errechnet (Zahlenangaben nach „Tuberkulose in Niedersachsen 1953" und „Tuberkulose in Bayern 1953"):

Niedersachsen	Ia	Ib	Ic	Id	Ia—Id
a) alle „Zugänge"	6130	2468	16900	2659	28157
b) nur „Neuerkrankungen" + Verschlechterungen	6130	2007	11282	2372	21791
c) b) in % von a)	100	81,3	66,8	89,3	77,3
d) „Verbesserungen" in % von a) .	—	18,7	33,2	10,7	22,6
1952	—	22,4	25,2	6,9	17,6

Bayern	Ia	Ib	Ic	Id	Ia—Id
a) alle „Zugänge"	7056	4022	15779	2907	29764
b) nur „Neuerkrankungen" + Verschlechterungen	7056	2348	11314	2733	23451
c) b) in % von a)	100	58,4	71,7	94,1	78,8
d) „Verbesserungen" in % von a) .	—	41,6	28,7	5,9	21,2
1952	—	39,4	27,7	5,2	20,7

Die Verbesserungen betragen auch 1953 rund 20% und treten besonders bei Ib und Ic auf.

Faßt man „Neuerkrankungen und Verschlechterungen" zusammen als Verschlechterungen auf (in dem Sinne, daß auch eine Neuerkrankung eine Verschlechterung aus dem Zustand völliger Gesundheit darstellt), dann ergeben diese 1953 folgenden prozentualen Anteil am *Bestand* der einzelnen Gruppen:

Land	Jahr	Ia %	Ib %	Ic %	Id %	Ia—Id %
Niedersachsen	1953	38,1	55,0	34,1	30,5	35,8
	1952	39,8	43,7	36,2	29,1	36,7
Bayern	1953	42,8	34,6	34,8	34,8	36,8
	1952	44,3	34,1	36,7	35,0	38,1

Auch danach sind rund 35% des Bestandes im Jahre 1953 als „Verschlechterungen" aufzufassen, etwa 65% aber als alter Bestand bzw. „chronische Fälle".

Aus Tab. 25 lassen sich für 38,78 Mill. Einwohner 33402 Fälle von Verschlechterungen feststellen, das sind rund 42500 für die gesamte Bundesrepublik. Die Zahl der *Rückfälle*, die ansteckend geworden sind (Ia + Ib), beträgt etwa 19500.

5. Beziehungen zwischen Lebensalter, Tuberkulose-Infektion und Morbidität

Die Tuberkulose ist eine Infektionskrankheit; ihrer Entwicklung muß eine Infektion vorangegangen sein. Die Primärinfektion beginnt etwa vom 1. Lebensjahr an, und mit 45—50 Jahren haben fast alle Menschen die erste Begegnung mit dem Tuberkelbacillus hinter sich. Die nach der Erstinfektion zurückbleibende allergische Umstimmung kann durch die *Tuberkulinprobe* nachgewiesen werden. Über die Zahl der Infizierten sind wir durch *Tuberkulinkataster* unterrichtet. Auf Grund der heute vorliegenden Statistiken über die alters- und geschlechtsspezifische Verteilung der Neuerkrankungen an Tuberkulose kann angenähert das *Verhältnis Neuerkrankungen zu Infizierten* ermittelt werden.

Hinsichtlich der Charakteristika der Morbiditätskurven haben sich seit 1920 keine wesentlichen Änderungen ergeben und sind in absehbarer Zeit auch kaum zu erwarten. Schwankungen der Relativziffern werden im allgemeinen auch von den Tuberkulinziffern mitgemacht werden, so daß das *Verhältnis Neuerkrankungen zu Infizierten im großen und ganzen unverändert* bleiben wird. Unter dieser Annahme läßt sich aus den Neuerkrankungsziffern die Wahrscheinlichkeit errechnen, bis zu einem bestimmten Alter an Tuberkulose erkrankt, bzw. *erkrankt gewesen zu sein.* Diese Wahrscheinlichkeit ergibt sich angenähert durch Addition der Erkrankungswahrscheinlichkeiten während der einzelnen Lebensalter (s. Tab. 26).

Tabelle 26. *Ansteckungen mit Tuberkulose (nach Tuberkulinprüfung) und Wahrscheinlichkeit, eine Erkrankung an Lungentbc. durchgemacht zu haben (Niedersachsen)*

(m + w)	5	10	15	20	25	30	35	40	45	50	55	60	65	70	75	80	üb. 80 J
Ansteckg.	7	18	33	52	63	73	84	91	97	100	100	100	100	100	100	100	100%
Erkrankg.	1,2	2,3	2,9	3,8	5,4	6,9	8,3	9,4	10,4	11,3	12,4	13,3	14,4	15,4	16,4	17,4	18,5%
Prozent	17,1	12,8	8,8	7,3	8,6	9,5	9,9	10,3	10,7	11,3	12,4	13,3	14,4	15,4	16,4	17,4	18,5%

Die aus der Tuberkulinkurve entnommenen Werte (obere Reihe, leider *nicht getrennt* für Männer und Frauen verfügbar) geben an, wieviel Prozent der Männer und Frauen der verschiedenen Altersklassen nachweislich mit dem Tuberkelbacillus in Berührung gekommen sind. Es ist anzunehmen, daß die Zahl der Infektionen mit zunehmendem Alter ansteigt; ein wesentlicher Teil der Angehörigen der mittleren und höheren Altersklassen dürfte mehrere Infektionen mitgemacht haben. Diese Verhältnisse sind jedoch so unbekannt, daß Angaben darüber, auf wieviel *Ansteckungen* eine Erkrankung entfällt, nicht gemacht werden können; es kann jedoch errechnet werden, in welchem Verhältnis die Zahl der infizierten Personen zur Zahl der Neuerkrankungen an Tuberkulose steht. Dieses Verhältnis ist in der 3. Zeile von Tab. 26 angegeben. Oberhalb 45 Jahre sind annähernd sämtliche Personen einmal oder mehrfach mit dem Tuberkelbacillus in Berührung gekommen. Die Wahrscheinlichkeit, bis zum 50. Lebensjahr jemals an Lungentuberkulose erkrankt gewesen zu sein, beträgt 11,3%. Auf 100 Personen von 50 Jahren, die sämtlich eine Infektion durchgemacht haben dürften, kommen danach 11,3, die an Lungentuberkulose erkrankt sind oder erkrankt waren. Für diese Altersgruppe beträgt somit das Verhältnis Infizierte zu Erkrankten etwa 11,3%, für die 80jährigen rund 17%. Nach Tab. 26 liegen die betreffenden Werte zwischen 7,3 und 18,5%; die Zahl der an Tuberkulose Erkrankten beträgt also mindestens etwa 10% und höchstens 20% der Infizierten, so daß es *bei 80—90% aller Infizierten nicht zu einer Manifestation* kommt.

Als Mittelwert der Wahrscheinlichkeit, jemals an einer Lungentuberkulose erkrankt gewesen zu sein, ergeben sich für die Gesamtbevölkerung rund 10%.

Bei einer Einwohnerzahl der Bundesrepublik Deutschland von rd. 50 Millionen wären somit 10% = rd. 5 Millionen an Lungentuberkulose erkrankt und erkrankt gewesen [s. ULRICI: Ärztl. Wochenschrift **1946**, Heft 15/16, 246; KEUTZER: Über Beziehungen zwischen Lebensalter, Tuberkuloseinfektion und Morbidität, (Ärztl. Mitt. 12, **1955**, 369—372)].

Nach der Tuberkulinkurve haben im Mittel 75% der Bevölkerung eine Infektion durchgemacht = 37,5 Mill. Davon sind 5 Mill. an Tuberkulose erkrankt = 13,3%. Daraus ist zu schließen, daß im Mittel etwa *12—15% aller mit Tuberkulose infizierten Personen an einer Tuberkulose der Atmungsorgane erkranken.*

Die *Zahl der Infektionen* dürfte wesentlich höher liegen als die Zahl der Infizierten; es kann also gefolgert werden, daß *weit über 90% aller Infektionen mit Tuberkelbacillen nicht zu einer Manifestation führen.*

6. Entwicklung der Morbidität seit 1948

Als Gradmesser für die Bedeutung und Entwicklung des Tuberkulosegeschehens diente bislang die Tuberkulosemortalität. Solange die Sterblichkeit an Tuberkulose 10% und mehr der Gesamtsterblichkeit ausmachte, war dies berechtigt. Inzwischen haben die modernen Behandlungsmethoden jedoch ein Absinken der Tuberkulose-Sterbeziffer auf etwa 2,0/10000 E. zur Folge gehabt, während der Bestand an Tuberkulosekranken seit Bestehen der Bestandsstatistik keine entscheidende Änderung aufweist. *Mit dieser Entwicklung ist aus dem Mortalitätsproblem ein Morbiditäts- bzw. Invaliditätsproblem geworden*, und *die Beurteilung der weiteren Entwicklung der Tuberkulose weist deshalb der Morbiditäts-Statistik maßgebende Bedeutung zu.* Wir haben voraufgehend mehrfach auf diese Tatsache hingewiesen und auch die Gründe aufgeführt, die uns veranlassen, die derzeitige Morbiditäts-Statistik als unzulänglich zu betrachten und eine *zuverlässige und vergleichbare Statistik* für *unbedingt notwendig* zu erachten.

Erst seit 1946 besteht in der heutigen Bundesrepublik Deutschland eine Anzeigepflicht für alle Formen von aktiver Tuberkulose; die früheren deutschen Angaben über Neuerkrankungen und Bestand sind weitgehend unvollständig, da sie unter anderen Voraussetzungen zusammengestellt worden sind. Sie können aus diesem Grunde zu Vergleichszwecken nicht verwendet werden. Aus den Jahren 1946 und 1947 liegen nur spärliche Angaben vor, und erst ab 1948 sind in den meisten deutschen Bundesländern entsprechende Erhebungen angestellt worden, die — wenn auch unter Vorbehalt — einen Vergleich mit der heutigen Situation gestatten.

In Tab. 27 ist die prozentuale Abnahme der Neuerkrankungsfälle von 1948 auf 1954 für 7 Länder zusammengestellt.

Tabelle 27. *Prozentuale Abnahme der Neuerkrankungsfälle (auf 10000 Einwohner) 1948—1954*

Land	Ia %	Ib %	Ia + Ib %	Ic %	Ia – Ic %	Id %	Ia—Id %
Schleswig-Holstein . . .	19,0	49,8	31,3	69,8	64,3	50,3	63,2
Hamburg	14,6	36,1	23,2	39,8	36,9	54,5	38,6
Niedersachsen	45,6	63,2	50,7	60,3	57,9	52,8	57,4
Bremen	28,3	25,5	27,3	69,1	62,3	49,8	60,1
Nordrhein-Westfalen . .	29,0	74,7	44,6	64,1	58,3	58,9	59,2
Hessen	38,5	50,0	41,3	60,7	55,6	42,0	53,4
Bayern	23,9	64,0	37,3	62,2	56,3	47,6	55,2

Nach Tab. 27 haben die Ia- und Ib-Fälle sehr uneinheitlich abgenommen, ziemlich gleichmäßig dagegen die

Ic-Fälle um 60—70%
Ia—Ic-Fälle um 50—60%
Id-Fälle um 50%
Ia—Id-Fälle um 50—60%.

Dabei hat sich der Anteil der verschiedenen Diagnosegruppen an der Gesamtzahl der Neuerkrankungen folgendermaßen geändert:

Land	Jahr	Ia %	Ib %	Ia + Ib %	Ic %	Id %	Gesamt %
Schleswig-Holstein . . .	1948	7,7	5,2	12,9	78,2	8,9	100
	1954	17,0	7,1	24,1	64,2	11,7	100
Hamburg	1948	9,5	6,4	15,9	74,2	9,9	100
	1954	13,3	6,6	19,9	72,8	7,3	100
Nordrhein-Westfalen . .	1948	14,1	7,3	21,4	65,0	13,6	100
	1954	24,6	4,5	29,1	57,1	13,8	100
Bayern	1948	13,8	7,1	20,9	67,2	11,9	100
	1954	23,5	5,7	29,2	56,9	13,9	100

Aus dieser Zusammenstellung ist zu ersehen, daß der *Anteil der Ic-Fälle* — außer in Hamburg — *stärker abgenommen* und der der Id-Fälle geringe Änderungen erfahren hat, während der *Prozentsatz der ansteckenden Tuberkulosen stärker angestiegen* ist und *heute 25—30% der Neuerkrankungen an Tuberkulose aller Formen* umfaßt.

Der *Rückgang* der Neuerkrankungsfälle von 1948—1954 verteilt sich auf die einzelnen Diagnoseformen nach Tab. 28.

Tabelle 28.

Land	Abnahme	davon entfallen auf:						
	Ia—Id %	Ia %	Ib %	Ia + Ib %	Ic %	Ia—Ic %	Id-Fälle %	Gesamt %
Schleswig-Holstein	63,2	2,3	4,1	6,4	86,3	92,7	7,3	100
Hamburg	38,6	3,6	6,0	9,6	76,4	86,0	14,0	100
Niedersachsen	57,4	11,8	7,8	19,6	68,7	88,3	11,7	100
Bremen	60,1	3,9	2,1	6,0	79,3	85,3	14,7	100
Nordrhein-Westfalen	59,2	6,8	9,2	16,0	70,4	86,4	13,6	100
Hessen	53,4	10,9	6,4	17,3	70,0	87,3	12,7	100
Bayern	55,2	6,0	8,2	14,2	75,6	89,8	10,2	100

An dem Absinken der Neuerkrankungsziffern (Ia—Id) sind die ansteckenden Tuberkulosen mit rd. 15%, die extrapulmonalen mit etwa 10—15% und *die geschlossenen mit etwa 70—80% im Mittel* beteiligt.

Der Abfall der Neuerkrankungen überhaupt von 1948—1954 um rd. 60% *wird* danach *maßgebend verursacht durch das Absinken der Neuerkrankungsziffern an geschlossenen Tuberkulosen.* Von Interesse erscheint in diesem Zusammenhang die jährliche Änderung der Neuerkrankungsziffern für den Zeitraum von 1948 bis

1954; die entsprechenden Zahlen sind in Tab. 29 für die Länder Schleswig-Holstein, Niedersachsen, Hessen und Bayern zusammengestellt.

Tabelle 29. *Jährliche prozentuale Änderung der Neuerkrankungsziffern von 1948—1954*
Schleswig-Holstein, Niedersachsen, Bayern und Hessen

Jahre	Ia	Ib	Ia + Ib	Ic	Ia —Ic	Id	Ia—Id
			Schleswig-Holstein				
1948—1949	— 6,9	— 2,6	— 5,2	—42,0	—36,8	—20,9	—43,4
1949—1950	+11,1	—13,2	+ 1,1	—21,1	—16,6	—15,1	—16,5
1950—1951	— 5,0	— 3,3	— 4,3	— 3,0	— 3,3	+ 2,2	— 2,7
1951—1952	— 8,1	—16,9	—11,2	— 1,9	— 4,3	—11,5	— 5,2
1952—1953	— 5,9	—13,9	— 8,6	—24,7	—20,9	+ 1,5	—18,5
1953—1954	— 5,8	—14,4	— 7,8	— 7,8	— 7,8	—21,8	— 9,7
			Niedersachsen				
1948—1949	—16,2	—22,9	—17,6	—32,4	—28,7	—15,9	—27,2
1949—1950	— 1,6	+ 3,7	0	—13,7	— 9,7	—24,5	—11,6
1950—1951	— 3,3	+ 7,1	0	+ 1,1	+ 0,7	— 7,5	— 0,3
1951—1952	—12,4	—17,3	—13,9	—12,9	—13,2	—10,8	—13,0
1952—1953	—12,6	—22,6	—17,1	—11,1	—13,1	—13,3	—13,0
1953—1954	— 8,8	—32,8	—16,2	—12,1	—14,0	+ 3,8	—11,9
			Hessen				
1948—1949	— 7,8	—30,4	—13,7	—34,7	—29,3	—20,0	—27,8
1949—1950	— 6,4	— 6,6	— 6,4	—19,7	—16,0	—11,4	—15,2
1950—1951	— 9,0	—20,0	—11,9	—15,4	—14,2	— 2,5	—12,0
1951—1952	0	+ 8,3	+ 1,9	+ 3,9	+ 3,2	—11,6	+ 1,1
1952—1953	—10,5	+ 2,3	— 7,2	— 0,9	— 3,2	+ 3,9	— 1,9
1953—1954	—12,3	—13,5	—12,8	—15,9	—13,2	— 8,6	— 6,8
			Bayern				
1948—1949	—16,3	—24,0	—18,9	—39,0	—34,3	—26,2	—33,5
1949—1950	0	— 5,3	0	—17,2	—12,2	—22,6	—13,2
1950—1951	+ 2,4	— 5,5	0	—10,0	— 6,7	0	— 5,9
1951—1952	— 1,7	—15,3	— 5,6	— 6,5	— 6,1	+ 5,4	— 4,8
1952—1953	— 1,2	— 2,8	— 1,8	— 9,7	— 6,9	— 4,3	— 6,5
1953—1954	— 8,6	—35,7	—15,2	— 1,3	— 6,6	— 9,1	— 6,9

Aus der Tab. 29 ist zu ersehen, daß die Änderung in den aufgeführten Ländern während der einzelnen Jahre recht uneinheitlich erfolgt ist, doch kann man feststellen, daß die Abnahme der Neuerkrankungsziffern von 1948—1950 am stärksten war und sich dann verlangsamt hat. Die Ursache für diesen stärkeren Abfall besonders der Ic-Fälle dürfte vermutlich darin liegen, daß mit der Besserung der Ernährungslage nach 1948 die Beurteilung der Ic-Fälle schärfer erfolgte. Dies läßt auch Tab. 30 erkennen.

Nach Tab. 30 hat sich sowohl bei den Ia + Ib-Fällen als auch bei den Id-Fällen die prozentuale Beteiligung der einzelnen Altersklassen nur unwesentlich verändert; man kann eine geringe Abnahme des Anteils der jüngeren Personen und eine entsprechende leichte Zunahme bei den Älteren feststellen.

Eine entscheidende Änderung ist dagegen bei den Ic-Fällen erfolgt: 1948 betrug der Anteil der 5—15 jährigen Knaben 34,7% an allen Ic-Fällen, 1953 nur noch 14,0%; für die Mädchen lauten die Werte: 1948 = 39,6%, 1953 = 15,7%.

Tabelle 30. *Prozentuale Beteiligung der Altersklassen an den verschiedenen Diagnosegruppen Hessen 1948 und 1953* (Neuerkrankungen)

Alter	m		w	
	1948	1953	1948	1953
		Ia + Ib = Fälle		
0— 5	0,9	0,3	1,1	0,4
5—15	1,5	1,0	3,0	2,5
15—25	19,7	16,0	25,7	25,3
25—45	40,6	38,0	38,7	39,9
45—65	27,4	33,1	20,3	19,6
über 65 Jahre	9,9	11,6	11,2	12,3
	100	100	100	100
		Ic = Fälle		
0— 5	12,0	11,3	15,4	12,2
5—15	34,7	14,0	39,6	15,7
15—25	12,6	16,4	12,7	21,6
25—45	22,9	29,7	20,0	32,9
45—65	14,5	24,1	9,3	13,3
über 65 Jahre	3,3	4,5	3,0	4,3
	100	100	100	100
		Id = Fälle		
0— 5	8,4	8,5	6,8	5,7
5—15	25,3	19,9	21,1	14,2
15—25	20,0	19,2	17,1	19,9
25—45	25,8	26,3	26,9	30,2
45—65	15,2	20,2	20,0	23,2
über 65 Jahre	5,3	5,9	8,1	6,8
	100	100	100	100

Tabelle 31. *Die Erkrankungsziffern auf 10000 Einwohner haben in Hessen von 1948 auf 1953 abgenommen um*

Alter	Ia + Ib-Fälle		Ic-Fälle		Id-Fälle	
	Männer %	Frauen %	Männer %	Frauen %	Männer %	Frauen %
0— 5	—78,2	—78,9	58,9	66,6	41,7	48,0
5—15	—55,5	—39,1	79,4	80,5	46,8	50,9
15—25	—50,0	—31,1	44,1	23,5	46,7	21,2
25—45	—37,3	—25,0	39,0	22,5	37,2	20,8
45—65	—27,1	—39,8	29,8	42,4	25,8	30,7
über 65 Jahre	—22,8	—31,4	37,3	41,2	33,0	49,4

Die Tab. 31 läßt erkennen, daß der Rückgang der Neuerkrankungsfälle besonders stark bei den jüngeren Altersklassen in Erscheinung tritt und mit höherem Alter geringer wird. Bedeutungsvoll ist besonders das Absinken der Neuerkrankungsziffern für die geschlossenen Tuberkulosen der 5—15 jährigen mit rund 80%.

Die Abnahme der Neuerkrankungen der 0—15 jährigen an geschlossener Tuberkulose von 1948—1953 betrifft rund 53% des Rückganges der Neuerkrankungen an Tuberkulose aller Formen und aller Altersklassen, der der 5—15 jährigen allein 42%.

Im Jahre 1948 machten die Neuerkrankungsfälle der 5—15jährigen an geschlossener Tuberkulose 22,9% der Neuerkrankungsfälle (Ia—Id) aller Altersklassen aus, 1949 15,9%, 1950 12,4% und 1953 nur noch 7,8%.

Der Abfall der Neuerkrankungsziffern von 1948—1953 ist in dem angegebenen Ausmaß also zweifellos *nicht reell*, sondern maßgebend beeinflußt durch den Fortfall der „Vorbeugungsdiagnosen".

Aus der Tab. 31 ist die wichtige Tatsache zu entnehmen, daß das *Absinken* der Ziffern *bei den Frauen durchweg stärker* erfolgt ist *als bei den Männern, außer in den Altersklassen 15—45 Jahre:* Pubertät und Zyklusperiode prägen sich in diesem Geschehen aus.

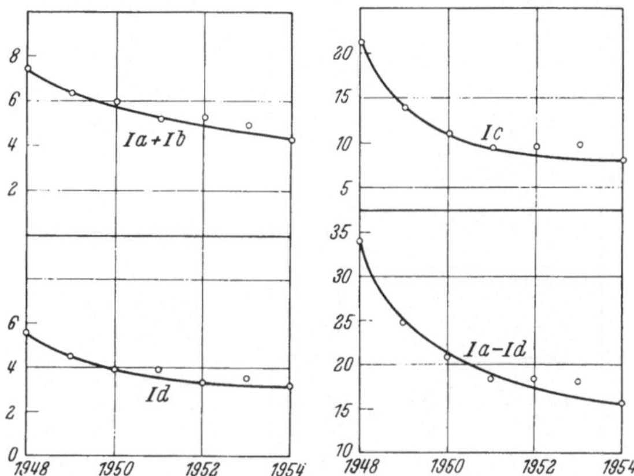

Abb. 26. Neuerkrankungen an Tuberkulose in Hessen 1948—1954 auf 10000 E.

In bezug auf den Bestand sind ähnliche Verhältnisse wie bei den Neuerkrankungen festzustellen. Die Entwicklung der Neuerkrankungen in Hessen von 1948—1954 ist aus Abb. 26 zu ersehen.

Tabelle 32. *Bestand an Personen mit aktiver Tuberkulose auf 10000 Einw.* Bundesgebiet 1948—1954

Jahr	Ia + Ib	Ic	Id	Ia—Id
1948	25,2	67,3	14,5	106,9
1949	27,8	66,6	15,1	111,7
1950	28,6	59,8	15,6	104,0
1951	29,2	56,5	15,1	100,9
1952	29,0	54,4	14,0	97,5
1953	28,1	53,9	13,7	95,7
1954	25,8	52,4	13,0	91,2

Nach Tab. 33 hat der Bestand an ansteckenden Tuberkulosen in den meisten Ländern zugenommen, die Ic- und Id-Fälle haben abgenommen. Der Gesamtbestand an Personen mit aktiver Tuberkulose hat sich in dem Zeitraum 1948 bis 1954 um rd. 20% verringert.

Tabelle 33. *Änderung des Bestandes 1948—1954 in Prozent der Relativzahlen*

Land	Ia + Ib	Ic	Id	Ia—Id
Schleswig-Holstein	+31,2	—33,3	+ 4,2	—19,7
Hamburg	+15,8	—21,2	—53,8	—18,2
Niedersachsen	— 1,4	—27,4	—18,1	—19,7
Bremen	+12,9	— 9,1	—22,1	— 6,3
Nordrhein-Westfalen	—10,7	—25,6	—19,0	—21,2
Hessen	— 3,0	—28,7	— 8,2	—19,5
Bayern	+ 1,5	—28,2	—16,4	—18,5
Bundesgebiet	+ 2,4	—22,2	—11,1	—14,7

Über die zeitliche und altersmäßige Änderung des Bestandes seit 1948 unterrichten die Abb. 27—29. Aus den Abb. 27—29 ist zu ersehen, daß die Abnahme des Bestandes maßgebend durch die Abnahme der Ic-Fälle von 1948 auf 1950 verursacht wird und daß sich der Bestand für die Altersklassen bis 25—45 Jahre verringert, darüber aber zugenommen hat. *Die Ic-Fälle der 0—15jährigen machten 1948 in Hessen 23,6% des Gesamtbestandes an Personen mit aktiver Tuberkulose aus, 1953 betrug ihr Anteil nur noch 9,3%.*

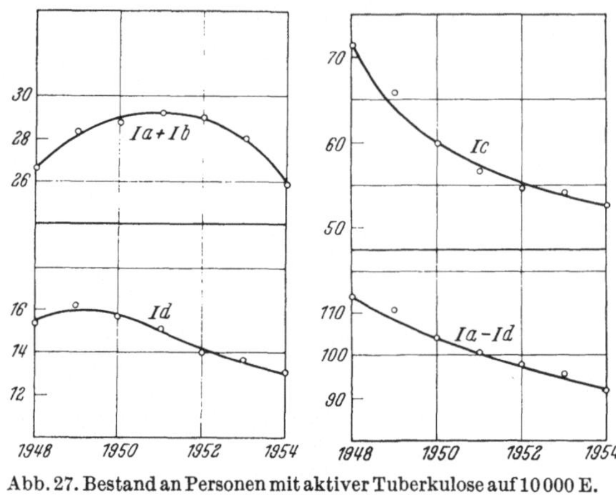

Abb. 27. Bestand an Personen mit aktiver Tuberkulose auf 10000 E. Bundesgebiet 1948—1954

Wir können feststellen, daß sowohl *bei den Neuerkrankungen als auch beim Bestand seit 1948 ein Rückgang* zu verzeichnen ist, *der hauptsächlich die geschlossenen Tuberkulosen betrifft und in der Zeit von 1948—1950 am stärksten aufgetreten ist.* Ab 1950 hat sich die Abnahme wesentlich verlangsamt. An dieser Entwicklung sind entscheidend die Erkrankungsfälle der 0—15jährigen, und besonders der 5—15jährigen an geschlossener Tuberkulose beteiligt, deren Anteil an allen Neuerkrankungsfällen (Ia—Id) und am Gesamtbestand von über 20% auf unter 10% gefallen ist. Wir vermuten deshalb, daß es sich bei dem Abfall der Morbiditätsziffern nur zu einem Teil um ein reelles Absinken, und hauptsächlich um den Fortfall der „Vorbeugungsdiagnosen“ handelt, die mit der Zuerkennung von Zusatzverpflegung in den Hungerjahren als prophylaktische Maßnahme zu betrachten sind. Darüber hinaus ist ein Teil des Rückganges der Bestandsziffern

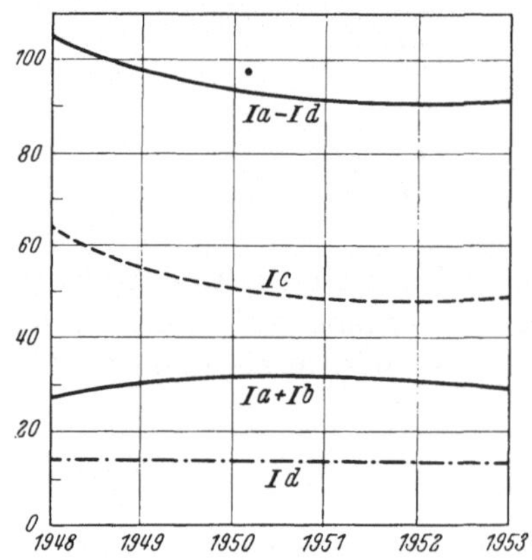

Abb. 28. Bestand an Männern mit aktiver Tuberkulose in Hessen (auf 10000 Männer, 1948—1953). Aus: Der Landarzt **31**, 240—243 (1955)

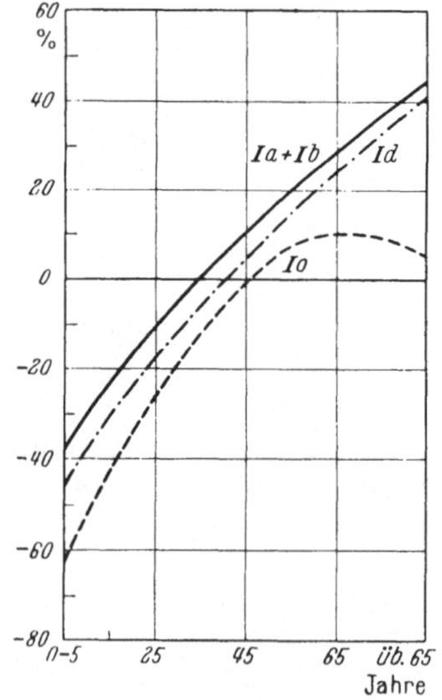

Abb. 29. Prozentuale Änderung des Bestandes an Männern mit aktiver Tuberkulose (Hessen, 1948—1953). Aus: Der Landarzt **31**, 240—243 (1955)

auf eine *Bereinigung des Bestandes* zurückzuführen. Nach der deutlich erkennbaren Verringerung der Abnahme in den letzten Jahren kann vermutet werden, daß in absehbarer Zeit eine *wesentliche* Änderung der Zahl der Neuerkrankungen und des Bestandes nicht zu erwarten ist (s. KEUTZER: Entwicklung der Morbidität und Mortalität an Tuberkulose in der Bundesrepublik Deutschland seit 1948, Der Landarzt, **31**, 240—243 (1955).

7. Tuberkulosemorbidität und allgemeine Morbidität

Wir hatten betont, daß mit dem Absinken der Tuberkulosemortalität auf rd. 2% der Gesamtsterblichkeit eine Beurteilung des Tuberkulosegeschehens nur auf Grund sorgfältig geführter Morbiditäts-Statistiken möglich ist, deren alters- und geschlechtsspezifische Gliederung die weitere Entwicklung genau zu beobachten gestattet. Auch die *Union Internationale contre la Tuberculose* hat sich dieser Auffassung angeschlossen und das Sous-Comité d'Épidémiologie mit der Erstellung entsprechender Statistiken und ihrer Bearbeitung beauftragt. In mehreren Sitzungen sind die wesentlichsten Fragen einer solchen Statistik behandelt und den Mitglieds-Assoziationen als Grundlage für ihre Arbeit mitgeteilt worden. In erster Linie handelt es sich dabei um die Definition des Begriffes *Aktivität* und um die *Einteilung der Tuberkulösen in Diagnosegruppen.* Hinsichtlich der *Altersgliederung* war *die bei der WHO übliche Einteilung* (0—1, 1—4, 5—9 usw. bis 85 J. und über 85 J.) empfohlen worden. In einem Bericht im "International Tuberculosis Yearbook 1954" [ICKERT u. KEUTZER: Epidemiological Report on Tuberculosis (Mortality and Morbidity), Bull. Internat. Union against Tuberculosis **24**, 1—2, 4—43 (1954)] sind die Ergebnisse für das Jahr 1950 niedergelegt. Danach liegt das *Maximum der Tuberkulose-Morbidität bereits um 1920—1925* in Norwegen und Dänemark ebenso wie 1950 in den Ländern Dänemark, England, Frankreich, Deutschland, Niederlande, Norwegen, Österreich, Schottland, Schweden und den USA (New York City) einheitlich *um 20—30 Jahre. Der Charakter der Morbiditätskurven stimmt in allen Ländern weitgehend überein*; dasselbe gilt in bezug auf die charakteristischen Merkmale der Mortalitätskurven, die heute bei 20—30 Jahren nur noch ein kleines Maximum, den Höchstwert aber um etwa 60—70 Jahre aufweisen, und zwar ebenfalls in allen Ländern. Welche Gründe die Morbidität bei 20—30 Jahren ein Maximum erreichen lassen, konnte bisher nicht eindeutig festgestellt werden.

Eine erschöpfende Morbiditäts-Statistik gibt es nicht, obwohl diese für die Beurteilung des Gesundheitszustandes einer Bevölkerung von sehr großer Bedeutung wäre. PRINZING (Handbuch der medizinischen Statistik. S. 193—340, Jena: G. Fischer 1931) hat sich mit der Frage der Statistik der Erkrankungen ausführlich auseinandergesetzt und berichtet über die Ergebnisse deutscher und ausländischer Untersuchungen. Man gewinnt auf Grund der Tabellen den Eindruck völliger Uneinheitlichkeit.

Die *Mortalität der einzelnen Altersklassen* weist — außer Unterschieden in der Größenordnung — *weitgehende Übereinstimmung* in den einzelnen Ländern und zu verschiedenen Zeiten auf: die Kurve der allgemeinen Mortalität stellt sich in allen Ländern mehr oder weniger in U-Form dar. Auch für die *Letalität* liegen weitgehend *übereinstimmende Beobachtungen* vor: im allgemeinen hoch bei Erkrankungen von Säuglingen und Kleinkindern, niedrig für die Jugendlichen und jüngeren Erwachsenen und dann ansteigend bis zu hoher Letalität bei den

Greisen. Zwischen Morbidität, Letalität und Mortalität besteht folgende Beziehung

$$\text{Letalität} = \frac{\text{Mortalität} \times 100}{\text{Morbidität}}.$$

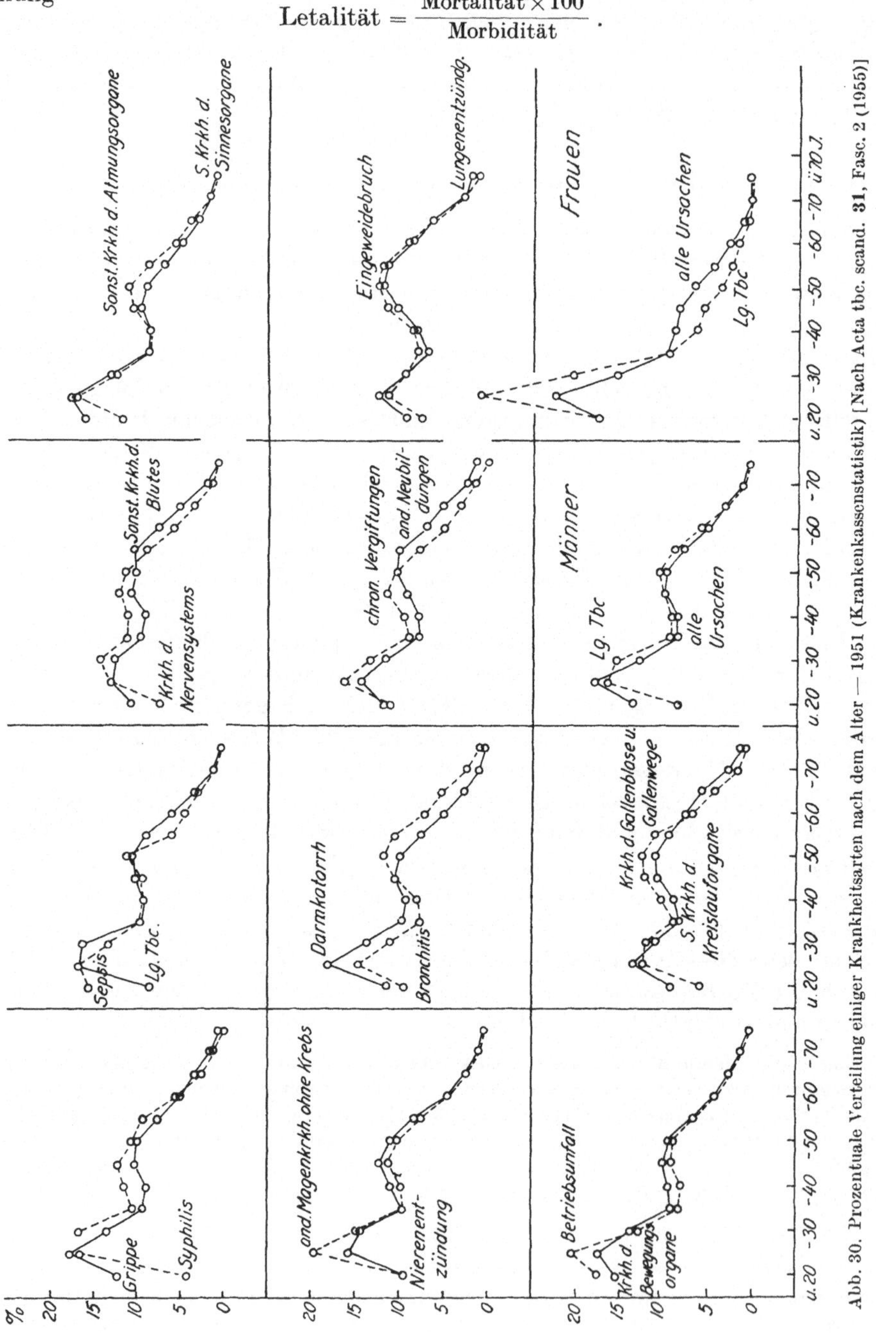

Abb. 30. Prozentuale Verteilung einiger Krankheitsarten nach dem Alter — 1951 (Krankenkassenstatistik) [Nach Acta tbc. scand. **31**, Fasc. 2 (1955)]

Wenn aber für die Mortalität und die Letalität allgemeingültige Merkmale nachzuweisen sind, so liegt die Vermutung, daß die Morbidität gewissen Gesetzmäßigkeiten unterliegt, auf der Hand.

Die Auswertung einer deutschen Krankenkassenstatistik für 1950 (rd. 7,7 Mill. Mitglieder) und 1951 (rd. 8,1 Mill. Mitglieder) („Die soziale Krankenversicherung“, Arbeits- und Sozialstatistische Mitteilungen“ Nr. 2—7, 1954, Bundesministerium für Arbeit, Bonn), die von uns vorgenommen worden ist, erbrachte die Bestätigung dieser Vermutung.

In Abb. 30 ist die altersmäßige prozentuale Verteilung einiger Krankheitsarten (Arbeitsunfähigkeitsfälle = AUF) der Männer zusammengestellt, und zwar für solche Krankheitsarten, zwischen denen irgendwelche Zusammenhänge *nicht* bestehen.

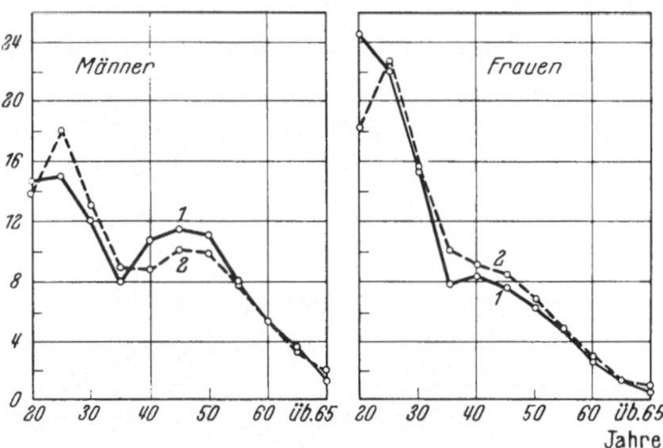

Abb. 31. Prozentuale Verteilung der pflichtversicherten Erwerbspersonen 1950 (1) und der Arbeitsunfähigkeitsfälle an allen Ursachen (2) (nach Kr. K. Stat. 1951). [Aus Acta tbc. scand. **31**, Fasc. 2 (1955)]

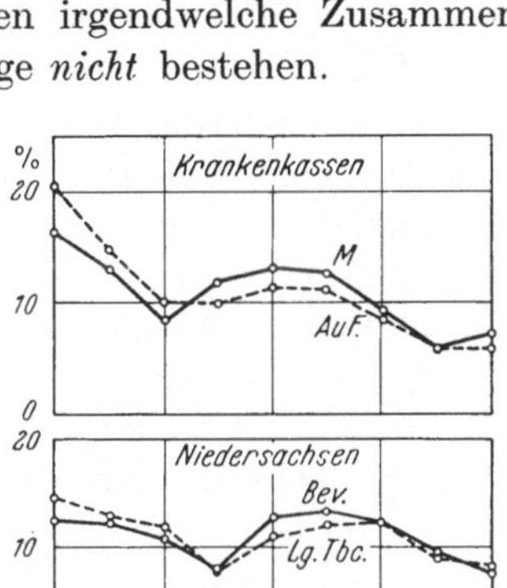

Abb. 32. Prozentuale Verteilung der Mitglieder (M) der Krankenkassen und der AUF-Fälle an allen Ursachen (1951) — Männer — und der männlichen Bevölkerung und der Neuerkrankungsfälle an Lg.-Tbc. in Niedersachsen 1953. [Aus Acta tbc. scand. **31**, Fasc. 2 (1955)]

Die Abbildung zeigt eine *völlige Übereinstimmung sowohl im Charakter* der einzelnen Kurven *als auch* hinsichtlich *des in allen Fällen auf 20—25 J. entfallenden Maximums.* **Diese Darstellung läßt erkennen, daß die Lungentuberkulose, deren Verteilungskurve mit der aller Ursachen fast zusammenfällt, im allgemeinen Krankheitsgeschehen keineswegs eine Ausnahmestellung einnimmt,**

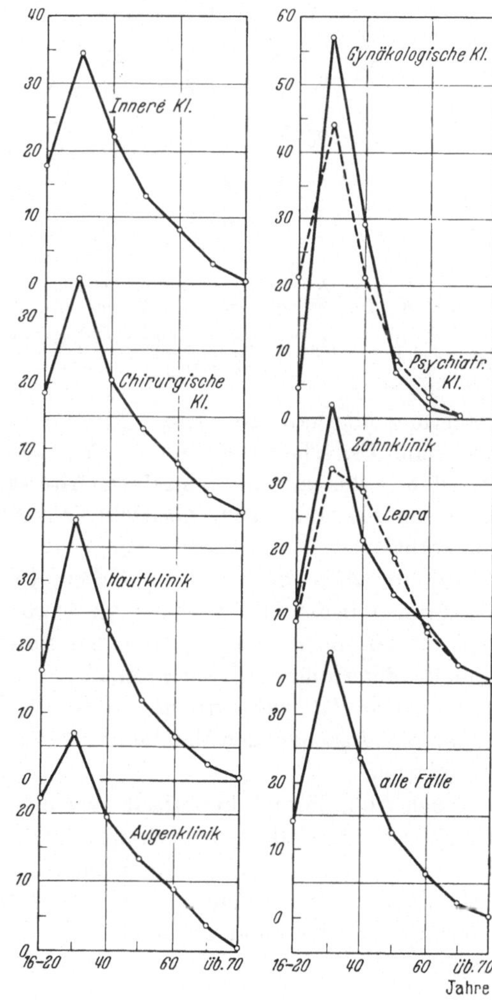

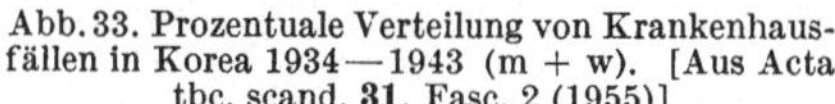

Abb. 33. Prozentuale Verteilung von Krankenhausfällen in Korea 1934—1943 (m + w). [Aus Acta tbc. scand. **31**, Fasc. 2 (1955)]

sondern sich der allgemeinen Morbidität, bzw. deren altersmäßigen Verteilung, völlig anpaßt. Dies ist um so erstaunlicher, als es sich bei der Tuberkulose um eine *Infektionskrankheit* handelt, die nach Abb. 30 *dieselbe Altersverteilung* aufweist *wie* beispielsweise *Magenkrankheiten ohne Krebs, Betriebsunfall, chronische Vergiftungen* usw.

Sowohl *für die Arbeitsunfähigkeitsfälle als auch z. B. für die Erkrankungsfälle an Tuberkulose in Niedersachsen läßt sich nun nachweisen, daß deren altersmäßige Verteilung sehr weitgehend übereinstimmt mit der altersmäßigen Verteilung der Bevölkerung* (s. Abb. 31 und Abb. 32).

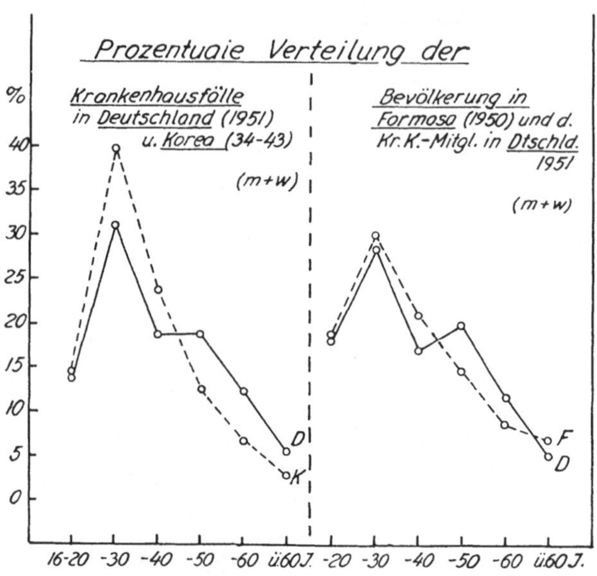

Abb. 34. Prozentuale Verteilung der Krankenhausfälle in Deutschland (1951) und Korea (1934—1943) (m + w). [Aus Acta tbc. scand, **31**, Fasc. 2 (1955)]

Dasselbe gilt für die Altersgliederung von rd. 170000 Erkrankungsfällen von Männern und Frauen, die während der Jahre 1934—1943 in den verschiedenen Abteilungen der Universitätsklinik in Seoul (Korea) behandelt worden sind (In Ho Chu, M.D., M.P.H.: Public Health Reports in Korea — For the United Nations, 1951). Abb. 33 und 34 veranschaulichen diese Verhältnisse.

Zwischen der altersmäßigen Verteilung der Morbiditätsfälle und der Altersgliederung der Bevölkerung oberhalb 20 Jahre (für die Altersklassen 0—20 Jahre stehen ausreichende Unterlagen nicht zur Verfügung) besteht somit eine sehr enge Relation: **Der auf die einzelnen Altersgruppen der Erwachsenen entfallende Anteil an Erkrankungen entspricht dem Anteil dieser Altersgruppen an der Bevölkerung.**

Für die *Alterskrankheiten* gilt dies etwa ab 40 Jahre. Bei der Tuberkulose der Frauen liegen die Verhältnisse etwas anders; ihre Erkrankungshäufigkeit liegt um 20—30 J. wesentlich höher und deshalb oberhalb 30 Jahre tiefer als dem Bevölkerungsanteil entspricht.

Der *Korrelationskoeffizient* ergibt für 43 der insgesamt 53 angegebenen Krankheitsursachen der Männer Werte von über 0,8 und damit eine sehr hohe Korrelation.

Nach Abb. 35 und 36 entfällt aber nicht nur bei der prozentualen Verteilung der Erkrankungsfälle das Maximum auf die Altersgruppen um 30 Jahre, sondern in einer großen Zahl von Fällen auch das Maximum der Relativziffern. Nach Abb. 37 besteht hinsichtlich des charakteristischen Kurvenverlaufs zwischen Lungentuberkulose und allgemeiner Morbidität sehr weitgehende Übereinstimmung.

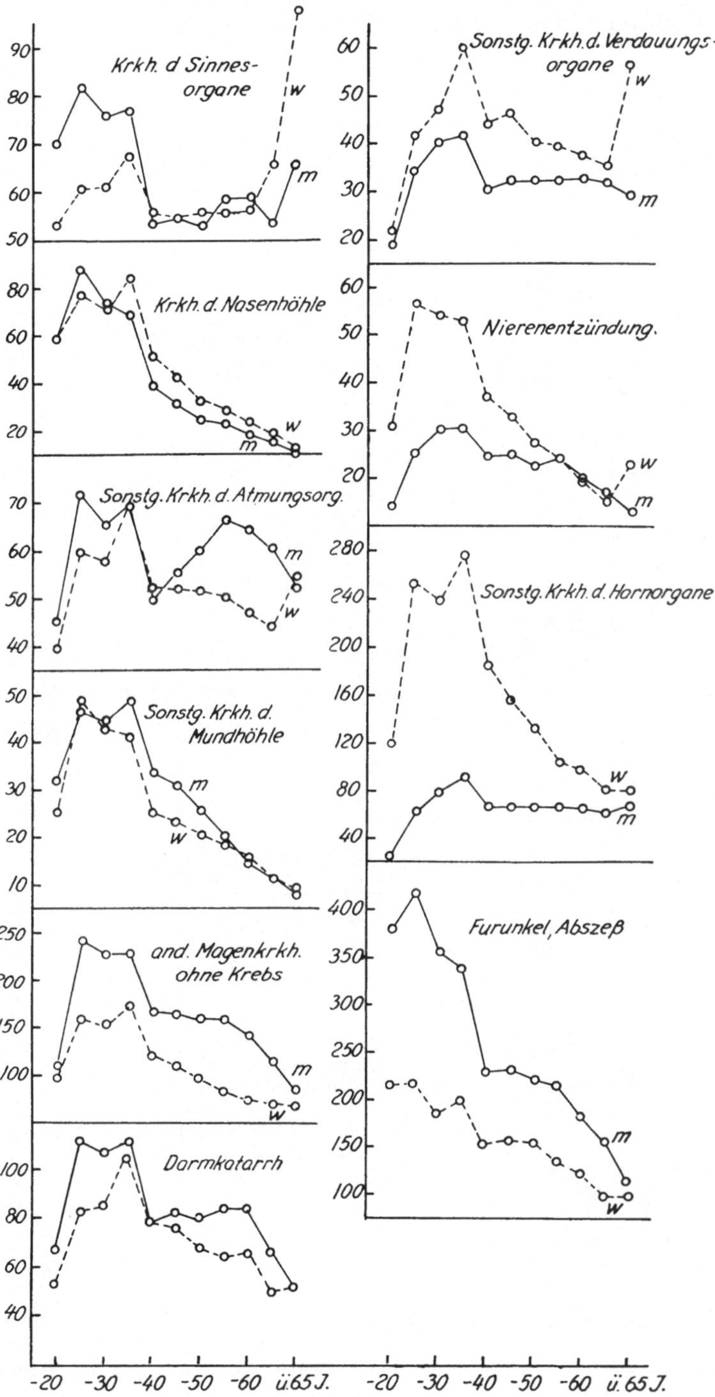

Abb. 35. Krankenkassenstatistik: AUF-Fälle auf 10000 Mitglieder 1951. [Aus Acta tbc. scand. **31**, Fasc. 2 (1955)]

Wenn die Kurve der allgemeinen Morbidität der Frauen um 30 Jahre einen Gipfelwert aufweist, dann ist zu vermuten, daß ein nicht unerheblicher Anteil

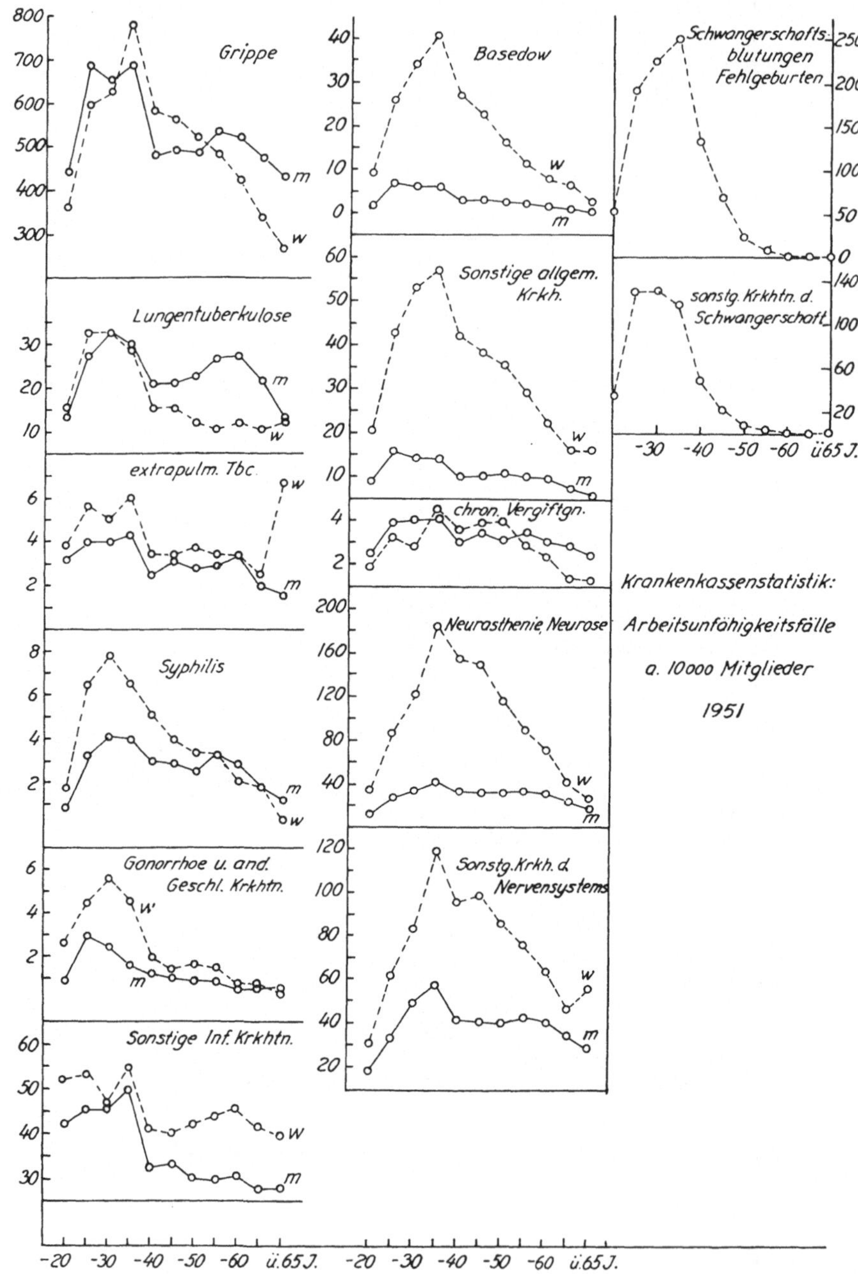

Abb. 36. Krankenkassenstatistik: AUF-Fälle auf 10000 Mitglieder 1951. [Aus Acta tbc. scand. **31**, 2 (1955)]

der weiblichen Morbidität in diesem Alter *direkte oder Spätfolgen von Schwangerschaften und Geburten* sind. *Bei den Männern* dürfte *körperliche Überbeanspruchung jeglicher Art* die Ursache der maximalen Morbidität zwischen 20 und 30 Jahren sein; das Gefühl einer besonders robusten Gesundheit, von Kraftüberschuß, Mangel an Erfahrung, Überschätzung der Grenzen und sonstige diese Altersgruppe charakterisierende Eigenschaften spielen hier eine verhängnisvolle Rolle. [s. KEUTZER: Über Lebensalter und Morbidität, Ergebnisse der Statistik. Acta tbc. scand. **31**, Fasc. 2 (1955).]

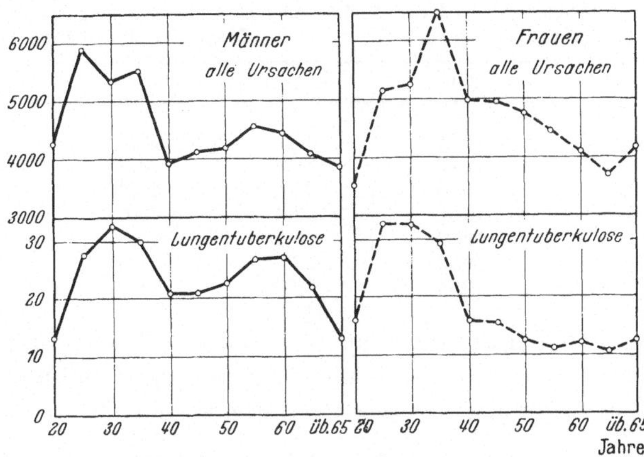

Abb. 37. Krankenkassenstatistik: AUF-Fälle auf 10000 Mitglieder 1951 (alle Ursachen und Lungentuberkulose) [Aus Acta tbc. scand. **31**, Fasc. 2 (1955)]

8. Verhältnis der Neuerkrankungen zum Bestand

In Tab. 34 sind die *Neuerkrankungen* an Tuberkulose als Anteil des Bestandes für die Jahre 1948 und 1954 dargestellt.

Tabelle 34. *Neuerkrankungen in Prozent des Bestandes* 1948 und 1954

Land	1948				
	Ia	Ib	Ic	Id	Ia—Id
Schleswig-Holstein	38,9	34,2	46,4	41,6	44,5
Hamburg	26,1	*24,5*	*32,6*	*24,6*	*30,3*
Niedersachsen	*43,5*	33,3	46,4	*45,3*	*44,5*
Bremen	*19,3*	24,6	42,3	37,2	36,5
Nordrhein-Westfalen	36,3	30,1	39,3	33,2	37,1
Hessen	36,4	*39,7*	40,0	40,4	39,3
Bayern	38,0	26,0	*47,9*	42,9	43,2
Max. Differenz	24,2	15,2	15,3	20,7	14,2

Land	1954				
Schleswig-Holstein	21,9	15,0	21,0	*19,2*	20,4
Hamburg	17,2	16,2	25,0	24,2	22,7
Niedersachsen	17,2	33,9	*25,3*	26,1	*23,7*
Bremen	*15,6*	*11,2*	*14,4*	24,0	*15,5*
Nordrhein-Westfalen	*23,3*	13,8	19,0	16,8	19,2
Hessen	19,5	36,9	22,0	25,5	22,8
Bayern	20,8	18,1	25,2	*26,9*	*23,7*
Max. Differenz	7,7	25,7	10,9	7,7	8,2

1948 machten die Neuerkrankungen im Mittel etwa 40% des Bestandes aus, 1954 nur noch etwa 20%.

Aus Tab. 35 sind die Anteile der verschiedenen Diagnosegruppen in den einzelnen Jahren für Hessen zu ersehen. Danach hat sich der Prozentsatz der verschiedenen Gruppen im ganzen ziemlich gleichmäßig verringert, der stärkste Abfall ist wieder zwischen 1948 und 1950 eingetreten. Während danach 1948 die

Neuerkrankungen ungefähr 40% des Bestandes bildeten, setzt sich 1954 der *Bestand zu 80% aus chronischen Fällen und aus Übergangsfällen aus anderen Gruppen* zusammen.

Tabelle 35. *Neuerkrankungen in Prozent des Bestandes*
Hessen 1948—1954

Jahr	Ia + Ib	Ic	Id	Ia — Id
1948	37,0	39,9	40,2	39,3
1949	28,9	28,9	30,8	29,2
1950	25,4	26,3	28,1	26,3
1951	23,4	23,0	27,3	23,9
1952	23,9	24,5	24,6	24,3
1953	22,8	23,9	25,7	23,9
1954	22,3	21,8	25,6	22,6

Bei den Zugängen aus anderen Krankheitsgruppen *(transitive Fälle)* kann es sich — außer bei Ia — um Verbesserungen und um Verschlechterungen handeln. Der Anteil der *Verschlechterungen an allen Zugängen* betrug in Bayern

Jahr	Ia %	Ib %	Ic %	Id %
1950	100	48,8	48,5	54,1
1951	100	40,0	46,1	67,4
1952	100	40,4	39,9	74,6
1953	100	39,0	39,8	74,8

Er hat sich danach bei Ib und Ic verringert und ist bei Id beträchtlich angestiegen.

Der prozentuale Anteil der *Verschlechterungen am Bestand* betrug in Bayern

Jahr	Ia	Ib	Ic	Id
1950	22,3	15,3	9,3	3,2
1951	22,3	13,2	8,8	4,7
1952	20,8	15,0	9,3	5,6
1953	20,1	15,7	9,1	6,6

Nach dieser Tabelle hat sich der *Anteil der Verschlechterungen* (also der Zugänge aus anderen Krankheitsgruppen, die in der betr. Diagnosegruppe als Verschlechterung zu betrachten sind, z. B. Übergang von IIa nach Ic usw.) im wesentlichen seit 1950 nicht verändert — mit Ausnahme der Verschlechterungen bei Id. Hier hat sich der *Anteil der Verschlechterungen am Bestand verdoppelt.*

Betrachtet man die Neuerkrankungen als Verschlechterungen (aus dem Zustand völliger Gesundheit heraus), so betragen die Verschlechterungen überhaupt in Bayern im Jahre 1953

Ia %	Ib %	Ic %	Id %
42,8	34,6	34,5	34,8

des Bestandes; *fast die Hälfte des Bestandes an Ia-Fällen und rund ein Drittel des Bestandes an sonstigen Tuberkuloseformen (Ib—Id) stellen danach Verschlechterungen dar.*

Der Anteil der *Zugänge aus anderen Krankheitsgruppen* (nur Verschlechterungen) an allen Zugängen zu Ia beträgt 1954 in Hessen

Alter	m %	w %	Alter	m %	w %
0— 5	58,3	44,5	25—45	59,3	56,5
5—10	83,3	66,6	45—55	55,4	65,3
10—15	56,3	70,8	55—65	55,7	42,3
15—25	45,2	47,6	über 65 Jahre	36,8	32,1

Abgesehen von wenigen Ausnahmen liegt danach in Hessen der Prozentsatz der Verschlechterungen bei Ia höher als der Anteil der Neuerkrankungen.

9. Über die Tuberkulose-Morbidität im Ausland

Im *Tuberculosis Yearbook 1954* der *Union Internationale contre la Tuberculose* haben ICKERT und KEUTZER über Tuberkulose-Morbidität und -Mortalität in europäischen und außereuropäischen Ländern berichtet. Es hat sich dabei herausgestellt, daß die *altersmäßige Verteilung der Erkrankungsfälle in allen Ländern völlig übereinstimmt* und ein *Maximum für die Altersgruppe um 25 Jahre* aufweist. Darüber hinaus hat sich aber leider ergeben, daß ein *Vergleich in bezug auf die Größenordnung bei internationalen Tuberkulose-Morbiditäts-Statistiken bisher nicht möglich* ist.

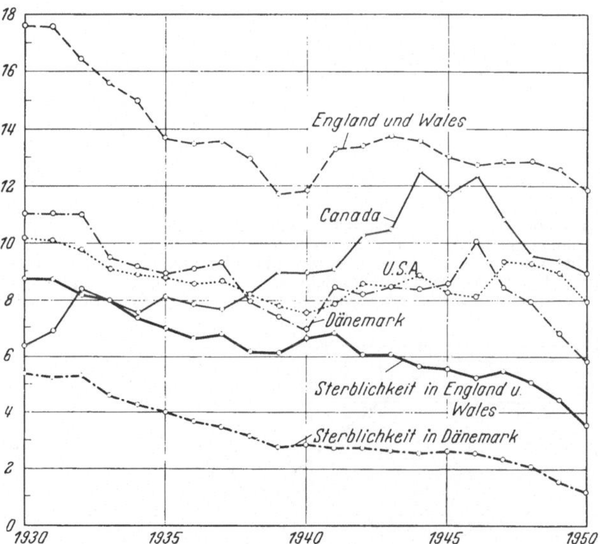

Abb. 38. Tuberkulosesterblichkeit in Dänemark, England und Wales auf 10000 E. und Neuerkrankungen an Tuberkulose (alle Formen) in Kanada, Dänemark, England und Wales und den USA auf 10000 E. 1930—1950. (Nach "Whither Tuberculosis?" von DROLET und LOWELL, New York, 1952)

Die Ursache dafür liegt darin, daß die *Erkrankungen an Tuberkulose nicht in allen Ländern meldepflichtig* sind, daß verschiedene Altersklassen-Einteilungen vorgenommen werden und in erster Linie, daß keine einheitliche Terminologie besteht. So werden in einigen Ländern nur die ansteckenden Tuberkulosen als aktiv bezeichnet, in anderen nur die behandlungsbedürftigen registriert; in einigen Ländern werden nur Fälle mit positivem Sputumbefund als ansteckend bezeichnet, in anderen dagegen auch die Fälle mit Kavernen ohne positiven Befund usw. Mit Rücksicht darauf, daß die Beurteilung des Tuberkulosegeschehens nach dem Absinken der Mortalität nur auf Grund sorgfältiger Morbiditäts-Statistiken möglich ist, hat die — bisher von ICKERT (†) und nunmehr von LUNDQUIST, Stockholm geleitete — Sous-Commission de l'Epidémiologie der Union Internationale Richtlinien für eine internationale Tuberkulose-Morbiditäts-Statistik ausgearbeitet (s. Tbc.-Jb. 1952/53, S. 193), welche auf der Madrider Tagung ergänzt worden sind[1]. Auf diese Weise wird es möglich sein, in absehbarer Zeit auch exakte Vergleiche über die Tuberkulosemorbidität auf internationaler Basis durchzuführen.

[1] Siehe Anhang, Seite 271

Trotz der voraufgehend gemachten Einschränkungen geben die vorliegenden Unterlagen recht interessante Aufschlüsse über die Entwicklung und den Stand der Tuberkulose-Morbidität.

Abb. 38 zeigt die Neuerkrankungen an Tuberkulose in Kanada, Dänemark, England und Wales und den USA von 1930—1950. Außer bei Kanada stellen wir

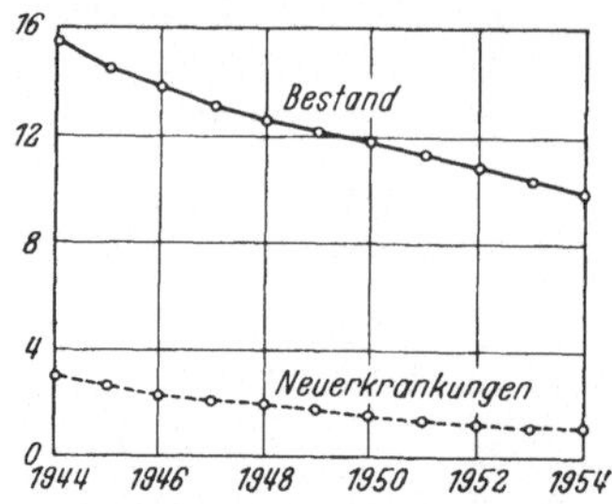

Abb. 39a. Schweden: Bestand und Neuerkrankungen an Tuberkulose (alle Formen) auf 10000 E. 1944—1954 (nach LUNDQUIST, Kvartalsskrift)

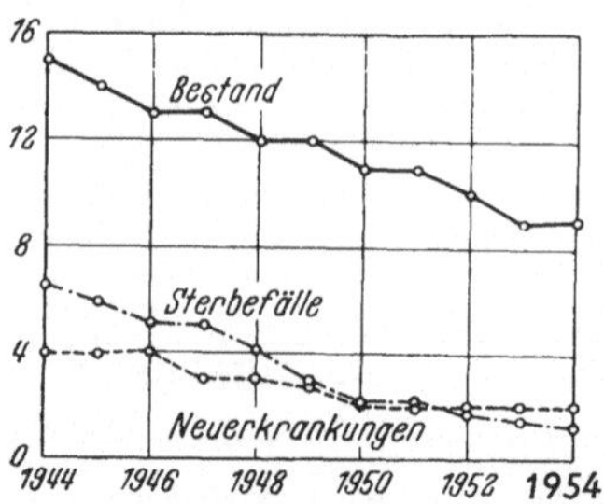

Abb. 39b. Schweden: Bestand und Neuerkrankungen an offener Lungentuberkulose auf 10000 E. und Sterbefälle an Tuberkulose (alle Formen) auf 10000 E. 1944—1954 (nach LUNDQUIST, Kvartalsskrift)

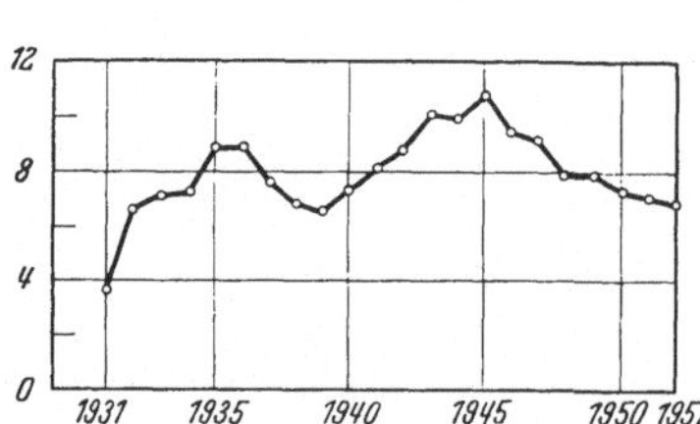

Abb. 40. Schweiz: Zahl der Offentuberkulösen auf 10000 E. 1931—1952 (nach: Quantitative Wandlungen im Ablauf der Tuberkuloseseuche in der Schweiz, von Dr. med. A. OTT, Solothurn)

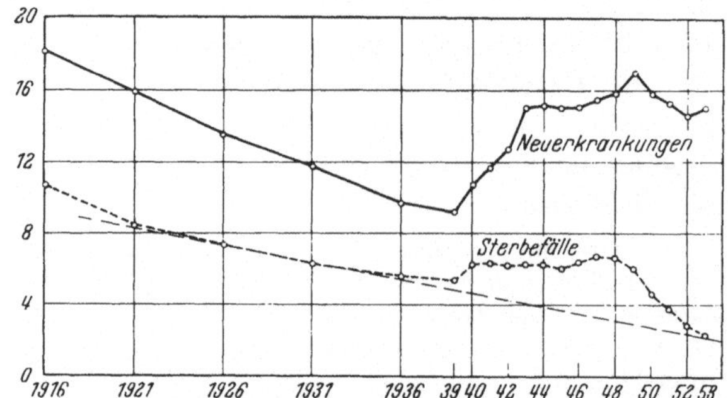

Abb. 41a. Neuerkrankungen und Sterbefälle an Lungentuberkulose in Schottland auf 10000 E. 1916—1953 (nach: Report of the Department of Health for Scotland 1954 Cmd 9417)

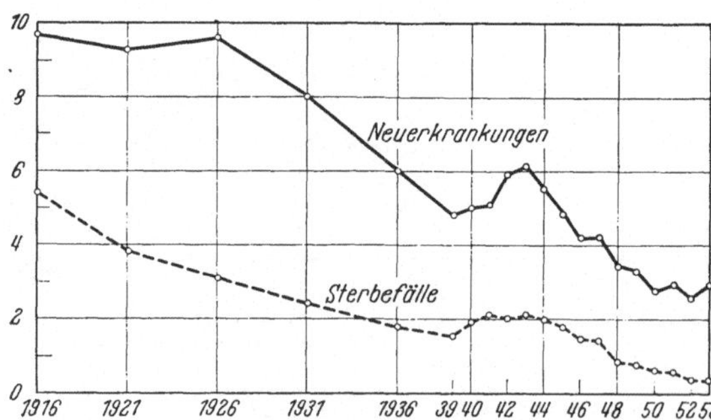

Abb. 41b. Neuerkrankungen und Sterbefälle an extrapulmonaler Tuberkulose in Schottland auf 10000 E. 1916—1953 (nach: Report of the Department of Health for Scotland 1954 Cmd 9417)

einen Abfall der Erkrankungsziffern bis etwa zum Beginn des zweiten Weltkrieges fest, dann steigen die Werte an, um erst ab 1947 endgültig abzunehmen. Letzteres gilt auch für Kanada, wo allerdings der Anstieg ab 1930 bis Kriegsende anhält. Inwieweit dieser Ablauf in den 4 Ländern reell ist, läßt sich nicht feststellen, da an dem Ansteigen der Ziffern auch die Ergebnisse der Röntgenschirmbilduntersuchungen beteiligt sind, und diese in den einzelnen Ländern zu verschiedenen Terminen begonnen und mit unterschiedlicher Intensität durchgeführt worden sind. Erstaunlich erscheint der erhebliche Unterschied in den Morbiditätsziffern zwischen England und den übrigen Ländern, besonders Dänemark und den USA.

Jedoch zeigen auch die Kurven für die Sterblichkeit an Tuberkulose große Differenzen für die beiden Länder. Worauf die Diskrepanz der Morbiditätsziffern zurückzuführen ist, bedarf der Klärung. Man kann nach diesen Verhältnissen vermuten, daß unterschiedliche Sterbeziffern weniger durch unterschiedliche Letalität als vielmehr durch verschiedenartige Morbiditätsziffern bedingt sind. Möglicherweise ist diese wiederum auf Unterschiede des Durchseuchungsgrades zurückzuführen. Wir haben bereits in dem Tuberculosis Yearbook darauf aufmerksam gemacht, daß zwischen der Höhe der Tuberkulinziffern und der Mortalität an Tuberkulose eine Korrelation besteht.

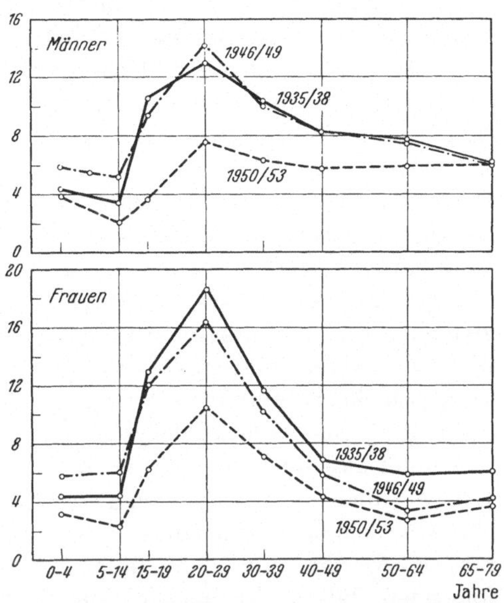

Abb. 42. Neuerkrankungen an Lungentuberkulose auf 10000 E. nach Alter und Geschlecht in Dänemark. Mittel der Jahre 1935/38, 1946/49, 1950/53 (nach: Tuberculosis Statistics Denmark von M. LINDHARDT — WHO 1955)

Während nach Abb. 38 der Abfall der Morbiditätsziffern — außer in England — erst um 1946/47 einsetzt, ist aus Abb. 39 zu entnehmen, daß in Schweden die Abnahme bereits 1944 im Gange war. Erstaunlich ist dabei, daß der Bestand (nach Abb. 39a) stärker abgesunken ist als die Zahl der Neuerkrankungen. Die in anderen Ländern zu beobachtende Diskrepanz zwischen Morbiditäts- und Mortalitätsziffern tritt in Schweden nach Abb. 39b nur schwach in Erscheinung.

Abb. 40 veranschaulicht einen Anstieg der Morbiditätsziffern auch in der Schweiz bis zum Jahre 1945.

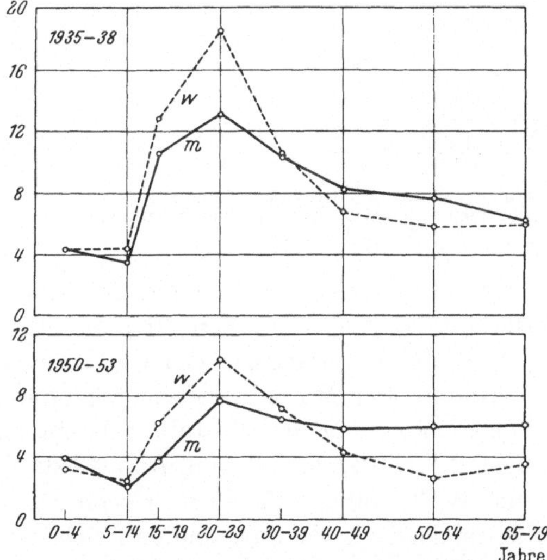

Abb. 43. Neuerkrankungen an Lungentuberkulose auf 10000 E. nach Alter und Geschlecht in Dänemark. Mittel der Jahre 1935/38, 1950/53 (nach: Tuberculosis Statistics Denmark von M. LINDHARDT — WHO 1955)

Recht interessante Verhältnisse ergeben sich aus Abb. 41a und Abb. 41b in Schottland. Bis zum Ausbruch des zweiten Weltkrieges sind danach die Neuerkrankungen an Tuberkulose stetig zurückgegangen. Während die Neuerkrankungen an extrapulmonaler Tuberkulose nur kurz ansteigen und ab 1943 wieder absinken, hält der Anstieg der Neuerkrankungen an Lungentuberkulose bis zum Jahre 1949 an, dann fallen die Werte zögernd ab. Außerdem besteht nach den Abbildungen zwischen Neuerkrankungen und Mortalität an extrapulmonaler Tuberkulose keine nennenswerte, bei der Lungentuberkulose jedoch eine deutliche Diskrepanz. Die Tendenz der Mortalitätskurven ist durch Kriegs- und Nachkriegszeit nur vorübergehend unterbrochen. Es erscheint möglich, daß in der Verschiedenartigkeit der Morbiditätskurven die Bekämpfungsmaßnahmen gegen die Rindertuberkulose in Schottland zum Ausdruck kommen.

Über die alters- und geschlechtsspezifische Verteilung der Neuerkrankungsfälle an Tuberkulose in Dänemark unterrichten die Abb. 42 und 43. Dänemark hat bereits sehr frühzeitig die Bedeutung einer sorgfältig geführten Tuberkulose-Morbiditäts-Statistik erkannt, und wir haben dadurch die Möglichkeit, Vergleiche über die Entwicklung während der letzten 20 Jahre zu ziehen. In den rund 10 Jahren zwischen 1935/38 und 1946/49 ist in der altersmäßigen Verteilung praktisch keine Änderung erfolgt, wobei allerdings berücksichtigt werden muß, daß auch hier durch die Kriegs- und Nachkriegsereignisse ein Absinken der Morbidität verhindert wurde. In den darauf folgenden Jahren ist dagegen ein

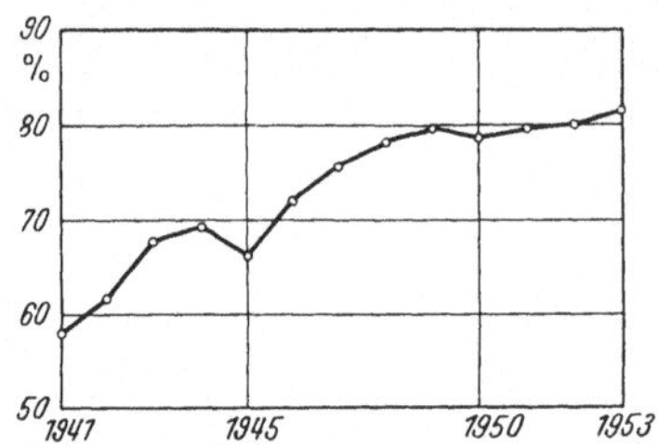

Abb. 44. Prozentsatz der positiven Sputumbefunde von allen Neuerkrankungen an Lungentuberkulose in Dänemark 1941—1953

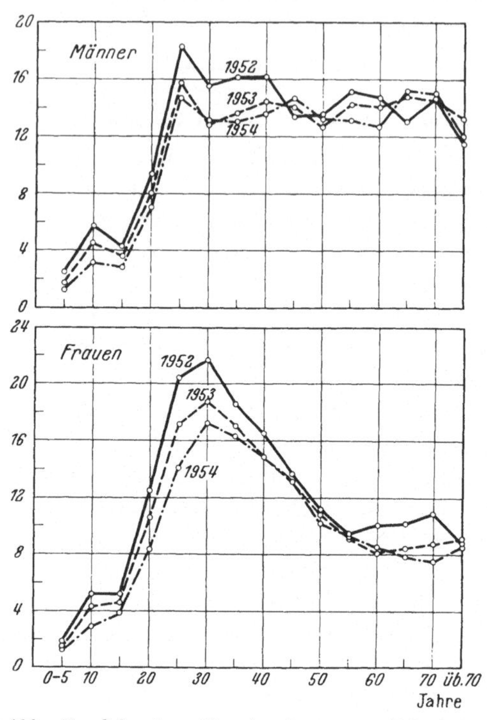

Abb. 45. Schweden: Neuerkrankungen an Tuberkulose (alle Formen) auf 10000 E. 1952, 1953 und 1954

bemerkenswerter Rückgang der Erkrankungsziffern eingetreten, der vornehmlich die Altersklassen zwischen 20 und 30 Jahren betroffen hat. In den höheren Lebensaltern verringern sich die Unterschiede beträchtlich. Die altersmäßige Verteilung der Morbiditätsfälle zeigt danach ein ähnliches Bild, wie es uns aus der Entwicklung der Mortalität bereits geläufig ist. Bemerkenswert ist dabei noch die Tatsache, daß nach Abb. 43 die Erkrankungsfälle besonders der Frauen um 20—30 Jahre 1950/53 im Gegensatz zu 1935/38 nur noch geringfügig höher liegen als die der Männer und daß sich auch in der Morbidität der Unterschied bei den höheren Altersklassen beträchtlich vergrößert hat.

Dänemark besitzt ein sehr großzügiges Tuberkulosegesetz (s. JENSEN: Legislation on public assistance and social insurance for the Tuberculosis, The Fight against Tuberculosis in Denmark 1950 und KEUTZER: Staatl. Unterstützung u. Soz. Versicherung f. Tuberkulöse in Dänemark, Ausl. Sozialprobleme, 5. Jg. F. 1, Jan. 1955), das dem Tuberkulosekranken während der Dauer der stationären Behandlung praktisch dieselben Bezüge bewilligt, die er vor seiner Erkrankung gehabt hat. Die damit verbundene größere Kurfreudigkeit, die Dauer der stationären Behandlung und die Befreiung von seelischer Belastung in bezug auf die Familienangehörigen sind zweifellos für den Ablauf eines tuberkulösen Prozesses von nicht geringer Bedeutung.

Im Jahre 1941 betrug in Dänemark der Anteil der Fälle mit positivem Sputumbefund etwa 58% von allen Neuerkrankungen, bis zum Jahre 1953 ist dieser Anteil auf 81% angestiegen. Wahrscheinlich ist die Erklärung für diese Entwicklung im Rückgang der geschlossenen Tuberkulosen und der extrapulmonalen Tuberkulosen zu suchen.

Auch aus Abb. 45 ist zu ersehen, daß das leichte Absinken der Neuerkrankungsziffern anhält und besonders die Altersklassen 20—30 Jahre betrifft.

Nach Abb. 46 liegt die Zahl der Neuerkrankungen an Tuberkulose (alle Formen) in Niedersachsen rund 2mal so hoch wie in Schweden, während die Kurven für die Neuerkrankungen an ansteckender Tuberkulose in Niedersachsen sich nahezu mit der Kurve für Schweden decken. Wenn man diese Situation als symptomatisch ansieht, muß man feststellen, daß wir in Deutschland doch noch weit von den wesentlich günstigeren Verhältnissen besonders in den nordischen Ländern entfernt sind.

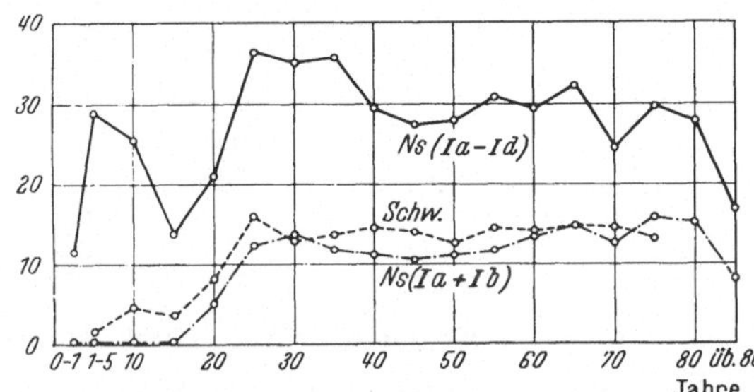

Abb. 46. Neuerkrankungen an Tuberkulose (alle Formen) in Schweden (Schw.) und Niedersachsen (NS) auf 10000 Männer 1953

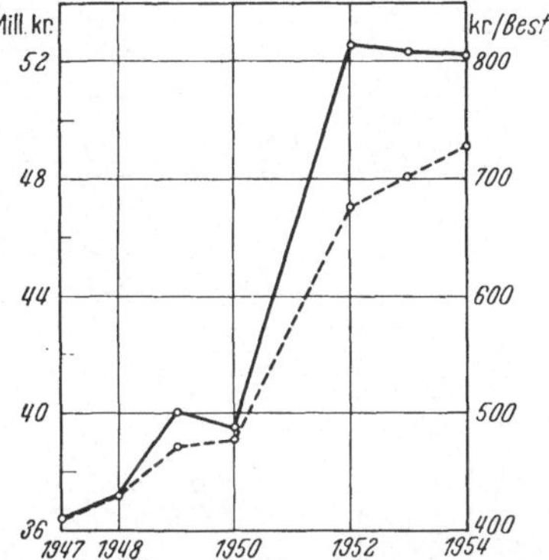

Abb. 47. Schweden: Laufende Kosten excl. Kosten für stationäre Behandlung —— absolute Zahlen in Mill. schwed. Kronen (Kr.) --- Kronen pro Kopf des Bestandes 1947 bis 1954 (nach LUNDQUIST, Kvartalsskrift)

Von Interesse erscheint uns noch die Darstellung in Abb. 47 bezüglich der laufenden Kosten für die Tuberkulose in Schweden. Wenn diese auch die stationäre Behandlung nicht einschließen, so erscheint doch die Tatsache bedeutungsvoll, daß in den 8 Jahren von 1947—1954 ein außerordentlich großer Anstieg dieser Kosten erfolgt ist. Diese Darstellung veranschaulicht sehr eindrucksvoll, was die Entwicklung der Tuberkulose zu einem Invaliditätsproblem für den Staat und damit letzten Endes für den einzelnen Staatsbürger bedeutet.

D. Die Tuberkulose-Mortalität

1. Tuberkulosesterbefälle und -sterbeziffern

Entsprechend den gesetzlichen Bestimmungen sind in der Bundesrepublik Deutschland die Sterbefälle an Tuberkulose und mit Verdacht auf Tuberkulose durch die Ärzte und Krankenanstalten den Gesundheitsämtern *direkt* zu melden; hierbei handelt es sich um die *sanitätspolizeilich* gemeldeten Tuberkulose-Sterbefälle. Die Zählkarten der *standesamtlich* gemeldeten Tuberkulose-Sterbefälle werden von den Standesämtern den Gesundheitsämtern zugestellt. Wie aus

Tabelle 37. *Sterbefälle an Tuberkulose (nach standesamtlichen Meldungen) auf 10000 der Bevölkerung. 1949—1953*
(Angaben des Statistischen Bundesamtes)

Land	Tuberkulose der Atmungsorgane					Tuberkulose anderer Organe					Tuberkulose insgesamt				
	1949	1950	1951	1952	1953[1]	1949	1950	1951	1952	1953[1]	1949	1950	1951	1952	1953[1]
Schleswig-Holstein	4,2	3,1	3,2	2,5	1,8	0,8	0,7	0,6	0,4	0,2	5,0	3,8	3,8	2,9	2,0
Hamburg	4,6	3,6	3,3	2,3	2,1	0,6	0,3	0,3	0,2	0,2	5,2	3,9	3,6	2,5	2,3
Niedersachsen	4,2	3,1	3,0	2,3	1,7	1,0	0,8	0,6	0,5	0,3	5,2	3,9	3,6	2,8	2,0
Bremen	5,1	3,5	3,2	2,3	2,1	0,6	0,8	0,6	0,6	0,2	5,7	4,3	3,8	2,9	2,3
Nordrhein-Westfalen	4,5	3,7	3,4	2,4	2,0	0,8	0,7	0,6	0,4	0,3	5,3	4,4	4,0	2,8	2,3
Hessen	3,6	2,8	2,7	2,0	1,6	0,8	0,6	0,5	0,4	0,3	4,4	3,4	3,2	2,4	1,9
Rheinland-Pfalz	4,2	3,1	3,1	2,2	1,9	1,1	0,8	0,7	0,5	0,3	5,3	3,9	3,8	2,7	2,2
Baden-Württemberg	3,8	2,8	2,6	1,9	1,6	0,8	0,7	0,7	0,5	0,3	4,6	3,5	3,3	2,4	1,9
Bayern	4,0	3,4	3,3	2,6	2,0	0,7	0,6	0,6	0,4	0,3	4,7	4,0	3,9	3,0	2,3
Bundesgebiet	4,2	3,3	3,1	2,3	1,8	0,8	0,7	0,6	0,4	0,3	5,0	4,0	3,7	2,7	2,1

¹ Vorläufiges Ergebnis.

Tab. 36 hervorgeht, besteht eine Differenz zwischen den sanitätspolizeilich und standesamtlich gemeldeten Tuberkulose-Sterbefällen, welche besagt, daß ein Teil der an Tuberkulose verstorbenen Personen den Tuberkulosefürsorgestellen erst nach dem Tode bekannt wird. Es handelt sich im Durchschnitt um etwa 15% der an Tuberkulose Verstorbenen.

Tabelle 36. *Von den standesamtlichen Meldungen „Tod an Lungentuberkulose" waren der Fürsorge bekannt:*
(Aus den Länderstatistiken 1953 und 1952)

Länder[1]	1953 %	1952 %
Bremen	94	94
Hessen	89	85
Rheinland-Pfalz	84	90
Baden-Württemberg	80	94[2]
Bayern	79	83

¹ Bei den nicht aufgeführten Ländern fehlten nähere Angaben.
² Neu Süd-Württ. Hohenz. u. Nord-Württ.

Aus dieser Tatsache kann jedoch nicht gefolgert werden, daß auch die Zahl der den Tuberkulose-Fürsorgestellen nicht bekannten Personen mit ansteckender Tuberkulose 15% der bekannten ansteckenden Tuberkulösen betragen wird; es muß vielmehr vermutet werden, daß die Letalität der nicht bekannten und auch nicht behandelten Tuberkulösen wesentlich höher ist als die Letalität der von der Fürsorge Betreuten und stationär oder ambulant Behandelten.

Wir nehmen an, daß es sich dabei in erster Linie um ältere Personen handelt, welche auftretende Symptome als „Alterserscheinungen" bagatellisieren und auf ärztliche Betreuung verzichten. Dieser Personenkreis umfaßt jedoch immerhin einige tausend Personen, die für ihre Umgebung und die Öffentlichkeit eine latente Gefahr bedeuten.

Die Zahl der *Tuberkulose-Todesfälle* im Bundesgebiet betrug:

1950 bei 47,6 Mill. Einw. 18806 = 3,94/10000 Einw.
1951 bei 48,0 Mill. Einw. 17849 = 3,71/10000 Einw.
1952 bei 48,7 Mill. Einw. 13281 = 2,72/10000 Einw.
1953 bei 49,3 Mill. Einw. 10594 = 2,16/10000 Einw.

Von 100 Todesfällen aller Altersklassen entfielen auf die Tuberkulose:

1950 . . . . . 3,9 1952 2,6
1951 . . . . . 3,5 1953 1,96

1876 betrug der Anteil der oberhalb 5 Jahre an Tuberkulose (alle Formen) verstorbenen Personen *rund 22% aller Verstorbenen* über 5 Jahre; 1953 dagegen noch rd. 2,1%.

In Tab. 37 sind die Tuberkulose-Sterbeziffern für die Länder der Bundesrepublik Deutschland 1949—1953 zusammengestellt.

In Abb. 48a sind die Sterbefälle an Lungentuberkulose in Bayern ab 1951 vierteljahresweise zusammengestellt und in Abb. 48b miteinander verglichen. Deutlich ist der Abfall, der vom III. Quartal 1952

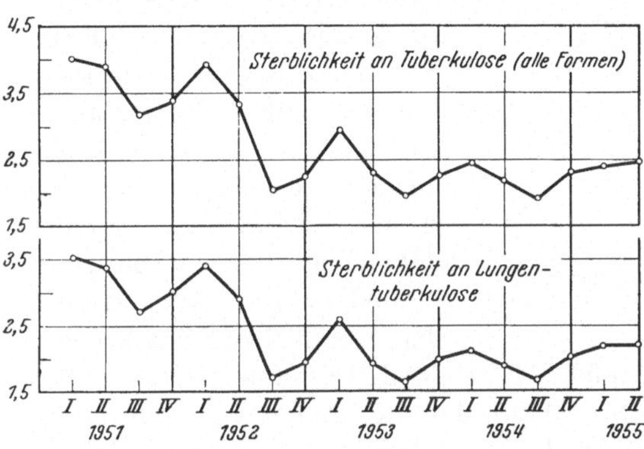

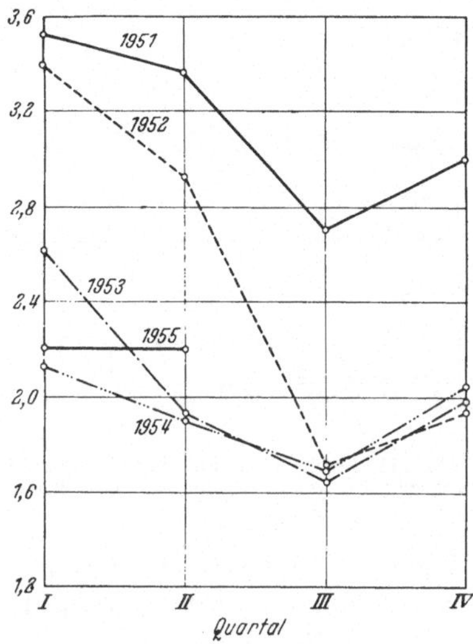

Abb. 48a und 48b. Sterblichkeit an Lungentuberkulose und Tuberkulose aller Formen auf 10000 E., Bayern 1951—1955

ab mit Anwendung der Isoniazide in Erscheinung tritt. 1953 und 1954 stimmen die Sterbeziffern in den einzelnen Quartalen fast völlig überein — außer im I. Quartal (Grippe-Epidemie 1953).

Für die beiden ersten Vierteljahre 1955 ist ein leichter *Anstieg der Sterblichkeit an Lungentuberkulose* festzustellen. Wir haben bereits anläßlich der Tuberkulose-Tagung in Berlin auf die Wahrscheinlichkeit des Eintretens einer solchen Entwicklung aufmerksam gemacht [s. Ickert-Keutzer: Beitr. Klin. Tbk. *114*, 210 (1955)].

Tabelle 38. *Sterblichkeit an Tuberkulose auf 10000 Einwohner in den Ländern der Bundesrepublik Deutschland 1953*

Land	Tuberkulose der Atmungsorgane	Tuberkulose anderer Organe	Tuberkulose Gesamt
Schleswig-Holstein	1,81	0,23	2,03
Hamburg	2,09	0,23	2,32
Niedersachsen	1,67	0,26	1,93
Bremen	2,08	0,23	2,31
Nordrhein-Westfalen	1,98	0,27	2,25
Hessen	1,55	0,29	1,84
Rheinland-Pfalz	1,92	0,34	2,26
Baden-Württemberg	1,55	0,33	1,88
Bayern	2,14	0,37	2,51
Bundesgebiet	1,86	0,30	2,16
West-Berlin	2,93	0,33	3,26

Über die Sterblichkeit an Tuberkulose i. J. 1953 in den einzelnen Ländern der Bundesrepublik Deutschland unterrichtet Tab. 38

Danach weisen Baden-Württemberg, Hessen und Niedersachsen die niedrigsten Sterbeziffern auf, Berlin mit viel älterer und wenig junger Bevölkerung die höchste. Relativ hoch liegt auch die Sterbeziffer in Bayern, das in bezug auf die extrapulmonale Tuberkulose das Maximum erreicht.

2. Tuberkulosemortalität nach Alter und Geschlecht

Die Statistiken über die Sterblichkeit an Tuberkulose i. J. 1953 in den Ländern der Bundesrepublik Deutschland sind im Anhang (Tab. XL—LIII) abgedruckt.

Abb. 49 veranschaulicht die Sterblichkeit an Lungentuberkulose in der Bundesrepublik Deutschland 1952 und 1953 für Männer und Frauen nach dem Alter. Es ist daraus zu ersehen, daß die Sterblichkeit an Lungentuberkulose in den Altersklassen 15—20 J. bis 75—80 J. leicht abgenommen hat. Wie auch Abb. 50 erkennen läßt, betrifft der Abfall der Sterbeziffern besonders die Altersklassen der jugendlichen Erwachsenen. Der noch 1951 stärker ausgeprägte Gipfel bei 20—30 J. ist nunmehr fast völlig verschwunden. Allerdings fällt in Abb. 50 auf, daß die Abnahme der Sterblichkeit der Frauen etwa zwischen 15—35 J. gegenüber dem sonstigen Verlauf der Kurve unterbrochen bzw. abgebremst zu sein scheint. Wir haben schon mehrfach darauf hingewiesen, daß wir in dieser Altersgruppe der Frauen eine ungünstige Beeinflussung des tuberkulösen Geschehens durch Pubertät, Schwangerschaften und Geburten annehmen müssen. Zwischen 10 und 25 Jahren ist die Sterblichkeit der Mädchen und jungen Frauen an Lungentuberkulose bis 135% höher als die der gleichaltrigen jungen Männer. Allerdings handelt es sich um kleine Zahlenwerte, für die nach S. 48 eine derartige Differenz nur eine formale Bedeutung hat.

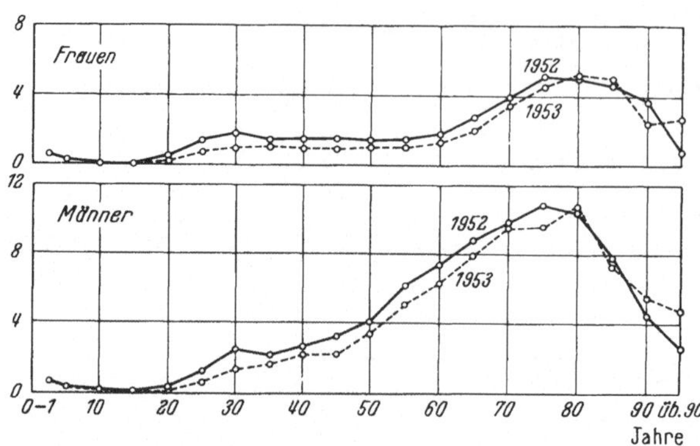

Abb. 49. Sterblichkeit an Lungentuberkulose nach Alter und Geschlecht 1952 und 1953 auf 10000 E., Bundesrepublik Deutschland

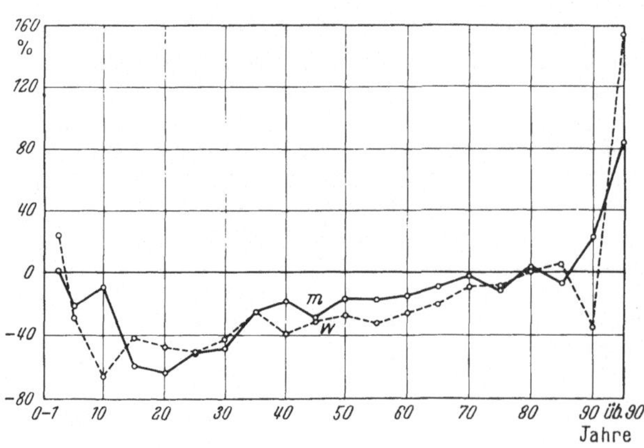

Abb. 50.
Prozentuale Änderung der Sterblichkeit an Lungentuberkulose 1952—1953, Bundesrepublik Deutschland

Abb. 51a veranschaulicht die Abnahme der Sterblichkeit der Männer an Lungentuberkulose von 1951—1953. Danach ist die Sterblichkeit der Männer an Lungentuberkulose in diesen beiden Jahren am stärksten zurückgegangen bei den

Altersklassen 5—35 J., und zwar um 60—80%; oberhalb 35 J. beträgt die Änderung im Mittel 25—30%. Wir haben uns mit dieser Frage bereits im Tbc.-Jb. 1952/53 beschäftigt und aus der prozentualen Abnahme der Sterblichkeit an Tuberkulose von 1951 auf 1952, welche bei den Jugendlichen und jüngeren Erwachsenen ein Maximum erreicht, geschlossen, daß sich die modernen Tuberkulostatika besonders bei akuten frischen Fällen durch gute Wirksamkeit auszeichnen, dagegen weniger bei den chronischen Fällen der höheren Altersklassen (Tbc.-Jb. 1952/53, S. 105).

Abb. 51a scheint diese Auffassung zu bestätigen. Wir verweisen in diesem Zusammenhang nochmals auf S. 48, wo wir die Fragwürdigkeit der Berechtigung derartiger Folgerungen lediglich aus der prozentualen Differenz behandelt haben. Im vorliegenden Falle hat z. B. die Sterblichkeit der 10—15jährigen von 0,13 pro 10000 auf 0,037/10000 oder um *71,6%*, die der 55—60jährigen von 10,04 pro 10000 auf 6,28/10000 oder um nur *37,4%* abgenommen. Der Schluß liegt nahe, der größeren prozentualen Abnahme die entscheidende Bedeutung beizumessen. Diese Zahlen besagen nun aber mit anderen Worten, daß von 1 Mill. lebender 10—15jähriger im Jahre 1951 13,0 und im Jahre 1953 3,7 — oder *9,3 weniger* — an Tuberkulose verstorben sind, während von 1 Mill. lebender 55—60jähriger im Jahre 1951 1004 und im Jahre 1953 628 — oder um *376 weniger* — an Tuberkulose gestorben sind. Epidemiologisch und bevölkerungspolitisch erscheint es von größerer Bedeutung, 376 Männer vor dem Tod an Tuberkulose bewahrt zu haben als 9,3.

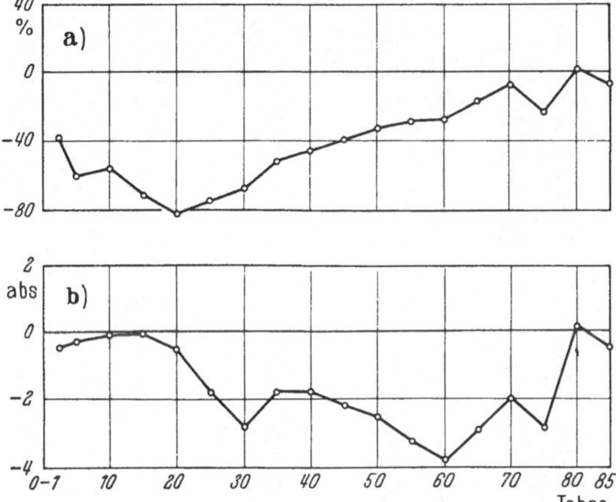

Abb. 51a und 51b. Änderung der Sterbeziffer der Männer an Lungentuberkulose 1951—1953 a) relativ, b) absolut (Differenz der Relativzahlen)

Die entsprechenden Verhältnisse sind in Abb. 51b zeichnerisch dargestellt. Aus dem Kurvenverlauf ist zu entnehmen, daß die absolute Differenz zwischen den Sterbeziffern von 1951 und 1953 bei den 30—75jährigen am größten ist. Dies würde nach dem oben Gesagten bedeuten, daß sich in dieser Altersgruppe die moderne Therapie besonders günstig ausgewirkt hat. Umfassende Erfolgsstatistiken der Heilstätten liegen leider nicht vor, so daß eine Beurteilung der Frage für uns nur auf dem Wege über die Änderung der Mortalität möglich ist.

In Tab. 39 ist der prozentuale Anteil der Tuberkulose-Mortalität an der Gesamtmortalität in den Jahren 1950—1953 wiedergegeben.

Danach ist die Tuberkulose nur noch an der Sterblichkeit der Frauen von 25—30 J. mit mehr als 10% beteiligt; ihr Anteil an der Gesamtsterblichkeit hat sich bei den Männern auf 2,5%, bei den Frauen auf 1,4% vermindert. Wir ersehen aus dieser Tabelle, daß der Anteil der Tuberkulose der Frauen annähernd in allen Jahren und Altersklassen bis zur Altersgruppe 25—30 Jahre zum Teil beträchtlich höher liegt als der der Männer. Dies steht im Widerspruch zu den alters- und geschlechtsspezifischen Sterbeziffern an Tuberkulose, die nur etwa um 15—25 J. bei den Frauen *etwas* höhere Werte aufweisen.

Tabelle 39. *Tuberkulose-Sterblichkeit (alle Formen) als Anteil der allgemeinen Mortalität nach Alter und Geschlecht. Bundesrepublik Deutschland. 1950—1953*

(Errechnet nach Angaben des Statistischen Bundesamtes Wiesbaden. Quellen: Jb. 1951/52, S. 95, Tab. 40, Jb. 1952/53, S. 104, Tab. 39, S. 174, Tab. XXIXa)

Alter	Männer				Frauen			
	1950 %	1951 %	1952 %	1953 %	1950 %	1951 %	1952 %	1953 %
0— 1	0,5	0,4	0,3	0,3	0,6	0,5	0,4	0,3
1— 5	9,1	8,9	6,1	4,0	10,3	10,5	8,4	5,1
5—10	8,2	8,8	4,1	3,0	10,7	10,2	8,5	2,7
10—15	6,1	6,0	4,2	2,2	11,4	11,7	7,8	3,5
15—20	10,0	9,6	4,5	2,1	22,6	21,4	12,0	6,1
20—25	17,6	14,6	7,9	3,7	26,2	27,4	17,2	9,2
25—30	22,4	21,8	14,9	7,9	22,9	23,7	16,4	10,7
30—35	18,6	16,6	11,8	9,8	15,9	17,9	11,6	8,6
35—40	14,5	15,4	10,8	9,1	11,6	11,5	8,4	5,4
40—45	12,9	12,1	9,5	7,0	7,6	8,1	6,0	4,5
45—50	11,2	10,2	7,6	6,2	4,9	5,2	4,2	3,0
50—55	9,1	8,6	6,7	5,4	4,0	3,7	2,8	2,0
55—60	7,0	6,9	5,1	4,2	3,3	3,0	2,3	1,7
60—65	5,1	4,9	3,9	3,5	2,7	2,8	2,0	1,6
65—70	3,7	3,4	2,9	2,7	2,0	2,0	1,8	1,4
70—75	2,4	2,3	2,0	1,6	1,6	1,4	1,3	1,0
75—80	1,3	1,2	1,2	1,1	0,8	0,9	0,7	0,7
80—85	0,4[1]	0,6[1]	1,6[1]	0,5	0,4[1]	0,4[1]	0,5[1]	0,4
85—90				0,2				0,2
90 u. mehr				0,3				0,1
Insgesamt	4,6	4,3	3,2	2,5	3,0	2,7	2,0	1,4

[1] 80 und mehr Jahre.

In den Altersgruppen 1—25 J. bildet die Todesursache Unfälle usw. bei den männlichen Personen einen erheblichen Anteil der Gesamtmortalität. Sie beträgt in diesen Altersklassen ungefähr das 4fache der Sterblichkeit der Mädchen und Frauen an Unfällen. Die Sterblichkeit der männlichen Personen ist infolgedessen relativ hoch, der Anteil der Tuberkulose an der Gesamtmortalität ist relativ niedrig; der Anteil der weiblichen Tuberkulosesterbefälle an der relativ niedrigen Sterbeziffer der Mädchen und Frauen erscheint dagegen hoch. Wir halten es deshalb für angebracht, diese Betrachtungen auf den Anteil der Tuberkulose an der Gesamtmortalität *ohne Unfälle usw.* zu beschränken.

Tabelle 40. *Prozentualer Anteil der Sterblichkeit an Tuberkulose (alle Formen) an allen Ursachen ohne Unfälle usw. 1953*

Alter	Männer		Frauen	
	alle Ursachen	alle Ursachen ohne Unfälle	alle Ursachen	alle Ursachen ohne Unfälle
0— 1	0,3	0,3	0,3	0,3
1— 5	4,0	5,3	5,1	6,6
5—10	3,0	5,6	2,7	4,0
10—15	2,2	4,1	3,5	4,7
15—20	2,1	5,9	6,1	9,0
20—25	3,7	12,3	9,2	12,5
25—30	7,9	18,5	10,7	12,7
30—35	9,8	17,6	8,6	10,0
35—40	9,1	14,7	5,4	6,1

Bei Nichtberücksichtigung der nicht-natürlichen Todesursachen ergibt sich bezüglich des Anteils der Tuberkulose ein wesentlich anderes Bild: oberhalb 25 Jahre erreicht der Anteil der Tuberkulose-Sterblichkeit bei den Männern 15—20%, während bei den Frauen die entsprechenden Anteile 10—13% betragen. Wir haben voraufgehend darauf hingewiesen, daß der „Jugendgipfel" weitgehend abgebaut ist. Dennoch entfallen auch heute noch fast 20% der Sterbefälle der Männer von 25—35 Jahren an natürlichen Ursachen auf die Tuberkulose. Trotz der relativ niedrigen Sterbeziffern dieser Altersgruppe ist diese Tatsache noch von Bedeutung (s. Abb. 52.)

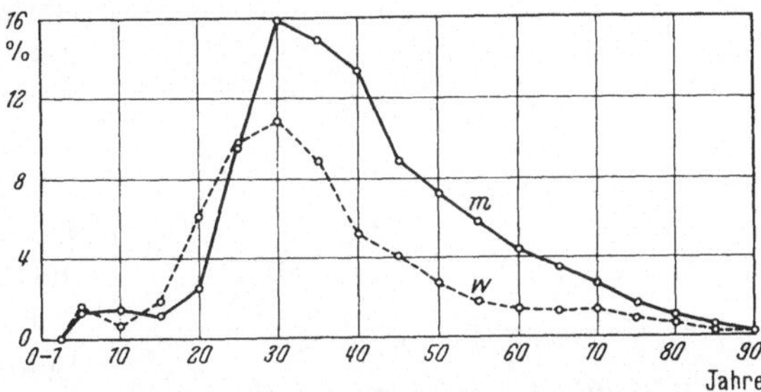

Abb. 52. Bundesrepublik Deutschland. Prozentualer Anteil der Sterblichkeit an Lungentuberkulose an der Gesamtsterblichkeit ohne nicht-natürliche Ursachen (Unfälle usw.) 1953

3. Höhersterblichkeit der Männer an Tuberkulose

In bezug auf die Sterblichkeit an Tuberkulose ergeben sich zwischen Männern und Frauen zum Teil beträchtliche Differenzen.

Nach Tab. 41 und Abb. 53 lag die Sterblichkeit der Männer bis etwa 1900 um etwa 20% höher als die Sterblichkeit der Frauen, sank 1910 auf 8,2% und 1925 auf nur 4,7% ab, um dann rasch anzusteigen.

Im Jahre 1953 starben mehr als doppelt soviel Männer an Tuberkulose als Frauen. Um das Jahr 1925 ist in der Tuberkulosemortalität der Geschlechter eine grundsätzliche Änderung eingetreten. Von 1876—1925 ist die Tuberkulosesterblichkeit der Männer um 67,8%, die der Frauen um 61,3% abgesunken. Dieser stärkere Abfall bei den Männern ist die Ursache für die 1925 zu beobachtende Situation. Von 1925—1953 betrug die Änderung der Sterbeziffer bei den Männern 73%, bei den Frauen 86,6%. Mit dem wesentlich stärkeren Absinken der Mortalitätsziffern der Frauen mußte der Unterschied der Sterbeziffern zwischen Männern und Frauen wieder ansteigen.

Tabelle 41. *Sterblichkeit der Männer und Frauen an Tuberkulose (alle Formen) 1876—1953 auf 10000 Einwohner*

Jahr	M. %	F. %	M. > F. %
1876	34,4	27,4	25,6
1881	33,7	28,1	19,9
1886	34,2	28,2	21,3
1891	28,9	24,6	17,5
1900	23,1	19,2	20,3
1910	15,9	14,7	8,2
1925	11,1	10,6	4,7
1932	8,2	7,2	13,9
1948	8,65	5,02	72,3
1950	5,17	2,87	80,1
1953	3,0	1,42	104,2

Zu dieser Entwicklung beigetragen haben die Besserung der sozialen, wirtschaftlichen und hygienischen Verhältnisse, Verbesserung der Arbeitsbedingungen, die Auswirkungen der Gesetze betr. Kinder- und Frauenarbeit, die Entwicklung und Verbesserung der Behandlungsmethoden. Von besonderer Bedeutung erscheint uns jedoch, daß etwa ab 1910 ein beträchtlicher Rückgang der Geburtenziffer einsetzte. Diese betrug 1850—1900 zwischen 33 und 37 auf 1000 E., lag 1910—1914 bei rd. 28 und 1926—1928 bei 18,8. Inzwischen ist die Geburtenziffer auf 15,7 (1952) gefallen. Es ist anzunehmen, daß der Rückgang der Tuberkulosesterblichkeit bei den Frauen durch die relativ hohe Zahl von Schwangerschaften und Geburten zunächst abgebremst war, so daß die Änderung der Sterblichkeit bei den Männern ein etwas größeres Ausmaß erreichte. Mit dem nach 1910 einsetzenden stärkeren Abfall der Geburtenziffer nahm die Tuberkulosesterblichkeit der Frauen stärker ab als die der Männer. Diese Entwicklung konnte sich in bezug auf die Sterbeziffern aber erst nach einigen Jahrzehnten auswirken, da an der Tuberkulosesterblichkeit etwa des Jahres 1925 nicht nur die Mütter von 20—35 Jahren beteiligt sind, sondern ebenfalls die Frauen von 50 und mehr Jahren, die noch den Generationen mit hoher Geburtenziffer angehörten und die Sterbequote an Tuberkulose erhöhten.

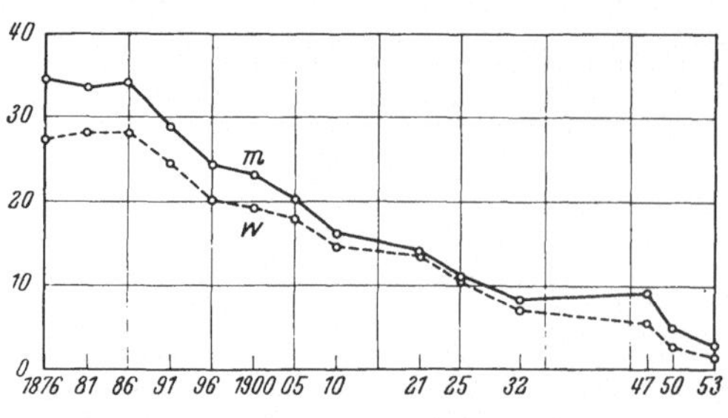

Abb. 53. Sterblichkeit an Tuberkulose (alle Formen) 1876—1953 auf 10000 E.

Tabelle 42. *Prozentuale Abnahme der Tuberkulose-Mortalität von 1876—1950*

	5—10	10—15	15—20	20—25	25—30	30—40	40—50	50—60	60—70	70—80	üb. 80 J.
m	79,5	87,9	92,1	90,1	87,3	89,8	88,9	87,7	88,7	82,1	74,7
w	84,7	91,8	89,2	87,2	89,5	92,8	93,9	94,5	92,9	84,0	69,8

Nach Tab. 42 hat die Sterblichkeit der Frauen an Tuberkulose in allen Altersklassen mehr abgenommen als die der Männer, außer zwischen 15 und 25 Jahren und oberhalb 80 Jahre, wo die Werte allerdings etwas fragwürdig sind. Da jedoch die jüngsten Altersklassen ebenfalls diese Verhältnisse aufweisen, können die obenangeführten Gründe nicht die einzige Ursache für die stärkere Abnahme der Tuberkulosesterblichkeit des weiblichen Gechlechts sein, sondern es müssen noch andere Faktoren dabei eine Rolle spielen, für die wir allerdings bisher noch keine Erklärung gefunden haben.

Tabelle 43. *Die Sterblichkeit der Männer an Tuberkulose liegt um ... % höher* (+) *oder niedriger* (—) *als die der Frauen*

Jahr	5—10	—15	—20	—25	—30	—40	—50	—60	—70	—80	üb. 80 J.
1900	—25,5	—44,2	— 9,5	+21,0	+ 1,2	+11,6	+ 60,2	+ 72,2	+ 55,9	+42,9	+10,9
1925	—21,4	—62,5	—30,6	0	+ 1,2	+ 0,8	+ 20,8	+ 42,6	+ 26,5	+14,7	— 4,4
1950	+ 2,8	—18,0	—41,0	+ 7,1	+44,4	+63,8	+164,0	+231,0	+145,0	+63,5	+13,3

Nach Tab. 43 ist in der Altersklasse 15—20 Jahre und 20—25 Jahre der Sterblichkeitsunterschied zuungunsten der Mädchen größer geworden (er beträgt 1953 über 130%), in den übrigen Altersklassen ist diese Differenz zuungunsten der Männer zum Teil beträchtlich angestiegen, so daß heute die Sterblichkeit der Männer an Tuberkulose besonders zwischen 50 und 60 Jahren das 3—4fache der Sterblichkeit der Frauen an Tuberkulose beträgt. Wie aus Abb. 50 zu ersehen ist, nimmt auch heute noch die Sterblichkeit der Frauen immer um eine Kleinigkeit mehr ab als die der Männer — außer zwischen 15 und 25 Jahren. Je mehr sich aber die Sterbeziffern dem Wert Null nähern, um so größer wird unter diesen Umständen die prozentuale Differenz. Sie muß für Extremwerte ein Maximum erreichen (z.B. Frauen 0,1/10000, Männer 1,0/10000; prozentuale Differenz = 900%). Welche Ursachen das nur geringfügig stärkere Absinken der Sterbeziffern der Frauen bedingen, konnte bisher nicht geklärt werden. Das sich aus diesem Geschehen ergebende ständige Anwachsen der prozentualen Differenz zwischen der Sterblichkeit der Männer und der der Frauen an Tuberkulose darf jedoch nicht zu Fehlspekulationen Anlaß geben. Wir haben bereits an anderer Stelle (S. 48) die Berechtigung der sich aus prozentualen Unterschieden ergebenden Überlegungen bezweifelt.

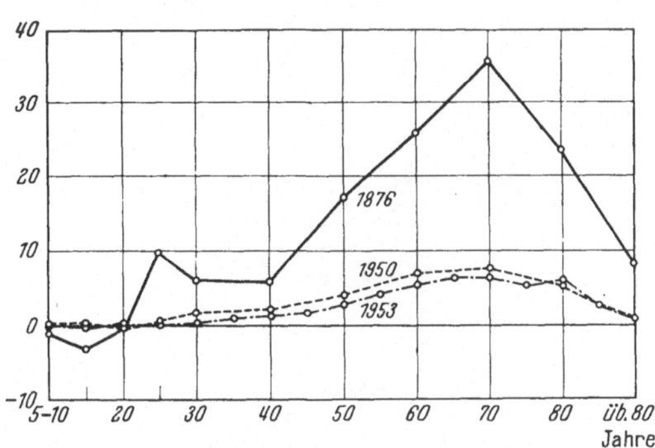

Abb. 54. Absolute Differenz der Sterbeziffern der Männer und der Frauen an Tuberkulose (alle Formen) (m—w) 1876, 1950 und 1953

Nach Abb. 54 betrug der Unterschied zwischen den Sterbeziffern der Männer und Frauen an Tuberkulose in der Altersgruppe 60—70 Jahre 1876 35 Personen bzw. 49,2%, 1950 dagegen nur noch 7,2 Personen, aber 145%, mit anderen Worten: im Jahre 1876 starben von je 10000 Personen der Altersklasse 60—70 Jahre rund 35 Männer mehr an Tuberkulose als Frauen; im Jahre 1950 betrug diese Differenz nur noch 7,2 Männer, obwohl die prozentuale Differenz von 49,2% (1876) auf 145% (1950) angestiegen ist. Bei weiterer Abnahme der Sterblichkeit dieser Altersgruppe muß die absolute Differenz noch kleiner werden, die prozentuale jedoch weiter stark anwachsen, sofern die Sterblichkeit der Frauen auch weiterhin etwas stärker abnimmt als die der Männer. Nach Abb. 54 nähert sich die Kurve der absoluten Differenz 1950 und 1953 bereits weitgehend der Nullinie. Epidemiologisch und bevölkerungspolitisch spielen absolute *Differenzen* um den Wert Null keine Rolle, auch wenn sie *prozentual* um 800—1000% betragen. Wir möchten unsere Betrachtungen über diese Frage mit der Feststellung abschließen, daß die Sterblichkeit an Tuberkulose der Männer und Frauen der verschiedenen Altersklassen sich mehr und mehr angleicht (s. KEUTZER: Statistische Bemerkungen zur Frage der „Übersterblichkeit" der Männer an Tuberkulose; Tuberkulosearzt 3, 127—132 (1955) und „Über alters- und geschlechtsspezifische Unterschiede der Sterblichkeit an Lungentuberkulose"; International Yearbook 1956, Union Internationale contre la Tuberculose, Paris; im Druck).

4. Entwicklung der Tuberkulosesterblichkeit seit 1876

Im Jahre 1876 betrug die Sterblichkeit an Tuberkulose in Preußen rund 32/10000 E; 12,5% aller Verstorbenen sind damals der Tuberkulose zum Opfer gefallen. Bei den Altersgruppen oberhalb 5 Jahre handelte es sich sogar um fast 22%. Heute umfassen die Sterbefälle an Tuberkulose nur noch etwa 2% der Verstorbenen. Die Tuberkulose-Mortalität ist im Laufe dieser 77 Jahre um rund 94% gefallen. Nach Abb. 55 ist diese Entwicklung aber nicht gleichmäßig verlaufen, sondern zeigt für Männer und Frauen sowohl als auch für die einzelnen Altersklassen und während verschiedener Zeitabschnitte größere Abweichungen.

Von 1876—1921 ist die Abnahme der Tuberkulose-Mortalität am schwächsten bei den jungen Jahrgängen erfolgt, während sie bei den 60—70jährigen mit etwa 80% ein Maximum erreicht. Außerdem ist in diesem Zeitraum die Änderung bei den Männern größer als bei den Frauen. Nach 1921 ändern sich die Verhältnisse; von 1925—1952 tritt die umgekehrte Situation auf: der Rückgang der Sterblichkeit ist am höchsten bei den Jugendlichen; die niedrigsten Werte entfallen auf die höchsten Altersgruppen. Außerdem ist während dieses Zeitabschnittes die Sterblichkeit bei den Frauen fast in allen Altersklassen stärker abgefallen als bei den

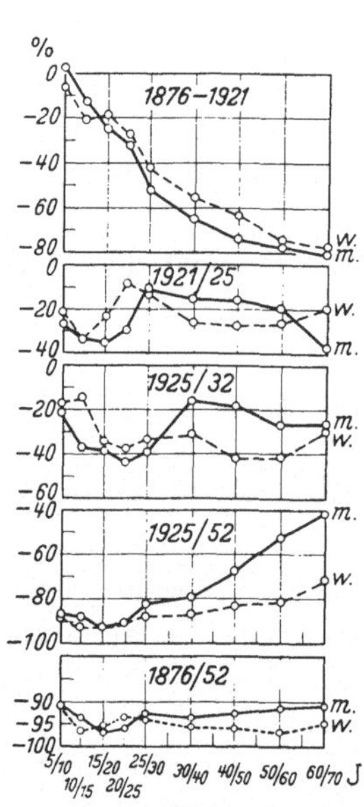

Abb 55. Prozentuale Änderung der Tuberkulose-Mortalität 1876—1952 nach Alter und Geschlecht. [Aus Beitr. Klin. Tbk. **114**, 330 (1955)]

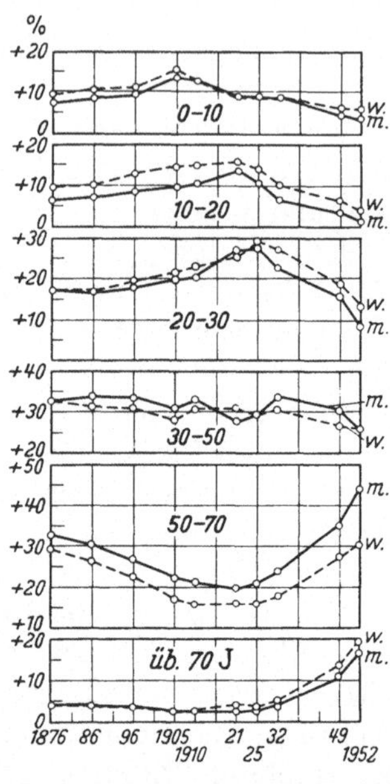

Abb. 56. Prozentualer Anteil einzelner Altersklassen an der Tuberkulose-Mortalität (alle Formen) 1876—1952. [Aus Beitr. Klin. Tbk. **114**, 330 (1955)]

Männern. Die Änderung während des gesamten Zeitabschnittes ist aus dem untersten Teil der Abbildung 55 (1876—1952) zu ersehen. Danach beträgt die Abnahme der Mortalität für alle Altersklassen zwischen 90 und 97% und liegt bei den Frauen in allen Altersgruppen etwas höher als bei den Männern, außer zwischen 15 und 25 Jahren. Pubertät und Zyklus machen sich auch hier wieder bemerkbar.

In Abb. 56 haben wir den Anteil der verschiedenen Altersklassen an der Gesamtsterblichkeit an Tuberkulose dargestellt. Danach ist der Anteil der 0—10-jährigen bis etwa 1905 angestiegen und dann allmählich abgefallen. Der Anteil der 10—20jährigen erreicht 1921, der der 20—30jährigen 1925 sein Maximum. Ziemlich konstant ist der Prozentsatz der 30—50jährigen an Tuberkulose verstorbenen Personen während dieser 76 Jahre; er scheint aber jetzt auch langsam abzunehmen. Oberhalb 50 Jahre ergeben sich die umgekehrten Verhältnisse mit Absinken des Anteils bis etwa 1925 und dann ziemlich steiler Anstieg, der noch nicht beendet ist. Aus dieser Darstellung kann geschlossen werden, daß die derzeitige Entwicklung noch weiter anhalten wird: der Anteil der 0—50jährigen dürfte weiter absinken und dafür der der über 50 Jahre alten Personen ansteigen. Die Tuberkulose-Sterbekurve nähert sich mehr und mehr der U-Form.

Abb. 56 zeigt auch, daß unter 30 Jahre der Anteil der Frauen an der Tuberkulose höher ist als der der Männer. Dann *muß* natürlich der Anteil der Frauen oberhalb 30 Jahre niedriger sein als der der Männer. Es darf vermutet werden, daß hierin *auch* ein Grund liegt für die höhere Tuberkulosesterblichkeit der Männer besonders oberhalb etwa 50 Jahre.

Abb. 57 zeigt die prozentuale Änderung der Sterblichkeit an Tuberkulose und an allen Ursachen ohne Tuberkulose in verschiedenen Altersgruppen während des

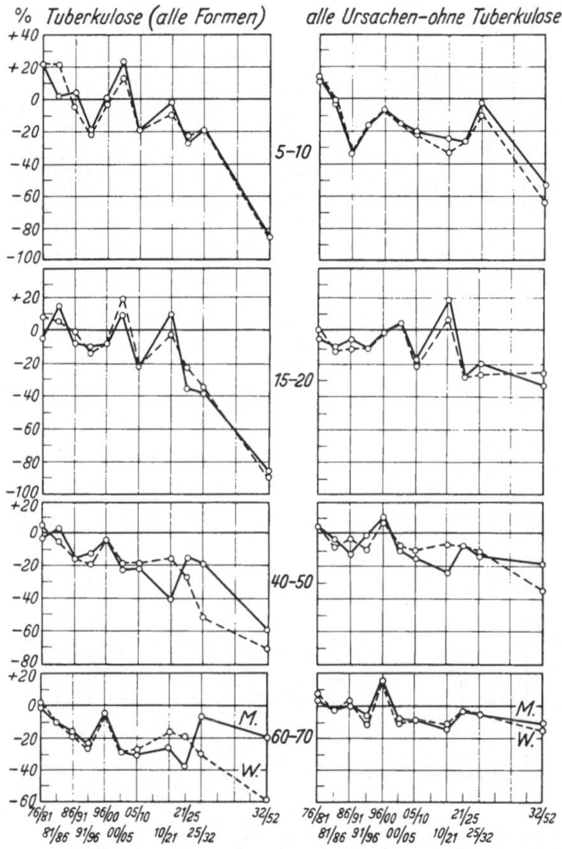

Abb. 57a. Prozentuale Änderung der Sterblichkeit an Tuberkulose und an allen Ursachen ohne Tuberkulose für verschiedene Altersgruppen der Männer und Frauen von 1876—1952. [Aus Beitr. Klin. Tbk. **114**, 330 (1955)]

Zeitraumes 1876—1952. Danach verlaufen die Änderungen bis etwa 1925/32 annähernd parallel und weisen für Tuberkulose und alle Ursachen ohne Tuberkulose fast dieselben Werte auf. Faßt man aber die Änderungen der allgemeinen Mortalität *im wesentlichen* als schicksalsbedingt auf, dann führt die weitgehende Übereinstimmung der Kurven für die Tuberkulose und alle anderen Todesursachen zu der Feststellung, daß bis etwa 1925/32 auch die Änderung der Tuberkulosesterblichkeit ohne entscheidende äußere Beeinflussung, also ebenfalls schicksalsbedingt, erfolgt ist. Erst nach 1925, zum Teil nach 1932, weichen die Kurven wesentlich voneinander ab, die Parallelität ist nicht mehr vorhanden. Daraus wäre zu folgern, daß erst nach etwa 1925/32 die Tuberkulose unter

Kontrolle gebracht wurde und seit diesem Zeitpunkt ärztlicher Einflußnahme unterliegt. Die vor diesem Zeitpunkt durchgeführten Maßnahmen dürften im wesentlichen eine noch höhere Sterblichkeit an Tuberkulose verhindert haben, während die Behandlungsmethoden nach 1932 eine über die schicksalsmäßige Entwicklung weit hinausgehende Senkung der Sterblichkeit zur Folge gehabt haben, wobei die Chemotherapie und die moderne Chirurgie von entscheidendem

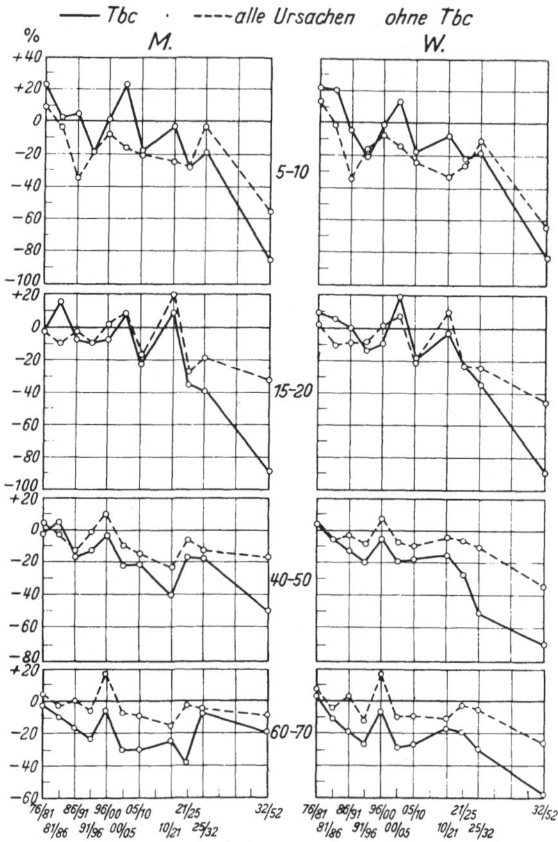

Abb. 57b. Prozentuale Änderung der Sterblichkeit an Tuberkulose und an allen Ursachen ohne Tuberkulose für verschiedene Altersgruppen der Männer und Frauen von 1876—1952. [Aus Beitr. Klin. Tbk. **114**, 230 (1955)]

Einfluß gewesen sind [s. Keutzer: Statistische Betrachtungen über die Änderung der Tbc.-Mortalität in Deutschland von 1876—1952; Beitr. Klin. Tbk. **114**, 330 bis 335 (1955)].

5. Andere Todesursachen der Tuberkulosekranken

Das *mittlere Sterbealter* der an Tuberkulose verstorbenen Personen betrug nach dem 1. Weltkrieg etwa 35 Jahre und ist bis zum Jahre 1955 auf über 55 Jahre angestiegen. Bei dem *mittleren Sterbealter* handelt es sich um eine reine Rechengröße, welche besagt, daß die Hälfte der in Frage kommenden Personen unter, die andere Hälfte über diesem Alter gestorben ist. Wir können jedoch aus der Tatsache des Anstiegs um rund 20 Jahre entnehmen, daß heute *50% der an Tuberkulose*

Verstorbenen über 55 Jahre alt gewesen sind. Die Tuberkulosekranken erreichen somit heute ein Lebensalter, in welchem auch andere Todesursachen eine entscheidende Rolle spielen. Es war deshalb zu vermuten, daß ein größerer Prozentsatz besonders der älteren Tuberkulösen nicht an Tuberkulose, sondern an sonstigen Krankheiten sterben würde. Auf Veranlassung des DZK hat sich HARMSEN, Hamburg, mit dieser Frage beschäftigt und auf der Tuberkulosetagung September 1954 in Berlin darüber berichtet [HARMSEN: Todesursachen der nicht an Tuberkulose verstorbenen Tuberkulösen. Beitr. Klin. Tbk. 114, 133 (1955)]. Nach den Angaben der Länder sind im Jahre 1952 (Tbc.-Jb. 1952/53, S. 101) *zwischen 25 und 35% der verstorbenen Tuberkulösen nicht an Tuberkulose gestorben*; HARMSEN teilt mit, daß 1951 24,6% der verstorbenen Tuberkulösen nicht an Tuberkulose gestorben sind. Die Auswertung der Totenscheine ergab, daß in Lüneburg und in Kiel rund *30%* der nicht an Tuberkulose gestorbenen Tuberkulösen *an Herz- und Kreislaufkrankheiten*, etwa *20% an malignen Tumoren* gestorben sind und daß die *Rangordnung der wichtigsten Todesursachen der Tuberkulösen weitgehend mit der für die nichttuberkulöse Gesamtbevölkerung übereinstimmt*. Bezüglich der Altersverteilung hat HARMSEN ermittelt, daß rund 78% der an anderen Ursachen als Tuberkulose verstorbenen Tuberkulösen über 45 Jahre alt waren.

6. Tuberkulosemortalität in außerdeutschen Ländern

Für die Jahre 1953 und 1954 liegen aus dem Ausland noch keine umfassenden Angaben über die Tuberkulose-Mortalität vor. Wir haben uns deshalb darauf beschränkt, im Anhang (Tab. LIV und LV) einige Mortalitäts-Angaben wiederzugeben, die wir Veröffentlichungen der Weltgesundheitsorganisation (WHO) entnommen haben. Die Sterbeziffern der verschiedenen Länder für 1952 sind, nach Größenordnung gegliedert, in Tab. 44 zusammengestellt.

Tabelle 44. *Sterblichkeit an Lungentuberkulose in verschiedenen Ländern 1952 auf 100000 Einwohner*

Männer		Frauen	
Portugal	99,1	Portugal	58,5
Japan	77,7	Japan	57,9
Finnland	69,2	Finnland	33,8
Berlin-West	57,5	Ceylon	31,0
Österreich	54,5	USA (Farbige)	26,3
Frankreich	50,5	Österreich	25,1
USA (Farbige)	47,6	Frankreich	23,4
Ceylon	39,2	Berlin-West	22,9
Schottland	34,7	Schottland	21,0
Deutschland	32,1	Nordirland	18,2
England und Wales	30,4	Deutschland	15,1
Nordirland	29,4	Schweiz	14,7
Schweiz	24,9	England	12,8
Norwegen	21,3	Norwegen	12,5
Australien	20,2	Schweden	11,4
Schweden	19,2	Canada	10,4
Canada	17,5	Israel	10,0
USA (Weiß)	17,1	Niederlande	8,2
Neuseeland	16,8	Dänemark	7,9
Israel	12,5	Neuseeland	7,2
Dänemark	11,5	Australien	6,6
Niederlande	10,9	USA (Weiß)	6,6

Nach dieser Tabelle weisen die einzelnen Länder im Jahre 1952 noch ganz erhebliche Unterschiede auf. Es muß jedoch darauf hingewiesen werden, daß sich bei Berücksichtigung der verschiedenen Bevölkerungsverteilung (Standardisierung) wesentlich andere Verhältnisse ergeben würden.

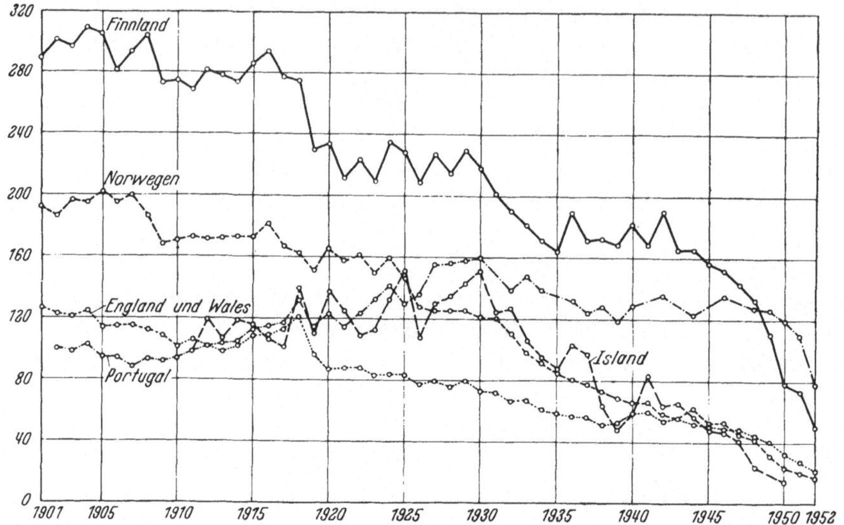

Abb. 58. Sterblichkeit an Lungentuberkulose auf 100000 E. England und Wales, Finnland, Island (ab 1911), Norwegen und Portugal 1901—1952

In Abb. 58 haben wir die Entwicklung der Sterblichkeit an Lungentuberkulose in verschiedenen Ländern für den Zeitraum 1901—1952 dargestellt. Im Gegensatz zu Finnland, Norwegen und England mit von Anfang an allmählich abfallenden Werten erreichen Portugal und Island das Maximum der Tuberkulose-Mortalitätsziffer erst um 1930. Dabei läuft der Anstieg in Island bis 1930 ungefähr parallel mit dem in Portugal, um dann etwa entsprechend der Kurve für Norwegen abzufallen. In Portugal liegt die Sterblichkeit an Lungentuberkulose im Jahre 1951 noch etwas höher als zu Beginn des 20. Jahrhunderts. Bis etwa 1918 stimmen Portugal und England einigermaßen gut überein, während Norwegen und besonders Finnland eine weit höhere Sterblichkeit an Lungentuberkulose erkennen lassen. Bis zum Beginn des 1. Weltkrieges weist Finnland eine fast dreimal so hohe Sterbeziffer für Lungentuberkulose auf als Portugal, ab 1942 etwa fallen die Werte in Finnland sehr stark ab. Portugal hatte im Jahre 1901 die niedrigste Tuberkulose-Sterbeziffer der 5 dargestellten Länder, im Jahre 1952 dagegen die höchste.

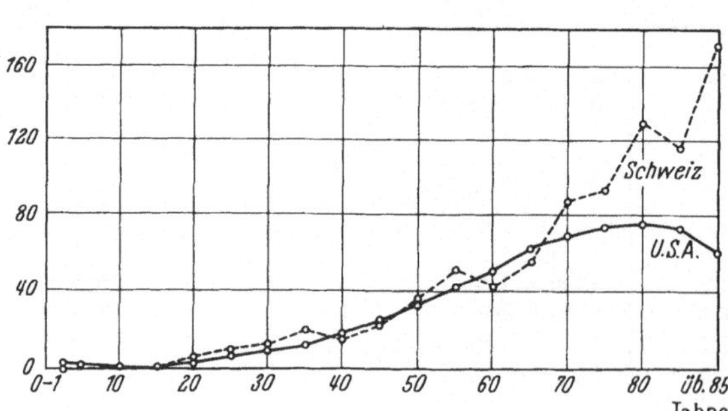

Abb. 59. Sterblichkeit der Männer an Lungentuberkulose in den USA und der Schweiz 1952 auf 100000 E. nach dem Alter

In Abb. 59 haben wir die Sterblichkeit der Männer an Lungentuberkulose in den USA und der Schweiz im Jahre 1952 wiedergegeben. Es ergibt sich danach eine fast völlige Übereinstimmung bis etwa zum 65. Lebensjahr. Dann steigt die Sterblichkeit in den USA praktisch nicht mehr, in der Schweiz dagegen noch stärker an. Nach den altersgegliederten Statistiken über die Tuberkulose-Mortalität finden wir das Maximum der Sterbeziffer heute zwischen 60 und 75 Jahren. Nur 2 Länder machen davon eine Ausnahme: Dänemark und die Schweiz. In diesen beiden Ländern wird die höchste Sterbeziffer erst im höchsten Alter erreicht. Die Richtigkeit dieser Angaben kann nicht bezweifelt werden, sie müssen dann aber wohl als ein Kriterium dafür angesehen werden, daß in vielen anderen Ländern ein Teil der in höherem Alter tatsächlich an Tuberkulose Verstorbenen unter anderen Todesursachen registriert worden ist. Bei relativ hoher Sterblichkeit in jüngeren und mittleren Altersklassen kann allerdings vermutet werden, daß nur wenige Tuberkulöse ein hohes Alter erreichen, so daß in diesem Falle ein Abfall der Tuberkulose-Sterbeziffer der alten Leute erklärlich erscheint (s. Abb. 60).

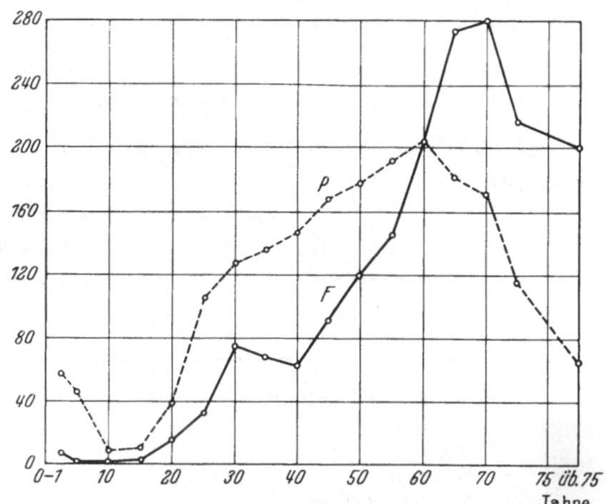

Abb. 60. Sterblichkeit der Männer an Lungentuberkulose in Finnland und Portugal 1952 auf 100000 E.

7. Die Sterblichkeit der Tuberkulösen an Tuberkulose

Die Sterbeziffer an Tuberkulose gibt an, wieviel Personen von der Gesamtbevölkerung (von den Männern oder Frauen oder auch von den Angehörigen bestimmter Altersklassen) an Tuberkulose verstorben sind. Wir beziehen dabei also die Sterblichkeit an Tuberkulose auch auf solche Personen, die, da sie nie an Tuberkulose gelitten haben oder leiden, auch nicht an Tuberkulose sterben können. Das ist etwa dasselbe, als wenn man die Sterbefälle durch Flugunfälle in der Luftwaffe auf *alle* Männer beziehen wollte, obwohl nur das fliegende Personal davon betroffen werden kann. Dasselbe ist der Fall, wenn man z. B. die Sterbefälle an Altersschwäche auf die Gesamtbevölkerung von 0—100 Jahren bezieht und nicht nur auf den Personenkreis etwa oberhalb 60—70 Jahre, der allein für diese Todesursache in Frage kommen kann. Diese Betrachtungsweise hat sich aber eingebürgert, da man eine Basis benötigte, auf welche man die Zahl der Verstorbenen beziehen muß, und die Zahl der Kranken, die allein für eine Sterblichkeit an Tuberkulose in Frage kommen, nicht oder nicht zuverlässig bekannt ist. Wenn auch heute die Statistik der Tuberkulose-Morbidität keineswegs als absolut einwandfrei bezeichnet werden kann, so gestattet sie doch mit für nachstehende Betrachtungen ausreichender Genauigkeit Angaben über die Sterblichkeit der Tuberkulösen an Tuberkulose. Es wird nochmals darauf hingewiesen, daß es sich dabei nicht um eine *echte* Letalität handelt, sondern wir gehen von der Überlegung aus, daß der an

Lungentuberkulose Verstorbene nur aus den Reihen der an ansteckender Tuberkulose Erkrankten (Bestand an Ia + Ib-Fällen) stammen kann. In diesem Bestand müssen theoretisch auch die Fälle enthalten sein, die als IIa-Fälle usw. einen Rückfall erleiden und sterben, da diese vor dem Tod der Betreffenden als Verschlechterung nach Ia oder Ib übergeführt werden müssen.

Wir beziehen bei unserer Berechnung nicht die Zahl der Verstorbenen auf die Zahl der verbleibenden Lebenden, wie es bei der Ermittlung von Sterbeziffern (St) allgemein üblich ist, sondern wir ermitteln, wieviel Prozent der Tuberkulösen verstorben sind, welche am Jahresende ohne die Sterbefälle an Tuberkulose vorhanden gewesen wären.

$$St = \frac{\text{Verstorbene} \times 100}{\text{Bestand (Ia + Ib)} + \text{Verstorbene}}$$

Als Ergebnis dieser Rechnung erhalten wir für 1952 und 1953 die Zahlenwerte von Tab. 45.

Tabelle 45. *Sterblichkeit der Tuberkulösen*
(in Prozent der Ia + Ib-Fälle des Bestandes)

Land	1952		1953	
	m	w	m	w
Schleswig-Holstein . . .	6,7	7,0	5,4	4,5
Hamburg	5,4	4,4	4,7	4,4
Niedersachsen	6,6	6,1	5,5	5,0
Bremen	5,1	5,2	4,4	4,6
Nordrhein-Westfalen . .	7,6	6,6	6,9	5,1
Hessen	7,5	9,2	6,8	6,6
Baden-Württemberg . .	—	—	6,0	5,6
Bayern	—	—	7,8	7,7
West-Berlin	6,6	5,6	5,6	4,3
Mittel	7,0	6,5	6,4	5,6

Tabelle 46. *Sterblichkeit der Tuberkulösen an Tuberkulose in Prozent. Hessen und Niedersachsen 1953 nach Alter und Geschlecht*

Alter	Hessen		Niedersachsen	
	m	w	m	w
0—1	0	0	80,0	57,2
1—5	21,4	9,1	5,9	6,7
5—10	0	0	4,2	4,5
10—15	3,8	0	1,8	3,6
15—20	0	1,2	0	1,3
20—25	1,4	1,9	1,9	1,6
25—30	1,8	2,8	1,7	2,6
30—35	2,3	3,6	2,1	3,1
35—40	3,6	4,2	3,6	4,2
40—45	3,7	6,0	3,5	3,5
45—50	5,7	5,5	4,6	4,5
50—55	5,9	6,8	6,0	4,4
55—60	8,5	7,4	7,7	5,1
60—65	12,2	13,9	9,9	10,4
65—70	15,2	22,3	13,4	13,2
70—75	23,0	19,3	14,0	18,6
75—80	27,7	21,7	17,1	15,3
über 80	28,6	18,7	23,9	27,8
Gesamt	6,8	6,6	5,5	5,0

Die Streuungen sind ziemlich beträchtlich; sie hängen in erster Linie von der Zahl der Ia + Ib-Fälle ab, andererseits differieren aber auch die Angaben über die Mortalität in den einzelnen Ländern. Bei den ermittelten Werten handelt es sich um eine Art Letalität. Da aber die Behandlungsmethoden innerhalb der Länder der Bundesrepublik Deutschland durchaus einheitlich sind und klimatische Einflüsse kaum in diesem Ausmaß die Letalität beeinflussen dürften, die „Letalität" also etwa gleich sein müßte, sind diese

Abweichungen in erster Linie ein Ausdruck dafür, daß entweder die Morbiditäts- oder die Mortalitätsangaben nicht zutreffend sind. Mit Rücksicht auf unsere Feststellungen im Abschnitt Morbidität müssen wir auch hier die Auffassung vertreten, daß es sich dabei überwiegend um unzuverlässige Angaben über die Morbidität handelt. *Eine Übereinstimmung der Morbiditäts-Statistik innerhalb der deutschen Länder muß deshalb unter allen Umständen angestrebt werden.*

Abgesehen davon ergibt sich aber aus Tab. 46 weiter, daß die Unterschiede in der Sterblichkeit der an Tuberkulose erkrankten Männer und Frauen an Tuberkulose bei weitem nicht so groß sind, als wenn die Sterbefälle an Tuberkulose auf die Gesamtbevölkerung bezogen werden. Dies zeigt auch Tab. 46.

Die Werte streuen unterhalb 20 Jahre und oberhalb 60 Jahre, stimmen aber sonst recht gut überein, s. Abb. 61.

Aus der Abbildung läßt sich u. a. entnehmen, daß die *Sterblichkeit der tuberkulösen Männer und Frauen in Niedersachsen an Tuberkulose keine nennenswerten Unterschiede aufweist.* (Die Abweichungen zwischen Hessen und Niedersachsen oberhalb etwa 50 Jahre sind wahrscheinlich mit entsprechenden Differenzen der Morbiditätsangaben zu erklären und damit nicht reell.) Diese Feststellung steht im Gegensatz zu unseren Anschauungen über die Tuberkulose-Mortalität. Es wurde bisher immer als ein nicht recht verständliches Phänomen angesehen, daß die Sterblichkeit der Männer an Tuberkulose besonders in den letzten Jahren ganz erheblich höher lag als die Sterblichkeit der Frauen an Tuberkulose. Unsere vorstehenden Betrachtungen zeigen, daß diese Auffassung nur dann stimmt, wenn die Sterblichkeit an Tuberkulose auf *alle* Lebenden bezogen wird und damit auch auf diejenigen, die gar nicht an Tuberkulose sterben können, da sie nicht an Tuberkulose erkrankt sind. *Innerhalb des Personenkreises der an Tuberkulose Erkrankten jedoch kann von einer wesentlichen Diskrepanz zwischen der Sterblichkeit der Männer und Frauen praktisch keine Rede mehr sein.*

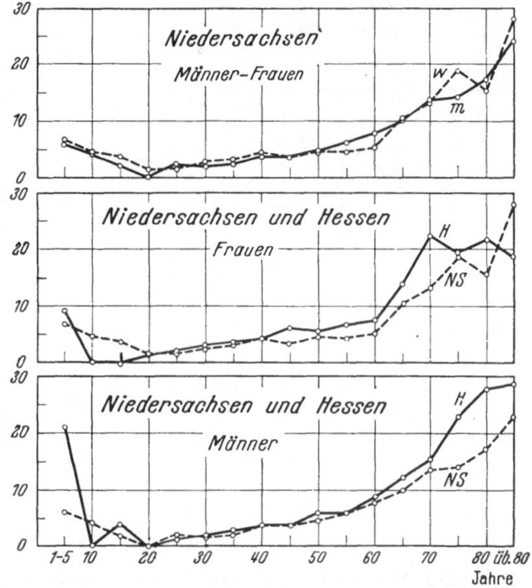

Abb. 61. Von 100 Personen des Bestandes an Personen mit ansteckender Tuberkulose (Ia + Ib) starben ... an Lungentuberkulose 1953

Wir haben bereits früher darauf hingewiesen, daß die uns bekannten Angaben nach dem Tuberkulinkataster keine Angaben für Männer und Frauen getrennt aufweisen. Inzwischen ist uns ein Bericht aus Japan zugegangen, der für das Jahr 1953 Tuberkulinkurven für Männer und Frauen enthält (Report on the Tuberculosis prevalence survey in Japan in 1953, The Japan Anti-Tuberculosis-Association, Tokyo, Japan 1955).

Diesem Bericht wurde die nachstehende Abb. 62 entnommen.

Die Sterblichkeit an Tuberkulose weist in Japan wesentlich andere Verhältnisse auf als etwa in der Bundesrepublik Deutschland. Die Sterblichkeit der Männer z. B. liegt um nur etwa 30% höher als die der Frauen, während bei uns dieser Unterschied über 100% beträgt. Wir können deshalb auch vermuten, daß die Tuberkulinkurven der Männer und Frauen in der Bundesrepublik Deutschland ebenfalls in anderer Weise verlaufen werden als dies in Japan der Fall ist. Immerhin ist aus der Abb. 62 zu ersehen, daß größere Differenzen bereits zwischen der Zahl der mit der Tuberkulose in Berührung gekommenen Männer und Frauen bestehen. *Zwischen 30 und 40 Jahren etwa ist die Zahl der tuberkulinpositiven Männer um über 30% höher als die der Frauen.* Es erscheint möglich, daß diese Unterschiede in Deutschland noch größer sind als in Japan.

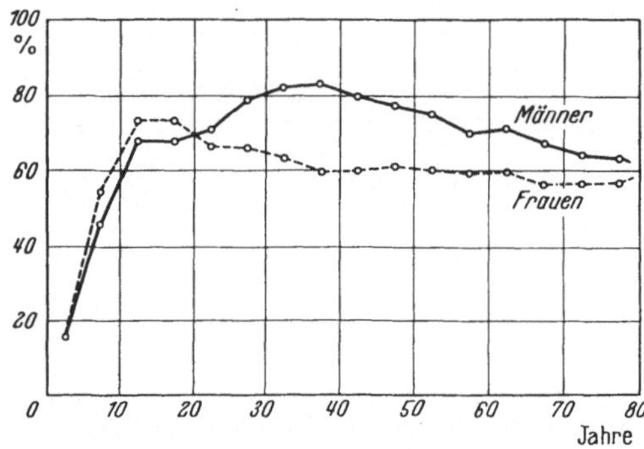

Abb. 62. Tuberkulin-Positive nach Alter und Geschlecht in %, Japan 1953

Das Primäre in der Entwicklung einer Tuberkulose ist die Infektion, diese kann zu einer Erkrankung, diese wiederum kann zum Tode führen. Die Möglichkeiten eines letalen Ausgangs sind für an Tuberkulose erkrankte Männer und Frauen annähernd gleich groß. Die Beziehungen zwischen Infektion und möglicher Erkrankung dürften ähnlich gelagert sein. *Somit wird die Frage nach dem Grund der (scheinbar) verschiedenartigen Mortalität zu einer Frage nach der Ursache der höheren Infektionsziffer der Männer.* Aus den Mortalitäts- und den wenigen verfügbaren Morbiditäts-Statistiken ergibt sich, daß die Morbidität und Mortalität der Männer an Krankheiten der Atmungsorgane grundsätzlich höher — teilweise sogar ganz wesentlich höher — liegen als die der Frauen (Lungenkrebs, Bronchitis, Lungentuberkulose, Krankheiten der Atmungsorgane insgesamt). Möglicherweise sind biologisch-anatomische Gründe für diese Diskrepanz maßgebend. Hinsichtlich der Lungentuberkulose mag jedoch auch von Bedeutung sein, daß der berufstätige Mann in höherem Maße infektionsgefährdet ist als die mehr im Haushalt tätige Frau.

E. Verhältnis der Mortalität zur Morbidität (Letalität)

1. Allgemeines

Die *Letalität* (L) sagt aus, wieviel Prozent der an einer bestimmten Krankheit leidenden Personen an dieser Krankheit sterben. Sie ist damit ein Ausdruck für die Sterbeintensität.

$$L = \frac{\text{Verstorbene} \times 100}{\text{Erkrankte}}$$

Eine derartige Aussage ist von großer Bedeutung besonders bei akuten Krankheiten. Hinsichtlich der Tuberkulose ist die Berechnung der Letalität eindeutig nur dann möglich, wenn man in der Lage ist, das Schicksal einer bestimmten Zahl von Tuberkulösen über einen längeren Zeitraum zu verfolgen. Auf Grund der uns zur Verfügung stehenden Unterlagen sind wir zu einer exakten Berechnung der Letalität nicht in der Lage. Bei den bisher veröffentlichten Arbeiten über diese Frage handelt es sich meist um die Ermittlung von Näherungswerten oder von Wahrscheinlichkeiten, bei welchen die Morbidität und Mortalität für einen gewissen Zeitraum als konstant angesehen wird. Dabei ist noch zu beachten, daß keineswegs alle Erkrankungsfälle bekannt sind, während die Sterbefälle einigermaßen zuverlässig zur Kenntnis der Gesundheitsämter bzw. Tuberkulose-Fürsorgestellen gelangen. Da jedoch die Kenntnis der Frage, in welchem Umfange Erkrankungen an Tuberkulose zum Tode führen, für die gegen die Tuberkulose zu ergreifenden Maßnahmen von Bedeutung ist, müssen wir auf andere Weise diese Frage zu klären versuchen.

Bei der Berechnung von Mortalitätsziffern wird die Zahl der jährlich an einer bestimmten Krankheit Verstorbenen auf die Gesamtzahl der Lebenden des betreffenden Erhebungsjahres bezogen. Analog können wir die an Tuberkulose verstorbenen Personen auf die an Tuberkulose erkrankten Personen beziehen und auf diese Weise die Sterblichkeit der Tuberkulösen an Tuberkulose pro Jahr ermitteln. Hierbei handelt es sich also *nicht* um die Errechnung der Letalität. Auch diese Rechnung ergibt kein absolut zuverlässiges Bild, da das Ergebnis abhängig ist von der Erfassung und davon, wie lange die Ia + Ib-Fälle in den Kartotheken der Fürsorgestellen geführt werden. Diese Berechnung ist jedoch unabhängig von einer wahrscheinlichen Entwicklung, und ihr Ergebnis ist für die Bedürfnisse der Praxis ausreichend. Es hat darüber hinaus den Vorteil, daß es die Morbiditätsangaben zu kontrollieren gestattet, da bei annähernd übereinstimmender Mortalität größere Abweichungen der „Letalität" ein Charakteristikum für zu hohe oder zu niedrige Morbiditätsangaben bedeuten.

Bei der Berechnung der Mortalitätsziffern wird, wie gesagt, die Zahl der Verstorbenen auf die Zahl der Lebenden bezogen. Diese Angabe bedeutet, daß auf eine gewisse Zahl Lebender eine bestimmte Zahl Verstorbener entfallen. Da wir jedoch feststellen wollen, *wieviel Prozent* der lebenden Tuberkulösen gestorben sind, muß die Berechnung auf die Zahl von Personen bezogen werden, die einschließlich der Verstorbenen am Ende des Jahres vorhanden gewesen wären.

$$St = \frac{\text{Verstorbene} \times 100}{\text{Bestand (Ia + Ib)} + \text{Verstorbene}}$$

Diese Rechnung auf die an Tuberkulose Verstorbenen aller Altersklassen bezogen, ergibt die jährliche Sterbequote (*St*) der Tuberkulösen an Tuberkulose, sie kann auch auf die einzelnen Altersklassen angewandt werden, sofern entsprechende alters- und geschlechtsgegliederte Bestands-Statistiken vorliegen (s. Abschn. 3).

2. Jährliche Sterbequote der Tuberkulösen an Tuberkulose 1947—1953

Die jährliche Sterbequote der Lungentuberkulösen (Ia + Ib-Fälle) an Tuberkulose in den Ländern der Bundesrepublik Deutschland ist für Männer und Frauen für die Jahre 1947—1953 in Tab. 47 zusammengestellt.

Die Tabelle (s. auch Abb. 63) zeigt, daß die Sterblichkeit der Tuberkulösen an Tuberkulose am niedrigsten ist in den Stadtstaaten (mit hohem Bestand) und am höchsten in den süddeutschen Ländern Hessen und Bayern (niedriger Bestand) Die Abweichungen innerhalb der einzelnen Länder entsprechen größenmäßig ungefähr den Abweichungen, welche auch die Sterbeziffern an Tuberkulose

Tabelle 47

Von 100 Tuberkulösen (Ia + Ib) verstarben an Tuberkulose:

Land	1947	1948	1949	1950	1951	1952	1953
Schleswig-Holstein . .	21,7	17,4	12,0	8,7	8,7	6,9	5,1
Hamburg	*15,8*	*14,6*	*11,0*	8,3	7,2	*5,1*	4,6
Niedersachsen	18,4	16,4	12,3	8,8	9,0	6,4	5,3
Bremen	17,0	17,2	12,6	8,0	7,0	*5,1*	*4,5*
Nordrhein-Westfalen .	18,4	16,4	12,7	10,7	9,8	7,2	6,3
Hessen	*23,8*	*19,7*	14,2	10,6	10,6	8,1	6,7
Rheinland-Pfalz . . .	—	—	*14,6*	10,4	10,6	7,3	6,4
Bayern	22,6	19,5	14,1	*11,8*	*11,3*	*9,3*	*7,8*
Baden-Württemberg .	—	—	12,4	10,0	9,2	7,1	6,2
West-Berlin	—	—	11,3	*7,0*	*6,9*	6,2	5,1

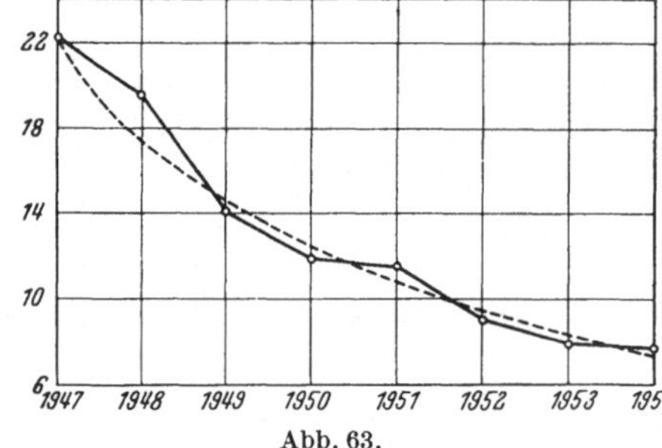

Abb. 63.
„Letalität“an Lungentuberkulose in Bayern 1947—54

(bezogen auf die Gesamtbevölkerung) aufweisen. Es ist jedoch anzunehmen, daß eine größere Übereinstimmung dieser Zahlen erreicht werden wird, wenn die Führung der Tuberkulose-Statistik in allen Ländern übereinstimmend erfolgt, wenn auch Berlin, Bremen und Hamburg infolge besserer Erfassung hinsichtlich des Bestandes immer etwas höhere Werte aufweisen werden.

Für das Gesamtgebiet der Bundesrepublik Deutschland beträgt die Sterblichkeit der Tuberkulösen (Ia + Ib) an Tuberkulose etwa

1947	1948	1949	1950	1951	1952	1953
19,7	17,3	12,7	9,4	9,0	6,9	6,0 %

Die Sterblichkeit der Tuberkulösen an Tuberkulose sank während eines Zeitraumes von nur 6 Jahren auf weniger als 1/3 ab. Die jährliche Änderung der „Letalität“ beträgt

1947/48	1948/49	1949/50	1950/51	1951/52	1952/53
—12,2	—26,6	—26,0	—4,3	—23,3	—13,0 %

Mit Einsetzen der modernen Chemotherapie fällt die „Letalität“ beträchtlich ab. 1950/51 ist dieser Abfall jedoch schon wieder abgebremst, und es ist nach den vorliegenden Unterlagen (s. S. 89) anzunehmen, daß auch ähnliche Verhältnisse für 1953/54 bzw. 1954/55 sich ergeben werden.

Seit Jahren beobachten wir eine Diskrepanz zwischen den Morbiditäts- und Mortalitätsziffern für die Tuberkulose. Diese Diskrepanz ist keineswegs verwunderlich. Die Beziehung zwischen der Morbidität und der Mortalität wird durch den Begriff der Letalität hergestellt — Letalität dabei im weitesten Sinne verstanden. Würden Morbidität und Mortalität parallel verlaufen, dann bedeutete dies eine gleichartige Letalität. Eine gleichbleibende oder zunehmende Letalität ist aber identisch mit einer unveränderten oder schlechteren Wirkung der Behandlungsmethoden, während eine fallende Letalität auf eine erfolgreiche

Therapie hinweist. Das Absinken der Mortalität kann schicksalsbedingt sein, der Abfall der Letalität dagegen beweist den Erfolg therapeutischer Maßnahmen. Wenn also die Mortalitäts- und Morbiditätskurven der Tuberkulose divergieren, zeigt sich darin ein Erfolg menschlicher Einflußnahme. Solange wir aber nicht in der Lage sind, die Möglichkeiten der Infektion und einer Manifestation gänzlich zu verhindern, ist das *Absinken der Letalität* (s. Abb. 63) als *der entscheidende Erfolg* anzusehen.

F. Extrapulmonale Tuberkulose

1. Morbidität

In Tab. 17, 18, 21 u. 22 sind die Neuerkrankungen und der Bestand an extrapulmonaler Tuberkulose in den Ländern der Bundesrepublik Deutschland angegeben. Angaben über die alters- und geschlechtsspezifische Gliederung sind in den Tab. III—XXXIX (Anhang) gemacht worden.

In Abb. 64 sind die Neuerkrankungen an Id-Fällen im Jahre 1953 in Niedersachsen dargestellt. Die Abbildung zeigt deutlich, daß die Zahl der Neuerkrankungen in fast allen Altersklassen der Frauen höher liegt als die der Männer. *Auch* bei den *extrapulmonalen Tuberkulosen* fällt das *Maximum* der Neuerkrankungen auf die Altersklassen um *25 Jahre*. Während die Ziffern für Tuberkulose der Knochen und Gelenke, Drüsen usw. für Männer und Frauen annähernd übereinstimmen, ergibt sich bei den *„sonstigen Tuberkulosen“* eine *wesentlich höhere Morbidität der Frauen* (Niedersachsen rund 70%).

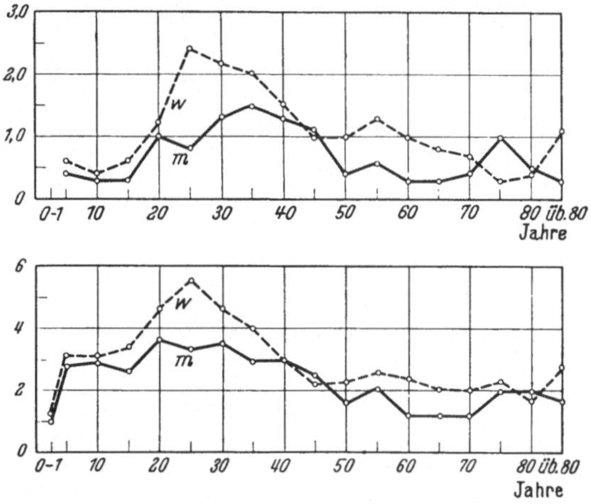

Abb. 64. Neuerkrankungen an „sonstigen Tuberkuloseformen“ in Niedersachsen 1953 auf 10000 E. und Neuerkrankungen an Id-Fällen in Niedersachsen 1953 nach Alter und Geschlecht auf 10000 E.

Der *Bestand* an Id-Fällen in Niedersachsen (s. Abb. 65) zeigt etwa dieselben Verhältnisse wie die Neuerkrankungen mit einem Maximum um 30 Jahre und höheren Werten für die Frauen.

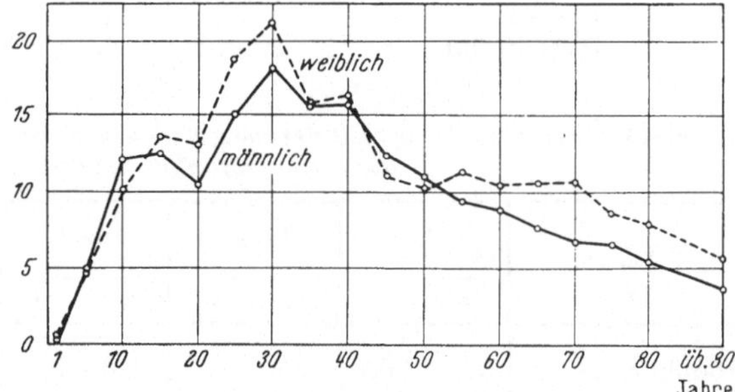

Abb. 65. Bestand an Id-Fällen in Niedersachsen am 31. 12. 1953 auf 10000 E. nach Alter und Geschlecht

Nach Abb. 66 entfallen auf 100 Personen des Bestandes an Personen mit aktiver Lungentuberkulose bis zum 25. Jahre etwa gleichviel Männer und Frauen. Oberhalb 25 Jahre gestalten sich die Verhältnisse wesentlich anders. Ab 50 Jahre kommen auf 100 Männer des Bestandes an Ia- bis Ic-Fällen 5 Männer mit extrapulmonaler Tuberkulose; für die Frauen ist das Verhältnis etwa 100:20!

Über den Anteil der Neuerkrankungen an extrapulmonaler Tuberkulose in den Ländern der Bundesrepublik unterrichtet Tab. 48.

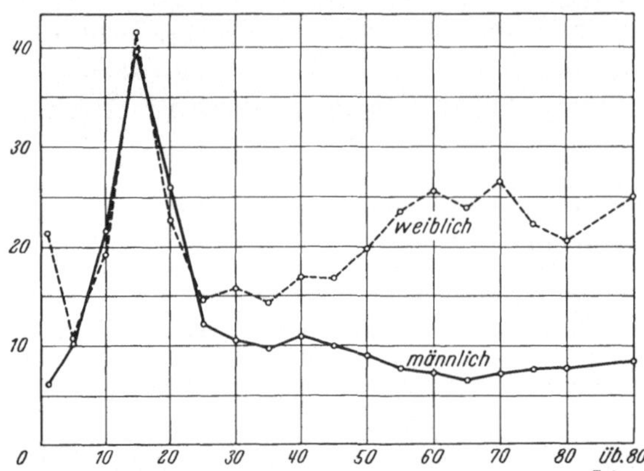

Abb. 66. Auf 100 Personen mit aktiver Lungentuberkulose (Bestand) kommen ..... Personen mit extrapulmonaler Tuberkulose. Niedersachsen 1953 nach Alter und Geschlecht.

Bei den Männern beträgt somit der Anteil der extrapulmonalen Tuberkulosen an allen Tuberkuloseformen rund 10%, bei den Frauen um 20%.

Der Anteil der einzelnen Tuberkuloseformen an allen Neuerkrankungen an extrapulmonaler Tuberkulose geht aus Tab. 49 hervor.

Es zeigt sich, daß die „sonstigen Tuberkuloseformen" an allen extrapulmonalen Tuberkulosen mit rund 30%, und an sämtlichen Neuerkrankungen (I a bis I d) mit 5—10% beteiligt sind. Voraussichtlich handelt es sich dabei in erster Linie um die *Tuberkulose der Harn- und Geschlechtsorgane. Wir halten es deshalb für notwendig, diese ansteckende Tuberkuloseform aus ihrer Anonymität unter den „sonstigen" herauszunehmen, um sie statistisch besser verfolgen zu können.*

Tabelle 48. *Prozentualer Anteil der Id-Fälle an den Ia—Id-Fällen*
(Neuerkrankungen 1953)

Land	m	w
Hamburg	5,7	10,3
Bremen	14,7	25,2
Niedersachsen	9,2	15,1
Nordrhein-Westfalen . . .	10,4	16,8
Hessen	15,4	24,5
Rheinland-Pfalz	14,3	24,8 (nur über 15 Jahre)
Baden-Württemberg	10,7	17,1
Bayern	11,4	17,9
West-Berlin	5,2	8,9

Tabelle 49. ***Prozentualer Anteil der verschiedenen Formen der extrapulmonalen Tuberkulose an allen Neuerkrankungen an Id-Fällen 1953***

Land	Knochen u. Gelenke		Drüsen		Haut		Meningitis		Sonstige		Gesamt I d	
	m	w	m	w	m	w	m	w	m	w	m	w
Hamburg . . .	37,1	30,2	25,9	24,7	6,6	10,5	4,5	1,5	25,9	33,1	100	100
Niedersachsen .	30,7	23,5	24,1	26,0	7,4	7,0	9,8	7,4	28.0	36,1	100	100
Bremen . . .	23,1	18,1	24,6	23,8	5,4	5,7	4,6	3,1	42,3	49,3	100	100
Nordrh.-Westf.	28,1	23,0	21,5	26,3	9,0	12,6	7,3	6,2	34,1	31,9	100	100
Hessen	27,9	17,7	23,3	27,7	7,5	10,5	8,1	3,9	33,2	40,2	100	100
Bayern	34,8	26,6	25,2	31,1	12,6	16,5	7,5	6,2	19,9	19,6	100	100
West-Berlin . .	30,8	25,5	22,5	24,9	10,5	15,9	5,3	3,3	30,9	30,4	100	100
Mittel	30,1	23,3	23,3	27,2	9,2	12,0	7,6	5,6	29,8	31,9	100	100

Von einigen Ländern der Bundesrepublik Deutschland sind für das Jahr 1953 folgende Angaben über *Neuerkrankungsfälle an tuberkulöser Meningitis* gemacht worden (auf 10000 E):

Land	alle Altersklassen		0—1		1—5		5—10 J.	
	m	w	m	w	m	w	m	w
Hamburg	0,11	0,04	2,35	—	0,27	0,29	0,39	0,20
Niedersachsen	0,25	0,24	0,97	0,83	1,36	1,25	0,66	0,27
Bremen	0,21	0,19	—	—	1,90	1,36	—	—
Nordrhein-Westfalen	0,20	0,19	0,92	0,97	1,07	1,37	0,37	0,39
Hessen	0,27	0,14	*0—5:* 1,45 m 0,64 w				0,88	0,43
Bayern	0,18	0,15	—	—	—	—	—	—
West-Berlin	0,13	0,09	—	—	1,0	0,78	0,58	0,8

Außer bei Hamburg ist auch 1953 das Maximum bei der Altersklasse 1—5 Jahre aufgetreten.

Entwicklung der Morbidität an extrapulm. Tbc. seit 1947

Eine umfassende Morbiditäts-Statistik für alle Tuberkuloseformen existiert in der Bundesrepublik Deutschland nicht. Wir müssen die folgenden Betrachtungen deshalb im wesentlichen auf die Angaben von Niedersachsen beziehen, von welchem Land alters- und geschlechtsgegliederte Statistiken über Neuerkrankungen an allen Tuberkuloseformen ab 1947 vorliegen.

Aus Tab. 50 [entnommen: KEUTZER: Mortalität und Morbidität an extrapulmonaler Tuberkulose. Tuberkulosearzt 8, 493 (1955)] ist zu ersehen, daß von 1947—1953 der Anteil der verschiedenen Tuberkuloseformen zum Teil beträchtliche Änderungen erfahren hat.

Tabelle 50. *Prozentuale Verteilung der Neuerkrankungen an extrapulmonaler Tuberkulose in Niedersachsen 1947 und 1953*

	0—5		5—15		15—25		25—40		40—60		über 60 J.		Gesamt	
	m	w	m	w	m	w	m	w	m	w	m	w	m	w
1947 ges.	*6,1*	*6,7*	*10,2*	*10,1*	*11,4*	*8,0*	*8,0*	*5,7*	*4,9*	*4,1*	*3,3*	*4,0*	*7,3*	*6,2*
Knochen	24,2	18,2	28,0	30,0	46,5	34,9	41,2	31,6	34,7	28,6	48,5	38,5	36,0	30,8
Drüsen	43,6	37,9	58,0	57,0	27,2	38,8	25,0	31,6	24,5	23,8	15,1	17,9	36,4	37,6
Haut	1,6	—	2,0	1,0	2,6	5,0	6,3	10,5	14,3	23,8	15,1	28,2	5,7	9,5
Meningitis	25,8	34,8	5,0	5,0	3,5	6,3	2,5	1,8	2,0	2,4	—	—	5,5	6,5
Sonstige	4,8	9,1	7,0	7,0	20,2	15,0	25,0	24,5	24,5	21,4	21,3	15,4	16,4	15,6
	100	100	100	100	100	100	100	100	100	100	100	100	100	100
1953 ges.	*2,5*	*2,8*	*2,8*	*3,3*	*3,5*	*5,0*	*3,2*	*4,0*	*1,9*	*2,4*	*1,5*	*2,0*	*2,5*	*3,1*
Knochen	8,2	14,8	25,0	25,0	35,4	24,5	33,3	20,5	31,6	25,0	37,5	35,0	30,6	23,5
Drüsen	25,1	29,6	46,4	46,9	26,5	28,6	15,1	20,5	15,8	16,6	12,5	20,0	24,1	26,0
Haut	—	—	3,6	3,1	2,9	4,1	6,1	5,1	15,8	12,5	18,7	15,0	7,4	7,0
Meningitis	54,2	44,5	14,3	6,2	5,8	8,1	3,0	2,5	5,2	4,1	—	—	9,8	7,4
Sonstige	12,5	11,1	10,7	18,8	29,4	34,7	42,5	51,4	31,6	41,8	31,3	30,0	28,1	36,1
	100	100	100	100	100	100	100	100	100	100	100	100	100	100

Dabei ist besonders bemerkenswert, daß der Anteil der Tuberkulose der Knochen, Drüsen und Haut gegenüber 1947 abgenommen hat, während der Anteil der Meningitis leicht, der der „sonstigen Tuberkuloseformen" stark angestiegen ist. Letztere machten 1947 bei den Männern 16,4%, 1953 28,1%, bei den Frauen 1947 15,6%, 1953 sogar 36,1% aus. Wir vermuten, daß es sich bei dieser Zunahme des Anteils der sonstigen Tuberkuloseformen (Tuberkulose der Harn- und Geschlechtsorgane, der Augen, Ohren, Nebennieren) in erster Linie um die Zunahme

Tabelle 51. *Prozentuale Änderung der Neuerkrankungen an extrapulmonaler Tuberkulose von 1947 auf 1953 in Niedersachsen*

Tuberkulose der	0—5		5—15		15—25		25—40		40—60		über 60 J.		Gesamt	
	m	w	m	w	m	w	m	w	m	w	m	w	m	w
Knochen u. Gelenke	—86,7	—67,7	—75,0	—74,2	—77,4	—57,2	—67,7	—55,6	—64,7	—50,0	—62,4	—53,3	—69,2	—63,2
Drüsen	—77,8	—68,0	—77,6	—73,7	—71,0	—54,8	—75,0	—55,6	—75,0	—60,0	—40,0	—42,8	—77,8	—65,2
Haut	-100,0	0	—50,5	0	—67,7	—50,0	—40,0	—67,7	—57,1	—70,0	—60,0	—72,7	—50,0	—66,7
Meningitis	—18,8	—47,8	—20,0	—60,0	—50,0	—20,0	—50,0	0	0	0	—	—	—50,0	—50,0
Sonstige	0	—16,6	—57,1	—14,4	—56,5	+41,6	—30,0	+42,8	—50,0	+11,1	—28,6	0	—41,7	+20,0
Gesamt	—59,1	—58,2	—72,5	—67,8	—69,3	—37,5	—60,0	—29,7	—61,2	—41,5	—54,5	—50,0	—65,8	—50,0

des Anteils der Tuberkulosen der Harn- und Geschlechtsorgane handelt, die als ansteckende Tuberkulosen epidemiologisch von besonderer Bedeutung sind. Die Neuerkrankungen an „sonstigen Tuberkuloseformen" in Niedersachsen von 1947 bis 1953 zeigen bei den Männern mit einer Abnahme um 41,7% den geringsten Rückgang, bei den Frauen ist sogar ein Anstieg um rund 20% eingetreten (von 41,6% für die 15—25 jährigen und von 42,8% für die 25—40 jährigen). Insgesamt beträgt der Abfall der Neuerkrankungsziffern in Niedersachsen in dem angegebenen Zeitraum bei den Männern 65,8%, bei den Frauen dagegen nur 50%. Nähere Angaben darüber sind Tab. 51 zu entnehmen.

2. Mortalität

Über die Mortalität an extrapulmonaler Tuberkulose im Jahre 1953 in den Ländern der Bundesrepublik Deutschland unterrichten die Tab. XL—LII (Anhang). Es geht daraus hervor, daß die Sterblichkeit an extrapulmonaler Tuberkulose mit zunehmendem Alter ansteigt und im höchsten Lebensalter ein Maximum aufweist. Über den Anteil der Sterblichkeit an extrapulmonaler Tuberkulose an der gesamten Tuberkulose-Sterblichkeit gibt Tab. 52 Auskunft:

Tabelle 52. *Prozentualer Anteil der Mortalität an extrapulmonaler Tuberkulose an der gesamten Tuberkulose-Sterblichkeit*

Bundesrepublik Deutschland 1953

	0—1	—5	—10	—15	—20	—25	—30	—35	—40	—45	—50	—55	—60	—65	—70	—75	—80	—85	—90	ü. 90	Ges.
m	52,6	76,2	72,3	71,5	57,7	22,4	14,0	15,2	9,0	8,9	7,4	6,5	4,9	6,8	6,9	7,3	8,6	12,8	15,6	50,0	10,7
w	54,4	76,0	81,4	58,6	32,0	21,4	14,0	10,8	14,0	16,9	17,0	17,4	17,4	17,5	13,0	15,5	18,6	20,6	50,0	34,8	19,7

Bei den Männern beträgt der Anteil rund 10%, bei den Frauen rund 20%. Die Mortalität an extrapulmonaler Tuberkulose steht also zur Mortalität an Tuberkulose überhaupt in demselben Verhältnis wie die Morbidität (s. S. 108). Bei den Männern ist der Anteil am niedrigsten um 60 Jahre, bei den Frauen um 35 Jahre; er steigt nach dem höchsten Lebensalter hin an. *Unterhalb 15 Jahre entfallen 50—80% der gesamten Tuberkulose-Sterbefälle auf die extrapulmonale Tuberkulose. An dieser Situation ist auch heute noch entscheidend die Meningitis beteiligt,* wie folgende Aufstellung beweist:

Sterblichkeit an Tuberkulose der Hirnhäute und des ZNS in Prozent der Sterblichkeit an Tuberkulose (1953) Bundesrepublik

	0—1	1—5	5—10	10—15	15—20
m	51,1	72,5	59,1	39,2	42,2
w	49,6	72,3	55,0	51,5	29,7

G. Die bovine Tuberkulose beim Menschen

Über die Frage der bovinen Tuberkulose beim Menschen ist im Tbc.-Jb. 1952/53 (S. 126ff.) ausführlich berichtet worden. Auf Grund der zahlreichen statistischen Unterlagen wurde dieser Anteil auf etwa 10% geschätzt.

Mit Rücksicht auf die große Bedeutung, die der Klärung dieser Frage im Hinblick auf die erforderlichen *Maßnahmen zur Tilgung der Rindertuberkulose* zukommt, hat der Herr *Bundesminister für Ernährung, Landwirtschaft und Forsten* das Deutsche Zentralkomitee zur Bekämpfung der Tuberkulose gebeten, entsprechende Untersuchungen in der Bundesrepublik Deutschland durchführen zu lassen. Wir hoffen, daß wir im nächsten Jahrbuch über das Ergebnis dieser Aktion berichten können, die in 5 Bezirken mit verschiedenem Befall durchgeführt wird.

Nach einer Notiz (Medizinische **1955**, 15, XXX) hat es der Gesundheitsrat des Seine-Departements unter Vorsitz von Prof. BOYER als bedenklich bezeichnet, an Schulkinder rohe, aber pasteurisierte Milch zu verabfolgen. Pasteurisierte Milch müsse wie jede rohe Milch behandelt und 5—10 Minuten gekocht werden. Bei der *Pasteurisierung* handele es sich nur um ein *Konservierungsverfahren,* das aber nicht zur Zerstörung aller pathogenen Keime führt. Auch der KOCHsche Bacillus bleibe in pasteurisierter Milch virulent. Nach BOYER hat PASTEUR das Verfahren bereits in der vorbakteriellen Ära entwickelt, und zwar *nicht als Entkeimungsverfahren, sondern zur Verhinderung von Zersetzungsprozessen* in Flüssigkeiten.

H. Stationäre Behandlung

Über die Zahl der planmäßigen Tuberkulosebetten in den verschiedenen Ländern unterrichtet Tab. 53.

Diese Zahlen differieren etwas gegenüber den Angaben des Statistischen Bundesamtes. Nach einer Mitteilung von Dr. MIKAT beläuft sich die Gesamtzahl der Tuberkulosebetten im Jahre 1953 auf 68894. Das würde eine Vermehrung der Bettenzahl von 1952 auf 1953 um rund 2700 bedeuten, obwohl in einzelnen Ländern verschiedentlich kleinere Tuberkulose-Anstalten geschlossen worden sind. Wir haben im Tbc.-Jb. 1952/53 bereits darauf hingewiesen, daß mit der Möglichkeit der ambulanten Behandlung mit Chemotherapeutica die Neigung, die Ausheilung einer Tuberkulose in stationärer Behandlung anzustreben, abgenommen hat. Wir müssen auch jetzt wieder nachdrücklich darauf hinweisen, daß für die Behandlung der Tuberkulose die Liegekur von entscheidender Bedeutung ist. Die Entwicklung der Zahl der Rückfälle in den letzten Jahren zwingt uns, gegen jede Art von Bagatellisierung oder Vernachlässigung in der Behandlung der Tuberkulosekranken energisch Stellung zu nehmen.

Tabelle 53. *Die planmäßigen Tuberkulose-Betten 1953*

(Aus den Länderstatistiken)

Land	Tuberkulose-Anstalten						Allgemeine Krankenhäuser					
	Zahl der Tbc.-Anstalten		Zahl der planmäßigen Betten		Summe der Verpflegungstage		Zahl aller allgemeinen u. sonstigen Krankenhäuser mit Tbc.-Betten		Zahl der Tbc.-Betten dieser Krankenanstalten		Summe der Verpflegungstage der Tuberkulösen	
	Erwachs.	Kinder	Erwachs.	Kinder	Erwachs.	Kinder	Erwachs.	Kinder	Erwachs.	Kinder	Erwachs.	Kinder
Schleswig-Holstein	20	10	3356	1226	1111536	206052	23	9	1661	189	400436	50198
Hamburg[1]	2	1	626	230	—	—	4	4[2]	383	204	—	—
Niedersachsen	71	6	9059	925[3]	3326427	454505	37	4	1763	108	722655	72205
Bremen	7	1	804	185	193541	23956	13	2	333	50[4]	151414	10614
Nordrhein-Westfalen	55	9	7631	1580	2545016	519602	225[5]		6505[6]		1759068	
Hessen	26	5	3964	873	—	—	33	6	1081	156	—	—
Rheinland-Pfalz	10	3	974	316	219059	108580	41		817		—	—
Baden-Württemberg	60		8107		—	—	60		2229		—	—
Bayern	56	12	8878	1563	2947944	551237	107[7]	11	1276	339	306943	94308
West-Berlin	4	1	1075	59	394640	19302	12 7	8	1464	447	473575	142206

[1] Die Freie und Hansestadt Hamburg unterhält auf niedersächsischem Gebiet 2 „Hamburger Krankenhäuser“ in Bevensen und Wintermoor.
[2] 1 Krankenhaus bereits bei den Erwachsenen mitgezählt.
[3] Davon stehen für Kinder insgesamt 263 Betten im Elisabethstift Delmenhorst, im Kalandshof Stade und in der DRK-Krankenanst. Wursterheide zur Verfügung.
[4] Die Betten in den allgemeinen Krankenhäusern sind zum größten Teil außerplanmäßig.
[5] Davon mit Tbc.-Fachabteilungen: 151 mit 5331 Betten. Summe der Verpflegungstage für Tuberkulöse 1675092.
[6] Davon zusätzliche Betten 93.
[7] Darin sind enthalten: 24 Abteilungen und Stationen für Erwachsene und 6 für Kinder mit
745 Betten für Erwachsene und 257 für Kinder sowie
Summe der Verpflegungstage für Tuberkul.: 220900 für Erwachsene und 77804 für Kinder.

Tabelle 54. *Stationäre Behandlung der an aktiver Tuberkulose Erkrankten in Bayern 1951—1953 und Hessen 1948—1954*

Jahr	An aktiver Tuberkulose Erkrankte insgesamt	davon: Tuberkulose d. Atmungsorgane (Ia + Ib)	darunter in stationärer Behandlung: Anzahl	darunter in stationärer Behandlung: in %	Tuberkulose d. Atmungsorgane (Ic)	darunter in stationärer Behandlung: Anzahl	darunter in stationärer Behandlung: in %	Tuberkulose anderer Organe (Id)	darunter in stationärer Behandlung: Anzahl	darunter in stationärer Behandlung: in %
					Bayern					
1951	65907	23695	7002	29,6	34093	2657	7,8	8119	1070	13,2
1952	64800	23084	6723	29,2	33823	2448	7,2	7893	885	11,2
1953	63648	23279	6648	28,6	32518	2627	8,1	7851	940	12,0
					Hessen					
1948	36883	8512	2224	26,1	22542	1221	5,4	5829	459	7,9
1949	36042	9351	2532	27,1	20551	1357	6,6	6140	583	9,5
1950	34125	10068	2642	26,2	18018	1474	8,2	6039	778	12,9
1951	33631	9747	2940	30,2	17767	1880	10,6	6117	978	16,0
1952	33315	9860	2994	30,4	17533	2051	11,7	5922	949	16,0
1953	33744	9644	2866	29,7	17999	2141	11,9	6101	970	15,9
1954	31166	8625	2662	30,9	16947	1968	11,6	5594	951	17,0

Tabelle 55. *Zahl der überfüllten Wohnungen mit ansteckenden Tuberkulösen* (nach BRAEUNING). Übersicht über die von den Haushaltungen mit ansteckenden Tuberkulösen benutzten Räume (BRAEUNINGsche Treppe) der Länder Schleswig-Holstein, Hamburg, Bremen, Nordrhein-Westfalen, Baden-Württemberg, West-Berlin, Niedersachsen (ohne Verw.-Bez. Braunschweig)

Personen in einem Haushalt	Zahl der Haushaltungen von 1 bewohnbaren Räumen einschließlich Küche	2	3	4	5	6	7	Summe der Haushaltungen mit
1	8666	1381	271	29	3	1	—	1 Pers.: 10351
2	3640	9423	5990	846	98	15	4	2 Pers.: 20016
3	1533	6055	9247	3101	356	56	8	3 Pers.: 20356
4	522	3276	6572	3782	878	141	22	4 Pers.: 15193
5	150	1180	3015	2426	891	212	47	5 Pers.: 7921
6	49	363	1071	1219	604	198	57	6 Pers.: 3561
7	14	102	402	505	264	120	32	7 Pers.: 1439
8	9	49	188	221	121	49	37	8 Pers.: 674
9	—	9	46	81	53	33	18	9 Pers.: 240
10	84	17	42	90	53	33	33	10 Pers.: 352
Summe[1]	6001	11051	1749	90				
Summe aller Wohnungen	14667	21855	26844	12300	3321	858	258	80103

[1] Summe der überfüllten Wohnungen durch Addition der Zahlen unterhalb der stark gezeichneten Linie.

Die Angaben beziehen sich auf rund 33750000 Einwohner.

Die Zahl der in stationärer Behandlung befindlichen Personen in Hessen und Bayern ist aus Tab. 54 zu ersehen.

Die Zahl der stationär behandelten Offentuberkulösen beträgt danach in beiden Ländern rund 30%, dagegen weichen die Prozentzahlen für die Ic-Fälle (Hessen 1953 11,9%, Bayern 8,1%) und die Id-Fälle (Hessen 1953 15,9%, Bayern 12,0%) voneinander ab. Aus dem starken Ansteigen der Verhältniszahlen für diese beiden Gruppen in Hessen von 1948—1954 ist unseres Erachtens nicht zu schließen, daß die tuberkulösen Prozesse heute in höherem Maße eine stationäre Behandlung erforderlich machen, sondern es ist eher zu vermuten, daß für die Diagnose einer Tuberkulose heute etwas andere Gesichtspunkte gelten als um 1948.

I. Umwelt und Tuberkulose

Nachdem sich die Ernährungsverhältnisse bei uns seit Jahren normalisiert haben und die Arbeitslosigkeit die Millionengrenze unterschritten hat, bleibt die Wohnraumfrage ein entscheidendes Problem. Nähere Angaben sind den Tab. 55, 56, 57 zu entnehmen.

Tabelle 56

(Auswertung der Tab. 55)

„Einwandfreie" und „überfüllte" Wohnungen, zusammengestellt nach dem Schema von Braeuning für die Länder Schleswig-Holstein, Hamburg, Bremen, Nordrhein-Westfalen, Baden-Württemberg, West-Berlin, Niedersachsen (ohne Verw.-Bez. Braunschweig) 1953

Bewohnbare Räume einschl. Küche	1	2	3	4	5	6	7	Zus.
Zahl der aufgenommenen Haushaltungen insgesamt . 1953	14667	21855	26844	12300	3321	858	258	80103
Prozent der Gesamtzahl . 1953	18,3	27,4	33,5	15,3	4,1	1,1	0,3	100,0
dagegen 1952	19,3	27,4	31,1	15,7	4,7	1,3	0,5	100,0
und 1951	19,5	29,0	31,3	14,4	4,2	1,2	0,4	100,0
Zahl der „einwandfreien" Wohnungen 1953	8666	10804	25095	12210	3321	858	258	61212
in Prozent 1953	14,1	17,6	40,9	20,1	5,5	1,4	0,4	100,0
dagegen 1952	14,4	16,3	39,0	21,4	6,4	1,8	0,7	100,0
und 1951	14,3	17,9	40,0	19,9	5,8	1,5	0,6	100,0
Zahl der „überfüllten" Wohnungen 1953	6001	11051	1749	90				18891
in Prozent 1953	31,8	58,5	9,2	0,5				100,0
dagegen 1952	32,5	57,1	10,0	0,4				100,0
und 1951	31,6	56,5	9,1	2,8				100,0
„Überfüllte" Wohnungen in Prozent der Haushaltungen								
insgesamt 1953	40,9	50,6	6,5	0,7				23,6
dagegen 1952	45,8	56,6	8,7	0,6				27,2
und 1951	47,6	55,6	8,2	0,6				28,2

Nach Tab. 57 haben im Jahre 1953 47360 Personen und damit rund 1/3 aller ansteckenden Tuberkulösen kein eigenes Zimmer gehabt, 3508 von ihnen sogar kein eigenes Bett. Seitens der Landesvereine zur Bekämpfung der Tuberkulose werden in dieser Hinsicht seit Jahren erhebliche Anstrengungen gemacht. Trotzdem fallen im Hinblick auf die Verhältnisse die Erfolge nur wenig ins Gewicht.

Die bisher durch die Aktion „Weihnachtsmarken“ eingebrachten Beträge, die ausdrücklich zum Wohnungsbau für Tuberkulöse Verwendung finden, sind ein Tropfen auf den heißen Stein. Wir haben gesehen, daß das Tuberkuloseproblem ein Morbiditätsproblem ist und größte Anstrengungen erforderlich sind, die Infektionsquellen auszuschalten. Solange jedoch mehr als ein Drittel aller Ansteckend-Tuberkulösen in engstem Kontakt mit Familienangehörigen leben, besteht darin für die weitere Verbreitung der Tuberkulose eine erhebliche Gefahr. Die Krankenhaus-Statistiken lassen erkennen, daß die überwiegende Zahl der Infektionen durch Familienangehörige verursacht wird. In dieser Hinsicht erscheinen energische Maßnahmen am Platze.

K. Die BCG-Schutzimpfung

1. Der Tuberkulin-Kataster

Nach dem Tuberkulin-Kataster von PERETTI ist die Zahl der positiv reagierenden Kinder von 1951—1953 zurückgegangen (s. Tbc.-Jb. 1952/53, S. 130). Die Zahl der tuberkulin-positiven Knaben entspricht ungefähr der der Mädchen. Dasselbe gilt auch für die Morbiditätsziffern an Tuberkulose für die beiden Geschlechter während der Schuljahre. Erst oberhalb etwa 25—30 Jahre treten größere Differenzen auf. Uns erscheint in diesem Zusammenhang die Klärung der Frage

Tabelle 57. *Ansteckende Tuberkulosekranke ohne eigenes Zimmer oder ohne eigenes Bett in den Jahren 1951, 1952 und 1953*
(Entnommen aus den Länderstatistiken)

Land	Ansteckende Tuberkulöse: ohne eigenes Zimmer 1953	Ansteckende Tuberkulöse: ohne eigenes Bett 1953	Ansteckende Tuberkulöse: davon wegen Platzmangel 1953	Ia + Ib-Bestand am Jahresende 1953	% kein eigenes Zimmer 1952	% kein eigenes Zimmer 1953	% kein eigenes Bett 1951	% kein eigenes Bett 1952	% kein eigenes Bett 1953	% davon wegen Platzmangel 1951	% davon wegen Platzmangel 1952	% davon wegen Platzmangel 1953
Schleswig-Holstein	2440	76	52	8038	[1]	30,4	2,4	1,2	0,9	1,1	0,8	0,6
Hamburg	[1]	69	63	7441	[1]	[1]	1,4	1,2	0,9	1,1	1,1	0,8
Niedersachsen	6320	477	312	19747	17,4	32,0	2,5	2,0	2,4	1,7	1,4	1,6
Bremen	1298	117	78	2688	47,4	48,3	2,5	2,7	4,4	2,3	1,8	2,9
Nordrhein-Westfalen	15418	1518	1295	41795	[1]	36,9	3,4	3,8	3,6	2,5	1,9	3,1
Hessen	2934	121	[1]	9644	31,9	30,4	1,3	1,3	1,3	[1]	[1]	[1]
Rheinland-Pfalz	3374	488	468	8940	45,7	37,7	[1]	7,0	5,5	[1]	[1]	5,2
Baden-Württemberg	5527	353	255	16926	[1]	32,7	[1]	[1]	2,1	[1]	[1]	1,5
Bayern	10049	289	183	23279	[1]	43,2	1,7	1,3	1,2	[1]	0,9	0,8
Bundesgebiet	47360[2]	3508	2706[3]	138498		36,1[2]			2,5			2,1[3]
West-Berlin	4222	74	62	12033	[1]	35,1	0,58	0,64	0,61	0,43	0,45	0,52

[1] Nicht ermittelt. [2] Ohne Hamburg. [3] Ohne Hessen.

von Bedeutung, ob sich die bei den Mortalitäts- und Morbiditätsziffern auftretende Diskrepanz zwischen Männern und Frauen oberhalb etwa 30 Jahre auch bereits bei den Ergebnissen der Tuberkulinprüfung bemerkbar macht. Wir haben in Kap. D7 (Abb. 62) gesehen, daß dies in Japan der Fall ist, und wir vermuten, daß auch in Deutschland und anderen Ländern ähnliche Verhältnisse herrschen werden.

2. BCG-Schutzimpfung

Über die Durchführung von BCG-Schutzimpfungen liegen leider nur sehr spärliche Angaben vor. Danach wurden in Nordrhein-Westfalen 33380, in Hamburg 4400 und in Niedersachsen rund 1200 Impfungen durchgeführt. Interessant ist die Verteilung nach Regierungsbezirken in Niedersachsen (s. Tab. 58).

Tabelle 58. *BCG-Schutzimpfungen 1953 nach Reg.- bzw. Verw.-Bezirken von Niedersachsen* (Entnommen aus „Die Tuberkulose in Niedersachsen 1953")

Reg.- bzw. Verw.-Bezirk	BCG-Schutzimpfungen der Impfzentralen						Erkrankungen bzw. Todesfälle an Meningitis bei Kindern 0 bis unter 1 Jahr	
	Insgesamt	Neugeborene bis einschl. 14. Lebenstag	Säuglinge bzw. Kinder vom 15. Lebenstag bis 1 Jahr	Kleinkinder von 1 bis unter 6 Jahren	Schulkinder von 6 bis unter 15 Jahren	Jugendliche u. Erwachsene vom 15. Lebensjahr ab	E[1]	T[2]
Hannover . . .	727	487	204	25	10	1	1	1
Hildesheim . . .	2670	1853	301	335	180	1	2	—
Lüneburg . . .	2574	2229	81	190	70	4	2	2
Stade	174	154	17	1	—	2	2	—
Osnabrück . . .	8	7	—	—	—	1	1	—
Aurich	32	15	15	1	1	—	—	—
Braunschweig . .	5611	4414	148	209	798	42	—	—
Oldenburg . . .	159	130	9	7	7	6	1	—
Niedersachsen: .	11955	9289	775	768	1066	57	9	3

[1] E = Erkrankungen. [2] T = Todesfälle.

Es geht aus dieser Aufstellung hervor (Braunschweig!), daß Aufklärung und Propaganda zu erfolgreichen Ergebnissen führen können.

Angaben über die sowohl in der Bundesrepublik Deutschland als auch in der DDR durchgeführten BCG-Schutzimpfungen enthält Tab. 59.

L. Röntgenschirmbilduntersuchungen im Bundesgebiet

Es ist leider nicht möglich gewesen, die Fragebogen der Jahresgesundheitsberichte über die Ergebnisse der Röntgenschirmbild-Untersuchungen von allen in Frage kommenden Stellen ausgefüllt zu erhalten, so daß eine einheitliche Darstellung nicht gegeben werden kann. Die eingereichten Unterlagen sind jedoch z. T. so interessant, daß wir im einzelnen darüber folgendes berichten können:

Bayern 1954. In Bayern werden die im Vollzug des *Gesetzes über Röntgenreihen-Untersuchungen in Bayern* geschaffenen Schirmbildstellen bei den Regierungen direkt eingesetzt. In Betrieb befinden sich Röntgenschirmbildstellen

bei der Regierung von Oberbayern	in München
bei der Regierung von Oberpfalz	in Regensburg
bei der Regierung von Oberfranken	in Bayreuth
bei der Regierung von Mittelfranken	in Ansbach
bei der Regierung von Unterfranken	in Würzburg
bei der Regierung von Schwaben	in Augsburg

Tabelle 59. *Gesamtübersicht der in Deutschland vorgenommenen Tuberkulin-Testungen und Massen-BCG-Impfungen in den Jahren 1947—1952*

(Aus: GRIESBACH: „Die BCG-Schutzimpfung", Tab. 1, S. 226)

	Land	Zahl der Kinder			Perkutantestung			Intrakutantestung		BCG geimpft
		0—5 Jahre	6—14 Jahre	insgesamt	positiv	negativ	insgesamt	positiv	negativ	
Größtenteils mit Hilfe des Dänischen Roten Kreuzes	Bayern		903988	632269	182852	436638	236405	33388	193512	186075
	Hessen	158800	582650	555143	153479	371181	290103	21566	242767	169151
	Schleswig-Holstein						355011		212293	92276
	Württemberg-Baden		197958	154184	35829	115465	91752	6023	82520	82776
Größtenteils mit Hilfe des Schwedischen Roten Kreuzes	Baden			31598	6046	25403	18536	1309	16837	16760
	Berlin/Westsektoren	110900	270900	341819	105002	220125	134660	15873	111272	109557
	Hamburg	77000	203000	58431	17159	38117	37856	5684	30495	30217
	Niedersachsen	479000	1100000	941311	273848	637623	492154	47653	410641	404874
	Nordrhein-Westfalen	[1]	2981444	1708865	456386	1206687	712377	53082	630087	591871
	Rheinland-Pfalz			404353	132606	264544	234908	28748	198066	181015
Ohne fremde Hilfe	Neugeborene und Säuglinge bis zum 1. Jahr (vorwiegend Niedersachsen)									20867
	Bundesrepublik Deutschland insgesamt	825700	6239940	4827973	1363207	3315783	2603762	213326	2128490	1885439
	Deutsche Demokratische Republik	[1]	3066667	2707932	599644	1960710	1891118	407544	1298094	911332
	Gesamtdeutschland	825700	9306607	7535905	1962851	5276493	4494880	620870	3426584	2796771

[1] 0—15 Jahre.

Die Geräte dieser Schirmbildstellen sind transportabel. Außerdem befinden sich stationäre Geräte bei den Tuberkulose-Fürsorgestellen der Städte München, Augsburg, Regensburg und Nürnberg. Über die Leistungen dieser Stellen wird in dem Jahrbuch „Tuberkulose in Bayern 1954" berichtet werden.

Im Rahmen der Schirmbildaktion *1954* wurden *306082 Aufnahmen* gemacht. Die entdeckten aktiven Tuberkulosefälle gliedern sich in:

	Ia + Ib	Ic	Ia—Ic
bekannt	37	113	150
unbekannt . . .	122	349	471

Die unbekannten Fälle mit aktiver Lungentuberkulose betragen danach 1954 15/10000 der untersuchten Personen, die ansteckenden allein rund 4/10000. Im Jahre 1953 wurden in Bayern (ohne RRU!) 5,47/10000 Fälle von Neuerkrankungen an ansteckender Tuberkulose (Ia + Ib) gemeldet und 14,59/10000 Ia—Ic-Fälle.

Unter den auf Grund der Aktion im 2. Halbjahr 1954 beantragten 263 Heilverfahren waren rund 97% unbekannte Fälle.

Die Aufgliederung der Befunde weicht insofern von den bisher bekannten Verhältnissen ab, als bei den Ia—Ic-Fällen zwischen 25 und 35 Jahren ein kleines Maximum erscheint, das eigentliche Maximum jedoch auf die höchsten Altersklassen entfällt. Prof. ALEXANDER hatte schon einmal darauf aufmerksam gemacht, daß er bei den RRU des Niedersächsischen Vereins zur Bekämpfung der Tuberkulose ähnliche Verhältnisse angetroffen habe. Dies deckt sich mit früheren Angaben von New York. Genauere Angaben darüber können jedoch erst nach Vorliegen weiterer Unterlagen gemacht werden.

Regierungsbezirk Nord-Württemberg. In diesem Gebiet wurden 1953 266806 und 1954 235140 Röntgenschirmbilder gemacht. 1953 wurden 731 neue Fälle mit aktiver Tuberkulose entdeckt, 1954 516. Die unbekannten ansteckenden Tuberkulosen betrugen 1953 141 Fälle = 5/10000, 1954 120 Fälle = 5/10000.

Insgesamt wurden in *Baden-Württemberg* 1953 369377 Aufnahmen ausgewertet. Darunter befanden sich 927 den Fürsorgestellen bisher nicht bekannte Fälle von aktiver Tuberkulose = 25,1/10000 und 418 Heilstättenbedürftige; davon bisher unbekannt 376. Außerdem wurden 129 Geschwulstverdächtige und fast 32000 verdächtige Herzbefunde eruiert.

Hessen. In Hessen wurden 1953 344615 Schirmbildaufnahmen angefertigt, unter welchen sich 516 unbekannte aktive Fälle (Ia—Ic) befanden = 15/10000. Zur Verwendung gelangen in Hessen 3 Geräte (transportabel). Pro Gerät und pro Arbeitswoche wurden rund 2500 Aufnahmen gemacht. Aus dem Bericht der Schirmbildstelle Hessen in Bad Nauheim geht hervor, daß unter den Arbeitslosen, Studenten, Wachkompanien und den Bewohnern von Flüchtlingslagern und Bunkern wesentlich mehr Tuberkulosen gefunden wurden als unter der übrigen Bevölkerung. Bezüglich der Insassen von Strafanstalten wurde ermittelt, daß unter den längere Zeit Inhaftierten (Zuchthaus) relativ wenig, dagegen unter den Insassen der großstädtischen Haftanstalten (Untersuchungsgefangene und zu kurzen Haftstrafen verurteilte Personen) relativ häufig Tuberkulosen festzustellen sind. Die Ergebnisse von Hessen für das Jahr 1953 sind in Tab. 60 zusammengefaßt.

Tabelle 60. *Ergebnisse der Schirmbilduntersuchungen, zusammengefaßt nach Bevölkerungsgruppen vom 1. 1.—31. 12. 1953 im Lande Hessen*

(Nach Angaben der Röntgen-Schirmbildstelle Hessen u. der Landes-Ärzteschaft, Bad Nauheim)

Bevölkerungsgruppen	Zahl der Untersuchten	Eilfälle	Kontrollfälle	davon nachuntersucht (in %)		aktive Tb. (in ‰)		beob. bed.[1] Tb. (in ‰)		nicht tub. Lungenerkr.	Krhs. od. HV.	
				E	K	bek.	unbek.	bek.	unbek.		bek.	unbek.
1. Einwohneruntersuchungen ganzer Kreise ohne Schulkinder	128364	443	9399	355 (80,1)	5216 (55,5)	154 (1,2)	211 (1,6)	462 (3,6)	908 (7,1)	624	59	122
2. Schulen	51120	83	1866	8 (9,4)	423 (22,7)	1 (0,02)	7 (0,1)	22 (0,4)	80 (1,6)	18	1	2
3. Lehrer	8102	21	582	7 (33,3)	182 (31)	4 (0,5)	4 (0,5)	47 (5,8)	47 (5,8)	45	1	1
4. Betriebe	57708	199	4568	112 (56)	2484 (54)	96 (1,7)	89 (1,5)	249 (4,3)	527 (9,1)	336	10	34
5. Arbeitslose	35475	154	2559	110 (71)	1557 (61)	72 (2,0)	101 (2,6)	252 (7,1)	400 (11,2)	335	13	53
6. Behörden	15577	64	1478	30 (47)	702 (48)	26 (1,7)	24 (1,5)	107 (6,9)	147 (9,5)	103	2	12
7. Studenten	3479	11	222	4 (36)	79 (36)	8 (2,3)	9 (2,6)	2 (0,6)	11 (3,2)	2	1	3
8. Strafanstalten	4823	40	462	17 (43)	202 (43)	7 (1,4)	21 (4,3)	31 (6,4)	46 (9,5)	17	4	15
9. Polizei	2675	9	257	8 (89)	232 (90)	10 (3,8)	6 (2,3)	21 (7,9)	38 (14)	15	1	3
10. Wachkompanien	618	10	45	6 (60)	19 (42)	— (—)	9 (15)	— (—)	8 (13)	—	—	6
11. Flüchtlingslager, Bunker	950	5	75	5 (100)	53 (70)	2 (2,1)	8 (8,5)	1 (1,0)	21 (22)	2	—	1
12. Kindergärten	890	1	38	— (—)	21 (55)	1 (1,1)	— (—)	5 (5,6)	2 (2,2)	—	—	—
13. Schulen in Ffm.	34834	47	1155	16 (43)	603 (52)	8 (0,2)	27 (0,8)	24 (0,7)	37 (1,1)	19	3	15
	344615	1087	22706	678 (62,3)	11773 (51,9)	389 (1,1)	516 (1,5)	1223 (3,5)	2272 (6,6)	1516	95 (0,3)	267 (0,8)

[1] Beobachtungsbedürftig.

1954 wurden in Hessen 351799 Schirmbilduntersuchungen durchgeführt. Dabei wurden 456 = 13/10000 bisher unbekannte Fälle mit aktiver Tuberkulose entdeckt, von denen 240 heilstättenbedürftig waren. Außerdem wurden 44409 verdächtige Herzbefunde festgestellt. Im Jahre 1953 wurden 12,1%, im Jahre 1954 12,6% aller Neuerkrankungsfälle an Lungentuberkulose in Hessen durch die Röntgenschirmbildstelle Hessen der Landes-Ärzteschaft den Gesundheitsämtern zugewiesen.

Rheinland-Pfalz. Von Rheinland-Pfalz wurden für 1953, 1954 und 1950—1954 folgende Ergebnisse der Schirmbilduntersuchungen mitgeteilt:

	1953	1954	1950—54
Zahl der Aufnahmen	98000	52895	406613
Zahl der Nachuntersuchungen	2270	1321	8846
ermittelte Fälle von aktiver Lungentuberkulose	178	131	704
davon der Fürsorgestelle unbekannt	139	107	550
auf 10000 Untersuchte	14,2	20,2	13,5
Heilstättenbedürftige	85	82	385
der Fürsorgestelle unbekannt	85	80	383
Geschwulstverdächtige	144	2	658

Schleswig-Holstein

	1953	1954	1946—30. 6. 55
Aufnahmen	529040	451911	3929933
Nachuntersuchungen	23301	16278	192428
vermutlich aktive Tuberkulose	13089	9431	125617
in Überwachung	4016	4891	57227
Heilverfahren	413	410	4597
auf 10000 der Aufnahmen	7,8	9,1	11,7

Vom *Rheinischen Tuberkulose-Ausschuß* wurden folgende Angaben für *Nordrhein-Westfalen* gemacht:

	1951	1952	1953
Zahl der Aufnahmen	263759	244481	202097
bisher nicht bekannte Fälle von aktiver Tuberkulose	377	665	420
auf 10000 der Aufnahmen	14,3	27,3	21,0
heilstättenbedürftig	152	133	209

Unter 155090 Aufnahmen der *Röntgen-Reihenbildstelle der Eisen- und Stahlindustrie* in Düsseldorf wurden 1953 34/10000 Fälle mit aktiver Tuberkulose entdeckt. Die Zahl der bisher unbekannten Tuberkulosen beläuft sich auf rund 20,2/10000. 1954 wurden 117440 Schirmbildaufnahmen gemacht mit 311 bisher unbekannten Fällen aktiver Tuberkulose = 17,5/10000; darunter befanden sich 193 nicht bekannte Heilstättenbedürftige. Auf 10000 Untersuchte entfielen außerdem 3,3 Geschwulstverdächtige und 570 Personen mit verdächtigen Herzbefunden. Die von der Röntgen-Reihenbildstelle ermittelte Altersgliederung der neuerkannten Fälle weist bei 20—30 Jahren ein absolutes Maximum auf. Auf diese Altersklasse entfallen fast 36% aller ermittelten Fälle von aktiver Tuberkulose.

Nach einem Bericht der *Röntgenschirmbildstelle Hessen der Landes-Ärzteschaft*, Bad Nauheim, ergaben sich

1950	26/10000	bisher unbekannte Behandlungsfälle
1951	18/10000	
1952	14/10000	
1953	12/10000	

Von der *Zentralen Auswertungsstelle Detmold* sind 1953 136833 Personen untersucht worden. 399 Fälle mit aktiver Tuberkulose wurden festgestellt = 29,2/10000.

In *Hamburg* wurden 1953 durch die Gesundheitsämter 26201 Aufnahmen ausgewertet; darunter befanden sich 207 Fälle aktiver Tuberkulose, von welchen 45 heilstättenbedürftig waren = 17,2/10000. Der *Hamburger Verein zur Bekämpfung der Tuberkulose* ermittelte unter 25244 Aufnahmen 79 = 31,3/10000 Heilstättenfälle.

Bremen berichtet über 89245 ausgewertete Schirmbildaufnahmen. Darunter befanden sich 155 bisher unbekannte aktive Tuberkulosen = 17,4/10000.

Vom *Niedersächsischen Verein zur Bekämpfung der Tuberkulose* in Hannover sind in Niedersachsen im I. Durchgang 5473368 (seit 1950) und im II. Durchgang bisher (bis 1954) 1345932 Schirmbildaufnahmen gemacht worden. Folgende Ergebnisse wurden mitgeteilt:

	I. Durchgang	II. Durchgang
Zahl der Aufnahmen	5473368	1345932
Nachuntersuchungen	306042	29312
aktive Tuberkulose	24350	2875
davon unbekannt	18884	2092
auf 10000	34,7	15,6
dringend behandlungsbedürftig	7357	1113
auf 10000	13,4	8,3

Vom *Gesundheitsamt der Stadt Braunschweig* wurden 1951—1954 102337 Schirmbildaufnahmen gemacht. Unter 2816 Nachuntersuchten befanden sich 166 geschlossene und 34 ansteckende Tuberkulosen = 200 = 19,5/10000.

Die *Schirmbildstelle der Stadt Hannover* hat in der Zeit vom 8. 2. 1950 bis 31. 7. 1955 791230 Personen mit Schirmbild untersucht und bei 18600 Nachuntersuchten 2081 aktive (darunter 332 ansteckende) Lungentuberkulosen festgestellt = 26,3/10000.

M. Der Stand des Tuberkuloseproblems

Durch die Normalisierung der Ernährungsverhältnisse, das Absinken der Arbeitslosigkeit und die moderne chirurgische und chemotherapeutische Behandlung der Tuberkulose ist die Sterblichkeit an Tuberkulose seit Kriegsende derartig einschneidend reduziert worden, daß die *Tuberkulose ihre frühere Bedeutung als Mortalitätsproblem verloren* hat. Diese Entwicklung hat vielfach dazu geführt, das Tuberkuloseproblem überhaupt mehr und mehr zu bagatellisieren. Das Absinken der Ziffern für Neuerkrankungen und neuerdings auch für den Bestand scheint diese Auffassung zu rechtfertigen. Wir haben uns gerade mit diesen Fragen sehr gründlich und ausführlich befaßt. Dabei kamen wir zu dem Ergebnis, daß zweifellos ein *Absinken der Morbiditätsziffern* erfolgt ist, daß daran aber weitgehend *eine Bereinigung der Statistik von Vorbeugungsdiagnosen* usw. beteiligt ist. Über 40% des gesamten Abfalls des Bestandes an Tuberkulose aller Formen entfällt auf den Rückgang der geschlossenen Tuberkulose der 5—15 jährigen! *Das Absinken der Neuerkrankungsziffern verlangsamt sich* deutlich. Noch liegt der Bestand an Tuberkulosekranken in der Bundesrepublik bei etwa 450000 Personen; etwa 1 Million befinden sich in Überwachung. *Ungefähr 3% der Gesamtbevölkerung und etwa 5% aller 20—35 jährigen werden* als Tuberkulöse, „geheilte" Tuberkulöse und Exponierte *von den Tuberkulose-Fürsorgestellen betreut.* Rund $^1/_3$ des Bestandes an aktiven Tuberkulösen setzt sich aus „Verschlechterungen" zusammen. Die Zahl der Rückfälle zwingt zu erhöhter Aufmerksamkeit. Soweit die Entwicklung der Morbiditätsziffern seit 1947 einen Schluß gestattet, muß man annehmen, daß die im Ausland mehrfach vertretene Auffassung berechtigt ist, wonach *die Tuberkulose erst mit Ende dieses Jahrhunderts ausgerottet* sein wird. Gerade weil die Tuberkulösen nur noch zu einem geringen Prozentsatz ihrer Tuberkulose erliegen, hat sich die Problematik verschoben: das *Tuberkuloseproblem ist zum Invaliditätsproblem geworden.* Alle bisherigen Maßnahmen haben es nicht vermocht, die Zahl der Offentuberkulösen wesentlich zu verringern. Abgenommen hat die Zahl der jugendlichen Offentuberkulösen, *die Zahl der älteren dagegen steigt an.* Das ist das Ergebnis der *alters- und geschlechtsgegliederten Morbiditäts-Statistik*, deren überragende Bedeutung für die Beurteilung der weiteren Entwicklung der Tuberkulose aus dieser Feststellung resultiert. In bezug auf die extrapulmonale Tuberkulose ist der Schwerpunkt mehr in Richtung auf die *Urogenitaltuberkulosen* verschoben, die als ansteckende Tuberkulosen sorgfältiger Überwachung bedürfen. Auch 1953 noch entfielen über *50% aller Sterbefälle der 0—10 jährigen an Tuberkulose* auf die *tuberkulöse Meningitis.*

Aus Krankenkassen-Statistiken geht hervor, daß das *Maximum aller registrierten Arbeitsunfähigkeitsfälle* auf die Altersgruppe *um 20—30 Jahre* entfällt. Die Tuberkulose spielt danach im allgemeinen Krankheitsgeschehen keineswegs eine Sonderrolle. **Es läßt sich nachweisen, daß die altersmäßige Verteilung der Arbeitsunfähigkeitsfälle mit der altersmäßigen Verteilung der Bevölkerung gesetzmäßig übereinstimmt.** Da auch das relative Maximum von zahlreichen Krankheiten auf die Altersgruppen um 25—35 Jahre entfällt, wird vermutet, daß Schwangerschaft und Geburten bzw. Geburtsfolgen bei den Frauen und Überbeanspruchung aller Art bei den Männern bei diesen Vorgängen eine ausschlaggebende Bedeutung haben.

Nur etwa 30% der Offentuberkulösen und etwa 15% des Bestandes an Personen mit aktiver Tuberkulose befinden sich in stationärer Behandlung; etwa 1/3 aller Offentuberkulösen besitzt kein eigenes Zimmer. Die Maßnahmen zur Bekämpfung der Tuberkulose werden in stärkerem Umfange auf diese Tatsachen abgestellt werden müssen, wenn sie zum Erfolg führen sollen, zumal bekannt ist, daß mehr als 50% der Erkrankungen auf intrafamiliären Kontakt zurückgeführt werden müssen. Der Verschließung der Infektionsquellen muß erhöhte Anstrengung gewidmet werden. Die *Beschaffung von Wohnraum für Offentuberkulöse und die Wiedereingliederung der Tuberkulösen in den Arbeitsprozeß* sind Aufgaben von größter Wichtigkeit.

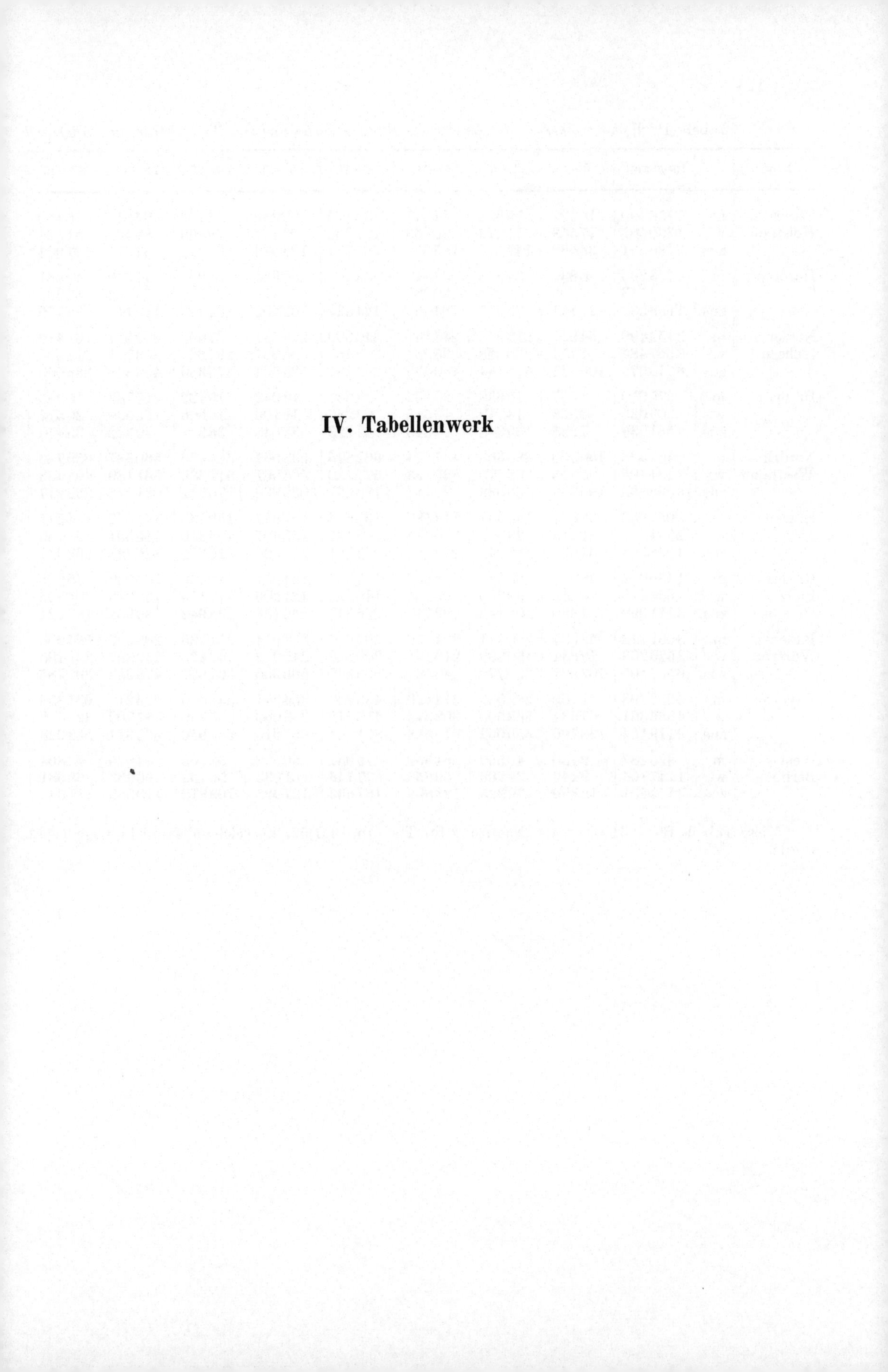

IV. Tabellenwerk

Tabelle I[1]. *Wohnbevölkerung der Länder des Bundesgebietes und von West-Berlin nach Alter und*

Land		Insgesamt	0—1	1—5	5—10	10—15	15—20	20—25	25—30	30—35
Schlesw.-	m	1156490	18529	75698	94811	133815	99939	74782	64917	56100
Holstein	w	1330501	17553	71873	90568	127938	96137	79460	89460	81824
	zus.	2486991	36082	147571	185379	261753	196076	154242	154377	137924
Hamburg	m	773295	8832	37573	53418	63696	50984	51265	47960	42861
	w	884743	8309	35464	50982	61133	51418	53220	62152	55869
	zus.	1658038	17141	73037	104400	124829	102402	104485	110112	98730
Nieder-	m	3153490	54977	213276	245181	340699	268537	237695	202677	161419
sachsen	w	3557484	51754	200868	235254	325456	256967	237661	263701	224650
	zus.	6710974	106731	414144	480435	666155	525504	475356	466378	386069
Bremen	m	275010	3737	15638	20832	23937	18942	19122	17783	15958
	w	306025	3528	14740	19513	23286	19106	19806	22539	20512
	zus.	581035	7265	30378	40345	47223	38048	38928	40322	36470
Nordrh.-	m	6464428	100856	385363	447924	602875	533967	564426	460587	359729
Westfalen	w	7134405	95893	365175	429793	577732	505961	511385	561189	468488
	zus.	13598833	196749	750538	877717	1180607	1039928	1075811	1021776	828217
Hessen	m	2057960	32821	133353	142587	190624	157917	159735	144672	114547
	w	2334624	31218	126695	136634	182397	153407	156340	180551	153780
	zus.	4392584	64039	260048	279221	373021	311324	316075	325223	268327
Rheinl.-	m	1456354	28098	98382	98642	145380	124947	120766	100039	75906
Pfalz	w	1654745	26252	93763	95135	140993	121206	118176	130913	104315
	zus.	3111099	54350	192145	193777	286373	246153	238942	230952	180221
Baden-	m	3061142	52387	200171	224370	309604	257014	254185	208896	164000
Württb.	w	3526263	49834	190599	216151	300032	249942	247422	269387	231185
	zus.	6587405	102221	390770	440521	609636	506956	501607	478283	395185
Bayern	m	4232793	71162	282053	314179	433709	354541	332600	286212	231358
	w	4886361	67634	268599	302399	418212	343069	335359	377702	322570
	zus.	9119154	138796	550652	616578	851921	697610	667959	663914	553928
West-	m	925187	9750	40559	61852	79937	60592	52105	44025	42864
Berlin	w	1247104	9149	38766	59956	77746	61033	56705	66333	68681
	zus.	2172291	18899	79325	121808	157683	121625	108810	110358	111545

[1] Diese Tabelle für 1951 dient als Ergänzung für Tbc.-Jb. 1951/52, in welchem sie nicht abgedruckt wurde.

Geschlecht (nach der Fortschreibung); Stand: 31. 12. 1951. Angaben der Statistischen Landesämter

35—40	40—45	45—50	50—55	55—60	60—65	65—70	70—75	75—80	80—85	85—90	90 u. mehr
66919	83423	85517	74243	59368	52268	43466	34304	23664	10718	3355	654
93229	106971	97976	88753	79565	66934	54013	41390	27859	12850	4995	1153
160148	190394	183493	162996	138933	119202	97479	75694	51523	23568	8350	1807
49886	63583	68416	59933	48419	43271	35127	25406	14653	6144	1678	190
62081	76206	74929	70916	65439	53229	40891	30838	19245	8739	3131	552
111967	139789	143345	130849	113858	96500	76018	56244	33898	14883	4809	742
190467	232486	236502	205840	153514	129675	105269	84205	56832	24759	7962	1518
255341	285765	260014	236108	204202	170091	135269	103226	67364	30467	10930	2396
445808	518251	496516	441948	357716	299766	240538	187431	124196	55226	18892	3914
18620	22952	23273	19051	14630	13284	11049	8408	5194	2001	510	89
22441	26334	24309	21623	19380	16307	12882	9962	6058	2625	866	208
41061	49286	47582	40674	34010	29591	23931	18370	11252	4626	1376	297
399687	489926	525717	449182	319700	269639	223286	171292	106813	40335	11339	1785
522158	604257	568380	496719	419635	346027	269230	199955	123292	49895	16206	3035
921845	1094183	1094097	945901	739335	615666	492516	371247	230105	90230	27545	4820
126000	158004	163612	140509	104815	89768	75497	61701	40032	16398	4684	684
165122	195475	184847	164205	140973	117287	95809	75019	47519	20099	6189	1058
291122	353479	348459	304714	245788	207055	171306	136720	87551	36497	10873	1742
85557	106968	112934	97550	70325	58894	50682	41668	26352	10099	2756	409
114866	134599	127648	113262	94929	77810	63715	49132	30842	12525	3995	669
200423	241567	240582	210812	165254	136704	114397	90800	57194	22624	6751	1078
185011	231962	232333	199573	144333	122221	108549	86469	52774	20928	5487	875
252672	293605	268420	236536	201701	166815	140328	107986	65826	27781	8498	1543
437683	525567	500753	436109	346034	289036	248877	194455	118600	48709	13985	2418
258029	315255	320155	280290	208877	171810	144800	114987	73484	30105	7930	1257
346470	396498	369138	334344	288051	235426	191578	145984	91501	38312	11567	1948
604499	711753	689293	614634	496928	407236	336378	260971	164985	68417	19497	3205
55596	78811	88957	78435	63865	59343	49028	34271	17845	5805	1399	148
86910	116892	117081	110928	106673	95539	73993	52673	31254	12373	3805	614
142506	195703	206038	189363	170538	154882	123021	86944	49099	18178	5204	762

Tabelle II. *Wohnbevölkerung der Länder des Bundesgebietes und von West-Berlin nach Alter und*

Land		Insgesamt	0—1	1—5	5—10	10—15	15—20	20—25	25—30	30—35
Schlesw.-	m	1088284	16596	68818	82979	116606	106865	67036	61379	61270
Holstein	w	1256459	15407	65028	79425	111101	104146	69649	77471	88890
	zus.	2344743	32003	133846	162404	227707	211011	136685	138850	150160
Hamburg	m	799977	8494	36430	51568	66103	62414	50171	52316	51908
	w	922842	7983	34300	49226	63397	62987	52108	62267	69307
	zus.	1722819	16477	70730	100794	129500	125401	102279	114583	121215
Nieder-	m	3102271	51321	212660	230354	310829	294113	217810	210283	187406
sachsen	w	3502969	48179	199698	219856	297174	281131	216957	241813	262560
	zus.	6605240	99500	412358	450210	608003	575244	434767	452096	449966
Bremen	m	286868	3659	15822	20395	25282	22819	18532	19073	19374
	w	321042	3419	14672	19471	24014	23136	19329	22384	25568
	zus.	607910	7078	30494	39866	49296	45955	37861	41457	44942
Nordrh.-	m	6809468	108957	421446	455377	586833	626598	565895	532621	453462
Westfalen	w	7459436	103474	400892	435539	561823	584001	503311	566079	587723
	zus.	14268904	212431	822338	890916	1148656	1210599	1069206	1098700	1041185
Hessen	m	2100979	32131	133462	147107	182167	177843	152344	155356	140789
	w	2377019	30470	126471	140792	173816	172714	148085	172321	189147
	zus.	4477998	62601	259933	287899	355983	350557	300429	327677	329936
Rheinl.-	m	1519685	28565	112429	100853	134370	139950	120272	114491	98308
Pfalz	w	1705547	27668	106380	97300	129725	134731	113834	128561	132228
	zus.	3225232	96233	218809	198153	264095	274681	234106	243052	230536
Baden-	m	3204870	54611	213879	227696	298308	297170	261779	237868	207267
Württbg.	w	3658342	52712	203896	217473	288834	286657	245260	266647	288044
	zus.	6863212	107323	417775	445169	587142	583827	507039	504515	495311
Bayern	m	4250006	70534	281124	317460	402129	384472	315155	300545	275749
	w	4911960	66848	267292	305335	387408	374544	317852	351621	387793
	zus.	9161966	137382	548416	622795	789537	759016	633007	652166	663542
West-	m	933553	8892	40141	51568	82860	73502	50114	49220	47032
Berlin	w	1264471	8197	38368	50112	80425	74222	54181	64954	77293
	zus.	2198024	17089	78509	101680	163285	147724	104295	114174	124325

Tab. III. s. S. 134

Geschlecht (nach der Fortschreibung); Stand: 31. 12. 1953. Angaben der Statistischen Landesämter

35—40	40—45	45—50	50—55	55—60	60—65	65—70	70—75	75—80	80—85	85 u.mehr
46765	75111	80277	75357	60147	50777	43992	33612	24191	11842	4664
67321	100825	95598	86752	80325	67478	55459	41689	29105	14086	6704
114086	175936	175875	162109	140472	118255	99451	75301	53296	25928	11368
38860	61862	68921	65720	51622	43888	36701	27349	16327	6975	2348
49946	76363	78874	73298	69846	58517	44936	33247	21827	10150	4263
88806	138225	147795	139018	121468	102405	81637	60596	38154	17125	6611
138241	220331	229270	216865	164193	131034	108381	82706	59225	26983	10266
191444	282356	265090	239696	213133	176707	142732	105031	71874	33224	14314
329685	502687	494360	456561	377326	307741	251113	187737	131099	60207	24580
14573	23005	24207	21564	15803	13487	11572	8840	5694	2436	731
18209	27007	26259	23269	20505	17783	14113	10667	6968	3022	1247
32782	50012	50466	44833	36308	31270	25685	19507	12662	5458	1978
325186	486716	532359	501392	358432	275623	230677	172722	114208	46178	14786
426156	614156	605652	534517	452699	369780	291034	209611	134637	56990	21362
751342	1100872	1138011	1035909	811131	645403	521711	382333	248845	103168	36148
97286	153380	165066	153968	114150	91866	76974	60664	42337	18297	5792
129171	195356	193142	172799	149658	124667	99339	77096	51415	22487	8073
226457	348736	358208	326767	263808	216533	176313	137760	93752	40784	13865
68042	106143	114635	107634	78143	60789	51044	41252	27767	11465	3533
91567	135028	133553	119827	101975	83188	66418	50942	33196	14264	5162
159609	241171	248188	227461	180118	143977	117462	92194	60963	25729	8695
143502	232209	240157	221437	161300	125510	108416	87231	56262	23195	7073
200512	300313	287071	252765	217021	177722	146417	112759	71973	31151	11115
344014	532522	527228	474202	378321	303232	254833	199990	128235	54346	18188
194627	307896	316939	300360	226339	177099	146404	113482	76650	33065	9977
269238	399642	378840	347822	304252	248485	201325	149194	97481	42217	14771
463865	707538	695779	648182	530591	425584	347729	262676	174131	75282	24748
40839	73046	87910	84095	67562	58974	51185	36459	20673	7479	2002
65597	112263	121478	112750	110707	99794	81328	56558	35595	15165	5484
106436	185309	209388	196845	178269	158768	132513	93017	56268	22644	7486

Tabelle IV. *Bestätigte Neuerkrankungen an aktiver Tuberkulose in Niedersachsen im Jahre 1953 nach Alter und Geschlecht; absolute und relative Zahlen auf 10000 Einwohner*

Entnommen aus den Länderstatistiken 1953

Alter	Geschlecht	Tuberkulose der Atmungsorgane								Tuberkulose anderer Organe												Summe Ia—Id	
		Ia		Ib		Ic		Ia—Ic		Knochen u. Gelenke		Drüsen		Haut		Meningitis		Sonstige		Id ges.			
		abs.	rel.	abs.	rel.	abs.	rel.	abs.	rel.	abs.	rel.	abs.	rel.	abs.	rel.	abs.	rel.	abs.	rel.	abs.	rel.	abs.	rel.
0—1	m	—	—	1	*0,19*	54	*10,52*	55	*10,71*	—	—	—	—	—	—	5	*0,97*	—	—	5	*0,97*	60	*11,68*
	w	2	*0,41*	1	*0,21*	40	*8,30*	43	*8,92*	1	*0,21*	1	*0,21*	—	—	4	*0,83*	—	—	6	*1,25*	49	*10,17*
	zus.	2	*0,20*	2	*0,20*	94	*9,45*	98	*9,85*	1	*0,10*	1	*0,10*	—	—	9	*0,90*	—	—	11	*1,10*	109	*10,95*
1—5	m	5	*0,24*	2	*0,09*	556	*26,14*	563	*26,47*	6	*0,28*	17	*0,80*	—	—	29	*1,36*	8	*0,38*	60	*2,82*	623	*29,29*
	w	4	*0,20*	4	*0,20*	533	*26,69*	541	*27,09*	8	*0,40*	18	*0,90*	—	—	25	*1,25*	12	*0,60*	63	*3,15*	604	*30,24*
	zus.	9	*0,22*	6	*0,14*	1089	*26,41*	1104	*26,77*	14	*0,34*	35	*0,85*	—	—	54	*1,31*	20	*0,48*	123	*2,98*	1227	*29,75*
5—10	m	2	*0,09*	7	*0,30*	523	*22,70*	532	*23,09*	16	*0,69*	27	*1,17*	3	*0,13*	15	*0,65*	6	*0,26*	67	*2,90*	599	*26,00*
	w	2	*0,09*	7	*0,32*	493	*22,42*	502	*22,83*	14	*0,64*	36	*1,64*	2	*0,09*	6	*0,27*	10	*0,45*	68	*3,09*	570	*25,92*
	zus.	4	*0,09*	14	*0,31*	1016	*22,57*	1034	*22,97*	30	*0,67*	63	*1,40*	5	*0,11*	21	*0,47*	16	*0,35*	135	*3,00*	1169	*25,97*
10—15	m	3	*0,10*	7	*0,22*	346	*11,13*	356	*11,45*	23	*0,74*	41	*1,32*	2	*0,06*	7	*0,22*	9	*0,29*	82	*2,64*	438	*14,09*
	w	22	*0,74*	10	*0,34*	305	*10,26*	337	*11,34*	29	*0,98*	44	*1,48*	4	*0,13*	7	*0,23*	19	*0,64*	103	*3,47*	440	*14,81*
	zus.	25	*0,41*	17	*0,28*	651	*10,71*	693	*11,40*	52	*0,85*	85	*1,40*	6	*0,10*	14	*0,23*	28	*0,46*	185	*3,04*	878	*14,44*
15—20	m	111	*3,77*	37	*1,26*	353	*12,00*	501	*17,03*	37	*1,26*	25	*0,85*	4	*0,14*	7	*0,24*	30	*1,02*	103	*3,50*	604	*20,54*
	w	96	*3,41*	48	*1,71*	397	*14,12*	541	*19,24*	35	*1,24*	44	*1,57*	4	*0,14*	12	*0,43*	33	*1,17*	128	*4,55*	669	*23,80*
	zus.	207	*3,60*	85	*1,48*	750	*13,04*	1042	*18,11*	72	*1,25*	69	*1,20*	8	*0,14*	19	*0,33*	63	*1,10*	231	*4,02*	1273	*22,13*
20—25	m	194	*8,91*	88	*4,04*	457	*20,98*	739	*33,93*	27	*1,24*	22	*1,01*	3	*0,14*	3	*0,14*	19	*0,87*	74	*3,40*	813	*37,33*
	w	119	*5,48*	70	*3,23*	545	*25,12*	734	*33,83*	27	*1,24*	26	*1,20*	7	*0,32*	10	*0,46*	53	*2,45*	123	*5,67*	857	*39,50*
	zus.	313	*7,20*	158	*3,63*	1002	*23,05*	1473	*33,88*	54	*1,24*	48	*1,10*	10	*0,23*	13	*0,30*	72	*1,66*	197	*4,53*	1670	*38,41*
25—30	m	204	*9,70*	76	*3,61*	372	*17,70*	652	*31,01*	28	*1,33*	13	*0,62*	1	*0,05*	4	*0,19*	27	*1,28*	73	*3,47*	725	*34,48*
	w	134	*5,54*	70	*2,89*	513	*21,22*	717	*29,65*	25	*1,03*	22	*0,91*	6	*0,25*	6	*0,25*	53	*2,19*	112	*4,63*	829	*34,28*
	zus.	338	*7,48*	146	*3,23*	885	*19,58*	1369	*30,29*	53	*1,17*	35	*0,77*	7	*0,15*	10	*0,22*	80	*1,77*	185	*4,08*	1554	*34,37*
30—35	m	174	*9,28*	68	*3,63*	354	*18,89*	596	*31,80*	11	*0,59*	9	*0,48*	6	*0,32*	1	*0,05*	27	*1,44*	54	*2,88*	650	*34,68*
	w	119	*4,53*	43	*1,64*	425	*16,19*	587	*22,36*	19	*0,71*	23	*0,88*	6	*0,23*	2	*0,08*	52	*1,98*	102	*3,88*	689	*26,24*
	zus.	293	*6,51*	111	*2,47*	779	*17,31*	1183	*26,29*	30	*0,67*	32	*0,71*	12	*0,27*	3	*0,07*	79	*1,76*	156	*3,47*	1339	*29,76*
35—40	m	121	*8,75*	47	*3,40*	231	*16,71*	399	*28,86*	18	*1,30*	4	*0,29*	3	*0,22*	—	—	20	*1,45*	45	*3,26*	444	*32,12*
	w	72	*3,76*	35	*1,83*	266	*13,89*	373	*19,48*	11	*0,57*	12	*0,63*	5	*0,26*	3	*0,16*	31	*1,62*	62	*3,24*	435	*22,72*
	zus.	193	*5,85*	82	*2,49*	497	*15,07*	772	*23,41*	29	*0,88*	16	*0,49*	8	*0,24*	3	*0,09*	51	*1,55*	107	*3,25*	879	*26,66*

40—45	m	180	*8,17*	59	*2,68*	318	*14,43*	557	*25,28*	14	*0,64*	7	*0,32*	8	*0,36*	2	*0,09*	25	*1,13*	56	*2,54*	613	*27,82*
	w	63	*2,23*	22	*0,78*	311	*11,01*	396	*14,02*	18	*0,64*	9	*0,32*	6	*0,21*	3	*0,11*	27	*0,96*	63	*2,24*	459	*16,26*
	zus.	243	*4,83*	81	*1,61*	629	*12,52*	953	*18,96*	32	*0,64*	16	*0,32*	14	*0,28*	5	*0,10*	52	*1,03*	119	*2,37*	1072	*21,33*
45—50	m	185	*8,07*	73	*3,18*	349	*15,22*	607	*26,47*	10	*0,44*	8	*0,35*	6	*0,26*	2	*0,09*	10	*0,44*	36	*1,58*	643	*28,05*
	w	58	*2,19*	23	*0,87*	213	*8,03*	294	*11,09*	10	*0,37*	14	*0,53*	7	*0,26*	3	*0,11*	26	*0,98*	60	*2,26*	354	*13,35*
	zus.	243	*4.92*	96	*1,94*	562	*11,37*	901	*18,23*	20	*0,40*	22	*0,44*	13	*0,26*	5	*0,10*	36	*0,73*	96	*1,94*	997	*20,17*
50—55	m	188	*8,67*	65	*3,00*	363	*16,74*	616	*28,40*	20	*0,92*	4	*0,18*	7	*0,32*	2	*0,09*	13	*0,60*	46	*2,12*	662	*30,52*
	w	56	*2,34*	26	*1,08*	217	*9,05*	299	*12,47*	18	*0,75*	8	*0,33*	6	*0,25*	—	—	30	*1,25*	62	*2,59*	361	*15,06*
	zus.	244	*5,34*	91	*1,99*	580	*12,70*	915	*20,04*	38	*0,83*	12	*0,26*	13	*0,29*	2	*0,04*	43	*0,94*	108	*2,36*	1023	*22,40*
55—60	m	147	*8,95*	74	*4,51*	233	*14,19*	454	*27,65*	6	*0,37*	4	*0,24*	5	*0,30*	—	—	5	*0,30*	20	*1,21*	474	*28,86*
	w	48	*2,25*	25	*1,17*	148	*6,95*	221	*10,37*	10	*0,47*	10	*0,47*	9	*0,42*	—	—	22	*1,03*	51	*2,39*	272	*12,76*
	zus.	195	*5,17*	99	*2,62*	381	*10,10*	675	*17,89*	16	*0,42*	14	*0,37*	14	*0,37*	—	—	27	*0,72*	71	*1,88*	746	*19,77*
60—65	m	138	*10,53*	53	*4,04*	213	*16,26*	404	*30,83*	8	*0,61*	3	*0,23*	1	*0,08*	—	—	4	*0,31*	16	*1,23*	420	*32,06*
	w	69	*3,90*	25	*1,41*	148	*8,38*	242	*13,69*	10	*0,57*	8	*0,45*	3	*0,17*	1	*0,06*	14	*0,79*	36	*2,04*	278	*15,73*
	zus.	207	*6,73*	78	*2,53*	361	*11,73*	646	*20,99*	18	*0,58*	11	*0,36*	4	*0,13*	1	*0,03*	18	*0,58*	52	*1,69*	698	*22,68*
65—70	m	97	*8,95*	40	*3,69*	114	*10,52*	251	*23,16*	5	*0,46*	1	*0,09*	2	*0,18*	—	—	4	*0,37*	12	*1,11*	263	*24,27*
	w	52	*3,64*	22	*1,54*	84	*5,89*	158	*11,07*	14	*0,98*	3	*0,21*	2	*0,14*	—	—	10	*0,70*	29	*2,03*	187	*13,10*
	zus.	149	*5,93*	62	*2,47*	198	*7,89*	409	*16,29*	19	*0,76*	4	*0,16*	4	*0,16*	—	—	14	*0,56*	41	*1,63*	450	*17,92*
70—75	m	89	*10,76*	43	*5,20*	98	*11,85*	230	*27,81*	5	*0,60*	—	—	3	*0,36*	—	—	8	*0,97*	16	*1,93*	246	*29,74*
	w	55	*5,24*	24	*2,28*	66	*6,28*	145	*13,80*	9	*0,86*	5	*0,48*	5	*0,48*	1	*0,10*	3	*0,29*	23	*2,20*	168	*16,00*
	zus.	144	*7,67*	67	*3,57*	164	*8,73*	375	*19,97*	14	*0,74*	5	*0,27*	8	*0,43*	1	*0,05*	11	*0,59*	39	*2,08*	414	*22,05*
75—80	m	48	*8,10*	41	*6,92*	64	*10,81*	153	*25,83*	4	*0,68*	2	*0,34*	3	*0,51*	—	—	3	*0,51*	12	*2,03*	165	*27,86*
	w	39	*5,43*	20	*2,78*	45	*6,26*	104	*14,47*	1	*0,14*	3	*0,42*	5	*0,69*	—	—	3	*0,42*	12	*1,67*	116	*16,14*
	zus.	87	*6,64*	61	*4,65*	109	*8,31*	257	*19,60*	5	*0,38*	5	*0,38*	8	*0,61*	—	—	6	*0,46*	24	*1,83*	281	*21,43*
80 u. mehr	m	17	*4,56*	12	*3,22*	25	*6,71*	54	*14,49*	2	*0,54*	2	*0,54*	1	*0,27*	—	—	1	*0,27*	6	*1,62*	60	*16,11*
	w	18	*3,79*	7	*1,47*	22	*4,63*	47	*9,89*	3	*0,63*	4	*0,84*	1	*0,21*	—	—	5	*1,05*	13	*2,73*	60	*12,62*
	zus.	35	*4,13*	19	*2,24*	47	*5,54*	101	*11,91*	5	*0,59*	6	*0,71*	2	*0,23*	—	—	6	*0,71*	19	*2,24*	120	*14,15*
Insgesamt	m	1903	*6,13*	793	*2,56*	5023	*16,19*	7719	*24,88*	240	*0,77*	189	*0,61*	58	*0,18*	77	*0,25*	219	*0,71*	783	*2,52*	8502	*27,40*
	w	1028	*2,93*	482	*1,38*	4771	*13,62*	6281	*17,93*	262	*0,75*	290	*0,83*	78	*0,22*	83	*0,24*	403	*1,15*	1116	*3,19*	7397	*21,12*
	zus.	2931	*4,44*	1275	*1,93*	9794	*14,83*	14000	*21,20*	502	*0,76*	479	*0,72*	136	*0,21*	160	*0,24*	622	*0,94*	1899	*2,87*	15899	*24,07*

Tabelle V. *Bestätigte Neuerkrankungen an aktiver Tuberkulose in Bremen im Jahre 1953 nach Alter und Geschlecht; absolute und relative Zahlen auf 10000 Einwohner*

Entnommen aus den Länderstatistiken 1953

Alter	Geschlecht	Tuberkulose der Atmungsorgane								Tuberkulose anderer Organe												Summe Ia—Id	
		Ia		Ib		Ic		Ia—Ic		Knochen u. Gelenke		Drüsen		Haut		Meningitis		Sonstige		Id ges.			
		abs.	rel.	abs.	rel.	abs.	rel.	abs.	rel.	abs.	rel.	abs.	rel.	abs.	rel.	abs.	rel.	abs.	rel.	abs.	rel.	abs.	rel.
0—1	m	—	—	—	—	5	*13,66*	5	*13,66*	—	—	1	*2,73*	—	—	—	—	—	—	1	*2,73*	6	*16,39*
	w	—	—	—	—	2	*5,85*	2	*5,85*	—	—	—	—	—	—	—	—	—	—	—	—	2	*5,85*
	zus.	—	—	—	—	7	*9,89*	7	*9,89*	—	—	1	*1,41*	—	—	—	—	—	—	1	*1,41*	8	*11,30*
1—5	m	—	—	1	*0,63*	67	*42,35*	68	*42,98*	—	—	3	*1,90*	—	—	3	*1,90*	1	*0,63*	7	*4,42*	75	*47,40*
	w	—	—	—	—	64	*43,62*	64	*43,62*	1	*0,68*	3	*2,03*	—	—	2	*1,36*	1	*0,68*	7	*4,77*	71	*48,39*
	zus.	—	—	1	*0,33*	131	*42,96*	132	*43,29*	1	*0,33*	6	*1,97*	—	—	5	*1,64*	2	*0,65*	14	*4,59*	146	*47,88*
5—10	m	—	—	—	—	66	*32,36*	66	*32,36*	1	*0,49*	4	*1,96*	—	—	—	—	1	*0,49*	6	*2,94*	72	*35,30*
	w	1	*0,51*	—	—	59	*30,30*	60	*30,81*	2	*1,03*	6	*3,08*	1	*0,51*	—	—	5	*2,57*	14	*7,19*	74	*38,00*
	zus.	1	*0,25*	—	—	125	*31,35*	126	*31,60*	3	*0,75*	10	*2,51*	1	*0,25*	—	—	6	*1,51*	20	*5,02*	146	*36,62*
10—15	m	2	*0,79*	—	—	49	*19,38*	51	*20,17*	1	*0,40*	7	*2,77*	—	—	1	*0,40*	4	*1,58*	13	*5,14*	64	*25,31*
	w	1	*0,42*	3	*1,25*	35	*14,57*	39	*16,24*	1	*0,42*	8	*3,33*	—	—	—	—	8	*3,33*	17	*7,08*	56	*23,32*
	zus.	3	*0,61*	3	*0,61*	84	*17,04*	90	*18,26*	2	*0,41*	15	*3,04*	—	—	1	*0,20*	12	*2,43*	30	*6,08*	120	*24,34*
15—20	m	11	*4,82*	4	*1,75*	43	*18,84*	58	*25,41*	6	*2,63*	7	*3,07*	—	—	1	*0,44*	8	*3,51*	22	*9,65*	80	*35,06*
	w	9	*3,89*	5	*2,16*	47	*20,32*	61	*26,37*	5	*2,16*	9	*3,89*	2	*0,86*	—	—	9	*3,89*	25	*10,80*	86	*37,17*
	zus.	20	*4,35*	9	*1,96*	90	*19,58*	119	*25,89*	11	*2,39*	16	*3,48*	2	*0,44*	1	*0,22*	17	*3,70*	47	*10,23*	166	*36,12*
20—25	m	17	*9,17*	7	*3,78*	54	*29,14*	78	*42,09*	4	*2,16*	3	*1,62*	—	—	—	—	8	*4,31*	15	*8,09*	93	*50,18*
	w	8	*4,14*	8	*4,14*	47	*24,31*	63	*32,59*	3	*1,55*	5	*2,59*	1	*0,52*	1	*0,52*	17	*8,79*	27	*13,97*	90	*46,56*
	zus.	25	*6,60*	15	*3,96*	101	*26,68*	141	*37,24*	7	*1,85*	8	*2,11*	1	*0,26*	1	*0,26*	25	*6,60*	42	*11,09*	183	*48,33*
25—30	m	20	*10,48*	7	*3,67*	43	*22,55*	70	*36,70*	4	*2,10*	4	*2,10*	—	—	—	—	6	*3,14*	14	*7,34*	84	*44,04*
	w	11	*4,91*	13	*5,81*	51	*22,78*	75	*33,51*	7	*3,13*	5	*2,23*	—	—	—	—	12	*5,36*	24	*10,72*	99	*44,23*
	zus.	31	*7,48*	20	*4,82*	94	*22,67*	145	*34,97*	11	*2,65*	9	*2,17*	—	—	—	—	18	*4,34*	38	*9,16*	183	*44,14*
30—35	m	15	*7,74*	13	*6,71*	37	*19,10*	65	*33,55*	6	*3,10*	—	—	—	—	—	—	3	*1,55*	9	*4,65*	74	*38,20*
	w	11	*4,30*	3	*1,17*	43	*16,82*	57	*22,29*	1	*0,39*	—	—	1	*0,39*	1	*0,39*	14	*5,48*	17	*6,65*	74	*28,94*
	zus.	26	*5,79*	16	*3,56*	80	*17,80*	122	*27,15*	7	*1,56*	—	—	1	*0,22*	1	*0,22*	17	*3,78*	26	*5,78*	148	*32,93*
35—40	m	11	*7,55*	5	*3,43*	24	*16,47*	40	*27,45*	1	*0,69*	—	—	1	*0,69*	—	—	6	*4,12*	8	*5,49*	48	*32,94*
	w	8	*4,39*	3	*1,65*	21	*11,53*	32	*17,57*	3	*1,65*	4	*2,20*	—	—	1	*0,55*	3	*1,65*	11	*6,04*	43	*23,61*
	zus.	19	*5,80*	8	*2,44*	45	*13,73*	72	*21,96*	4	*1,22*	4	*1,22*	1	*0,31*	1	*0,31*	9	*2,75*	19	*5,80*	91	*27,76*

40—45	m	11	4,78	9	3,91	14	6,09	34	14,78	—	—	—	—	1	0,43	—	—	2	0,87	3	1,30	37	16,08
	w	7	2,59	3	1,11	26	9,63	36	13,33	3	1,11	2	0,74	—	—	1	0,37	4	1,48	10	3,70	46	17,03
	zus.	18	3,60	12	2,40	40	8,00	70	14,00	3	0,60	2	0,40	1	0,20	1	0,20	6	1,20	13	2,60	83	16,60
45—50	m	21	8,68	10	4,13	32	13,22	63	26,03	1	0,41	—	—	1	0,41	1	0,41	2	0,83	5	2,06	68	28,09
	w	9	3,43	1	0,38	8	3,05	18	6,86	2	0,76	—	—	3	1,14	—	—	4	1,52	9	3,42	27	10,28
	zus.	30	5,94	11	2,18	40	7,93	81	16,05	3	0,59	—	—	4	0,79	1	0,20	6	1,19	14	2,77	95	18,82
50—55	m	13	6,03	4	1,86	31	14,38	48	22,27	3	1,39	1	0,46	1	0,46	—	—	3	1,39	8	3,70	56	25,97
	w	6	2,58	2	0,86	13	5,58	21	9,02	2	0,86	1	0,43	—	—	—	—	4	1,72	7	3,01	28	12,03
	zus.	19	4,24	6	1,34	44	9,81	69	15,39	5	1,12	2	0,45	1	0,22	—	—	7	1,56	15	3,35	84	18,74
55—60	m	12	7,59	4	2,53	16	10,13	32	20,25	—	—	—	—	1	0,63	—	—	—	—	1	0,63	33	20,88
	w	2	0,97	3	1,46	8	3,91	13	6,34	—	—	—	—	—	—	—	—	5	2,44	5	2,44	18	8,78
	zus.	14	3,85	7	1,93	24	6,61	45	12,39	—	—	—	—	1	0,28	—	—	5	1,38	6	1,65	51	14,05
60—65	m	6	4,45	4	2,97	14	10,38	24	17,80	1	0,74	1	0,74	1	0,74	—	—	3	2,22	6	4,44	30	22,24
	w	2	1,13	1	0,56	8	4,50	11	6,19	1	0,56	3	1,69	2	1,13	—	—	4	2,25	10	5,62	21	11,81
	zus.	8	2,56	5	1,60	22	7,03	35	11,19	2	0,64	4	1,28	3	0,96	—	—	7	2,24	16	5,12	51	16,31
65—70	m	10	8,64	4	3,46	6	5,18	20	17,28	1	0,86	—	—	—	—	—	—	4	3,46	5	4,32	25	21,60
	w	3	2,13	—	—	4	2,83	7	4,96	1	0,71	—	—	—	—	—	—	2	1,42	3	2,13	10	7,09
	zus.	13	5,06	4	1,56	10	3,89	27	10,51	2	0,78	—	—	—	—	—	—	6	2,34	8	3,12	35	13,63
70—75	m	4	4,53	2	2,26	10	11,31	16	18,10	—	—	—	—	1	1,13	—	—	1	1,13	2	2,26	18	20,36
	w	5	4,69	—	—	3	2,81	8	7,50	2	1,88	—	—	1	0,94	—	—	2	1,88	5	4,69	13	12,19
	zus.	9	4,61	2	1,03	13	6,66	24	12,30	2	1,03	—	—	2	1,03	—	—	3	1,54	7	3,59	31	15,89
75—80	m	7	12,29	2	3,51	2	3,51	11	19,32	1	1,76	—	—	—	—	—	—	2	3,51	3	5,27	14	24,59
	w	3	4,31	1	1,44	3	4,31	7	10,06	1	1,43	—	—	—	—	—	—	1	1,43	2	2,86	9	12,92
	zus.	10	7,90	3	2,37	5	3,95	18	14,22	2	1,58	—	—	—	—	—	—	3	2,37	5	3,95	23	18,17
80 u. mehr	m	1	3,16	1	3,16	—	—	2	6,32	—	—	1	3,16	—	—	—	—	1	3,16	2	6,32	4	12,63
	w	—	—	—	—	—	—	—	—	—	—	—	—	—	—	—	—	—	—	—	—	—	—
	zus.	1	1,35	1	1,35	—	—	2	2,69	—	—	1	1,35	—	—	—	—	1	1,35	2	2,69	4	5,38
Insgesamt	m	161	5,61	77	2,68	513	17,88	751	26,18	30	1,05	32	1,12	7	0,24	6	0,21	55	1,92	130	4,53	881	30,71
	w	86	2,68	46	1,43	442	13,77	574	17,88	35	1,09	46	1,43	11	0,34	6	0,19	95	2,96	193	6,01	767	23,89
	zus.	247	4,06	123	2,02	955	15,71	1325	21,79	65	1,07	78	1,28	18	0,30	12	0,20	150	2,47	323	5,32	1648	27,11

Tabelle VI. *Bestätigte Neuerkrankungen an aktiver Tuberkulose in Nordrhein-Westfalen im Jahre 1953 nach Alter und Geschlecht; absolute und relative Zahlen auf 10000 Einwohner*

Entnommen aus den Länderstatistiken 1953

Alter	Geschlecht	Tuberkulose der Atmungsorgane								Tuberkulose anderer Organe												Summe Ia—Id	
		Ia		Ib		Ic		Ia—Ic		Knochen u. Gelenke		Drüsen		Haut		Meningitis		Sonstige		Id ges.			
		abs.	rel.	abs.	rel.	abs.	rel.	abs.	rel.	abs.	rel.	abs.	rel.	abs.	rel.	abs.	rel.	abs.	rel.	abs.	rel.	abs.	rel.
0—1	m	3	*0,28*	2	*0,18*	102	*9,36*	107	*9,82*	1	*0,09*	4	*0,37*	—	—	10	*0,92*	12	*1,10*	27	*2,48*	134	*12,30*
	w	4	*0,39*	1	*0,10*	77	*7,44*	82	*7,93*	1	*0,10*	—	—	—	—	10	*0,97*	6	*0,58*	17	*1,64*	99	*9,57*
	zus	7	*0,33*	3	*0,14*	179	*8,43*	189	*8,90*	2	*0,09*	4	*0,19*	—	—	20	*0,94*	18	*0,85*	44	*2,07*	233	*10,97*
1—5	m	10	*0,24*	11	*0,26*	1268	*30,09*	1289	*30,59*	28	*0,66*	31	*0,74*	2	*0,05*	45	*1,07*	14	*0,33*	120	*2,85*	1409	*33,44*
	w	5	*0,13*	15	*0,37*	1278	*31,88*	1298	*32,38*	26	*0,65*	23	*0,57*	3	*0,07*	55	*1,37*	25	*0,62*	132	*3,29*	1430	*35,67*
	zus.	15	*0,18*	26	*0,32*	2546	*30,96*	2587	*31,46*	54	*0,66*	54	*0,66*	5	*0,06*	100	*1,21*	39	*0,47*	252	*3,06*	2839	*34,52*
5—10	m	16	*0,35*	11	*0,24*	1397	*30,68*	1424	*31,27*	25	*0,55*	64	*1,41*	11	*0,24*	17	*0,37*	21	*0,46*	138	*3,03*	1562	*34,30*
	w	5	*0,11*	10	*0,23*	1168	*26,82*	1183	*27,16*	28	*0,64*	74	*1,70*	9	*0,21*	17	*0,39*	17	*0,39*	145	*3,33*	1328	*30,49*
	zus.	21	*0,24*	21	*0,24*	2565	*28,79*	2607	*29,26*	53	*0,59*	138	*1,55*	20	*0,22*	34	*0,38*	38	*0,43*	283	*3,18*	2890	*32,44*
10—15	m	26	*0,44*	8	*0,14*	800	*13,63*	834	*14,21*	46	*0,78*	71	*1,21*	12	*0,20*	11	*0,19*	28	*0,48*	168	*2,86*	1002	*17,07*
	w	56	*1,00*	24	*0,43*	735	*13,08*	815	*14,51*	52	*0,93*	84	*1,49*	11	*0,19*	5	*0,09*	29	*0,52*	181	*3,22*	996	*17,73*
	zus.	82	*0,71*	32	*0,28*	1535	*13,36*	1649	*14,35*	98	*0,85*	155	*1,35*	23	*0,20*	16	*0,14*	57	*0,50*	349	*3,04*	1998	*17,39*
15—20	m	231	*3,69*	67	*1,07*	679	*10,83*	977	*15,59*	61	*0,97*	70	*1,12*	10	*0,16*	10	*0,16*	50	*0,80*	201	*3,21*	1178	*18,80*
	w	287	*4,91*	71	*1,22*	790	*13,53*	1148	*19,66*	61	*1,04*	86	*1,47*	19	*0,33*	11	*0,19*	62	*1,06*	239	*4,09*	1387	*23,75*
	zus.	518	*4,28*	138	*1,14*	1469	*12,13*	2125	*17,55*	122	*1,01*	156	*1,29*	29	*0,24*	21	*0,17*	112	*0,93*	440	*3,64*	2565	*21,19*
20—25	m	542	*9,58*	128	*2,62*	840	*14,84*	1510	*26,68*	67	*1,18*	34	*0,60*	16	*0,28*	9	*0 16*	71	*1,26*	197	*3,48*	1707	*30,16*
	w	438	*8,70*	107	*2,13*	920	*18,28*	1465	*29,11*	66	*1,31*	85	*1,69*	20	*0,40*	20	*0,40*	113	*2,24*	304	*6,04*	1769	*35,15*
	zus.	980	*9,17*	235	*2,20*	1760	*16,46*	2975	*27,83*	133	*1,24*	119	*1,11*	36	*0,34*	29	*0,27*	184	*1,72*	501	*4,68*	3476	*32,51*
25—30	m	584	*10,96*	114	*2,14*	749	*14,06*	1447	*27,16*	67	*1,26*	32	*0,60*	13	*0,24*	10	*0,19*	85	*1,60*	207	*3,89*	1654	*31,05*
	w	422	*7,45*	98	*1,73*	886	*15,65*	1406	*24,84*	56	*0,99*	63	*1,11*	33	*0,58*	9	*0,16*	126	*2,23*	287	*5,07*	1693	*29,91*
	zus.	1006	*9,16*	212	*1,93*	1635	*14,88*	2853	*25,97*	123	*1,12*	95	*0,86*	46	*0,42*	19	*0,17*	211	*1,92*	494	*4,49*	3347	*30,46*
30—35	m	474	*10,45*	81	*1,79*	516	*11,38*	1071	*23,62*	38	*0,84*	28	*0,62*	12	*0,26*	6	*0,13*	67	*1,48*	151	*3,33*	1222	*26,95*
	w	314	*5,34*	105	*1,79*	639	*10,87*	1058	*18,00*	42	*0,71*	34	*0,58*	18	*0,31*	4	*0,07*	99	*1,68*	197	*3,35*	1255	*21,35*
	zus.	788	*7,57*	186	*1,79*	1155	*11,09*	2129	*20,45*	80	*0,77*	62	*0,60*	30	*0,29*	10	*0,10*	166	*1,59*	348	*3,34*	2477	*23,79*
35—40	m	319	*9,81*	61	*1,88*	384	*11,81*	764	*23,50*	32	*0,98*	11	*0,34*	9	*0,28*	2	*0,06*	55	*1,69*	109	*3,35*	873	*26,85*
	w	190	*4,46*	53	*1,24*	355	*8,33*	598	*14,03*	34	*0,80*	26	*0,61*	21	*0,49*	3	*0,07*	48	*1,13*	132	*3,10*	730	*17,13*
	zus.	509	*6,77*	114	*1,52*	739	*9,84*	1362	*18,13*	66	*0,88*	37	*0,49*	30	*0,40*	5	*0,07*	103	*1,37*	241	*3,21*	1603	*21,34*

40—45	m	440	9,04	102	2,10	573	11,77	1115	22,91	31	0,64	9	0,18	14	0,29	3	0,06	52	1,07	109	2,24	1224	25,15
	w	137	2,23	56	0,91	369	6,01	562	9,15	36	0,59	25	0,41	24	0,39	2	0,03	64	1,04	151	2,46	713	11,61
	zus.	577	5,24	158	1,43	942	8,56	1677	15,23	67	0,61	34	0,31	38	0,35	5	0,05	116	1,05	260	2,37	1937	17,60
45—50	m	518	9,73	117	2,20	644	12,10	1279	24,03	25	0,47	15	0,28	10	0,19	5	0,09	57	1,07	112	2,10	1391	26,13
	w	123	2,03	42	0,69	278	4,59	443	7,31	35	0,58	29	0,48	35	0,58	2	0,03	55	0,91	156	2,58	599	9,89
	zus.	641	5,63	159	1,40	922	8,10	1722	15,13	60	0,53	44	0,39	45	0,40	7	0,06	112	0,98	268	2,36	1990	17,49
50—55	m	620	12,37	107	2,13	709	14,14	1436	28,64	32	0,64	6	0,12	20	0,40	2	0,04	43	0,86	103	2,05	1539	30,69
	w	104	1,94	26	0,49	231	4,32	361	6,75	26	0,49	27	0,50	26	0,49	3	0,06	26	0,49	108	2,03	469	8,78
	zus.	724	6,99	133	1,28	940	9,07	1797	17,34	58	0,56	33	0,32	46	0,44	5	0,05	69	0,67	211	2,04	2008	19,38
55—60	m	371	10,35	81	2,26	454	12,67	906	25,28	17	0,47	12	0,33	12	0,33	1	0,03	20	0,56	62	1,73	968	27,01
	w	89	1,96	19	0,42	139	3,07	247	5,45	15	0,33	17	0,38	17	0,38	—	—	17	0,38	66	1,46	313	6,91
	zus.	460	5,67	100	1,23	593	7,31	1153	14,21	32	0,39	29	0,36	29	0,36	1	0,01	37	0,46	128	1,58	1281	15,79
60—65	m	290	10,52	74	2,69	333	12,08	697	25,29	14	0,51	4	0,15	6	0,22	2	0,07	20	0,73	46	1,67	743	26,96
	w	109	2,95	20	0,54	116	3,13	245	6,62	13	0,35	13	0,35	22	0,59	—	—	17	0,46	65	1,76	310	8,38
	zus.	399	6,18	94	1,46	449	6,96	942	14,60	27	0,42	17	0,26	28	0,43	2	0,03	37	0,57	111	1,72	1053	16,32
65—70	m	226	9,80	49	2,12	187	8,11	462	20,03	11	0,48	3	0,13	5	0,22	1	0,04	13	0,56	33	1,43	495	21,46
	w	83	2,85	18	0,62	103	3,54	204	7,01	15	0,52	9	0,31	13	0,45	—	—	15	0,52	52	1,79	256	8,80
	zus.	309	5,92	67	1,28	290	5,56	666	12,76	26	0,50	12	0,23	18	0,34	1	0,02	28	0,54	85	1,63	751	14,39
70—75	m	167	9,67	28	1,62	108	6,25	303	17,54	14	0,81	2	0,12	7	0,41	1	0,06	10	0,58	34	1,97	337	19,51
	w	89	4,25	32	1,53	71	3,38	192	9,16	12	0,57	7	0,33	8	0,38	—	—	8	0,38	35	1,67	227	10,83
	zus.	256	6,70	60	1,57	179	4,68	495	12,95	26	0,68	9	0,23	15	0,39	1	0,03	18	0,47	69	1,80	564	14,75
75—80	m	90	7,88	10	0,88	65	5,69	165	14,45	4	0,35	—	—	7	0,61	—	—	7	0,61	18	1,57	183	16,02
	w	58	4,31	11	0,82	39	2,89	108	8,02	9	0,67	4	0,30	11	0,82	—	—	4	0,30	28	2,08	136	10,10
	zus.	148	5,95	21	0,84	104	4,18	273	10,97	13	0,52	4	0,16	18	0,72	—	—	11	0,44	46	1,85	319	12,82
80 u. mehr	m	28	4,59	3	0,49	17	2,79	48	7,87	4	0,66	—	—	—	—	—	—	1	0,16	5	0,82	53	8,69
	w	16	2,04	1	0,13	11	1,40	28	3,57	2	0,25	1	0,13	1	0,13	1	0,13	3	0,38	8	1,02	36	4,59
	zus.	44	3,16	4	0,29	28	2,01	76	5,46	6	0,43	1	0,07	1	0,07	1	0,07	4	0,29	13	0,93	89	6,39
Insgesamt	m	4955	7,27	1054	1,55	9825	14,43	15834	23,25	517	0,76	396	0,58	166	0,24	135	0,20	626	0,92	1840	2,70	17674	25,95
	w	2529	3,39	709	0,95	8205	11,00	11443	15,34	529	0,71	607	0,81	291	0,39	142	0,19	734	0,99	2303	3,09	13746	18,43
	zus.	7484	5,24	1763	1,24	18030	12,64	27277	19,12	1046	0,73	1003	0,70	457	0,32	277	0,19	1360	0,95	4143	2,90	31420	22,02

Tabelle III. *Bestätigte Neuerkrankungen an aktiver Tuberkulose in Hamburg im Jahre 1953 nach Alter und Geschlecht; absolute und relative Zahlen auf 10000 Einwohner*

Entnommen aus den Länderstatistiken 1953

Alter	Geschlecht	Tuberkulose der Atmungsorgane								Tuberkulose anderer Organe												Summe Ia—Id	
		Ia		Ib		Ic		Ia—Ic		Knochen u. Gelenke		Drüsen		Haut		Meningitis		Sonstige		Id. ges.			
		abs.	rel.	abs.	rel.	abs.	rel.	abs.	rel.	abs.	rel.	abs.	rel.	abs.	rel.	abs.	rel.	abs.	rel.	abs.	rel.	abs.	rel.
0—1	m	—	—	—	—	14	*16,48*	14	*16,48*	—	—	—	—	—	—	2	*2,35*	—	—	2	*2,35*	16	*18,83*
	w	—	—	—	—	19	*23,80*	19	*23,80*	1	*1,25*	—	—	—	—	—	—	—	—	1	*1,25*	20	*25,05*
	zus.	—	—	—	—	33	*20,02*	33	*20,02*	1	*0,61*	—	—	—	—	2	*1,21*	—	—	3	*1,82*	36	*21,84*
1—5	m	2	*0,55*	—	—	398	*109,25*	400	*109,80*	4	*1,10*	5	*1,37*	1	*0,27*	1	*0,27*	—	—	11	*3,02*	411	*112,82*
	w	5	*1,46*	1	*0,29*	288	*83,96*	294	*85,71*	2	*0,58*	2	*0,58*	—	—	1	*0,29*	2	*0,58*	7	*2,04*	301	*87,75*
	zus.	7	*0,99*	1	*0,14*	686	*96,99*	694	*98,12*	6	*0,85*	7	*0,99*	1	*0,14*	2	*0,28*	2	*0,28*	18	*2,54*	712	*100,66*
5—10	m	3	*0,58*	4	*0,78*	328	*63,61*	335	*64,97*	5	*0,97*	4	*0,78*	—	—	2	*0,39*	3	*0,58*	14	*2,71*	349	*67,68*
	w	1	*0,20*	—	—	288	*58,51*	289	*58,71*	7	*1,42*	7	*1,42*	—	—	1	*0,20*	2	*0,41*	17	*3,45*	306	*62,16*
	zus.	4	*0,40*	4	*0,40*	616	*61,11*	624	*61,91*	12	*1,19*	11	*1,09*	—	—	3	*0,30*	5	*0,50*	31	*3,08*	655	*64,98*
10—15	m	1	*0,15*	3	*0,45*	207	*31,31*	211	*31,92*	9	*1,36*	12	*1,82*	2	*0,30*	3	*0,45*	7	*1,06*	33	*4,99*	244	*36,91*
	w	6	*0,95*	2	*0,32*	179	*28,23*	187	*29,50*	11	*1,74*	10	*1,58*	—	—	—	—	5	*0,79*	26	*4,10*	213	*33,60*
	zus.	7	*0,54*	5	*0,39*	386	*29,81*	398	*30,73*	20	*1,54*	22	*1,70*	2	*0,15*	3	*0,23*	12	*0,93*	59	*4,56*	457	*35,29*
15—25	m	75	*6,66*	43	*3,82*	297	*26,38*	415	*36,86*	13	*1,15*	10	*0,89*	—	—	—	—	8	*0,71*	31	*2,75*	446	*39,61*
	w	55	*4,78*	33	*2,87*	339	*29,45*	427	*37,10*	16	*1,39*	14	*1,22*	3	*0,26*	1	*0,09*	24	*2,09*	58	*5,04*	485	*42,14*
	zus.	130	*5,71*	76	*3,34*	636	*27,93*	842	*36,98*	29	*1,27*	24	*1,05*	3	*0,13*	1	*0,04*	32	*1,41*	89	*3,91*	931	*40,89*
25—45	m	184	*8,98*	116	*5,66*	559	*27,28*	859	*41,91*	25	*1,22*	11	*0,54*	2	*0,10*	1	*0,05*	21	*1,02*	60	*2,93*	919	*44,84*
	w	119	*4,61*	77	*2,99*	517	*20,05*	713	*27,65*	23	*0,89*	15	*0,58*	13	*0,50*	1	*0,04*	32	*1,24*	84	*3,26*	797	*30,91*
	zus.	303	*6,55*	193	*4,17*	1076	*23,25*	1572	*33,97*	48	*1,04*	26	*0,56*	15	*0,32*	2	*0,04*	53	*1,15*	144	*3,11*	1716	*37,08*
45—55	m	122	*9,06*	57	*4,23*	336	*24,96*	515	*38,25*	7	*0,52*	1	*0,07*	4	*0,30*	—	—	7	*0,52*	19	*1,41*	534	*39,66*
	w	23	*1,51*	17	*1,12*	208	*13,67*	248	*16,30*	11	*0,72*	7	*0,46*	2	*0,13*	—	—	13	*0,85*	33	*2,17*	281	*18,47*
	zus.	145	*5,06*	74	*2,58*	544	*18,97*	763	*26,61*	18	*0,63*	8	*0,28*	6	*0,21*	—	—	20	*0,70*	52	*1,81*	815	*28,42*
55—65	m	86	*9,00*	48	*5,03*	177	*18,53*	311	*32,56*	6	*0 63*	1	*0,10*	1	*0,10*	—	—	2	*0,21*	10	*1,05*	321	*33,61*
	w	27	*2,10*	11	*0,86*	106	*8,26*	144	*11,22*	7	*0,55*	6	*0,47*	6	*0,47*	—	—	5	*0,39*	24	*1,87*	168	*13,09*
	zus.	113	*5,05*	59	*2,64*	283	*12,64*	455	*20,32*	13	*0,58*	7	*0,31*	7	*0,31*	—	—	7	*0,31*	34	*1,52*	489	*21,84*
65—75	m	44	*6,87*	16	*2,50*	70	*10,93*	130	*20,30*	2	*0,31*	4	*0,62*	2	*0,31*	—	—	3	*0,47*	11	*1,71*	141	*22,01*
	w	20	*2,56*	3	*0,38*	36	*4,60*	59	*7,55*	2	*0,26*	5	*0,64*	5	*0,64*	—	—	5	*0,64*	17	*2,17*	76	*9,72*
	zus.	64	*4,50*	19	*1,34*	106	*7,45*	189	*13,29*	4	*0,28*	9	*0,63*	7	*0,49*	—	—	8	*0,56*	28	*1,97*	217	*15,26*
75 u. mehr	m	19	*7,40*	11	*4,29*	26	*10,14*	56	*21,83*	2	*0,78*	3	*1,17*	1	*0,39*	—	—	—	—	6	*2,34*	62	*24,17*
	w	6	*1,66*	6	*1,66*	14	*3,86*	26	*7,17*	3	*0,83*	2	*0,55*	—	—	—	—	3	*0,83*	8	*2,21*	34	*9,38*
	zus.	25	*4,04*	17	*2,75*	40	*6,46*	82	*13,25*	5	*0,81*	5	*0,81*	1	*0,16*	—	—	3	*0,48*	14	*2,26*	96	*15,51*
Insgesamt	m	536	*6,70*	298	*3,73*	2412	*30,15*	3246	*40,58*	73	*0,91*	51	*0,64*	13	*0,16*	9	*0,11*	51	*0,64*	197	*2,46*	3443	*43,04*
	w	262	*2,83*	150	*1,63*	1994	*21,61*	2406	*26,07*	83	*0,90*	68	*0,74*	29	*0,31*	4	*0,04*	91	*0,99*	275	*2,98*	2681	*29,05*
	zus.	798	*4,63*	448	*2,60*	4406	*25,57*	5652	*32,81*	156	*0,91*	119	*0,69*	42	*0,24*	13	*0,08*	142	*0,82*	472	*2,74*	6124	*35,55*

Tabelle VII. *Bestätigte Neuerkrankungen an aktiver Tuberkulose in Hessen im Jahre 1953 nach Alter und Geschlecht; absolute und relative Zahlen auf 10000 Einwohner*

Entnommen aus den Länderstatistiken 1953

Alter	Geschlecht	Tuberkulose der Atmungsorgane								Tuberkulose anderer Organe												Summe Ia—Id	
		Ia		Ib		Ic		Ia—Ic		Knochen u. Gelenke		Drüsen		Haut		Meningitis		Sonstige		Id ges.			
		abs.	rel.	abs.	rel.	abs.	rel.	abs.	rel.	abs.	rel.	abs.	rel.	abs.	rel.	abs.	rel.	abs.	rel.	abs.	rel.	abs.	rel.
0—5	m	2	*0,12*	2	*0,12*	273	*16,49*	277	*16,73*	9	*0,54*	16	*0,97*	—	—	24	*1,45*	10	*0,60*	59	*3,56*	336	*20,29*
	w	2	*0,13*	1	*0,06*	225	*14,34*	228	*14,53*	7	*0,44*	19	*1,21*	2	*0,13*	10	*0,64*	11	*0,70*	49	*3,12*	277	*17,65*
	zus.	4	*0,12*	3	*0,09*	498	*15,44*	505	*15,66*	16	*0,50*	35	*1,09*	2	*0,06*	34	*1,05*	21	*0,65*	108	*3,35*	613	*19,01*
5—10	m	3	*0,20*	2	*0,14*	223	*15,16*	228	*15,50*	14	*0,95*	29	*1,97*	2	*0,14*	13	*0,88*	13	*0,88*	71	*4,82*	299	*20,32*
	w	3	*0,21*	2	*0,14*	175	*12,43*	180	*12,78*	6	*0,43*	23	*1,63*	3	*0,21*	6	*0,43*	8	*0,57*	46	*3,27*	226	*16,05*
	zus.	6	*0,21*	4	*0,14*	398	*13,82*	408	*14,17*	20	*0,69*	52	*1,81*	5	*0,17*	19	*0,66*	21	*0,73*	117	*4,06*	525	*18,23*
10—15	m	5	*0,27*	3	*0,17*	115	*6,31*	123	*6,75*	20	*1,10*	33	*1,81*	4	*0,22*	5	*0,27*	5	*0,27*	67	*3,68*	190	*10,43*
	w	9	*0,52*	7	*0,40*	114	*6,56*	130	*7,48*	10	*0,57*	37	*2,13*	5	*0,29*	2	*0,11*	22	*1,27*	76	*4,37*	206	*11,85*
	zus.	14	*0,39*	10	*0,28*	229	*6,43*	253	*7,10*	30	*0,84*	70	*1,97*	9	*0,25*	7	*0,20*	27	*0,76*	143	*4,02*	396	*11,12*
15—25	m	150	*4,54*	69	*2,09*	397	*12,02*	616	*18,65*	38	*1,15*	34	*1,03*	11	*0,33*	5	*0,15*	44	*1,33*	132	*4,00*	748	*22,65*
	w	146	*4,55*	62	*1,93*	395	*12,31*	603	*18,80*	23	*0,72*	59	*1,84*	12	*0,37*	7	*0,22*	71	*2,21*	172	*5,36*	775	*24,16*
	zus.	296	*4,55*	131	*2,01*	792	*12,17*	1219	*18,73*	61	*0,94*	93	*1,43*	23	*0,35*	12	*0,18*	115	*1,77*	304	*4,67*	1523	*23,40*
25—45	m	376	*6,87*	142	*2,60*	720	*13,17*	1238	*22,64*	48	*0,88*	30	*0,55*	16	*0,29*	7	*0,13*	81	*1,48*	182	*3,33*	1420	*25,97*
	w	257	*3,75*	72	*1,05*	606	*8,83*	935	*13,63*	37	*0,54*	55	*0,80*	23	*0,33*	8	*0,12*	138	*2,01*	261	*3,80*	1196	*17,43*
	zus.	633	*5,13*	214	*1,74*	1326	*10,76*	2173	*17,63*	85	*0,69*	85	*0,69*	39	*0,32*	15	*0,11*	219	*1,78*	443	*3,59*	2616	*21,22*
45—55	m	208	*6,52*	70	*2,20*	359	*11,25*	637	*19,97*	33	*1,03*	9	*0,28*	11	*0,34*	1	*0,03*	38	*1,19*	92	*2,88*	729	*22,85*
	w	50	*1,37*	36	*0,98*	139	*3,80*	225	*6,15*	26	*0,71*	22	*0,60*	14	*0,38*	1	*0,03*	47	*1,28*	110	*3,00*	335	*9,15*
	zus.	258	*3,76*	106	*1,55*	498	*7,27*	862	*12,58*	59	*0,86*	31	*0,45*	25	*0,37*	2	*0,03*	85	*1,24*	202	*2,95*	1064	*15,53*
55—65	m	124	*6,02*	50	*2,43*	224	*10,87*	398	*19,32*	16	*0,78*	6	*0,29*	4	*0,19*	—	—	22	*1,07*	48	*2,33*	446	*21,65*
	w	54	*1,97*	22	*0,80*	106	*3,86*	182	*6,63*	22	*0,80*	12	*0,44*	19	*0,69*	—	—	37	*1,35*	90	*3,28*	272	*9,91*
	zus.	178	*3,71*	72	*1,50*	330	*6,87*	580	*12,08*	38	*0,79*	18	*0,37*	23	*0,48*	—	—	59	*1,23*	138	*2,87*	718	*14,95*
65 u. mehr	m	122	*5,98*	37	*1,81*	110	*5,39*	269	*13,18*	15	*0,73*	4	*0,20*	4	*0,20*	1	*0,05*	17	*0,83*	41	*2,01*	310	*15,19*
	w	85	*3,29*	16	*0,62*	79	*3,06*	180	*6,97*	22	*0,85*	12	*0,46*	13	*0,50*	—	—	12	*0,46*	59	*2,28*	239	*9,25*
	zus.	207	*4,47*	53	*1,15*	189	*4,09*	449	*9,71*	37	*0,80*	16	*0,35*	17	*0,37*	1	*0,02*	29	*0,63*	100	*2,16*	549	*11,87*
Insgesamt	m	990	*4,71*	375	*1,79*	2421	*11,52*	3786	*18,02*	193	*0,92*	161	*0,76*	52	*0,25*	56	*0,27*	230	*1,09*	692	*3,29*	4478	*21,31*
	w	606	*2,55*	218	*0,92*	1839	*7,73*	2663	*11,20*	153	*0,64*	239	*1,01*	91	*0,38*	34	*0,14*	346	*1,46*	863	*3,63*	3526	*14,83*
	zus.	1596	*3,56*	593	*1,33*	4260	*9,51*	6449	*14,40*	346	*0,77*	400	*0,89*	143	*0,32*	90	*0,20*	576	*1,29*	1555	*3,47*	8004	*17,87*

Tabelle VIII. *Bestätigte Neuerkrankungen an aktiver Tuberkulose in West-Berlin im Jahre 1953 nach Alter und Geschlecht; absolute und relative Zahlen auf 10 000 Einwohner*

Entnommen aus den Länderstatistiken 1953

Alter	Geschlecht	Tuberkulose der Atmungsorgane								Tuberkulose anderer Organe												Summe Ia—Id	
		Ia		Ib		Ic		Ia—Ic		Knochen u. Gelenke		Drüsen		Haut		Meningitis		Sonstige		Id ges.			
		abs.	rel.	abs.	rel.	abs.	rel.	abs.	rel.	abs.	rel.	abs.	rel.	abs.	rel.	abs.	rel.	abs.	rel.	abs.	rel.	abs.	rel.
0— 1	m	1	*1,12*	3	*3,37*	23	*25,87*	27	*30,36*	—	—	—	—	—	—	—	—	1	*1,12*	1	*1,12*	28	*31,49*
	w	—	—	1	*1,22*	14	*17,08*	15	*18,30*	—	—	—	—	—	—	—	—	—	—	—	—	15	*18,30*
	zus.	1	*0,59*	4	*2,34*	37	*21,65*	42	*24,58*	—	—	—	—	—	—	—	—	1	*0 59*	1	*0,59*	43	*25,16*
1— 5	m	2	*0,50*	12	*2,99*	342	*85,20*	356	*88,69*	—	—	9	*2,24*	—	—	4	*1,00*	8	*1,99*	21	*5,23*	377	*93,92*
	w	4	*1,04*	7	*1,82*	280	*72,98*	291	*75,84*	1	*0,26*	5	*1,30*	—	—	3	*0,78*	4	*1,04*	13	*3,39*	304	*79,23*
	zus.	6	*0,76*	19	*2,42*	622	*79,23*	647	*82,41*	1	*0,13*	14	*1,78*	—	—	7	*0,89*	12	*1,53*	34	*4,33*	681	*86,74*
5—10	m	2	*0,39*	5	*0,97*	261	*50,61*	268	*51,97*	12	*2,33*	12	*2,33*	2	*0,39*	3	*0,58*	15	*2,91*	44	*8,53*	312	*60,50*
	w	4	*0,80*	9	*1,80*	217	*43,30*	230	*45,90*	3	*0,60*	10	*2,00*	1	*0,20*	4	*0,80*	10	*2,00*	28	*5,59*	258	*51,48*
	zus.	6	*0,59*	14	*1,38*	478	*47,01*	498	*48,98*	15	*1,47*	22	*2,16*	3	*0,30*	7	*0,69*	25	*2,46*	72	*7,08*	570	*56,06*
10—15	m	7	*0,85*	9	*1,09*	152	*18,34*	168	*20,28*	11	*1,33*	10	*1,21*	1	*0,12*	2	*0,24*	8	*0,97*	32	*3,86*	200	*24,14*
	w	9	*1,12*	21	*2,61*	173	*21,51*	203	*25,24*	13	*1,62*	18	*2,24*	2	*0,25*	—	—	10	*1,24*	43	*5,35*	246	*30,59*
	zus.	16	*0,98*	30	*1,84*	325	*19,90*	371	*22,72*	24	*1,47*	28	*1,71*	3	*0,18*	2	*0,12*	18	*1,10*	75	*4,59*	446	*27,31*
15—20	m	31	*4,22*	42	*5,72*	136	*18,50*	209	*28,44*	6	*0,82*	9	*1,22*	1	*0,14*	—	—	9	*1,22*	25	*3,40*	234	*31,84*
	w	52	*7,01*	64	*8,62*	208	*28,02*	324	*43,65*	8	*1,08*	8	*1,08*	2	*0,27*	1	*0,13*	9	*1,21*	28	*3,77*	352	*47,42*
	zus.	83	*5,62*	106	*7,17*	344	*23,29*	533	*36,08*	14	*0,95*	17	*1,15*	3	*0,20*	1	*0,07*	18	*1,22*	53	*3,59*	586	*39,67*
20—25	m	64	*12,77*	67	*13,37*	138	*27,54*	269	*53,68*	1	*0,20*	3	*0,60*	—	—	—	—	1	*0,20*	5	*1,00*	274	*54,68*
	w	83	*15,32*	84	*15,50*	196	*36,18*	363	*67,00*	4	*0,74*	5	*0,92*	3	*0,55*	1	*0,18*	16	*2,95*	29	*5,35*	392	*72,35*
	zus.	147	*14,09*	151	*14,48*	334	*32,03*	632	*60,60*	5	*0,48*	8	*0,77*	3	*0,29*	1	*0,10*	17	*1,63*	34	*3,26*	666	*63,86*
25—30	m	89	*18,08*	55	*11,17*	176	*35,76*	320	*65,01*	7	*1,42*	2	*0,41*	2	*0,41*	—	—	5	*1,01*	16	*3,25*	336	*68,26*
	w	90	*13,85*	78	*12,01*	222	*34,18*	390	*60,04*	3	*0,46*	4	*0,62*	4	*0,62*	1	*0,15*	12	*1,85*	24	*3,70*	414	*63,74*
	zus.	179	*15,68*	133	*11,65*	398	*34,86*	710	*62,19*	10	*0,88*	6	*0,52*	6	*0,52*	1	*0,09*	17	*1,49*	40	*3,50*	750	*65,69*
30—40	m	148	*16,84*	83	*9,45*	248	*28,22*	479	*54,51*	11	*1,25*	2	*0,23*	4	*0,46*	2	*0,23*	4	*0,46*	23	*2,62*	502	*57,13*
	w	86	*6,02*	98	*6,86*	290	*20,29*	474	*33,17*	15	*1,05*	10	*0,70*	4	*0,28*	—	—	18	*1,26*	47	*3,29*	521	*36,46*
	zus.	234	*10,14*	181	*7,84*	538	*23,32*	953	*41,30*	26	*1,13*	12	*0,52*	8	*0,35*	2	*0,09*	22	*0,95*	70	*3,03*	1023	*44,33*
40—50	m	226	*14,04*	139	*8,64*	356	*22,12*	721	*44,80*	6	*0,37*	1	*0,06*	4	*0,25*	1	*0,06*	8	*0,50*	20	*1,24*	741	*46,04*
	w	100	*4,28*	71	*3,04*	270	*11,55*	441	*18,87*	9	*0,38*	9	*0,38*	13	*0,56*	—	—	9	*0,38*	40	*1,71*	481	*20,58*
	zus.	326	*8,26*	210	*5,32*	626	*15,86*	1162	*29,44*	15	*0,38*	10	*0,25*	17	*0,43*	1	*0,03*	17	*0,43*	60	*1,52*	1222	*30,96*

50—60	m	245	*16,15*	145	*9,56*	337	*22,22*	727	*47,94*	5	*0,33*	2	*0,13*	4	*0,26*	—	—	5	*0,33*	16	*1,05*	743	*48,99*
	w	78	*3,49*	34	*1,52*	215	*9,62*	327	*14,63*	12	*0,54*	3	*0,13*	10	*0,45*	—	—	11	*0,49*	36	*1,61*	363	*16,24*
	zus.	323	*8,61*	179	*4,77*	552	*14,72*	1054	*28,10*	17	*0,45*	5	*0,13*	14	*0,37*	—	—	16	*0,43*	52	*1,38*	1106	*29,48*
60 u. mehr	m	227	*12,84*	82	*4,64*	256	*14,48*	565	*31,96*	11	*0,62*	1	*0,06*	6	*0,34*	—	—	6	*0,34*	24	*1,36*	589	*33,32*
	w	124	*4,22*	59	*2,01*	165	*5,61*	348	*11,84*	17	*0,58*	11	*0,37*	14	*0,48*	1	*0,03*	2	*0,07*	45	*1,53*	393	*13,37*
	zus.	351	*7,46*	141	*3,00*	421	*8,94*	913	*19,40*	28	*0,60*	12	*0,26*	20	*0,42*	1	*0,02*	8	*0,17*	69	*1,47*	982	*20,86*
Insgesamt	m	1042	*11,16*	642	*6,88*	2425	*25,98*	4109	*44,02*	70	*0,75*	51	*0,54*	24	*0,26*	12	*0,13*	70	*0,75*	227	*2,43*	4336	*46,45*
	w	630	*4,98*	526	*4,16*	2250	*17,80*	3406	*26,94*	85	*0,67*	83	*0,66*	53	*0,42*	11	*0,09*	101	*0,80*	333	*2,63*	3739	*29,57*
	zus.	1672	*7,61*	1168	*5,31*	4675	*21,27*	7515	*34,19*	155	*0,71*	134	*0,61*	77	*0,35*	23	*0,10*	171	*0,78*	560	*2,55*	8075	*36,74*

Tab. IX s. S. 138/139

Tabelle X. *Bestätigte Neuerkrankungen an aktiver Tuberkulose in Rheinland-Pfalz im Jahre 1953 nach Alter und Geschlecht; absolute und relative Zahlen auf 10000 Einwohner*

Entnommen aus den Länderstatistiken 1953

Alter	Geschlecht	Tuberkulose der Atmungsorgane								Tuberkulose anderer Organe								Summe	
		Ia		Ib		Ic		Ia—Ic		Knochen u. Gelenke		Drüsen		Haut, Meningitis, Sonstige		Id ges.		Ia—Id	
		abs.	rel.	abs.	rel.	abs.	rel.	abs.	rel.	abs.	rel.	abs.	rel.	abs.	rel.	abs.	rel.	abs.	rel.
0—15	zus.	14	*0,19*	28	*0,38*	1310	*17,77*	1352	*18,34*	52	*0,71*	161	*2,18*	119	*1,61*	332	*4,50*	1684	*22,84*
15 u. mehr	m	963	*8,42*	410	*3,59*	1028	*8,99*	2401	*21,00*	140	*1,22*	72	*0,63*	190	*1,66*	402	*3,51*	2803	*24,51*
	w	465	*3,46*	232	*1,73*	819	*6,09*	1516	*11,28*	96	*0,71*	147	*1,09*	256	*1,90*	499	*3,71*	2015	*14,99*
	zus.	1428	*5,74*	642	*2,58*	1847	*7,42*	3917	*15,74*	236	*0,95*	219	*0,88*	446	*1,79*	901	*3,62*	4818	*19,36*
Insgesamt	zus.	1442	*4,47*	670	*2,08*	3157	*9,79*	5269	*16,34*	288	*0,89*	380	*1,18*	565	*1,75*	1233	*3,82*	6502	*20,16*

Tabelle IX. *Bestätigte Neuerkrankungen an aktiver Tuberkulose nach Alter und Geschlecht; Nordrhein-Westfalen und Hessen*

Entnommen aus den

	0—5		5—10		10—15		15—25	
	m	w	m	w	m	w	m	w
								Land
Ia . . .	2 *0,45*	5 *1,18*	3 *0,58*	1 *0,20*	1 *0,15*	6 *0,95*	75 *6,66*	55 *4,78*
Ib . . .	— —	1 *0,24*	4 *0,78*	— —	3 *0,45*	2 *0,32*	43 *3,82*	33 *2,87*
Ic . . .	412 *91,71*	307 *72,61*	328 *63,61*	288 *58,51*	207 *31,31*	179 *28,23*	297 *26,38*	339 *29,45*
Id . . .	13 *2,89*	8 *1,89*	14 *2,71*	17 *3,45*	33 *4,99*	26 *4,10*	31 *2,75*	58 *5,04*
								Land
Ia . . .	5 *0,19*	6 *0,24*	2 *0,09*	2 *0,09*	3 *0,10*	22 *0,74*	305 *5,96*	215 *4,32*
Ib . . .	3 *0,11*	5 *0,20*	7 *0,30*	7 *0,32*	7 *0,22*	10 *0,34*	125 *2,44*	118 *2,37*
Ic . . .	610 *23,11*	573 *23,12*	523 *22,70*	493 *22,42*	346 *11,13*	305 *10,26*	810 *15,82*	942 *18,91*
Id . . .	65 *2,46*	69 *2,78*	67 *2,90*	68 *3,09*	82 *2,64*	103 *3,47*	177 *3,46*	251 *5,04*
								Land
Ia . . .	— —	— —	— —	1 *0,51*	2 *0,79*	1 *0,42*	28 *6,77*	17 *4,00*
Ib . . .	1 *0,51*	— —	— —	— —	— —	3 *1,25*	11 *2,66*	13 *3,06*
Ic . . .	72 *36,96*	66 *36,48*	66 *32,36*	59 *30,30*	49 *19,38*	35 *14,57*	97 *23,46*	94 *22,14*
Id . . .	8 *4,11*	7 *3,87*	6 *2,94*	14 *7,19*	13 *5,14*	17 *7,08*	37 *8,95*	52 *12,25*
								Nordrhein-
Ia . . .	13 *0,25*	9 *0,18*	16 *0,35*	5 *0,11*	26 *0,44*	56 *1,00*	773 *6,48*	725 *6,67*
Ib . . .	13 *0,25*	16 *0,32*	11 *0,24*	10 *0,23*	8 *0,14*	24 *0,43*	195 *1,63*	178 *1,64*
Ic . . .	1370 *25,83*	1355 *26,87*	1397 *30,68*	1168 *26,82*	800 *13,63*	735 *13,08*	1519 *12,74*	1710 *15,73*
Id . . .	147 *2,77*	149 *2,95*	138 *3,03*	145 *3,33*	168 *2,86*	181 *3,22*	398 *3,34*	543 *4,99*
								Land
Ia . . .	2 *0,12*	2 *0,13*	3 *0,20*	3 *0,21*	5 *0,27*	9 *0,52*	150 *4,54*	146 *4,55*
Ib . . .	2 *0,12*	1 *0,06*	2 *0,14*	2 *0,14*	3 *0,17*	7 *0,40*	69 *2,09*	62 *1,93*
Ic . . .	273 *16,49*	225 *14,34*	223 *15,16*	175 *12,43*	115 *6,31*	114 *6,56*	397 *12,02*	395 *12,31*
Id . . .	59 *3,56*	49 *3,12*	71 *4,82*	46 *3,27*	67 *3,68*	76 *4,37*	132 *4,00*	172 *5,36*

absolute und relative Zahlen auf 10000 Einwohner in Hamburg, Niedersachsen, Bremen, im Jahre 1953

Länderstatistiken 1953[1]

25—45		45—55		55—65		65 u. mehr		Insgesamt	
m	w	m	w	m	w	m	w	m	w
Hamburg									
184 *8,98*	119 *4,61*	122 *9,06*	23 *1,51*	86 *9,00*	27 *2,10*	63 *7,02*	26 *2,27*	536 *6,70*	262 *2,83*
116 *5,66*	77 *2,99*	57 *4,23*	17 *1,12*	48 *5,03*	11 *0,86*	27 *3,01*	9 *0,79*	298 *3,73*	150 *1,63*
559 *27,28*	517 *20,05*	336 *24,96*	208 *13,67*	177 *18,53*	106 *8,26*	96 *10,70*	50 *4,37*	2412 *30,15*	1994 *21,61*
60 *2,93*	84 *3,26*	19 *1,41*	33 *2,17*	10 *1,05*	24 *1,87*	17 *1,90*	25 *2,18*	197 *2,46*	275 *2,98*
Niedersachsen									
679 *8,98*	388 *3,97*	373 *8,36*	114 *2,26*	285 *9,65*	117 *3,00*	251 *8,73*	164 *4,47*	1903 *6,13*	1028 *2,93*
250 *3,31*	170 *1,74*	138 *3,09*	49 *0,97*	127 *4,30*	50 *1,28*	136 *4,73*	73 *1,99*	793 *2,56*	482 *1,38*
1275 *16,86*	1515 *15,49*	712 *15,96*	430 *8,52*	446 *15,11*	296 *7,59*	301 *10,47*	217 *5,91*	5023 *16,19*	4771 *13,62*
228 *3,01*	339 *3,47*	82 *1,84*	122 *2,42*	36 *1,22*	87 *2,23*	46 *1,60*	77 *2,10*	783 *2,52*	1116 *3,19*
Bremen									
57 *7,50*	37 *3,97*	34 *7,43*	15 *3,03*	18 *6,15*	4 *1,04*	22 *7,52*	11 *3,05*	161 *5,61*	86 *2,68*
34 *4,47*	22 *2,36*	14 *3,06*	3 *0,61*	8 *2,73*	4 *1,04*	9 *3,07*	1 *0,28*	77 *2,68*	46 *1,43*
118 *15,52*	141 *15,13*	63 *13,76*	21 *4,24*	30 *10,24*	16 *4,18*	18 *6,15*	10 *2,78*	513 *17,88*	442 *13,77*
34 *4,47*	62 *6,65*	13 *2,84*	16 *3,23*	7 *2,39*	15 *3,92*	12 *4,10*	10 *2,78*	130 *4,53*	193 *6,01*
Westfalen									
1817 *10,11*	1063 *4,84*	1138 *11,01*	227 *1,99*	661 *10,42*	198 *2,41*	511 *8,83*	246 *3,45*	4955 *7,27*	2529 *3,39*
358 *1,99*	312 *1,42*	224 *2,17*	68 *0,60*	155 *2,44*	39 *0,47*	90 *1,56*	62 *0,87*	1054 *1,55*	709 *0,95*
2222 *12,36*	2249 *10,25*	1353 *13,09*	509 *4,46*	787 *12,41*	255 *3,10*	377 *6,52*	224 *3,14*	9825 *14,43*	8205 *11,00*
576 *3,20*	767 *3,50*	215 *2,08*	264 *2,32*	108 *1,70*	131 *1,59*	90 *1,56*	123 *1,72*	1840 *2,70*	2303 *3,09*
Hessen									
376 *6,87*	257 *3,75*	208 *6,52*	50 *1,37*	124 *6,02*	54 *1,97*	122 *5,98*	85 *3,29*	990 *4,71*	606 *2,55*
142 *2,60*	72 *1,05*	70 *2,20*	36 *0,98*	50 *2,43*	22 *0,80*	37 *1,81*	16 *0,62*	375 *1,79*	218 *0,92*
720 *13,17*	606 *8,83*	359 *11,25*	139 *3,80*	224 *10,87*	106 *3,86*	110 *5,39*	79 *3,06*	2421 *11,52*	1839 *7,73*
182 *3,33*	261 *3,80*	92 *2,88*	110 *3,00*	48 *2,33*	90 *3,28*	41 *2,01*	59 *2,28*	692 *3,29*	863 *3,63*

[1] Einige Zahlen weichen geringfügig von den Angaben des Statistischen Bundesamtes ab.

Tabelle XI. *Bestätigte Neuerkrankungen an aktiver Tuberkulose in Baden-Württemberg im Jahre 1953 nach Alter und Geschlecht; absolute und relative Zahlen auf 10000 Einwohner*

Entnommen aus den Länderstatistiken 1953

Alter	Geschlecht	Tuberkulose der Atmungsorgane								Tuberkulose anderer Organe												Summe Ia—Id	
		Ia		Ib		Ic		Ia—Ic		Knochen u. Gelenke		Drüsen		Haut		Meningitis		Sonstige		Id ges.			
		abs.	rel.	abs.	rel.	abs.	rel.	abs.	rel.	abs.	rel.	abs.	rel.	abs.	rel.	abs.	rel.	abs.	rel.	abs.	rel.	abs.	rel.
0—15	m	35	*0,44*	8	*0,10*	1813	*22,82*	1856	*23,36*	Angaben nicht ermittelt										225	*2,83*	2081	*26,19*
	w	29	*0,38*	16	*0,21*	1553	*20,36*	1598	*20,95*											236	*3,09*	1834	*24,04*
	zus.	64	*0,41*	24	*0,15*	3366	*21,61*	3454	*22,18*											461	*2,96*	3915	*25,14*
15 u. mehr	m	1652	*6,85*	393	*1,63*	3292	*13,66*	5337	*22,14*											638	*2,65*	5975	*24,79*
	w	860	*2,97*	250	*0,86*	3098	*10,70*	4208	*14,53*											965	*3,33*	5173	*17,87*
	zus.	2512	*4,73*	643	*1,21*	6390	*12,04*	9545	*17,99*											1603	*3,02*	11148	*21,01*
Insgesamt	m	1687	*5,26*	401	*1,25*	5105	*15,93*	7193	*22,44*											863	*2,69*	8056	*25,14*
	w	889	*2,43*	266	*0,73*	4651	*12,71*	5806	*15,87*											1201	*3,28*	7007	*19,15*
	zus.	2576	*3,75*	667	*0,97*	9756	*14,21*	12999	*18,94*	570	*0,83*	563	*0,82*	123	*0,18*	108	*0,16*	700	*1,02*	2064	*3,01*	15063	*21,95*

Tabelle XII. *Bestätigte Neuerkrankungen an aktiver Tuberkulose in Bayern im Jahre 1953 nach Alter und Geschlecht; absolute und relative Zahlen auf 10000 Einwohner*

Entnommen aus den Länderstatistiken 1953

Alter	Geschlecht	Tuberkulose der Atmungsorgane								Tuberkulose anderer Organe												Summe Ia—Id	
		Ia		Ib		Ic		Ia—Ic		Knochen u. Gelenke		Drüsen		Haut		Meningitis		Sonstige		Id ges.			
		abs.	rel.	abs.	rel.	abs.	rel.	abs.	rel.	abs.	rel.	abs.	rel.	abs.	rel.	abs.	rel.	abs.	rel.	abs.	rel.	abs.	rel.
0—15	m	17	*0,16*	11	*0,10*	1758	*16,41*	1786	*16,67*	93	*0,87*	151	*1,41*	15	*0,14*	55	*0,51*	29	*0,27*	343	*3,20*	2129	*19,87*
	w	23	*0,22*	15	*0,15*	1501	*14,62*	1539	*14,99*	69	*0,67*	148	*1,44*	14	*0,14*	45	*0,44*	27	*0,26*	303	*2,95*	1842	*17,94*
	zus.	40	*0,19*	26	*0,12*	3259	*15,54*	3325	*15,85*	162	*0,77*	299	*1,42*	29	*0,14*	100	*0,48*	56	*0,27*	646	*3,08*	3971	*18,93*
15 u. mehr	m	2435	*7,66*	772	*2,43*	2839	*8,93*	6046	*19,02*	257	*0,82*	102	*0,32*	112	*0,35*	20	*0,06*	170	*0,53*	661	*2,08*	6707	*21,10*
	w	1263	*3,25*	482	*1,24*	2269	*5,84*	4014	*10,33*	254	*0,65*	230	*0,59*	186	*0,48*	30	*0,08*	211	*0,54*	911	*2,34*	4925	*12,67*
	zus.	3698	*5,24*	1254	*1,78*	5108	*7,23*	10060	*14,25*	511	*0,72*	332	*0,47*	298	*0,42*	50	*0,07*	381	*0,54*	1572	*2,22*	11632	*16,47*
Insgesamt	m	2452	*5,77*	783	*1,84*	4597	*10,82*	7832	*18,43*	350	*0,81*	253	*0,60*	127	*0,30*	75	*0,18*	199	*0,47*	1004	*2,36*	8836	*20,79*
	w	1286	*2,62*	497	*1,01*	3770	*7,68*	5553	*11,31*	323	*0,66*	378	*0,77*	200	*0,41*	75	*0,15*	238	*0,48*	1214	*2,47*	6767	*13,78*
	zus.	3738	*4,08*	1280	*1,40*	8367	*9,12*	13385	*14,60*	673	*0,73*	631	*0,69*	327	*0,36*	150	*0,16*	437	*0,48*	2218	*2,42*	15603	*17,02*

Tabelle XIII. *Bestätigte Neuerkrankungen an aktiver Tuberkulose in den Regierungsbezirken von Bremen im Jahre 1953; absolute und relative Zahlen auf 10000 Einwohner*

Entnommen aus den Länderstatistiken 1953

Regierungsbezirk	Geschlecht	Tuberkulose der Atmungsorgane								Tuberkulose anderer Organe												Summe Ia—Id	
		Ia		Ib		Ic		Ia—Ic		Knochen u. Gelenke		Drüsen		Haut		Meningitis		Sonstige		Id ges.			
		abs.	rel.	abs.	rel.	abs.	rel.	abs.	rel.	abs.	rel.	abs.	rel.	abs.	rel.	abs.	rel.	abs.	rel.	abs.	rel.	abs.	rel.
Bremen-Nord	m	20	*5,04*	10	*2,52*	105	*26,46*	135	*34,02*	8	*2,02*	5	*1,26*	1	*0,25*	2	*0,50*	13	*3,28*	29	*7,31*	164	*41,33*
	w	14	*3,23*	8	*1,85*	87	*20,10*	109	*25,18*	4	*0,92*	4	*0,92*	—	—	3	*0,69*	17	*3,93*	28	*6,47*	137	*31,65*
	zus.	34	*4,10*	18	*2,17*	192	*23,14*	244	*29,41*	12	*1,45*	9	*1,08*	1	*0,12*	5	*0,60*	30	*3,62*	57	*6,87*	301	*36,28*
Bremen-Mitte	m	102	*5,51*	48	*2,59*	308	*16,64*	458	*24,74*	21	*1,13*	27	*1,46*	3	*0,16*	2	*0,11*	35	*1,89*	88	*4,75*	546	*29,50*
	w	45	*2,14*	28	*1,33*	286	*13,60*	359	*17,07*	27	*1,28*	38	*1,81*	8	*0,38*	1	*0,05*	66	*3,14*	140	*6,66*	499	*23,73*
	zus.	147	*3,72*	76	*1,92*	594	*15,02*	817	*20,66*	48	*1,21*	65	*1,64*	11	*0,28*	3	*0,07*	101	*2,55*	228	*5,77*	1045	*26,43*
Bremerhaven	m	39	*6,53*	19	*3,18*	100	*16,73*	158	*26,44*	1	*0,17*	—	—	3	*0,50*	2	*0,33*	7	*1,17*	13	*2,18*	171	*28,62*
	w	27	*4,19*	10	*1,55*	69	*10,70*	106	*16,43*	4	*0,62*	4	*0,62*	3	*0,47*	2	*0,31*	12	*1,86*	25	*3,88*	131	*20,31*
	zus.	66	*5,31*	29	*2,33*	169	*13,60*	264	*21,24*	5	*0,40*	4	*0,32*	6	*0,48*	4	*0,32*	19	*1,53*	38	*3,06*	302	*24,30*
Bremen	m	161	*5,66*	77	*2,71*	513	*18,03*	751	*26,39*	30	*1,05*	32	*1,12*	7	*0,25*	6	*0,21*	55	*1,93*	130	*4,57*	881	*30,96*
	w	86	*2,70*	46	*1,45*	442	*13,90*	574	*18,05*	35	*1,10*	46	*1,45*	11	*0,35*	6	*0,19*	95	*2,99*	193	*6,07*	767	*24,12*
	zus.	247	*4,10*	123	*2,04*	955	*15,85*	1325	*21,99*	65	*1,08*	78	*1,29*	18	*0,30*	12	*0,20*	150	*2,49*	323	*5,36*	1648	*27,35*

Tabelle XIV. *Bestätigte Neuerkrankungen an aktiver Tuberkulose in den Regierungsbezirken von Niedersachsen im Jahre 1953; absolute und relative Zahlen auf 10000 Einwohner*

Entnommen aus „Die Tuberkulose in Niedersachsen" 1953

Regierungsbezirk	Tuberkulose der Atmungsorgane								Tuberkulose and. Organe Id		Summe Ia—Id	
	Ia		Ib		Ic		Ia—Ic					
	abs.	rel.	abs.	rel.	abs.	rel.	abs.	rel.	abs.	rel.	abs.	rel.
Hannover . .	660	*4,76*	345	*2,49*	2308	*16,66*	3313	*23,92*	362	*2,61*	3675	*26,53*
Hildesheim . .	328	*3,37*	115	*1,18*	1178	*12,10*	1621	*16,65*	319	*3,28*	1940	*19,93*
Lüneburg . . .	531	*5,61*	192	*2,03*	1736	*18,36*	2459	*26,00*	266	*2,81*	2725	*28,82*
Stade	186	*3,04*	99	*1,62*	493	*8,07*	778	*12,74*	212	*3,47*	990	*16,21*
Osnabrück . .	257	*3,76*	134	*1,96*	806	*11,79*	1197	*17,51*	202	*2,96*	1399	*20,47*
Aurich	154	*4,16*	51	*1,38*	431	*11,63*	636	*17,16*	110	*2,97*	746	*20,13*
Braunschweig .	459	*5,37*	196	*2,29*	1347	*15,77*	2002	*23,43*	241	*2,82*	2243	*26,25*
Oldenburg . .	247	*3,16*	72	*0,92*	699	*8,94*	1018	*13,03*	249	*3,19*	1267	*16,21*
Niedersachsen[1]	2822	*4,27*	1204	*1,82*	8998	*13,62*	13024	*19,72*	1961	*2,97*	14985	*22,69*

[1] Die Zahlen weichen geringfügig von den Angaben des Statist. Bundesamtes ab.

Tabelle XV. *Bestätigte Neuerkrankungen an aktiver Tuberkulose in den Regierungsbezirken von Nordrhein-Westfalen im Jahre 1953; absolute und relative Zahlen auf 10000 Einwohner*

Entnommen aus den Länderstatistiken 1953

Regierungs-bezirk	Geschlecht	Tuberkulose der Atmungsorgane								Tuberkulose anderer Organe												Summe Ia—Id	
		Ia		Ib		Ic		Ia—Ic		Knochen u. Gelenke		Drüsen		Haut		Meningitis		Sonstige		Id ges.			
		abs.	rel.	abs.	rel.	abs.	rel.	abs.	rel.	abs.	rel.	abs.	rel.	abs.	rel.	abs.	rel.	abs.	rel.	abs.	rel.	abs.	rel.
Aachen	m	267	*6,70*	50	*1,25*	454	*11,40*	771	*19,35*	30	*0,75*	28	*0,70*	22	*0,55*	7	*0,17*	39	*0,98*	126	*3,16*	897	*22,52*
	w	153	*3,58*	20	*0,47*	512	*11,97*	685	*16,01*	35	*0,82*	42	*0,98*	31	*0,72*	8	*0,19*	40	*0,93*	156	*3,65*	841	*19,66*
	zus.	420	*5,08*	70	*0,85*	966	*11,69*	1456	*17,62*	65	*0,79*	70	*0,85*	53	*0,64*	15	*0,18*	79	*0,96*	282	*3,41*	1738	*21,04*
Arnsberg	m	1163	*7,46*	264	*1,69*	2579	*16,55*	4006	*25,71*	119	*0,76*	92	*0,59*	25	*0,16*	32	*0,21*	140	*0,90*	408	*2,62*	4414	*28,33*
	w	560	*3,32*	149	*0,88*	1962	*11,64*	2671	*15,85*	131	*0,78*	136	*0,81*	40	*0,24*	33	*0,19*	152	*0,90*	492	*2,92*	3163	*18,77*
	zus.	1723	*5,31*	413	*1,27*	4541	*14,00*	6677	*20,59*	250	*0,77*	228	*0,70*	65	*0,20*	65	*0,20*	292	*0,90*	900	*2,77*	7577	*23,36*
Detmold	m	408	*5,71*	101	*1,41*	944	*13,21*	1453	*20,33*	67	*0,94*	48	*0,67*	19	*0,26*	18	*0,25*	85	*1,19*	237	*3,32*	1690	*23,65*
	w	250	*3,08*	82	*1,01*	884	*10,90*	1216	*14,99*	88	*1,08*	82	*1,01*	31	*0,38*	17	*0,21*	112	*1,38*	330	*4,07*	1546	*19,05*
	zus.	658	*4,31*	183	*1,20*	1828	*11,98*	2669	*17,49*	155	*1,02*	130	*0,85*	50	*0,33*	35	*0,23*	197	*1,29*	567	*3,72*	3236	*21,20*
Düsseldorf	m	1738	*7,84*	368	*1,66*	2702	*12,19*	4808	*21,70*	152	*0,68*	106	*0,48*	40	*0,18*	41	*0,18*	179	*0,81*	518	*2,34*	5326	*24,04*
	w	839	*3,44*	258	*1,06*	2223	*9,12*	3320	*13,62*	122	*0,50*	159	*0,65*	49	*0,20*	47	*0,19*	215	*0,88*	592	*2,43*	3912	*16,05*
	zus.	2577	*5,54*	626	*1,34*	4925	*10,58*	8128	*17,47*	274	*0,59*	265	*0,57*	89	*0,19*	88	*0,19*	394	*0,85*	1110	*2,39*	9238	*19,85*
Köln	m	634	*7,50*	99	*1,17*	1383	*16,37*	2116	*25,05*	68	*0,80*	43	*0,51*	34	*0,40*	18	*0,21*	78	*0,92*	241	*2,85*	2357	*27,90*
	w	373	*3,92*	95	*1,00*	1199	*12,59*	1667	*17,51*	61	*0,64*	83	*0,87*	89	*0,93*	18	*0,19*	99	*1,04*	350	*3,68*	2017	*21,19*
	zus.	1007	*5,60*	194	*1,08*	2582	*14,37*	3783	*21,05*	129	*0,72*	126	*0,70*	123	*0,68*	36	*0,20*	177	*0,98*	591	*3,29*	4374	*24,34*
Münster	m	745	*7,62*	172	*1,76*	1763	*18,04*	2680	*27,42*	81	*0,83*	79	*0,81*	26	*0,27*	19	*0,19*	105	*1,07*	310	*3,17*	2990	*30,59*
	w	354	*3,38*	105	*1,00*	1425	*13,62*	1884	*18,00*	92	*0,88*	105	*1,00*	51	*0,49*	19	*0,18*	116	*1,11*	383	*3,66*	2267	*21,66*
	zus.	1099	*5,43*	277	*1,37*	3188	*15,75*	4564	*22,55*	173	*0,85*	184	*0,91*	77	*0,38*	38	*0,19*	221	*1,09*	693	*3,42*	5257	*25,98*
Nordrh.-Westf.	m	4955	*7,38*	1054	*1,57*	9825	*14,64*	15834	*23,60*	517	*0,77*	396	*0,59*	166	*0,25*	135	*0,20*	626	*0,93*	1840	*2,74*	17674	*26,34*
	w	2529	*3,44*	709	*0,96*	8205	*11,15*	11443	*15,55*	529	*0,72*	607	*0,82*	291	*0,39*	142	*0,19*	734	*1,00*	2303	*3,13*	13746	*18,68*
	zus.	7484	*5,32*	1763	*1,25*	18030	*12,82*	27277	*19,39*	1046	*0,74*	1003	*0,71*	457	*0,32*	277	*0,20*	1360	*0,97*	4143	*2,94*	31420	*22,33*

Tabelle XVI. *Bestätigte Neuerkrankungen an aktiver Tuberkulose in den Regierungsbezirken von Hessen im Jahre 1953; absolute und relative Zahlen auf 10000 Einwohner*

Entnommen aus den Länderstatistiken 1953

Regierungsbezirk	Geschlecht	Tuberkulose der Atmungsorgane								Tuberkulose anderer Organe												Summe Ia—Id	
		Ia		Ib		Ic		Ia—Ic		Knochen u. Gelenke		Drüsen		Haut		Meningitis		Sonstige		Id ges.			
		abs.	rel.	abs.	rel.	abs.	rel.	abs.	rel.	abs.	rel.	abs.	rel.	abs.	rel.	abs.	rel.	abs.	rel.	abs.	rel.	abs.	rel.
Wiesbaden . .	m	398	*4,71*	239	*2,83*	1049	*12,42*	1686	*19,97*	79	*0,93*	65	*0,77*	16	*0,19*	20	*0,24*	103	*1,22*	283	*3,35*	1969	*23,32*
	w	258	*2,66*	116	*1,20*	784	*8,10*	1158	*11,96*	60	*0,62*	95	*0,98*	36	*0,37*	19	*0,20*	158	*1,63*	368	*3,80*	1526	*15,76*
	zus.	656	*3,62*	355	*1,96*	1833	*10,11*	2844	*15,69*	139	*0,77*	160	*0,88*	52	*0,29*	39	*0,22*	261	*1,44*	651	*3,59*	3495	*19,28*
Darmstadt . .	m	301	*4,59*	99	*1,51*	821	*12,52*	1221	*18,63*	58	*0,88*	40	*0,61*	18	*0,27*	18	*0,27*	83	*1,27*	217	*3,31*	1438	*21,94*
	w	184	*2,53*	72	*0,99*	628	*8,63*	884	*12,14*	46	*0,63*	60	*0,82*	37	*0,51*	6	*0,08*	118	*1,62*	267	*3,67*	1151	*15,81*
	zus.	485	*3,50*	171	*1,24*	1449	*10,47*	2105	*15,21*	104	*0,75*	100	*0,72*	55	*0,40*	24	*0,17*	201	*1,45*	484	*3,50*	2589	*18,71*
Kassel	m	291	*4,95*	37	*0,63*	551	*9,36*	879	*14,94*	56	*0,95*	56	*0,95*	18	*0,31*	18	*0,31*	44	*0,75*	192	*3,26*	1071	*18,20*
	w	164	*2,45*	30	*0,45*	427	*6,38*	621	*9,28*	47	*0,70*	84	*1,26*	18	*0,27*	9	*0,13*	70	*1,05*	228	*3,41*	849	*12,69*
	zus.	455	*3,62*	67	*0,53*	978	*7,78*	1500	*11,93*	103	*0,82*	140	*1,11*	36	*0,29*	27	*0,21*	114	*0,91*	420	*3,34*	1920	*15,27*
Hessen	m	990	*4,74*	375	*1,80*	2421	*11,59*	3786	*18,13*	193	*0,92*	161	*0,77*	52	*0,25*	56	*0,27*	230	*1,10*	692	*3,31*	4478	*21,44*
	w	606	*2,56*	218	*0,92*	1839	*7,78*	2663	*11,26*	153	*0,65*	239	*1,01*	91	*0,38*	34	*0,14*	346	*1,46*	863	*3,65*	3526	*14,91*
	zus.	1596	*3,58*	593	*1,33*	4260	*9,57*	6449	*14,48*	346	*0,78*	400	*0,90*	143	*0,32*	90	*0,20*	576	*1,29*	1555	*3,49*	8004	*17,97*

Tab. XVII s. S. 147

Tabelle XVIII. *Bestätigte Neuerkrankungen an aktiver Tuberkulose in Bayern nach Regierungsbezirken in den Jahren 1951, 1952, 1953; absolute und relative Zahlen auf 10000 Einwohner*

Entnommen dem „Bayerischen Informationsdienst“ 1953

Regierungsbezirk	Jahr	Tuberkulose der Atmungsorgane								Tuberkulose anderer Organe Id		Summe Ia—Id	
		Ia		Ib		Ic		Ia—Ic					
		abs.	rel.	abs.	rel.	abs.	rel.	abs.	rel.	abs.	rel.	abs.	rel.
Oberbayern	1951	1109	*4,45*	362	*1,45*	2840	*11,40*	4311	*17,30*	583	*2,34*	4894	*19,64*
	1952	1133	*4,55*	191	*0,77*	2998	*12,04*	4322	*17,36*	678	*2,72*	5000	*20,08*
	1953	1144	*4,57*	236	*0,94*	2572	*10,27*	3952	*15,78*	612	*2,44*	4564	*18,22*
Niederbayern	1951	470	*4,43*	199	*1,87*	896	*8,44*	1565	*14,74*	242	*2,28*	1807	*17,02*
	1952	492	*4,72*	196	*1,88*	972	*9,32*	1660	*15,92*	236	*2,26*	1896	*18,18*
	1953	502	*4,89*	185	*1,80*	710	*6,92*	1397	*13,61*	239	*2,33*	1636	*15,94*
Oberpfalz	1951	431	*4,82*	278	*3,11*	1012	*11,32*	1721	*19,25*	226	*2,53*	1947	*21,78*
	1952	445	*5,00*	213	*2,40*	796	*8,95*	1454	*16,35*	194	*2,18*	1648	*18,53*
	1953	439	*4,95*	189	*2,13*	707	*7,96*	1335	*15,04*	211	*2,38*	1546	*17,42*
Oberfranken	1951	446	*4,01*	229	*2,06*	1354	*12,19*	2029	*18,26*	220	*1,98*	2249	*20,24*
	1952	402	*3,64*	230	*2,08*	1113	*10,07*	1745	*15,79*	279	*2,52*	2024	*18,31*
	1953	389	*3,54*	196	*1,78*	1035	*9,43*	1620	*14,75*	194	*1,77*	1814	*16,52*
Mittelfranken	1951	503	*3,89*	200	*1,55*	1436	*11,11*	2139	*16,55*	228	*1,76*	2367	*18,31*
	1952	492	*3,79*	201	*1,55*	1307	*10,08*	2000	*15,42*	268	*2,07*	2268	*17,49*
	1953	491	*3,77*	144	*1,11*	1257	*9,65*	1892	*14,53*	262	*2,01*	2154	*16,54*
Unterfranken	1951	403	*3,89*	167	*1,61*	1010	*9,74*	1580	*15,24*	244	*2,35*	1824	*17,59*
	1952	349	*3,35*	168	*1,61*	1057	*10,16*	1574	*15,12*	261	*2,51*	1835	*17,63*
	1953	360	*3,45*	198	*1,90*	1024	*9,83*	1582	*15,18*	302	*2,90*	1884	*18,08*
Schwaben	1951	516	*4,11*	159	*1,27*	1354	*10,79*	2029	*16,17*	439	*3,50*	2468	*19,67*
	1952	443	*3,55*	119	*0,95*	973	*7,80*	1535	*12,30*	390	*3,13*	1925	*15,43*
	1953	391	*3,13*	128	*1,02*	1016	*8,13*	1535	*12,28*	365	*2,92*	1900	*15,20*
Bayer. Kreis Lindau (Bodensee)	1952	35	*5,78*	5	*0,83*	54	*8,91*	94	*15,52*	19	*3,14*	113	*18,66*
	1953	22	*3,58*	4	*0,65*	46	*7,50*	72	*11,73*	33	*5,38*	105	*17,11*
Bayern	1951	3878	*4,24*	1594	*1,74*	9902	*10,83*	15374	*16,81*	2182	*2,39*	17556	*19,20*
	1952	3791	*4,13*	1323	*1,44*	9270	*10,11*	14384	*15,68*	2325	*2,53*	16709	*18,21*
	1953	3738	*4,07*	1280	*1,40*	8367	*9,12*	13385	*14,59*	2218	*2,42*	15603	*17,01*

Tabelle XIX. *Neuerkrankungen an aktiver Tuberkulose in den Ländern des Bundesgebietes und in West-Berlin in den Jahren 1951—1953*[1]; *absolute und relative Zahlen auf 10000 Einwohner*

Aus „Statistik der Bundesrepublik Deutschland“ Band 127, Seite 53

Land	Jahr	Tuberkulose												Summe Ia—Id	
		der Atmungsorgane										anderer Organe			
		Ia		Ib		Ia + Ib		Ic		Ia—Ic		Id			
		abs.	rel.[3]	abs.	rel.	abs.	rel.	abs.	rel.	abs.	rel.	abs.	rel.	abs.	rel.
Schleswig-Holstein	1951	1433	*5,67*	814	*3,22*	2247	*8,89*	6606	*26,13*	8853	*35,02*	1126	*4,45*	9979	*39,48*
	1952	1288	*5,24*	654	*2,66*	1942	*7,90*	6289	*25,59*	8231	*33,49*	1000	*4,07*	9231	*37,55*
	1953	1177	*4,93*	545	*2,29*	1722	*7,22*	4593	*19,26*	6315	*26,48*	985	*4,13*	7300	*30,61*
Hamburg	1951	918	*5,60*	445	*2,71*	1363	*8,31*	4602	*28,07*	5965	*36,39*	504	*3,07*	6469	*39,46*
	1952	926	*5,54*	522	*3,12*	1448	*8,67*	4891	*29,28*	6339	*37,94*	524	*3,14*	6863	*41,08*
	1953	798	*4,68*	448	*2,63*	1246	*7,31*	4406	*25,84*	5652	*33,14*	472	*2,77*	6124	*35,91*
Niedersachsen	1951	3962	*5,87*	2004	*2,97*	5966	*8,85*	12896	*19,12*	18862	*27,97*	2522	*3,74*	21384	*31,71*
	1952	3454	*5,17*	1659	*2,48*	5113	*7,66*	11107	*16,63*	16220	*24,29*	2201	*3,30*	18421	*27,58*
	1953	2931	*4,42*	1275	*1,92*	4206	*6,35*	9794	*14,78*	14000	*21,12*	1899	*2,86*	15899	*23,99*
Bremen	1951	245	*4,27*	156	*2,72*	401	*6,99*	1299	*22,64*	1700	*29,63*	326	*5,68*	2026	*35,31*
	1952	211	*3,60*	105	*1,79*	316	*5,38*	1163	*19,82*	1479	*25,20*	376	*6,41*	1855	*31,61*
	1953	241	*4,01*	130	*2,16*	371	*6,18*	937	*15,60*	1308	*21,77*	315	*5,24*	1623	*27,02*
Nordrhein-Westfalen	1951	7482	*5,57*	2055	*1,53*	9537	*7,10*	18004	*13,40*	27541	*20,50*	4627	*3,44*	32168	*23,94*
	1952	7327	*5,34*	1893	*1,38*	9220	*6,72*	17762	*12,94*	26982	*19,65*	4417	*3,22*	31399	*22,87*
	1953	7484	*5,32*	1763	*1,25*	9247	*6,57*	18030	*12,82*	27277	*19,39*	4143	*2,94*	31420	*22,33*
Hessen	1951	1747	*4,00*	537	*1,23*	2284	*5,22*	4060	*9,29*	6344	*14,51*	1664	*3,81*	8008	*18,32*
	1952	1763	*4,00*	574	*1,30*	2337	*5,30*	4262	*9,66*	6599	*14,96*	1480	*3,36*	8079	*18,32*
	1953	1596	*3,58*	593	*1,33*	2189	*4,92*	4260	*9,57*	6449	*14,48*	1555	*3,49*	8004	*17,97*
Rheinland-Pfalz	1951	1507	*4,89*	767	*2,49*	2274	*7,38*	3560	*11,56*	5834	*18,94*	1371	*4,45*	7205	*23,39*
	1952	1464	*4,66*	726	*2,31*	2190	*6,97*	3037	*9,67*	5227	*16,64*	1265	*4,03*	6492	*20,67*
	1953	1442	*4,51*	670	*2,09*	2112	*6,60*	3157	*9,87*	5269	*16,47*	1233	*3,85*	6502	*20,32*
Baden-Württemberg[2]	1951	2122	*4,02*	810	*1,53*	2932	*5,55*	7895	*14,95*	10827	*20,51*	1924	*3,64*	12751	*24,15*
	1952	2051	*3,79*	550	*1,02*	2601	*4,80*	7414	*13,69*	10015	*18,49*	1733	*3,20*	11748	*21,69*
	1953	2576	*3,80*	667	*0,98*	3243	*4,79*	9756	*14,41*	12999	*19,19*	2064	*3,05*	15063	*22,24*

Bayern	1951	3878	*4,24*	1594	*1,74*	5472	*5,99*	9902	*10,83*	15374	*16,82*	2182	*2,39*	17556	*19,20*
	1952	3791	*4,13*	1323	*1,44*	5114	*5,57*	9270	*10,10*	14384	*15,68*	2325	*2,53*	16709	*18,21*
	1953	3738	*4,08*	1280	*1,40*	5018	*5,47*	8367	*9,12*	13385	*14,60*	2218	*2,42*	15603	*17,02*
Bundesgebiet[2]	1951	23294	*4,97*	9182	*1,96*	32476	*6,93*	68824	*14,69*	101300	*21,62*	16246	*3,47*	117546	*25,09*
	1952	22275	*4,71*	8006	*1,69*	30281	*6,41*	65195	*13,79*	95476	*20,20*	15321	*3,24*	110797	*23,44*
	1953	21983	*4,49*	7371	*1,50*	29354	*5,99*	63300	*12,92*	92654	*18,92*	14884	*3,04*	107538	*21,95*
West-Berlin	1951	1643	*7,60*	1615	*7,47*	3258	*15,06*	4623	*21,38*	7881	*36,44*	625	*2,89*	8506	*39,33*
	1952	1569	*7,23*	1385	*6,38*	2954	*13,62*	4090	*18,85*	7044	*32,47*	589	*2,71*	7633	*35,18*
	1953	1672	*7,57*	1168	*5,29*	2840	*12,86*	4675	*21,17*	7515	*34,03*	560	*2,54*	8075	*36,57*

[1] Nur Neuzugänge, keine Zugänge aus anderen Gruppen.
[2] 1951 und 1952 ohne Reg.-Bez. Südwürttemberg-Hohenzollern (1951 einschl. Lindau).
[3] Schaltjahr (1952) mit 366 Tagen nicht auf das Normaljahr mit 365 Tagen umgerechnet.

Tabelle XVII. *Bestätigte Neuerkrankungen an aktiver Tuberkulose in den Regierungsbezirken von Rheinland-Pfalz im Jahre 1953; absolute und relative Zahlen auf 10000 Einwohner*

Entnommen aus den Länderstatistiken 1953

Regierungsbezirk	Tuberkulose der Atmungsorgane								Tuberkulose anderer Organe								Summe Ia—Id	
	Ia		Ib		Ic		Ia—Ic		Knochen u. Gelenke		Drüsen		Haut, Meningitis, Sonstige		Id ges.			
	abs.	rel.	abs.	rel.	abs.	rel.	abs.	rel.	abs.	rel.	abs.	rel.	abs.	rel.	abs.	rel.	abs.	rel.
Koblenz	404	*4,24*	173	*1,82*	1089	*11,43*	1666	*17,49*	113	*1,19*	143	*1,50*	191	*2,00*	447	*4,69*	2113	*22,19*
Trier	275	*6,10*	65	*1,44*	541	*12,00*	881	*19,54*	54	*1,20*	49	*1,09*	99	*2,20*	202	*4,48*	1083	*24,02*
Montabaur	98	*3,97*	55	*2,23*	172	*6,97*	325	*13,17*	20	*0,81*	33	*1,33*	49	*1,99*	102	*4,13*	427	*17,31*
Rheinhessen	167	*4,07*	98	*2,39*	378	*9,20*	643	*15,66*	26	*0,63*	36	*0,88*	45	*1,09*	107	*2,60*	750	*18,26*
Pfalz	498	*4,37*	279	*2,45*	977	*8,58*	1754	*15,40*	75	*0,66*	119	*1,04*	181	*1,59*	375	*3,29*	2129	*18,70*
Rheinland-Pfalz	1442	*4,51*	670	*2,09*	3157	*9,87*	5269	*16,47*	288	*0,90*	380	*1,19*	565	*1,77*	1233	*3,85*	6502	*20,32*

Tabelle XX. *Bestand der an aktiver Tuberkulose Erkrankten in Schleswig-Holstein am 31. 12. 1953 nach Alter und Geschlecht; absolute und relative Zahlen auf 10000 Einwohner*

Entnommen aus den Länderstatistiken 1953

Alter	Geschlecht	Tuberkulose der Atmungsorgane								Tuberkulose anderer Organe												Summe Ia—Id	
		Ia		Ib		Ic		Ia—Ic		Knochen u. Gelenke		Drüsen		Haut		Meningitis		Sonstige		Id ges.			
		abs.	rel.	abs.	rel.	abs.	rel.	abs.	rel.	abs.	rel.	abs.	rel.	abs.	rel.	abs.	rel.	abs.	rel.	abs.	rel.	abs.	rel.
0—1	m	—	—	—	—	30	18,08	30	18,08	—	—	—	—	—	—	—	—	—	—	—	—	30	18,08
	w	1	0,65	—	—	27	17,52	28	18,17	—	—	1	0,65	—	—	1	0,65	—	—	2	1,30	30	19,47
	zus.	1	0,31	—	—	57	17,81	58	18,12	—	—	1	0,31	—	—	1	0,31	—	—	2	0,62	60	18,75
1—5	m	6	0,87	1	0,15	734	106,66	741	107,68	22	3,20	18	2,61	1	0,14	20	2,91	11	1,60	72	10,46	813	118,14
	w	6	0,92	3	0,46	602	92,58	611	93,96	14	2,15	29	4,46	3	0,46	17	2,61	6	0,92	69	10,61	680	104,57
	zus.	12	0,90	4	0,30	1336	99,82	1352	101,01	36	2,69	47	3,51	4	0,30	37	2,76	17	1,28	141	10,54	1493	111,55
5—15	m	18	0,90	27	1,35	2126	106,53	2171	108,78	181	9,07	199	9,97	20	1,00	37	1,85	49	2,46	486	24,35	2657	133,13
	w	42	2,20	36	1,89	1816	95,32	1894	99,41	132	6,93	195	10,23	22	1,15	31	1,63	51	2,68	431	22,62	2325	122,03
	zus.	60	1,54	63	1,61	3942	101,05	4065	104,20	313	8,03	394	10,10	42	1,08	68	1,74	100	2,56	917	23,51	4982	127,71
15—25	m	449	25,82	243	13,97	1801	103,56	2493	143,35	171	9,84	97	5,58	16	0,92	11	0,63	87	5,00	382	21,97	2875	165,32
	w	400	23,02	232	13,35	2059	118,47	2691	154,84	162	9,31	160	9,21	34	1,96	17	0,98	118	6,79	491	28,25	3182	183,09
	zus.	849	24,42	475	13,66	3860	111,02	5184	149,10	333	9,58	257	7,38	50	1,44	28	0,80	205	5,90	873	25,10	6057	174,20
25—45	m	1268	51,85	687	28,10	3261	133,36	5216	213,31	225	9,20	66	2,70	49	2,00	3	0,12	132	5,40	475	19,42	5691	232,73
	w	739	22,09	472	14,11	3145	94,02	4356	130,22	154	4,60	129	3,86	87	2,60	5	0,15	198	5,92	573	17,13	4929	147,35
	zus.	2007	34,66	1159	20,02	6406	110,63	9572	165,31	379	6,55	195	3,37	136	2,35	8	0,14	330	5,70	1048	18,10	10620	183,41
45—65	m	1238	46,44	632	23,71	2429	91,12	4299	161,27	126	4,73	40	1,50	86	3,23	1	0,04	79	2,96	332	12,46	4631	173,73
	w	365	11,06	286	8,66	1467	44,43	2118	64,15	122	3,70	77	2,33	153	4,63	1	0,03	96	2,91	449	13,60	2567	77,75
	zus.	1603	26,86	918	15,38	3896	65,29	6417	107,54	248	4,16	117	1,96	239	4,01	2	0,03	175	2,93	781	13,09	7198	120,63
65—75	m	274	35,31	216	27,83	497	64,04	987	127,18	14	1,80	10	1,29	19	2,45	—	—	—	—	43	5,54	1030	132,72
	w	111	11,42	88	9,06	306	31,50	505	51,98	37	3,81	33	3,40	39	4,01	—	—	17	1,75	126	12,97	631	64,95
	zus.	385	22,03	304	17,40	803	45,95	1492	85,38	51	2,92	43	2,46	58	3,32	—	—	17	0,97	169	9,67	1661	95,05
75 u. mehr	m	66	16,22	66	16,22	131	32,19	263	64,62	8	1,97	—	—	8	1,97	—	—	1	0,25	17	4,18	280	68,80
	w	31	6,21	35	7,01	97	19,44	163	32,67	19	3,81	5	1,00	15	3,01	—	—	1	0,20	40	8,02	203	40,69
	zus.	97	10,71	101	11,15	228	25,17	426	47,03	27	2,98	5	0,55	23	2,54	—	—	2	0,22	57	6,29	483	53,32
Insgesamt	m	3319	30,50	1872	17,20	11009	101,16	16200	148,86	747	6,86	430	3,95	199	1,83	72	0,66	359	3,30	1807	16,60	18007	165,46
	w	1695	13,49	1152	9,17	9519	75,76	12366	98,42	640	5,09	629	5,01	353	2,81	72	0,57	487	3,88	2181	17,36	14547	115,78
	zus.	5014	21,38	3024	12,90	20528	87,55	28566	121,83	1387	5,92	1059	4,52	552	2,35	144	0,61	846	3,61	3988	17,01	32554	138,84

Tabelle XXI. *Bestand der an aktiver Tuberkulose Erkrankten in Hamburg am 31. 12. 1953 nach Alter und Geschlecht; absolute und relative Zahlen auf 10000 Einwohner*

Entnommen aus den Länderstatistiken 1953

Alter	Geschlecht	Tuberkulose der Atmungsorgane								Tuberkulose anderer Organe												Summe Ia—Id	
		Ia		Ib		Ic		Ia—Ic		Knochen u. Gelenke		Drüsen		Haut		Meningitis		Sonstige		Id ges.			
		abs.	rel.	abs.	rel.	abs.	rel.	abs.	rel.	abs.	rel.	abs.	rel.	abs.	rel.	abs.	rel.	abs.	rel.	abs.	rel.	abs.	rel.
0—1	m	—	—	—	—	21	*24,72*	21	*24,72*	—	—	1	*1,18*	—	—	1	*1,18*	—	—	2	*2,36*	23	*27,08*
	w	—	—	1	*1,25*	17	*21,30*	18	*22,55*	1	*1,25*	—	—	—	—	—	—	—	—	1	*1,25*	19	*23,80*
	zus.	—	—	1	*0,61*	38	*23,06*	39	*23,67*	1	*0,61*	1	*0,61*	—	—	1	*0,61*	—	—	3	*1,82*	42	*25,49*
1—5	m	3	*0,82*	4	*1,10*	1050	*288,23*	1057	*290,15*	12	*3,29*	8	*2,20*	2	*0,55*	2	*0,55*	3	*0,82*	27	*7,41*	1084	*297,56*
	w	5	*1,46*	6	*1,75*	947	*276,09*	958	*279,30*	9	*2,62*	12	*3,50*	—	—	4	*1,17*	5	*1,46*	30	*8,75*	988	*288,05*
	zus.	8	*1,13*	10	*1,41*	1997	*282,35*	2015	*284,89*	21	*2,97*	20	*2,83*	2	*0,28*	6	*0,85*	8	*1,13*	57	*8,06*	2072	*292,95*
5—10	m	7	*1,36*	6	*1,16*	1082	*209,82*	1095	*212,34*	33	*6,40*	33	*6,40*	5	*0,97*	7	*1,36*	4	*0,77*	82	*15,90*	1177	*228,24*
	w	4	*0,81*	2	*0,41*	1014	*205,99*	1020	*207,21*	36	*7,31*	26	*5,28*	3	*0,61*	1	*0,20*	5	*1,02*	71	*14,42*	1091	*221,63*
	zus.	11	*1,09*	8	*0,79*	2096	*207,95*	2115	*209,83*	69	*6,85*	59	*5,85*	8	*0,79*	8	*0,79*	9	*0,90*	153	*15,18*	2268	*225,01*
10—15	m	11	*1,66*	7	*1,06*	669	*101,21*	687	*103,93*	38	*5,75*	44	*6,66*	11	*1,66*	3	*0,45*	17	*2,57*	113	*17,09*	800	*121,02*
	w	38	*5,99*	8	*1,26*	625	*98,59*	671	*105,84*	33	*5,21*	36	*5,68*	14	*2,21*	3	*0,47*	13	*2,05*	99	*15,62*	770	*121,46*
	zus.	49	*3,79*	15	*1,16*	1294	*99,92*	1358	*104,87*	71	*5,48*	80	*6,18*	25	*1,93*	6	*0,46*	30	*2,32*	212	*16,37*	1570	*121,24*
15—25	m	331	*29,40*	189	*16,79*	1192	*105,87*	1712	*152,06*	53	*4,70*	41	*3,64*	20	*1,78*	1	*0,09*	37	*3,29*	152	*13,50*	1864	*165,56*
	w	284	*24,67*	212	*18,42*	1452	*126,16*	1948	*169,25*	42	*3,65*	71	*6,17*	42	*3,65*	3	*0,26*	57	*4,95*	215	*18,68*	2163	*187,93*
	zus.	615	*27,01*	401	*17,61*	2644	*116,13*	3660	*160,75*	95	*4.17*	112	*4,92*	62	*2,72*	4	*0,18*	94	*4,13*	367	*16,12*	4027	*176,87*
25—45	m	1136	*55,43*	679	*33,13*	3104	*151,45*	4919	*240,01*	90	*4,39*	43	*2,10*	90	*4,39*	1	*0,05*	67	*3,27*	291	*14,20*	5210	*254,21*
	w	700	*27,14*	512	*19,85*	2791	*108,23*	4003	*155,22*	84	*3,26*	73	*2,83*	175	*6,79*	2	*0,08*	88	*3,41*	422	*16,37*	4425	*171,59*
	zus.	1836	*39,67*	1191	*25,73*	5895	*127,37*	8922	*192,77*	174	*3,67*	116	*2,50*	265	*5,73*	3	*0,07*	155	*3,35*	713	*15,41*	9635	*208,18*
45—55	m	879	*65,29*	353	*26,22*	1580	*117,35*	2812	*208,84*	20	*1,49*	13	*0,97*	77	*5,72*	—	—	30	*2,23*	140	*10,41*	2952	*219,25*
	w	276	*18,14*	132	*8,67*	967	*63,55*	1375	*90,36*	30	*1,97*	26	*1,71*	127	*8,35*	—	—	42	*2,76*	225	*14,79*	1600	*105,15*
	zus.	1155	*40,27*	485	*16,91*	2547	*88,80*	4187	*145,98*	50	*1,74*	39	*1,36*	204	*7,11*	—	—	72	*2,51*	365	*12,72*	4552	*158,70*
55—65	m	574	*60,10*	257	*26,91*	914	*95,70*	1745	*182,71*	11	*1,15*	7	*0,73*	54	*5,66*	—	—	20	*2,09*	92	*9,63*	1837	*192,34*
	w	138	*10,75*	76	*5,92*	466	*36,30*	680	*52,97*	20	*1,56*	29	*2,26*	119	*9,27*	—	—	28	*2,18*	196	*15,27*	876	*68,24*
	zus.	712	*31,80*	333	*14,88*	1380	*61,64*	2425	*108,32*	31	*1,38*	36	*1,61*	173	*7,73*	—	—	48	*2,14*	288	*12,86*	2713	*121,18*
65—75	m	239	*37,31*	125	*19,52*	302	*47,15*	666	*103,98*	11	*1,72*	8	*1,25*	39	*6,09*	—	—	10	*1,56*	68	*10,62*	734	*114,60*
	w	69	*8,83*	43	*5,49*	217	*27,76*	329	*42,08*	7	*0,89*	11	*1,41*	64	*8,19*	—	—	14	*1,79*	96	*12,28*	425	*54,36*
	zus.	308	*21,65*	168	*11,81*	519	*36,49*	995	*69,96*	18	*1,27*	19	*1,34*	103	*7,24*	—	—	24	*1,69*	164	*11,53*	1159	*81,49*
75 u. mehr	m	45	*17,54*	34	*13,26*	62	*24,17*	141	*54,97*	—	—	—	—	15	*5,85*	—	—	2	*0,78*	17	*6,63*	158	*61,60*
	w	35	*9,66*	21	*5,79*	45	*12,42*	101	*27,87*	6	*1,65*	8	*2,21*	23	*6,35*	—	—	—	—	37	*10,21*	138	*38,08*
	zus.	80	*12,93*	55	*8,89*	107	*17,28*	242	*39,10*	6	*0,97*	8	*1,29*	38	*6,14*	—	—	2	*0,32*	54	*8,73*	296	*47,83*
Insgesamt	m	3225	*40,31*	1654	*20,68*	9976	*124,70*	14855	*185,69*	268	*3,35*	198	*2,48*	313	*3,90*	15	*0,19*	190	*2,38*	984	*12,30*	15839	*197,99*
	w	1549	*16,78*	1013	*10,98*	8541	*92,55*	11103	*120,31*	268	*2,90*	292	*3,16*	567	*6,15*	13	*0,14*	252	*2,73*	1392	*15,08*	12495	*135,40*
	zus.	4774	*27,71*	2667	*15,48*	18517	*107,48*	25958	*150,67*	536	*3,11*	490	*2,84*	880	*5,11*	28	*0,16*	442	*2,57*	2376	*13,79*	28334	*164,46*

Tabelle XXII. *Bestand der an aktiver Tuberkulose Erkrankten in Niedersachsen am 31. 12. 1953 nach Alter und Geschlecht; absolute und relative Zahlen auf 10000 Einwohner*

Entnommen aus den Länderstatistiken 1953

Alter	Geschlecht	Tuberkulose der Atmungsorgane								Tuberkulose anderer Organe												Summe Ia—Id	
		Ia		Ib		Ic		Ia—Ic		Knochen u. Gelenke		Drüsen		Haut		Meningitis		Sonstige		Id ges.			
		abs.	rel.	abs.	rel.	abs.	rel.	abs.	rel.	abs.	rel.	abs.	rel.	abs.	rel.	abs.	rel.	abs.	rel.	abs.	rel.	abs.	rel.
0—1	m	—	—	1	0,19	31	6,04	32	6,23	—	—	2	0,39	—	—	—	—	—	—	2	0,39	34	6,62
	w	1	0,21	2	0,42	11	2,28	14	2,91	1	0,21	1	0,21	—	—	1	0,21	—	—	3	0,63	17	3,54
	zus.	1	0,10	3	0,30	42	4,22	46	4,62	1	0,10	3	0,30	—	—	1	0,10	—	—	5	0,50	51	5,12
1—5	m	13	0,61	3	0,14	1003	47,16	1019	47,91	21	0,99	32	1,50	1	0,05	34	1,60	16	0,75	104	4,89	1123	52,80
	w	10	0,50	4	0,20	870	43,57	884	44,27	25	1,25	26	1,30	—	—	29	1,45	14	0,70	94	4,70	978	48,97
	zus.	23	0,56	7	0,17	1873	45,42	1903	46,15	46	1,12	58	1,41	1	0,02	63	1,53	30	0,73	198	4,81	2101	50,96
5—10	m	13	0,56	10	0,43	1282	55,66	1305	56,65	126	5,47	98	4,25	8	0,35	27	1,17	23	1,00	282	12,24	1587	68,89
	w	10	0,45	11	0,50	1156	52,59	1177	53,54	87	3,96	86	3,91	10	0,45	17	0,77	25	1,14	225	10,23	1402	63,77
	zus.	23	0,51	21	0,47	2438	54,15	2482	55,13	213	4,73	184	4,08	18	0,40	44	0,98	48	1,07	507	11,26	2989	66,39
10—15	m	34	1,09	22	0,71	936	30,11	992	31,91	198	6,36	128	4,12	13	0,42	14	0,45	40	1,29	393	12,64	1385	44,56
	w	62	2,09	18	0,61	893	30,05	973	32,75	160	5,38	151	5,08	23	0,77	16	0,54	55	1,85	405	13,62	1378	46,37
	zus.	96	1,58	40	0,66	1829	30,08	1965	32,32	358	5,89	279	4,59	36	0,59	30	0,49	95	1,56	798	13,12	2763	45,44
15—20	m	268	9,11	74	2,52	853	29,00	1195	40,63	150	5,10	75	2,55	15	0,51	16	0,54	54	1,84	310	10,54	1505	51,17
	w	374	13,30	92	3,27	1166	41,48	1632	58,05	142	5,05	117	4,16	24	0,85	21	0,75	66	2,35	370	13,16	2002	71,21
	zus.	642	11,16	166	2,89	2019	35,10	2827	49,15	292	5,08	192	3,34	39	0,68	37	0,64	120	2,08	680	11,82	3507	60,97
20—25	m	827	37,97	183	8,40	1707	78,37	2717	124,74	162	7,44	69	3,17	11	0,51	8	0,37	79	3,63	329	15,12	3046	139,86
	w	657	30,28	171	7,88	1960	90,34	2788	128,50	118	5,44	92	4,24	29	1,34	16	0,74	153	7,05	408	18,81	3196	147,31
	zus.	1484	34,13	354	8,14	3667	84,35	5505	126,62	280	6,44	161	3,70	40	0,92	24	0,55	232	5,34	737	16,95	6242	143,57
25—30	m	1342	63,82	245	11,65	2060	97,97	3647	173,44	192	9,13	48	2,28	20	0,95	8	0,38	115	5,47	383	18,21	4030	191,65
	w	865	35,77	187	7,73	2212	91,48	3264	134,98	169	6,99	101	4,18	40	1,65	10	0,41	193	7,98	513	21,21	3777	156,19
	zus.	2207	48,82	432	9,56	4272	94,49	6911	152,87	361	7,98	149	3,30	60	1,33	18	0,40	308	6,81	896	19,82	7807	172,69
30—35	m	1177	62,80	219	11,69	1640	87,51	3036	162,00	135	7,20	33	1,76	26	1,39	4	0,21	95	5,07	293	15,63	3329	177,64
	w	859	32,72	151	5,75	1894	72,13	2904	110,60	112	4,26	65	2,47	43	1,64	6	0,23	190	7,24	416	15,84	3320	126,44
	zus.	2036	45,25	370	8,22	3534	78,54	5940	132,01	247	5,49	98	2,18	69	1,53	10	0,22	285	6,33	709	15,75	6649	147,76
35—40	m	779	56,35	137	9,91	1091	78,92	2007	145,18	96	6,94	27	1,95	21	1,52	1	0,07	73	5,28	218	15,76	2225	160,94
	w	532	27,79	106	5,54	1189	62,10	1827	95,43	88	4,60	44	2,30	52	2,72	4	0,21	124	6,47	312	16,30	2139	111,73
	zus.	1311	39,77	243	7,37	2280	69,15	3834	116,29	184	5,58	71	2,15	73	2,21	5	0,15	197	5,99	530	16,08	4364	132,37

40—45	m	1180	*53,56*	207	*9,39*	1376	*62,45*	2763	*125,40*	112	*5,08*	31	*1,41*	40	*1,82*	2	*0,09*	89	*4,04*	274	*12,44*	3037	*137,84*
	w	538	*19,05*	127	*4,50*	1196	*42,36*	1861	*65,91*	92	*3,26*	45	*1,59*	79	*2,80*	1	*0,04*	95	*3,36*	312	*11,05*	2173	*76,96*
	zus.	1718	*34,18*	334	*6,64*	2572	*51,16*	4624	*91,98*	204	*4,06*	76	*1,51*	119	*2,37*	3	*0,06*	184	*3,66*	586	*11,66*	5210	*103,64*
45—50	m	1242	*54,17*	218	*9,51*	1339	*58,40*	2799	*122,08*	93	*4,06*	17	*0,74*	69	*3,01*	2	*0,09*	69	*3,01*	250	*10,91*	3049	*132,99*
	w	379	*14,30*	94	*3,54*	901	*33,99*	1374	*51,83*	72	*2,72*	25	*0,94*	92	*3,47*	3	*0,11*	79	*2,98*	271	*10,22*	1645	*62,05*
	zus.	1621	*32,79*	312	*6,31*	2240	*45,31*	4173	*84,41*	165	*3,34*	42	*0,85*	161	*3,26*	5	*0,10*	148	*2,99*	521	*10,54*	4694	*94,95*
50—55	m	1162	*53,58*	212	*9,78*	1337	*61,65*	2711	*125,01*	76	*3,50*	18	*0,83*	50	*2,31*	—	—	63	*2,90*	207	*9,54*	2918	*134,55*
	w	303	*12,64*	85	*3,55*	763	*31,83*	1151	*48,02*	72	*3,00*	29	*1,21*	81	*3,38*	—	—	87	*3,63*	269	*11,22*	1420	*59,24*
	zus.	1465	*32,09*	297	*6,50*	2100	*46,00*	3862	*84,59*	148	*3,24*	47	*1,03*	131	*2,87*	—	—	150	*3,28*	476	*10,42*	4338	*95,01*
55—60	m	865	*52,68*	183	*11,15*	967	*58,89*	2015	*122,72*	45	*2,74*	15	*0,91*	35	*2,13*	—	—	48	*2,92*	143	*8,71*	2158	*131,43*
	w	261	*12,25*	75	*3,52*	527	*24,73*	863	*40,50*	57	*2,67*	25	*1,17*	86	*4,03*	1	*0,05*	50	*2,35*	219	*10,27*	1082	*50,77*
	zus.	1126	*29,84*	258	*6,84*	1494	*39,59*	2878	*76,27*	102	*2,70*	40	*1,06*	121	*3,21*	1	*0,03*	98	*2,60*	362	*9,60*	3240	*85,87*
60—65	m	685	*52,28*	163	*12,44*	670	*51,13*	1518	*115,85*	43	*3,28*	9	*0,69*	23	*1,75*	2	*0,15*	20	*1,53*	97	*7,40*	1615	*123,25*
	w	263	*14,88*	75	*4,24*	434	*24,56*	772	*43,68*	43	*2,43*	30	*1,70*	77	*4,36*	1	*0,06*	33	*1,87*	184	*10,42*	956	*54,10*
	zus.	948	*30,81*	238	*7,73*	1104	*35,87*	2290	*74,41*	86	*2,79*	39	*1,27*	100	*3,25*	3	*0,10*	53	*1,72*	281	*9,13*	2571	*83,54*
65—70	m	436	*40,23*	132	*12,18*	441	*40,69*	1009	*93,10*	30	*2,77*	7	*0,65*	17	*1,57*	—	—	17	*1,57*	71	*6,56*	1080	*99,66*
	w	195	*13,66*	69	*4,83*	301	*21,09*	565	*39,58*	46	*3,22*	15	*1,05*	71	*4,97*	—	—	17	*1,19*	149	*10,43*	714	*50,01*
	zus.	631	*25,13*	201	*8,00*	742	*29,55*	1574	*62,68*	76	*3,03*	22	*0,88*	88	*3,50*	—	—	34	*1,35*	220	*8,76*	1794	*71,44*
70—75	m	301	*36,39*	117	*14,15*	272	*32,89*	690	*83,43*	18	*2,18*	4	*0,48*	15	*1,81*	—	—	14	*1,69*	51	*6,16*	741	*89,59*
	w	132	*12,57*	60	*5,71*	200	*19,04*	392	*37,32*	31	*2,59*	7	*0,67*	42	*4,00*	—	—	7	*0,67*	87	*8,29*	479	*45,61*
	zus.	433	*23,06*	177	*9,43*	472	*25,14*	1082	*57,63*	49	*2,61*	11	*0,59*	57	*3,04*	—	—	21	*1,12*	138	*7,36*	1220	*64,99*
75—80	m	151	*25,50*	86	*14,52*	178	*30,05*	415	*70,07*	12	*2,03*	3	*0,51*	7	*1,18*	—	—	9	*1,52*	31	*5,24*	446	*75,31*
	w	112	*15,58*	43	*5,98*	114	*15,86*	269	*37,42*	16	*2,23*	6	*0,83*	28	*3,90*	—	—	5	*0,70*	55	*7,66*	324	*45,08*
	zus.	263	*20,06*	129	*9,84*	292	*22,27*	684	*52,17*	28	*2,14*	9	*0,69*	35	*2,67*	—	—	14	*1,07*	86	*6,57*	770	*58,74*
80 u. mehr	m	49	*13,15*	36	*9,66*	73	*19,61*	158	*42,42*	5	*1,34*	3	*0,80*	4	*1,07*	—	—	1	*0,27*	13	*3,48*	171	*45,90*
	w	25	*5,26*	27	*5,68*	52	*10,94*	104	*21,88*	11	*2,31*	5	*1,05*	6	*1,26*	—	—	4	*0,84*	26	*5,47*	130	*27,35*
	zus.	74	*8,73*	63	*7,43*	125	*14,74*	262	*30,90*	16	*1,89*	8	*0,94*	10	*1,18*	—	—	5	*0,59*	39	*4,60*	301	*35,50*
Insgesamt	m	10524	*33,92*	2248	*7,25*	17256	*55,62*	30028	*96,79*	1514	*4,88*	619	*2,00*	375	*1,21*	118	*0,38*	825	*2,65*	3451	*11,12*	33479	*107,91*
	w	5578	*15,92*	1397	*3,99*	15839	*45,22*	22814	*65,13*	1342	*3,83*	870	*2,48*	783	*2,23*	126	*0,36*	1197	*3,42*	4318	*12,33*	27132	*77,45*
	zus.	16102	*24,38*	3645	*5,52*	33095	*50,10*	52842	*80,00*	2856	*4,32*	1489	*2,25*	1158	*1,75*	244	*0,37*	2022	*3,06*	7769	*11,76*	60611	*91,76*

Tabelle XXIII. *Bestand der an aktiver Tuberkulose Erkrankten in Bremen am 31. 12. 1953 nach Alter und Geschlecht; absolute und relative Zahlen auf 10000 Einwohner*

Entnommen aus den Länderstatistiken 1953

Alter	Geschlecht	Tuberkulose der Atmungsorgane								Tuberkulose anderer Organe												Summe Ia—Id	
		Ia		Ib		Ic		Ia—Ic		Knochen u. Gelenke		Drüsen		Haut		Meningitis		Sonstige		Id ges.			
		abs.	rel.	abs.	rel.	abs.	rel.	abs.	rel.	abs.	rel.	abs.	rel.	abs.	rel.	abs.	rel.	abs.	rel.	abs.	rel.	abs.	rel.
0—1	m	—	—	—	—	4	10,93	4	10,93	—	—	—	—	—	—	—	—	—	—	—	—	4	10,93
	w	—	—	—	—	1	2,92	1	2,92	—	—	—	—	—	—	—	—	—	—	—	—	1	2,92
	zus.	—	—	—	—	5	7,06	5	7,06	—	—	—	—	—	—	—	—	—	—	—	—	5	7,06
1—5	m	2	1,26	1	0,63	185	116,93	188	118,82	1	0,63	3	1,90	1	0,63	6	3,79	3	1,90	14	8,85	202	127,67
	w	2	1,36	1	0,68	160	109,05	163	111,10	5	3,41	7	4,77	2	1,36	9	6,13	4	2,73	27	18,40	190	129,50
	zus.	4	1,31	2	0,66	345	113,14	351	115,10	6	1,97	10	3,28	3	0,98	15	4,92	7	2,30	41	13,45	392	128,55
5—10	m	3	1,47	3	1,47	417	204,46	423	207,40	19	9,32	17	8,34	1	0,49	6	2,94	10	4,90	53	25,99	476	233,39
	w	3	1,54	4	2,05	347	178,21	354	181,81	15	7,70	16	8,22	2	1,03	8	4,11	12	6,16	53	27,22	407	209,03
	zus.	6	1,51	7	1,76	764	191,64	777	194,90	34	8,53	33	8,28	3	0,75	14	3,51	22	5,52	106	26,59	883	221,49
10—15	m	6	2,37	6	2,37	235	92,95	247	97,69	23	9,10	30	11,87	4	1,58	7	2,77	14	5,54	78	30,86	325	128,55
	w	3	1,25	4	1,67	237	98,69	244	101,61	18	7,50	29	12,08	2	0,83	7	2,91	19	7,91	75	31,23	319	132,84
	zus.	9	1,83	10	2,03	472	95,75	491	99,60	41	8,32	59	11,97	6	1,22	14	2,84	33	6,69	153	31,04	644	130,64
15—20	m	30	13,15	32	14,02	156	68,36	218	95,53	24	10,52	16	7,01	1	0,44	3	1,31	17	7,45	61	26,73	279	122,27
	w	34	14,70	34	14,70	181	78,23	249	107,62	19	8,21	23	9,94	6	2,59	1	0,43	25	10,81	74	31,98	323	139,61
	zus.	64	13,93	66	14,36	337	73,33	467	101,62	43	9,36	39	8,49	7	1,52	4	0,87	42	9,14	135	29,38	602	131,00
20—25	m	76	41,01	54	29,14	210	113,32	340	183,47	20	10,79	9	4,86	3	1,62	4	2,16	17	9,17	53	28,60	393	212,07
	w	41	21,21	58	30,01	249	128,82	348	180,04	14	7,24	16	8,28	6	3,10	1	0,52	34	17,59	71	36,73	419	216,77
	zus.	117	30,90	112	29,58	459	121,23	688	181,72	34	8,98	25	6,60	9	2,38	5	1,32	51	13,47	124	32,75	812	214,47
25—30	m	94	49,28	83	43,52	259	135,79	436	228,59	37	19,40	8	4,19	2	1,05	1	0,52	23	12,06	71	37,23	507	265,82
	w	64	28,59	70	31,27	339	151,45	473	211,31	21	9,38	10	4,47	3	1,34	1	0,45	49	21,89	84	37,53	557	248,84
	zus.	158	38,11	153	36,91	598	144,25	909	219,26	58	13,99	18	4,34	5	1,21	2	0,48	72	17,37	155	37,39	1064	256,65
30—35	m	103	53,16	86	44,39	275	141,94	464	239,50	28	14,45	5	2,58	3	1,55	—	—	21	10,84	57	29,42	521	268,92
	w	72	28,16	73	28,55	318	124,37	463	181,08	13	5,08	10	3,91	6	2,35	2	0,78	54	21,12	85	33,24	548	214,33
	zus.	175	38,94	159	35,38	593	131,95	927	206,26	41	9,12	15	3,34	9	2,00	2	0,45	75	16,69	142	31,60	1069	237,86
35—40	m	83	59,95	48	32,94	167	114,60	298	204,49	13	8,92	2	1,37	3	2,06	3	2,06	20	13,72	41	28,13	339	232,62
	w	43	23,61	50	27,46	179	98,30	272	149,38	14	7,69	6	3,29	6	3,29	2	1,10	16	8,79	44	24,16	316	173,54
	zus.	126	38,44	98	29,89	346	105,55	570	173,88	27	8,23	8	2,44	9	2,75	5	1,53	36	10,98	85	25,93	655	199,81

40—45	m	108	*46,95*	63	*27,39*	221	*96,07*	392	*170,41*	9	*3,91*	3	*1,30*	—	—	1	*0,43*	18	*7,82*	31	*13,46*	423	*183,87*
	w	50	*18,51*	55	*20,37*	207	*76,65*	312	*115,53*	12	*4,44*	5	*1,85*	11	*4,07*	1	*0,37*	30	*11,11*	59	*21,84*	371	*137,37*
	zus.	158	*31,59*	118	*23,59*	428	*85,58*	704	*140,76*	21	*4,20*	8	*1,60*	11	*2,20*	2	*0,40*	48	*9,60*	90	*18,00*	794	*158,76*
45—50	m	115	*47,50*	87	*35,94*	205	*84,69*	407	*168,13*	13	*5,37*	1	*0,41*	4	*1,65*	—	—	28	*11,57*	46	*19,00*	453	*187,14*
	w	37	*14,09*	42	*15,99*	142	*54,08*	221	*84,16*	9	*3,43*	3	*1,14*	11	*4,19*	1	*0,38*	19	*7,24*	43	*16,38*	264	*100,54*
	zus.	152	*30,12*	129	*25,56*	347	*68,76*	628	*124,44*	22	*4,36*	4	*0,79*	15	*2,97*	1	*0,20*	47	*9,31*	89	*17,64*	717	*142,08*
50—55	m	134	*62,14*	76	*35,24*	210	*97,38*	420	*194,77*	13	*6,03*	2	*0,93*	5	*2,32*	1	*0,46*	19	*8,81*	40	*18,55*	460	*213,32*
	w	32	*13,75*	30	*12,89*	120	*51,57*	182	*78,21*	13	*5,59*	4	*1,72*	8	*3,44*	1	*0,43*	17	*7,31*	43	*18,49*	225	*96,70*
	zus.	166	*37,03*	106	*23,64*	330	*73,61*	602	*134,28*	26	*5,80*	6	*1,34*	13	*2,90*	2	*0,45*	36	*8,03*	83	*18,51*	685	*152,79*
55—60	m	89	*56,32*	44	*27,84*	122	*77,20*	255	*161,36*	4	*2,53*	—	—	4	*2,53*	1	*0,63*	10	*6,33*	19	*12,02*	274	*173,38*
	w	20	*9,75*	17	*8,29*	76	*37,06*	113	*55,10*	9	*4,39*	2	*0,98*	2	*0,98*	—	—	14	*6,83*	27	*13,18*	140	*68,28*
	zus.	109	*30,02*	61	*16,80*	198	*54,53*	368	*101,35*	13	*3,58*	2	*0,55*	6	*1,65*	1	*0,28*	24	*6,61*	46	*12,67*	414	*114,02*
60—65	m	65	*48,19*	50	*37,07*	111	*82,30*	226	*167,57*	11	*8,16*	1	*0,74*	3	*2,22*	—	—	8	*5,93*	23	*17,05*	249	*184,62*
	w	23	*12,93*	20	*11,25*	49	*27,55*	92	*51,73*	11	*6,18*	5	*2,81*	11	*6,19*	—	—	15	*8,44*	42	*23,62*	134	*75,35*
	zus.	88	*28,14*	70	*22,38*	160	*51,17*	318	*101,69*	22	*7,03*	6	*1,92*	14	*4,48*	—	—	23	*7,36*	65	*20,79*	383	*122,48*
65—70	m	66	*57,03*	32	*27,65*	74	*63,95*	172	*148,63*	8	*6,91*	1	*0,86*	1	*0,86*	—	—	8	*6,91*	18	*15,55*	190	*164,19*
	w	21	*14,88*	14	*9,92*	35	*24,80*	70	*49,60*	3	*2,13*	3	*2,13*	4	*2,83*	—	—	5	*3,54*	15	*10,63*	85	*60,23*
	zus.	87	*33,87*	46	*17,91*	109	*42,44*	242	*94,22*	11	*4,28*	4	*1,56*	5	*1,95*	—	—	13	*5,06*	33	*12,85*	275	*107,07*
70—75	m	23	*26,02*	16	*18,10*	57	*64,48*	96	*108,60*	7	*7,92*	1	*1,13*	2	*2,26*	—	—	2	*2,26*	12	*13,57*	108	*122,17*
	w	13	*12,19*	13	*12,19*	29	*27,19*	55	*51,57*	8	*7,50*	2	*1,87*	3	*2,81*	—	—	3	*2,81*	16	*15,99*	71	*66,56*
	zus.	36	*18,45*	29	*14,87*	86	*44,09*	151	*77,41*	15	*7,69*	3	*1,54*	5	*2,56*	—	—	5	*2,56*	28	*14,35*	179	*91,76*
75—80	m	20	*35,12*	14	*24,59*	19	*33,37*	53	*93,08*	1	*1,76*	—	—	—	—	—	—	1	*1,76*	2	*3,51*	55	*96,59*
	w	4	*5,74*	12	*17,22*	21	*30,14*	37	*53,10*	3	*4,31*	—	—	2	*2,87*	—	—	1	*1,44*	6	*8,61*	43	*61,71*
	zus.	24	*18,95*	26	*20,53*	40	*31,59*	90	*71,08*	4	*3,16*	—	—	2	*1,58*	—	—	2	*1,58*	8	*6,32*	98	*77,40*
80 u. mehr	m	5	*15,79*	6	*18,95*	7	*22,10*	18	*56,84*	—	—	1	*3,16*	—	—	—	—	1	*3,16*	2	*6,31*	20	*63,15*
	w	5	*11,71*	1	*2,34*	6	*14,05*	12	*28,11*	2	*4,69*	—	—	1	*2,34*	—	—	—	—	3	*7,03*	15	*35,14*
	zus.	10	*13,45*	7	*9,41*	13	*17,48*	30	*40,34*	2	*2,69*	1	*1,34*	1	*1,34*	—	—	1	*1,34*	5	*6,72*	35	*47,07*
Insgesamt	m	1022	*35,63*	701	*24,43*	2934	*102,28*	4657	*162,34*	231	*8,05*	100	*3,49*	37	*1,29*	33	*1,15*	220	*7,67*	621	*21,65*	5278	*183,99*
	w	467	*14,55*	498	*15,51*	2696	*83,98*	3661	*114,04*	189	*5,89*	141	*4,39*	86	*2,68*	34	*1,06*	317	*9,87*	767	*23,89*	4428	*137,93*
	zus.	1489	*24,49*	1199	*19,72*	5630	*92,61*	8318	*136,83*	420	*6,91*	241	*3,96*	123	*2,02*	67	*1,10*	537	*8,83*	1388	*22,83*	9706	*159,66*

Tabelle XXIV. *Bestand der an aktiver Tuberkulose Erkrankten in Nordrhein-Westfalen am 31. 12. 1953 nach Alter und Geschlecht; absolute und relative Zahlen auf 10000 Einwohner*

Entnommen aus den Länderstatistiken 1953

Alter	Geschlecht	Tuberkulose der Atmungsorgane								Tuberkulose anderer Organe												Summe Ia—Id	
		Ia		Ib		Ic		Ia—Ic		Knochen u. Gelenke		Drüsen		Haut		Meningitis		Sonstige		Id ges.			
		abs.	rel.	abs.	rel.	abs.	rel.	abs.	rel.	abs.	rel.	abs.	rel.	abs.	rel.	abs.	rel.	abs.	rel.	abs.	rel.	abs.	rel.
0—1	m	5	*0,46*	1	*0,09*	121	*11,11*	127	*11,66*	5	*0,46*	7	*0,64*	—	—	6	*0,55*	10	*0,92*	28	*2,57*	155	*14,22*
	w	—	—	2	*0,19*	129	*12,47*	131	*12,66*	5	*0,48*	4	*0,39*	—	—	7	*0,68*	17	*1,64*	33	*3,19*	164	*15,85*
	zus.	5	*0,24*	3	*0,14*	250	*11,77*	258	*12,15*	10	*0,47*	11	*0,52*	—	—	13	*0,61*	27	*1,27*	61	*2,87*	319	*15,02*
1—5	m	54	*1,28*	44	*1,04*	2745	*65,13*	2843	*67,46*	90	*2,14*	84	*1,99*	11	*0,26*	61	*1,45*	63	*1,49*	309	*7,33*	3152	*74,79*
	w	35	*0,87*	40	*1,00*	2543	*63,43*	2618	*65,30*	82	*2,05*	82	*2,05*	13	*0,32*	60	*1,50*	72	*1,80*	309	*7,71*	2927	*73,01*
	zus.	89	*1,08*	84	*1,02*	5288	*64,31*	5461	*66,41*	172	*2,09*	166	*2,02*	24	*0,29*	121	*1,47*	135	*1,64*	618	*7,51*	6079	*73,92*
5—10	m	53	*1,16*	36	*0,79*	4489	*98,58*	4578	*100,53*	184	*4,04*	278	*6,11*	21	*0,46*	61	*1,34*	88	*1,93*	632	*13,88*	5210	*114,41*
	w	36	*0,83*	55	*1,26*	3814	*87,57*	3905	*89,66*	199	*4,57*	259	*5,94*	29	*0,67*	62	*1,42*	107	*2,46*	656	*15,06*	4561	*104,72*
	zus.	89	*1,00*	91	*1,02*	8303	*93,19*	8483	*95,21*	383	*4,30*	537	*6,03*	50	*0,56*	123	*1,38*	195	*2,19*	1288	*14,46*	9771	*109,67*
10—15	m	119	*2,03*	104	*1,77*	3455	*58,87*	3678	*62,67*	319	*5,44*	420	*7,16*	47	*0,80*	32	*0,55*	122	*2,08*	940	*16,02*	4618	*78,69*
	w	180	*3,20*	100	*1,78*	3179	*56,58*	3459	*61,57*	346	*6,16*	454	*8,08*	81	*1,44*	24	*0,43*	150	*2,67*	1055	*18,78*	4514	*80,35*
	zus.	299	*2,60*	204	*1,78*	6634	*57,75*	7137	*62,13*	665	*5,79*	874	*7,61*	128	*1,11*	56	*0,49*	272	*2,37*	1995	*17,37*	9132	*79,50*
15—20	m	757	*12,08*	254	*4,05*	2814	*44,91*	3825	*61,04*	424	*6,76*	312	*4,98*	62	*0,99*	20	*0,32*	162	*2,59*	980	*15,64*	4805	*76,68*
	w	753	*12,89*	336	*5,75*	3123	*53,48*	4212	*72,12*	368	*6,30*	413	*7,07*	114	*1,95*	33	*0,57*	237	*4,06*	1165	*19,95*	5377	*92,07*
	zus.	1510	*12,47*	590	*4,87*	5937	*49,04*	8037	*66,39*	792	*6,54*	725	*5,99*	176	*1,45*	53	*0,44*	399	*3,30*	2145	*17,72*	10182	*84,11*
20—25	m	1662	*29,37*	648	*11,45*	3777	*66,74*	6087	*107,56*	459	*8,11*	247	*4,36*	86	*1,52*	17	*0,30*	264	*4,67*	1073	*18,96*	7160	*126,52*
	w	1349	*26,80*	647	*12,85*	4281	*85,06*	6277	*124,71*	397	*7,89*	423	*8,40*	158	*3,14*	25	*0,50*	364	*7,23*	1367	*27,16*	7644	*151,87*
	zus.	3011	*28,16*	1295	*12,11*	8058	*75,37*	12364	*115,64*	856	*8,01*	670	*6,27*	244	*2,28*	42	*0,39*	628	*5,87*	2440	*22,82*	14804	*138,46*
25—30	m	2288	*42,96*	854	*16,03*	4249	*79,78*	7391	*138,77*	474	*8,90*	195	*3,66*	107	*2,01*	21	*0,39*	298	*5,59*	1095	*20,56*	8486	*159,33*
	w	1577	*27,86*	663	*11,71*	4496	*79,42*	6736	*118,99*	425	*7,51*	324	*5,72*	154	*2,72*	21	*0,37*	451	*7,97*	1375	*24,29*	8111	*143,28*
	zus.	3865	*35,18*	1517	*13,81*	8745	*79,59*	14127	*128,58*	899	*8,18*	519	*4,72*	261	*2,38*	42	*0,38*	749	*6,82*	2470	*22,48*	16597	*151,06*
30—35	m	2080	*45,87*	752	*16,58*	3735	*82,37*	6567	*144,82*	377	*8,31*	144	*3,17*	125	*2,76*	11	*0,24*	271	*5,98*	928	*20,46*	7495	*165,28*
	w	1444	*24,57*	649	*11,04*	3682	*62,65*	5775	*98,26*	388	*6,60*	266	*4,53*	187	*3,18*	14	*0,24*	442	*7,52*	1297	*22,07*	7072	*120,33*
	zus.	3524	*33,85*	1401	*13,45*	7417	*71,24*	12342	*118,54*	765	*7,35*	410	*3,94*	312	*2,99*	25	*0,24*	713	*6,85*	2225	*21,37*	14567	*139,91*
35—40	m	1781	*54,77*	632	*19,44*	2957	*90,93*	5370	*165,14*	271	*8,33*	141	*4,34*	117	*3,60*	5	*0,15*	263	*8,09*	797	*24,51*	6167	*189,65*
	w	1020	*23,93*	495	*11,62*	2680	*62,89*	4195	*98,44*	309	*7,25*	216	*5,07*	196	*4,60*	3	*0,07*	344	*8,07*	1068	*25,06*	5263	*123,50*
	zus.	2801	*37,28*	1127	*15,00*	5637	*75,03*	9565	*127,31*	580	*7,72*	357	*4,75*	313	*4,16*	8	*0,11*	607	*8,08*	1865	*24,82*	11430	*152,13*

40—45	m	2045	42,01	673	13,83	3352	68,87	6070	124,71	300	6,16	108	2,22	160	3,29	4	0,08	269	5,53	841	17,28	6911	141,99
	w	944	15,37	430	7,00	2484	40,45	3858	62,82	316	5,14	203	3,30	243	3,96	6	0,10	340	5,54	1108	18,04	4966	80,86
	zus.	2989	27,15	1103	10,02	5836	53,01	9928	90,18	616	5,60	311	2,82	403	3,66	10	0,09	609	5,53	1949	17,70	11877	107,88
45—50	m	2351	44,16	729	13,69	3683	69,18	6763	127,04	255	4,79	87	1,63	153	2,87	4	0,08	256	4,81	755	14,18	7518	141,22
	w	802	13,24	322	5,32	2064	34,08	3188	52,64	259	4,27	149	2,46	266	4,39	3	0,05	316	5,22	993	16,39	4181	69,03
	zus.	3153	27,71	1051	9,23	5747	50,50	9951	87,44	514	4,52	236	2,07	419	3,68	7	0,06	572	5,03	1748	15,36	11699	102,80
50—55	m	2346	46,79	721	14,38	3921	78,20	6988	139,37	218	4,35	87	1,73	185	3,69	3	0,06	220	4,39	713	14,22	7701	153,59
	w	634	11,86	257	4,81	1768	33,08	2659	49,75	233	4,36	129	2,41	245	4,58	3	0,06	230	4,30	840	15,71	3499	65,46
	zus.	2980	28,77	978	9,44	5689	54,92	9647	93,13	451	4,35	216	2,09	430	4,15	6	0,06	450	4,34	1553	14,99	11200	108,12
55—60	m	1587	44,27	504	14,06	2709	75,58	4800	133,91	159	4,44	56	1,56	135	3,77	5	0,14	122	3,40	477	13,31	5277	147,22
	w	483	10,67	245	5,41	1204	26,60	1932	42,68	164	3,62	89	1,97	214	4,73	2	0,04	179	3,95	648	14,31	2580	56,99
	zus.	2070	25,52	749	9,23	3913	48,24	6732	82,99	323	3,98	145	1,79	349	4,30	7	0,09	301	3,71	1125	13,87	7857	96,86
60—65	m	1195	43,36	352	12,77	2052	74,45	3599	130,58	126	4,57	49	1,78	87	3,16	—	—	91	3,30	353	12,81	3952	143,38
	w	406	10,98	165	4,46	1059	28,64	1630	44,08	140	3,79	68	1,84	207	5,60	—	—	121	3,27	536	14,50	2166	58,58
	zus.	1601	24,81	517	8,01	3111	48,20	5229	81,02	266	4,12	117	1,81	294	4,56	—	—	212	3,28	889	13,77	6118	94,79
65—70	m	788	34,16	234	10,14	1382	59,91	2404	104,21	98	4,25	27	1,17	69	2,99	—	—	65	2,82	259	11,23	2663	115,44
	w	307	10,55	137	4,71	705	24,22	1149	39,48	109	3,74	63	2,16	132	4,54	—	—	82	2,82	386	13,26	1535	52,74
	zus.	1095	20,99	371	7,11	2087	40,00	3553	68,10	207	3,97	90	1,72	201	3,85	—	—	147	2,82	645	12,36	4198	80,46
70—75	m	481	27,85	162	9,38	884	51,18	1527	88,41	76	4,40	22	1,27	38	2,20	—	—	25	1,45	161	9,32	1688	97,73
	w	235	11,21	99	4,72	526	25,10	860	41,03	90	4,29	38	1,81	85	4,06	—	—	44	2,10	257	12,26	1117	53,29
	zus.	716	18,73	261	6,82	1410	36,88	2387	62,43	166	4,34	60	1,57	123	3,22	—	—	69	1,80	418	10,93	2805	73,36
75—80	m	231	20,23	90	7,88	323	28,28	644	56,39	37	3,24	9	0,79	26	2,28	—	—	23	2,01	95	8,32	739	64,71
	w	110	8,17	48	3,57	196	14,56	354	26,30	51	3,79	20	1,48	74	5,50	—	—	17	1,26	162	12,03	516	38,33
	zus.	341	13,70	138	5,54	519	20,86	998	40,10	88	3,54	29	1,16	100	4,02	—	—	40	1,61	257	10,33	1255	50,43
80 u. mehr	m	77	12,63	29	4,76	95	15,58	201	32,97	9	1,48	2	0,33	13	2,13	—	—	5	0,82	29	4,76	230	37,73
	w	46	5,87	25	3,19	63	8,04	134	17,10	33	4,21	12	1,53	32	4,08	—	—	6	0,77	83	10,59	217	27,69
	zus.	123	8,83	54	3,88	158	11,34	335	24,05	42	3,02	14	1,00	45	3,23	—	—	11	0,79	112	8,04	447	32,09
Insgesamt	m	19900	29,22	6819	10,01	46743	68,65	73462	107,88	3881	5,70	2275	3,34	1442	2,12	250	0,37	2617	3,84	10465	15,37	83927	123,25
	w	10361	13,89	4715	6,32	37996	50,94	53072	71,15	3914	5,25	3212	4,31	2430	3,26	263	0,35	3519	4,72	13338	17,89	66410	89,03
	zus.	30261	21,21	11534	8,08	84739	59,39	126534	88,68	7795	5,46	5487	3,85	3872	2,71	513	0,36	6136	4,30	23803	16,68	150337	105,36

Tabelle XXV. *Bestand der an aktiver Tuberkulose Erkrankten in Hessen am 31. 12. 1953 nach Alter und Geschlecht; absolute und relative Zahlen auf 10000 Einwohner*

Entnommen aus den Länderstatistiken 1953

Alter	Geschlecht	Tuberkulose der Atmungsorgane								Tuberkulose anderer Organe												Summe Ia—Id	
		Ia		Ib		Ic		Ia—Ic		Knochen u. Gelenke		Drüsen		Haut		Meningitis		Sonstige		Id ges.			
		abs.	rel.	abs.	rel.	abs.	rel.	abs.	rel.	abs.	rel.	abs.	rel.	abs.	rel.	abs.	rel.	abs.	rel.	abs.	rel.	abs.	rel.
0—1	m	—	—	—	—	7	2,18	7	2,18	—	—	1	0,31	—	—	3	0,93	—	—	4	1,24	11	3,42
	w	—	—	—	—	9	2,95	9	2,95	—	—	—	—	—	—	—	—	—	—	—	—	9	2,95
	zus.	—	—	—	—	16	2,55	16	2,55	—	—	1	0,16	—	—	3	0,48	—	—	4	0,64	20	3,19
1—5	m	8	0,60	3	0,22	456	34,17	467	34,99	22	1,65	29	2,17	—	—	17	1,27	21	1,57	89	6,67	556	41,66
	w	6	0,47	4	0,32	391	30,92	401	31,71	16	1,27	32	2,53	2	0,16	19	1,50	18	1,42	87	6,88	488	38,59
	zus.	14	0,54	7	0,27	847	32,58	868	33,39	38	1,46	61	2,35	2	0,08	36	1,38	39	1,50	176	6,77	1044	40,16
5—10	m	13	0,88	7	0,48	783	53,23	803	54,59	48	3,26	79	5,37	6	0,41	24	1,63	36	2,45	193	13,12	996	67,71
	w	14	0,99	8	0,57	620	44,04	642	45,60	59	4,19	82	5,82	7	0,50	18	1,28	25	1,78	191	13,57	833	59,17
	zus.	27	0,94	15	0,52	1403	48,73	1445	50,19	107	3,72	161	5,59	13	0,45	42	1,46	61	2,12	384	13,34	1829	63,53
10—15	m	16	0,88	9	0,49	468	25,69	493	27,06	97	5,32	94	5,16	12	0,66	14	0,77	32	1,76	249	13,67	742	40,73
	w	25	1,44	14	0,81	400	23,01	439	25,26	58	3,34	88	5,06	17	0,98	16	0,92	48	2,76	227	13,06	666	38,32
	zus.	41	1,15	23	0,65	868	24,38	932	26,18	155	4,35	182	5,11	29	0,82	30	0,84	80	2,25	476	13,37	1408	39,55
15—20	m	167	9,39	40	2,25	503	28,28	710	39,92	84	4,72	61	3,43	12	0,67	6	0,34	46	2,59	209	11,75	919	51,67
	w	194	11,23	43	2,49	564	32,66	801	46,38	67	3,88	88	5,10	22	1,27	8	0,46	76	4,40	261	15,11	1062	61,49
	zus.	361	10,30	83	2,37	1067	30,44	1511	43,10	151	4,31	149	4,25	34	0,97	14	0,40	122	3,48	470	13,41	1981	56,51
20—25	m	362	23,76	61	4,00	757	49,69	1180	77,46	91	5,97	39	2,56	16	1,05	6	0,39	66	4,33	218	14,31	1398	91,77
	w	320	21,61	89	6,01	798	53,89	1207	81,51	57	3,85	82	5,54	20	1,35	4	0,27	81	5,47	244	16,48	1451	97,99
	zus.	682	22,70	150	4,99	1555	51,76	2387	79,45	148	4,93	121	4,03	36	1,20	10	0,33	147	4,89	462	15,38	2849	94,83
25—30	m	655	42,16	91	5,86	1327	85,42	2073	133,44	123	7,92	45	2,90	19	1,22	5	0,32	102	6,56	294	18,92	2367	152,36
	w	463	26,87	98	5,69	1095	63,54	1656	96,10	74	4,29	74	4,29	33	1,92	3	0,17	155	9,00	339	19,67	1995	115,77
	zus.	1118	34,12	189	5,77	2422	73,91	3729	113,80	197	6,01	119	3,63	52	1,59	8	0,24	257	7,84	633	19,32	4362	133,12
30—35	m	564	40,06	83	5,89	1098	77,99	1745	123,94	94	6,68	38	2,70	18	1,28	—	—	90	6,39	240	17,05	1985	140,99
	w	384	20,30	73	3,86	1005	53,13	1462	77,29	81	4,28	62	3,28	39	2,06	3	0,16	156	8,25	341	18,03	1803	95,32
	zus.	948	28,73	156	4,73	2103	63,74	3207	97,20	175	5,30	100	3,03	57	1,73	3	0,09	246	7,46	581	17,61	3788	114,81
35—40	m	392	40,29	57	5,86	656	67,43	1105	113,58	56	5,76	18	1,85	22	2,26	—	—	71	7,30	167	17,17	1272	130,75
	w	199	15,40	54	4,18	559	43,28	812	62,86	46	3,56	31	2,40	22	1,70	3	0,23	68	5,27	170	13,16	982	76,02
	zus.	591	26,10	111	4,90	1215	53,65	1917	84,65	102	4,51	49	2,16	44	1,94	3	0,13	139	6,14	337	14,88	2254	99,53

40—45	m	494	32,21	74	4,83	749	48,83	1317	85,87	64	4,17	20	1,30	19	1,24	—	—	65	4,24	168	10,95	1485	96,82
	w	230	11,77	50	2,56	531	27,18	811	41,51	63	3,22	32	1,64	34	1,74	1	0.05	97	4,97	227	11,62	1038	53,13
	zus.	724	20,76	124	3,56	1280	36,70	2128	61,02	127	3,64	52	1,49	53	1,52	1	0,03	162	4,65	395	11,33	2523	72,35
45—50	m	698	42,29	107	6,48	885	53,61	1690	102,38	89	5,39	29	1,76	41	2,48	2	0,12	97	5,88	258	15,63	1948	118,01
	w	198	10,25	59	3,05	539	27,91	796	41,21	71	3,68	54	2,80	69	3,57	—	—	96	4,97	290	15,02	1086	56,23
	zus.	896	25,01	166	4,63	1424	39,75	2486	69,40	160	4,46	83	2,32	110	3,07	2	0,06	193	5,39	548	15,30	3034	84,70
50—55	m	574	37,28	114	7,40	812	52,74	1500	97,42	65	4,23	19	1,23	43	2,79	1	0,06	71	4,61	199	12,92	1699	110,35
	w	166	9,61	40	2,31	360	20,83	566	32,75	68	3,93	24	1,39	58	3,36	1	0,06	76	4,40	227	13,14	793	45,89
	zus.	740	22,65	154	4,71	1172	35,87	2066	63,23	133	4,07	43	1,32	101	3,09	2	0,06	147	4,50	426	13,04	2492	76,26
55—60	m	441	38,63	121	10,60	638	55,89	1200	105,12	44	3,86	11	0,96	36	3,15	—	—	57	5,00	148	12,97	1348	118,09
	w	155	10,36	32	2,14	309	20,65	496	33,14	57	3,81	35	2,34	69	4,61	—	—	86	5,75	247	16,51	743	49,65
	zus.	596	22,59	153	5,80	947	35,90	1696	64,29	101	3,83	46	1,74	105	3,98	—	—	143	5,42	395	14,97	2091	79,26
60—65	m	295	32,11	80	8,71	425	46,26	800	87,08	34	3,70	5	0,54	15	1,63	—	—	40	4,36	94	10,23	894	97,32
	w	112	8,98	36	2,89	198	15,88	346	27,75	35	2,81	21	1,68	50	4,01	—	—	43	3,45	149	11,95	495	39,70
	zus.	407	18,80	116	5,36	623	28,77	1146	52,93	69	3,19	26	1,20	65	3,00	—	—	83	3,83	243	11,22	1389	64.15
65—70	m	241	31,31	93	12,08	332	43,13	666	86,52	47	6,10	13	1,69	21	2,73	2	0,26	33	4,29	116	15,07	782	101,59
	w	113	11,37	54	5,44	196	19,73	363	36,54	53	5,33	39	3,93	72	7,25	—	—	35	3,52	199	20,03	562	56,57
	zus.	354	20,08	147	8,34	528	29,95	1029	58,36	100	5,67	52	2,95	93	5,28	2	0,11	68	3,86	315	17,87	1344	76,23
70—75	m	159	26,21	59	9,73	192	31,65	410	67,59	28	4,62	5	0,82	13	2,14	—	—	13	2,14	59	9,72	469	77,31
	w	82	10,64	31	4,02	118	15,30	231	29,96	36	4,67	11	1,43	33	4,28	—	—	10	1,30	90	11,67	321	41,63
	zus.	241	17,50	90	6,53	310	22,50	641	46,53	64	4,65	16	1,16	46	3,34	—	—	23	1,67	149	10,82	790	57,35
75—80	m	62	14,64	37	8,74	111	26,22	210	49,60	10	2,36	1	0,24	7	1,65	—	—	3	0,71	21	4,96	231	54,56
	w	50	9,72	15	2,92	58	11,28	123	23,92	29	5,64	5	0,97	16	3,11	—	—	7	1,36	57	11,09	180	35,01
	zus.	112	11,95	52	5,55	169	18,02	333	35,52	39	4,16	6	0,64	23	2,45	—	—	10	1,07	78	8,32	411	43,84
80 u. mehr	m	16	6,64	14	5,81	29	12,04	59	24,49	2	0,83	—	—	3	1,25	—	—	2	0,83	7	2,91	66	27,40
	w	19	6,22	7	2,29	20	6,54	46	15,05	8	2,62	3	0,98	6	1,96	—	—	3	0,98	20	6,54	66	21,59
	zus.	35	6,40	21	3,84	49	8,97	105	19,21	10	1,83	3	0,55	9	1,65	—	—	5	0,91	27	4,94	132	24,15
Insgesamt	m	5157	24,54	1050	5,00	10228	48,68	16435	78,22	998	4,75	507	2,41	303	1,44	80	0,38	845	4,02	2733	13,01	19168	91,23
	w	2730	11,48	707	2,98	7770	32,69	11207	47,15	878	3,69	763	3,21	569	2,39	76	0,32	1080	4,54	3366	14,16	14573	61,31
	zus.	7887	17,61	1757	3,92	17998	40,19	27642	61,73	1876	4,19	1270	2,83	872	1,95	156	0,35	1925	4,30	6099	13,62	33741	75,35

Die Endsummen stimmen mit den Angaben des Statistischen Bundesamtes Wiesbaden wegen Bereinigung nicht ganz überein.

Tab. XVI s. S. 160

Tabelle XXVII. *Bestand der an aktiver Tuberkulose Erkrankten nach Alter in Schleswig-Holstein, Hamburg, Niedersachsen,*

Entnommen aus den

	0—1		1—5		5—15		15—25		25—45
	m	w	m	w	m	w	m	w	m
									Schleswig-
Ia	— —	1 *0,65*	6 *0,87*	6 *0,92*	18 *0,90*	42 *2,20*	449 *25,82*	400 *23,02*	1268 *51,85*
Ib	— —	— —	1 *0,15*	3 *0,46*	27 *1,35*	36 *1,89*	243 *13,97*	232 *13,35*	687 *28,10*
Ic	30 *18,08*	27 *17,52*	734 *106,66*	602 *92,58*	2126 *106,53*	1816 *95,32*	1801 *103,56*	2059 *118,47*	3261 *133,36*
Id	— —	2 *1,30*	72 *10,46*	69 *10,61*	486 *24,35*	431 *22,62*	382 *21,97*	491 *28,25*	475 *19,42*
									Land
Ia	— —	— —	3 *0,82*	5 *1,46*	18 *1,53*	42 *3,73*	331 *29,40*	284 *24,67*	1136 *55,43*
Ib	— —	1 *1,25*	4 *1,10*	6 *1,75*	13 *1,10*	10 *0,89*	189 *16,79*	212 *18,42*	679 *33,13*
Ic	21 *24,72*	17 *21,30*	1050 *288,23*	947 *276,09*	1751 *148,80*	1639 *145,53*	1192 *105,87*	1452 *126,16*	3104 *151,45*
Id	2 *2,36*	1 *1,25*	27 *7,41*	30 *8,75*	195 *16,57*	170 *15,09*	152 *13,50*	215 *18,68*	291 *14,20*
									Land
Ia	— —	1 *0,21*	13 *0,61*	10 *0,50*	47 *0,87*	72 *1,39*	1095 *21,39*	1031 *20,70*	4478 *59,21*
Ib	1 *0,19*	2 *0,42*	3 *0,14*	4 *0,20*	32 *0,59*	29 *0,56*	257 *5,02*	263 *5,28*	808 *10,68*
Ic	31 *6,04*	11 *2,28*	1003 *47,16*	870 *43,57*	2218 *40,98*	2049 *39,63*	2560 *50,01*	3126 *62,76*	6167 *81,55*
Id	2 *0,39*	3 *0,63*	104 *4,89*	94 *4,70*	675 *12,47*	630 *12,18*	639 *12,48*	778 *15,62*	1168 *15,44*
									Land
Ia	— —	— —	2 *1,26*	2 *1,36*	9 *1,97*	6 *1,38*	106 *25,63*	75 *17,66*	388 *51,04*
Ib	— —	— —	1 *0,63*	1 *0,68*	9 *1,97*	8 *1,84*	86 *20,80*	92 *21,66*	280 *36,83*
Ic	4 *10,93*	1 *2,92*	185 *116,93*	160 *109,05*	652 *142,74*	584 *134,30*	366 *88,51*	430 *101,26*	922 *121,28*
Id	— —	— —	14 *8,85*	27 *18,40*	131 *28,68*	128 *29,44*	114 *27,57*	145 *34,15*	200 *26,31*
									Nordrhein-
Ia	5 *0,46*	— —	54 *1,28*	35 *0,87*	172 *1,65*	216 *2,17*	2419 *20,28*	2102 *19,33*	8194 *45,57*
Ib	1 *0,09*	2 *0,19*	44 *1,04*	40 *1,00*	140 *1,34*	155 *1,55*	902 *7,56*	983 *9,04*	2911 *16,19*
Ic	121 *11,11*	129 *12,47*	2745 *65,13*	2543 *63,43*	7944 *76,22*	6993 *70,11*	6591 *55,27*	7404 *68,09*	14293 *79,49*
Id	28 *2,57*	33 *3,19*	309 *7,33*	309 *7,71*	1572 *15,08*	1711 *17,16*	2053 *17,22*	2532 *23,29*	3661 *20,36*
									Land
Ia	— —	— —	8 *0,60*	6 *0,47*	29 *0,88*	39 *1,24*	529 *16,02*	514 *16,02*	2105 *38,50*
Ib	— —	— —	3 *0,22*	4 *0,32*	16 *0,49*	22 *0,70*	101 *3,06*	132 *4,11*	305 *5,58*
Ic	7 *2,18*	9 *2,95*	456 *34,17*	391 *30,92*	1251 *37,99*	1020 *32,42*	1260 *38,16*	1362 *42,46*	3830 *70,04*
Id	4 *1,24*	— —	89 *6,67*	87 *6,88*	442 *13,42*	418 *13,29*	427 *12,93*	505 *15,74*	869 *15,89*

[1] Einige Zahlen weichen geringfügig von den Angaben des Stat. Bundesamtes ab.

und Geschlecht; absolute und relative Zahlen auf 10000 Einwohner
Bremen, Nordrhein-Westfalen und Hessen am 31. 12. 1953

Länderstatistiken 1953[1]

25—45	45—65		65—75		75 u. mehr		Insgesamt	
w	m	w	m	w	m	w	m	w
Holstein								
739 *22,09*	1238 *46,44*	365 *11,06*	274 *35,31*	111 *11,42*	66 *16,22*	31 *6,21*	3319 *30,50*	1695 *13,49*
472 *14,11*	632 *23,71*	286 *8,66*	216 *27,83*	88 *9,06*	66 *16,22*	35 *7,01*	1872 *17,20*	1152 *9,17*
3145 *94,02*	2429 *91,12*	1467 *44,43*	497 *64,04*	306 *31,50*	131 *32,19*	97 *19,44*	11009 *101,16*	9519 *75,76*
573 *17,13*	332 *12,46*	449 *13,60*	43 *5,54*	126 *12,97*	17 *4,18*	40 *8,02*	1807 *16,60*	2181 *17,36*
Hamburg								
700 *27,14*	1453 *63,13*	414 *14,76*	239 *37,31*	69 *8,83*	45 *17,54*	35 *9,66*	3225 *40,31*	1549 *16,78*
512 *19,85*	610 *26,50*	208 *7,41*	125 *19,52*	43 *5,49*	34 *13,26*	21 *5,79*	1654 *20,68*	1013 *10,98*
2791 *108,23*	2494 *108,36*	1433 *51,08*	302 *47,15*	217 *27,76*	62 *24,17*	45 *12,42*	9976 *124,70*	8541 *92,55*
422 *16,37*	232 *10,08*	421 *15,01*	68 *10,62*	96 *12,28*	17 *6,63*	37 *10,21*	984 *12,30*	1392 *15,08*
Niedersachsen								
2794 *28,56*	3954 *53,33*	1206 *13,48*	737 *38,57*	327 *13,20*	200 *20,73*	137 *11,47*	10524 *33,92*	5578 *15,92*
571 *5,84*	776 *10.47*	329 *3,68*	249 *13,03*	129 *5,21*	122 *12,65*	70 *5,86*	2248 *7,25*	1397 *3,99*
6491 *66,36*	4313 *58,18*	2625 *29,34*	713 *37,31*	501 *20,22*	251 *26,02*	166 *13,90*	17256 *55,62*	15839 *45,22*
1553 *15,88*	697 *9,40*	943 *10,54*	122 *6,38*	236 *9,53*	44 *4,56*	81 *6,78*	3451 *11,12*	4318 *12,33*
Bremen								
229 *24,58*	403 *53,69*	112 *12,75*	89 *43,60*	34 *13,72*	25 *28,21*	9 *8,01*	1022 *35,63*	467 *14,55*
248 *26,62*	257 *34,24*	109 *12,41*	48 *23,52*	27 *10,90*	20 *22,57*	13 *11,57*	701 *24,43*	498 *15,51*
1043 *111,95*	648 *86,33*	387 *44,07*	131 *64,18*	64 *25,83*	26 *29,34*	27 *24,03*	2934 *102,28*	2696 *83,98*
272 *29,19*	128 *17,05*	155 *17,65*	30 *14,70*	31 *12,51*	4 *4,51*	9 *8,01*	621 *21,65*	767 *23,89*
Westfalen								
4985 *22,72*	7479 *44,84*	2325 *11,85*	1269 *31,46*	542 *10,83*	308 *17,58*	156 *7,32*	19900 *29,22*	10361 *13,89*
2237 *10,20*	2306 *13,83*	989 *5,04*	396 *9,82*	236 *4,71*	119 *6,79*	73 *3,43*	6819 *10,01*	4715 *6,32*
13342 *60,81*	12365 *74,14*	6095 *31,05*	2266 *56,17*	1231 *24,59*	418 *23,86*	259 *12,16*	46743 *68,65*	37996 *50,94*
4848 *22,10*	2298 *13,78*	3017 *15,37*	420 *10,41*	643 *12,84*	124 *7,08*	245 *11,50*	10465 *15,37*	13338 *17,89*
Hessen								
1276 *18,60*	2008 *38,24*	631 *9,86*	400 *29,06*	195 *11,05*	78 *11,74*	69 *8,42*	5157 *24,54*	2730 *11,48*
275 *4,01*	422 *8,04*	167 *2,61*	152 *11,04*	85 *4,82*	51 *7,68*	22 *2,68*	1050 *5,00*	707 *2,98*
3190 *46,50*	2760 *52,57*	1406 *21,96*	524 *38,07*	314 *17,80*	140 *21,08*	78 *9,52*	10228 *48,68*	7770 *32,69*
1077 *15,70*	699 *13,31*	913 *14,26*	175 *12,71*	289 *16,38*	28 *4,22*	77 *9,39*	2733 *13,01*	3366 *14,16*

Tabelle XXVI. *Bestand der an aktiver Tuberkulose Erkrankten in West-Berlin am 31. 12. 1953 nach Alter und Geschlecht; absolute und relative Zahlen auf 10000 Einwohner*

Entnommen aus den Länderstatistiken 1953

Alter	Geschlecht	Tuberkulose der Atmungsorgane								Tuberkulose anderer Organe												Summe Ia—Id	
		Ia		Ib		Ic		Ia—Ic		Knochen u. Gelenke		Drüsen		Haut		Meningitis		Sonstige		Id ges.			
		abs.	rel.	abs.	rel.	abs.	rel.	abs.	rel.	abs.	rel.	abs.	rel.	abs.	rel.	abs.	rel.	abs.	rel.	abs.	rel.	abs.	rel.
0—5	m	7	*1,43*	25	*5,10*	506	*103,20*	538	*109,72*	5	*1,02*	9	*1,84*	—	—	7	*1,43*	12	*2,45*	33	*6,73*	571	*116,45*
	w	12	*2,58*	13	*2,79*	378	*81,18*	403	*86,55*	5	*1,07*	8	*1,72*	—	—	8	*1,72*	14	*3,00*	35	*7,51*	438	*94,06*
	zus.	19	*1,99*	38	*3,97*	884	*92,47*	941	*98,43*	10	*1,05*	17	*1,78*	—	—	15	*1,57*	26	*2,72*	68	*7,11*	1009	*105,55*
5—15	m	37	*2,75*	14	*1,04*	954	*70,97*	1005	*74,76*	110	*8,18*	68	*5,06*	10	*0,74*	14	*1,04*	42	*3,12*	244	*18,15*	1249	*92,91*
	w	52	*3,98*	23	*1,76*	836	*64,04*	911	*69,79*	85	*6,51*	55	*4,21*	14	*1,07*	11	*0,84*	37	*2,83*	202	*15,47*	1113	*85,26*
	zus.	89	*3,36*	37	*1,40*	1790	*67,55*	1916	*72,31*	195	*7,36*	123	*4,64*	24	*0,91*	25	*0,94*	79	*2,98*	446	*16,83*	2362	*89,14*
15—20	m	128	*17,41*	40	*5,44*	391	*53,20*	559	*76,05*	38	*5,17*	20	*2,72*	6	*0,82*	—	—	22	*2,99*	86	*11,70*	645	*87,75*
	w	187	*25,19*	75	*10,11*	614	*82,73*	876	*118 03*	22	*2,96*	27	*3,64*	11	*1,48*	2	*0,27*	34	*4,58*	96	*12,93*	972	*130,96*
	zus.	315	*21,32*	115	*7,79*	1005	*68,03*	1435	*97,14*	60	*4,06*	47	*3,18*	17	*1,15*	2	*0,14*	56	*3,79*	182	*12,32*	1617	*109,46*
20—25	m	406	*81,01*	92	*18,36*	681	*135,89*	1179	*235,26*	15	*2,99*	9	*1,80*	3	*0,60*	—	—	9	*1,80*	36	*7,18*	1215	*242,45*
	w	371	*68,47*	122	*22,52*	839	*154,85*	1332	*245,84*	26	*4,80*	17	*3,14*	10	*1,85*	2	*0,37*	35	*6,46*	90	*16,61*	1422	*262,45*
	zus.	777	*74,50*	214	*20,52*	1520	*145,74*	2511	*240,76*	41	*3,93*	26	*2,49*	13	*1,25*	2	*0,19*	44	*4,22*	126	*12,08*	2637	*252,84*
25—30	m	477	*96,91*	107	*21,74*	899	*182,65*	1483	*301,30*	36	*7,31*	9	*1,83*	3	*0,61*	—	—	16	*3,25*	64	*13,00*	1547	*314,30*
	w	491	*75,59*	151	*23,25*	1084	*166,89*	1726	*265,73*	31	*4,77*	16	*2,46*	16	*2,46*	1	*0,15*	38	*5,85*	102	*15,70*	1828	*281,43*
	zus.	968	*84,78*	258	*22,60*	1983	*173,68*	3209	*281,06*	67	*5,87*	25	*2,19*	19	*1,66*	1	*0,09*	54	*4,73*	166	*14,54*	3375	*295,60*
30—40	m	875	*99,58*	164	*18,66*	1309	*148,97*	2348	*267,21*	44	*5,01*	14	*1,59*	22	*2,50*	2	*0,23*	34	*3,87*	116	*13,20*	2464	*280,41*
	w	803	*56,20*	230	*16,10*	1591	*111,34*	2624	*183,64*	58	*4,06*	31	*2,17*	32	*2,24*	—	—	66	*4,62*	187	*13,09*	2811	*196,73*
	zus.	1678	*72,72*	394	*17,07*	2900	*125,67*	4972	*215,46*	102	*4,42*	45	*1,95*	54	*2,34*	2	*0,09*	100	*4,33*	303	*13,13*	5275	*228,59*
40—50	m	1535	*95,37*	249	*15,47*	1959	*121,71*	3743	*232,55*	68	*4,22*	8	*0,50*	22	*1,37*	—	—	45	*2,80*	143	*8,88*	3886	*241,43*
	w	703	*30,08*	167	*7,14*	1488	*63,66*	2358	*100,88*	63	*2,70*	47	*2,01*	59	*2,52*	—	—	101	*4,32*	270	*11,55*	2628	*112,43*
	zus.	2238	*56,70*	416	*10,54*	3447	*87,33*	6101	*154,57*	131	*3,32*	55	*1,40*	81	*2,05*	—	—	146	*3,70*	413	*10,47*	6514	*165,04*
50—60	m	1566	*103,26*	246	*16,22*	1939	*127,85*	3751	*247,33*	59	*3,89*	12	*0,79*	28	*1,85*	—	—	48	*3,16*	147	*9,69*	3898	*257,03*
	w	480	*21,48*	124	*5,55*	1130	*50,57*	1734	*77,60*	82	*3,67*	39	*1,75*	69	*3,09*	1	*0,04*	87	*3,89*	278	*12,44*	2012	*90,04*
	zus.	2046	*54,54*	370	*9,86*	3069	*81,82*	5485	*146,22*	141	*3,76*	51	*1,36*	97	*2,59*	1	*0,03*	135	*3,60*	425	*11,33*	5910	*157,55*
60 u. mehr	m	1270	*71,84*	209	*11,82*	1536	*86,89*	3015	*170,56*	69	*3,90*	14	*0,79*	27	*1,53*	—	—	45	*2,55*	155	*8,77*	3170	*179,33*
	w	443	*15,07*	139	*4,73*	915	*31,13*	1497	*50,93*	92	*3,13*	48	*1,63*	114	*3,88*	—	—	55	*1,87*	309	*10,51*	1806	*61,44*
	zus.	1713	*36,39*	348	*7,39*	2451	*52,07*	4512	*95,86*	161	*3,42*	62	*1,32*	141	*3,00*	—	—	100	*2,12*	464	*9,86*	4976	*105,72*
Insgesamt	m	6301	*67,49*	1146	*12,28*	10174	*108,98*	17621	*188,75*	444	*4,76*	163	*1,75*	121	*1,30*	23	*0,25*	273	*2,92*	1024	*10,97*	18645	*199,72*
	w	3542	*28,01*	1044	*8,25*	8875	*70,19*	13461	*106,45*	464	*3,67*	288	*2,28*	325	*2,57*	25	*0,20*	467	*3,69*	1569	*12,41*	15030	*118,86*
	zus.	9843	*44,78*	2190	*9,96*	19049	*86,67*	31082	*141,41*	908	*4,13*	451	*2,05*	446	*2,03*	48	*0,22*	740	*3,37*	2593	*11,80*	33675	*153,21*

Tabelle XXVIII. *Bestand der an aktiver Tuberkulose Erkrankten in Rheinland-Pfalz am 31. 12. 1953 nach Alter und Geschlecht; absolute und relative Zahlen auf 10000 Einwohner*

Entnommen aus den Länderstatistiken 1953

Alter	Geschlecht	Tuberkulose der Atmungsorgane								Tuberkulose anderer Organe								Summe Ia—Id	
		Ia		Ib		Ic		Ia—Ic		Knochen u. Gelenke		Drüsen		Haut, Meningitis, Sonstige		Id ges.			
		abs.	rel.	abs.	rel.	abs.	rel.	abs.	rel.	abs.	rel.	abs.	rel.	abs.	rel.	abs.	rel.	abs.	rel.
0—15	zus.	62	*0,84*	64	*0,87*	3953	*53,61*	4079	*55,32*	357	*4,84*	770	*10,45*	306	*4,15*	1433	*19,44*	5512	*74,76*
15 u. mehr	m	3746	*32,76*	2001	*17,50*	5975	*52,25*	11722	*102,51*	724	*6,33*	310	*2,71*	784	*6,86*	1818	*15,90*	13540	*118,41*
	w	1865	*13,87*	1202	*8,94*	4511	*33,55*	7578	*56,36*	601	*4,47*	567	*4,22*	1186	*8,82*	2354	*17,51*	9932	*73,87*
	zus.	5611	*22,55*	3203	*12,87*	10486	*42,15*	19300	*77,57*	1325	*5,33*	877	*3,52*	1970	*7,92*	4172	*16,77*	23472	*94,34*
Insgesamt	zus.	5673	*17,59*	3267	*10,13*	14439	*44,77*	23379	*72,49*	1682	*5,21*	1647	*5,11*	2276	*7,06*	5605	*17,38*	28984	*89,87*

Tabelle XXIX. *Bestand der an aktiver Tuberkulose Erkrankten in Baden-Württemberg am 31. 12. 1953 nach Alter und Geschlecht; absolute und relative Zahlen auf 10000 Einwohner*

Entnommen aus den Länderstatistiken 1953

Alter	Geschlecht	Tuberkulose der Atmungsorgane								Tuberkulose anderer Organe												Summe Ia—Id	
		Ia		Ib		Ic		Ia—Ic		Knochen u. Gelenke		Drüsen		Haut		Meningitis		Sonstige		Id ges.			
		abs.	rel.	abs.	rel.	abs.	rel.	abs.	rel.	abs.	rel.	abs.	rel.	abs.	rel.	abs.	rel.	abs.	rel.	abs.	rel.	abs.	rel.
0—15	m	94	*1,18*	28	*0,35*	5813	*73,17*	5935	*74,70*											848	*10,67*	6783	*85,37*
	w	104	*1,36*	53	*0,70*	5159	*67,62*	5316	*69,68*											869	*11,39*	6185	*81,07*
	zus.	198	*1,27*	81	*0,52*	10972	*70,45*	11251	*72,24*	Angaben liegen nicht vor										1717	*11,03*	12968	*83,27*
15 u. mehr	m	8186	*33,96*	2400	*9,95*	14471	*60,04*	25057	*103,95*											2945	*12,22*	28002	*116,17*
	w	4400	*15,20*	1661	*5,74*	12568	*43,40*	18629	*64,34*											3996	*13,80*	22625	*78,14*
	zus.	12586	*23,72*	4061	*7,65*	27039	*50,97*	43686	*82,34*											6941	*13,08*	50627	*95,42*
Insgesamt	m	8280	*25,84*	2428	*7,58*	20284	*63,28*	30992	*96,70*											3793	*11,84*	34785	*108,54*
	w	4504	*12,31*	1714	*4,69*	17727	*48,45*	23945	*65,45*											4865	*13,30*	28810	*78,75*
	zus.	12784	*18,63*	4142	*6,04*	38011	*55,38*	54937	*80,05*	2828	*4,12*	2253	*3,28*	999	*1,46*	207	*0,30*	2371	*3,46*	8658	*12,62*	63595	*92,67*

Tabelle XXX. *Bestand der an aktiver Tuberkulose Erkrankten in Bayern am 31. 12. 1953 nach Alter und Geschlecht; absolute und relative Zahlen auf 10000 Einwohner*

Entnommen aus den Länderstatistiken 1953

Alter	Geschlecht	Tuberkulose der Atmungsorgane								Tuberkulose anderer Organe												Summe Ia—Id	
		Ia		Ib		Ic		Ia—Ic		Knochen u. Gelenke		Drüsen		Haut		Meningitis		Sonstige		Id ges.			
		abs.	rel.	abs.	rel.	abs.	rel.	abs.	rel.	abs.	rel.	abs.	rel.	abs.	rel.	abs.	rel.	abs.	rel.	abs.	rel.	abs.	rel.
0—15	m	42	*0,39*	36	*0,34*	3984	*37,19*	4062	*37,92*	441	*4,12*	435	*4,06*	60	*0,56*	59	*0,55*	51	*0,47*	1046	*9,76*	5108	*47,68*
	w	73	*0,71*	44	*0,43*	3596	*35,02*	3713	*36,16*	319	*3,10*	457	*4,45*	49	*0,48*	57	*0,55*	53	*0,52*	935	*9,10*	4648	*45,26*
	zus.	115	*0,55*	80	*0,38*	7580	*36,13*	7775	*37,06*	760	*3,62*	892	*4,25*	109	*0,52*	116	*0,55*	104	*0,50*	1981	*9,44*	9756	*46,50*
15 u. mehr	m	11042	*34,74*	4040	*12,71*	13767	*43,31*	28849	*90,76*	1254	*3,94*	450	*1,42*	491	*1,54*	28	*0,09*	346	*1,09*	2569	*8,08*	31418	*98,84*
	w	5336	*13,73*	2666	*6,86*	11171	*28,76*	19173	*49,35*	1209	*3,11*	768	*1,98*	864	*2,22*	51	*0,13*	409	*1,05*	3301	*8,50*	22474	*57,85*
	zus.	16378	*23,19*	6706	*9,49*	24938	*35,30*	48022	*67,98*	2463	*3,49*	1218	*1,72*	1355	*1,92*	79	*0,11*	755	*1,07*	5870	*8,31*	53892	*76,29*
Insgesamt	m	11084	*26,08*	4076	*9,59*	17751	*41,77*	32911	*77,44*	1695	*3,99*	885	*2,08*	551	*1,30*	87	*0,20*	397	*0,93*	3615	*8,50*	36526	*85,94*
	w	5409	*11,01*	2710	*5,52*	14767	*30,06*	22886	*46,59*	1528	*3,11*	1225	*2,49*	913	*1,86*	108	*0,22*	462	*0,94*	4236	*8,62*	27122	*55,21*
	zus.	16493	*18,00*	6786	*7,41*	32518	*35,49*	55797	*60,90*	3223	*3,52*	2110	*2,30*	1464	*1,60*	195	*0,21*	859	*0,94*	7851	*8,57*	63648	*69,47*

Tabelle XXXI. *Bestand der an aktiver Tuberkulose Erkrankten in den Regierungsbezirken von Bremen am 31. 12. 1953; absolute und relative Zahlen auf 10000 Einwohner*

Entnommen aus den Länderstatistiken 1953

Regierungs-bezirk	Geschlecht	Tuberkulose der Atmungsorgane								Tuberkulose anderer Organe												Summe Ia—Id	
		Ia		Ib		Ic		Ia—Ic		Knochen u. Gelenke		Drüsen		Haut		Meningitis		Sonstiges		Id ges.			
		abs.	rel.	abs.	rel.	abs.	rel.	abs.	rel.	abs.	rel.	abs.	rel.	abs.	rel.	abs.	rel.	abs.	rel.	abs.	rel.	abs.	rel.
Bremen-Nord	m	181	*45,61*	59	*14,87*	359	*90,47*	599	*150,96*	40	*10,08*	18	*4,54*	3	*0,76*	5	*1,26*	29	*7,31*	95	*23,94*	694	*174,90*
	w	97	*22,41*	52	*12,01*	352	*81,33*	501	*115,76*	35	*8,09*	8	*1,85*	9	*2,08*	5	*1,16*	50	*11,55*	107	*24,72*	608	*140,48*
	zus.	278	*33,51*	111	*13,38*	711	*85,70*	1100	*132,59*	75	*9,04*	26	*3,13*	12	*1,45*	10	*1,21*	79	*9,52*	202	*24,35*	1302	*156,94*
Bremen-Mitte	m	550	*29,71*	475	*25,66*	2021	*109,18*	3046	*164,56*	150	*8,10*	72	*3,89*	25	*1,35*	12	*0,65*	171	*9,24*	430	*23,23*	3476	*187,79*
	w	265	*12,60*	338	*16,08*	1827	*86,90*	2430	*115,58*	129	*6,14*	115	*5,47*	54	*2,57*	14	*0,67*	235	*11,18*	547	*26,02*	2977	*141,60*
	zus.	815	*20,62*	813	*20,56*	3848	*97,33*	5476	*138,51*	279	*7,06*	187	*4,73*	79	*2,00*	26	*0,66*	406	*10,27*	977	*24,71*	6453	*163,23*
Bremerhaven	m	291	*48,70*	167	*27,95*	554	*92,71*	1012	*169,35*	41	*6,86*	10	*1,67*	9	*1,51*	16	*2,68*	20	*3,35*	96	*16,06*	1108	*185,41*
	w	105	*16,28*	108	*16,74*	517	*80,14*	730	*113,15*	25	*3,87*	18	*2,79*	23	*3,57*	15	*2,33*	32	*4,96*	113	*17,52*	843	*130,67*
	zus.	396	*31,87*	275	*22,13*	1071	*86,18*	1742	*140,18*	66	*5,31*	28	*2,25*	32	*2,58*	31	*2,49*	52	*4,18*	209	*16,82*	1951	*157,00*
Bremen	m	1022	*35,92*	701	*24,64*	2934	*103,11*	4657	*163,67*	231	*8,12*	100	*3,51*	37	*1,30*	33	*1,16*	220	*7,73*	621	*21,82*	5278	*185,49*
	w	467	*14,68*	498	*15,66*	2696	*84,77*	3661	*115,11*	189	*5,94*	141	*4,43*	86	*2,70*	34	*1,07*	317	*9,97*	767	*24,12*	4428	*139,23*
	zus.	1489	*24,71*	1199	*19,90*	5630	*93,43*	8318	*138,04*	420	*6,97*	241	*4,00*	123	*2,04*	67	*1,11*	537	*8,91*	1388	*23,03*	9706	*161,07*

Tabelle XXXII. *Bestand der an aktiver Tuberkulose Erkrankten in den Regierungsbezirken von Niedersachsen in den Jahren 1951, 1952 und 1953; absolute und relative Zahlen auf 10000 Einwohner*

Entnommen aus „Die Tuberkulose in Niedersachsen" 1953

Regierungsbezirk	Jahr	Tuberkulose der Atmungsorgane								Tuberkulose anderer Organe Id		Summe Ia—Id	
		Ia		Ib		Ic		Ia—Ic					
		abs.	rel.	abs.	rel.	abs.	rel.	abs.	rel.	abs.	rel.	abs.	rel.
Hannover	1951	3457	*25,0*	946	*6,8*	6907	*49,8*	11310	*81,6*	1681	*12,1*	12991	*93,7*
	1952	3507	*25,3*	696	*5,0*	6592	*47,6*	10795	*77,9*	1386	*10,0*	12181	*87,9*
	1953	3601	*26,0*	697	*5,0*	7237	*52,2*	11535	*83,2*	1322	*9,6*	12857	*92,8*
Hildesheim	1951	2321	*22,8*	461	*4,5*	6695	*65,7*	9477	*93,0*	1581	*15,5*	11058	*108,5*
	1952	2320	*23,5*	562	*5,7*	6014	*61,0*	8896	*90,2*	1475	*15,0*	10371	*105,2*
	1953	2205	*22,6*	353	*3,6*	5036	*51,7*	7594	*77,9*	1237	*12,7*	8831	*90,6*
Lüneburg	1951	2236	*22,5*	795	*8,0*	4720	*47,6*	7751	*78,1*	1190	*12,0*	8941	*90,1*
	1952	2361	*24,7*	657	*6,9*	4781	*50,0*	7799	*81,6*	1024	*10,7*	8823	*92,3*
	1953	2471	*26,1*	449	*4,7*	5138	*54,3*	8058	*85,1*	933	*9,9*	8991	*95,0*
Stade	1951	1421	*21,7*	1196	*18,3*	3369	*51,5*	5986	*91,5*	1266	*19,4*	7252	*110,9*
	1952	1400	*22,4*	933	*15,0*	2525	*40,5*	4858	*77,9*	1038	*16,6*	5896	*94,5*
	1953	1245	*20,4*	440	*7,2*	2406	*39,4*	4091	*67,0*	743	*12,2*	4834	*79,2*
Osnabrück	1951	1534	*22,5*	868	*12,8*	3902	*57,3*	6304	*92,6*	1183	*17,4*	7487	*110,0*
	1952	1502	*22,0*	790	*11,6*	3206	*46,9*	5498	*80,5*	909	*13,3*	6407	*93,8*
	1953	1398	*20,5*	490	*7,2*	2924	*42,8*	4812	*70,5*	827	*12,0*	5639	*82,5*
Aurich	1951	797	*20,7*	513	*13,3*	3009	*78,1*	4319	*112,1*	800	*20,8*	5119	*132,9*
	1952	949	*25,4*	324	*8,7*	2129	*56,9*	3402	*91,0*	719	*19,2*	4121	*110,2*
	1953	857	*23,1*	195	*5,3*	1888	*51,0*	2940	*79,4*	586	*15,8*	3526	*95,2*
Braunschweig	1951	2208	*25,3*	885	*10,2*	4581	*52,6*	7674	*88,1*	1092	*12,5*	8766	*100,6*
	1952	2332	*27,2*	694	*8,1*	4850	*56,6*	7876	*91,9*	1024	*11,9*	8900	*103,8*
	1953	2393	*28,0*	541	*6,3*	4718	*55,2*	7652	*89,5*	950	*11,1*	8602	*100,6*
Oldenburg	1951	2075	*25,6*	1026	*12,7*	6309	*77,7*	9410	*116,0*	1538	*19,0*	10948	*135,0*
	1952	2091	*26,5*	829	*10,5*	5255	*66,6*	8175	*103,6*	1382	*17,5*	9557	*121,1*
	1953	1932	*24,7*	480	*6,1*	3748	*48,0*	6160	*78,8*	1171	*15,0*	7331	*93,8*
Niedersachsen	1951	16049	*23,6*	6690	*9,8*	39492	*58,1*	62231	*91,5*	10331	*15,2*	72562	*106,7*
	1952	16462	*24,7*	5485	*8,2*	35352	*53,1*	57299	*86,0*	8957	*13,5*	66256	*99,5*
	1953	16102	*24,4*	3645	*5,5*	33095	*50,1*	52842	*80,0*	7769	*11,8*	60611	*91,8*

Tabelle XXXIII. *Bestand der an aktiver Tuberkulose Erkrankten in den Regierungsbezirken von Nordrhein-Westfalen am 31. 12. 1953; absolute und relative Zahlen auf 10000 Einwohner*

Entnommen aus den Länderstatistiken 1953

Regierungs-bezirk	Geschlecht	Tuberkulose der Atmungsorgane								Tuberkulose anderer Organe												Summe Ia—Id	
		Ia		Ib		Ic		Ia—Ic		Knochen u. Gelenke		Drüsen		Haut		Meningitis		Sonstige		Id ges.			
		abs.	rel.	abs.	rel.	abs.	rel.	abs.	rel.	abs.	rel.	abs.	rel.	abs.	rel.	abs.	rel.	abs.	rel.	abs.	rel.	abs.	rel.
Aachen	m	1025	*25,73*	266	*6,68*	2347	*58,91*	3638	*91,32*	228	*5,72*	138	*3,46*	100	*2,51*	15	*0,38*	147	*3,69*	628	*15,76*	4266	*107,08*
	w	564	*13,18*	170	*3,97*	2121	*49,58*	2855	*66,74*	255	*5,96*	221	*5,17*	136	*3,18*	15	*0,35*	206	*4,82*	833	*19,47*	3688	*86,21*
	zus.	1589	*19,23*	436	*5,28*	4468	*54,08*	6493	*78,59*	483	*5,85*	359	*4,34*	236	*2,86*	30	*0,36*	353	*4,27*	1461	*17,68*	7954	*96,28*
Arnsberg	m	4537	*29,12*	1445	*9,27*	12619	*80,98*	18601	*119,37*	851	*5,46*	551	*3,54*	330	*2,12*	55	*0,35*	595	*3,82*	2382	*15,29*	20983	*134,66*
	w	2066	*12,26*	924	*5,48*	9065	*53,80*	12055	*71,55*	882	*5,23*	738	*4,38*	520	*3,09*	47	*0,28*	676	*4,01*	2863	*16,99*	14918	*88,54*
	zus.	6603	*20,36*	2369	*7,30*	21684	*66,86*	30656	*94,52*	1733	*5,34*	1289	*3,97*	850	*2,62*	102	*0,31*	1271	*3,92*	5245	*16,17*	35901	*110,70*
Detmold	m	1816	*25,41*	518	*7,25*	4828	*67,55*	7162	*100,21*	451	*6,31*	180	*2,52*	130	*1,82*	26	*0,36*	327	*4,57*	1114	*15,59*	8276	*115,80*
	w	1135	*13,99*	351	*4,33*	4459	*54,96*	5945	*73,27*	407	*5,02*	295	*3,63*	204	*2,51*	33	*0,41*	469	*5,78*	1408	*17,35*	7353	*90,63*
	zus.	2951	*19,34*	869	*5,69*	9287	*60,86*	13107	*85,89*	858	*5,62*	475	*3,11*	334	*2,19*	59	*0,39*	796	*5,22*	2522	*16,53*	15629	*102,41*
Düsseldorf	m	7180	*32,40*	2968	*13,39*	13692	*61,79*	23840	*107,59*	1268	*5,72*	745	*3,36*	375	*1,69*	83	*0,37*	879	*3,97*	3350	*15,12*	27190	*122,71*
	w	3654	*14,99*	2058	*8,44*	11583	*47,52*	17295	*70,95*	1309	*5,37*	983	*4,03*	682	*2,80*	104	*0,43*	1253	*5,14*	4331	*17,77*	21626	*88,72*
	zus.	10834	*23,28*	5026	*10,80*	25275	*54,31*	41135	*88,39*	2577	*5,54*	1728	*3,71*	1057	*2,27*	187	*0,40*	2132	*4,58*	7681	*16,50*	48816	*104,90*
Köln	m	2464	*29,16*	677	*8,01*	5813	*68,61*	8954	*105,98*	465	*5,50*	276	*3,27*	217	*2,57*	42	*0,50*	300	*3,55*	1300	*15,39*	10254	*121,37*
	w	1400	*14,71*	531	*5,58*	5135	*53,94*	7066	*74,23*	437	*4,59*	438	*4,60*	391	*4,11*	37	*0,39*	393	*4,13*	1696	*17,82*	8762	*92,05*
	zus.	3864	*21,50*	1208	*6,72*	10948	*60,93*	16020	*89,16*	902	*5,02*	714	*3,97*	608	*3,38*	79	*0,44*	693	*3,86*	2996	*16,67*	19016	*105,83*
Münster	m	2878	*29,45*	945	*9,67*	7444	*76,17*	11267	*115,29*	618	*6,32*	385	*3,94*	290	*2,97*	29	*0,30*	369	*3,77*	1691	*17,30*	12958	*132,59*
	w	1542	*14,74*	681	*6,51*	5633	*53,83*	7856	*75,07*	624	*5,96*	537	*5,13*	497	*4,75*	27	*0,26*	522	*4,99*	2207	*21,09*	10063	*96,16*
	zus.	4420	*21,84*	1626	*8,03*	13077	*64,62*	19123	*94,49*	1242	*6,14*	922	*4,55*	787	*3,89*	56	*0,28*	891	*4,40*	3898	*19,26*	23021	*113,75*
Nordrhein-Westfalen	m	19900	*29,66*	6819	*10,16*	46743	*69,66*	73462	*109,49*	3881	*5,78*	2275	*3,39*	1442	*2,15*	250	*0,37*	2617	*3,90*	10465	*15,60*	83927	*125,09*
	w	10361	*14,08*	4715	*6,40*	37996	*51,62*	53072	*72,10*	3914	*5,32*	3212	*4,36*	2430	*3,30*	263	*0,36*	3519	*4,78*	13338	*18,12*	66410	*90,23*
	zus.	30261	*21,51*	11534	*8,20*	84739	*60,23*	126534	*89,94*	7795	*5,54*	5487	*3,90*	3872	*2,75*	513	*0,36*	6136	*4,36*	23803	*16,92*	150337	*106,85*

Tabelle XXXIV. *Bestand der an aktiver Tuberkulose Erkrankten in den Regierungsbezirken von Hessen am 31. 12. 1953; absolute und relative Zahlen auf 10000 Einwohner*[1]

Entnommen aus den Länderstatistiken 1953

Regierungsbezirk	Geschlecht	Tuberkulose der Atmungsorgane								Tuberkulose anderer Organe												Summe Ia—Id	
		Ia		Ib		Ic		Ia—Ic		Knochen u. Gelenke		Drüsen		Haut		Meningitis		Sonstige		Id ges.			
		abs.	rel.	abs.	rel.	abs.	rel.	abs.	rel.	abs.	rel.	abs.	rel.	abs.	rel.	abs.	rel.	abs.	rel.	abs.	rel.	abs.	rel.
Wiesbaden	m	2263	*26,80*	524	*6,21*	5005	*59,27*	7792	*92,28*	442	*5,23*	192	*2,27*	113	*1,34*	29	*0,34*	374	*4,43*	1150	*13,61*	8942	*105,89*
	w	1252	*12,93*	322	*3,33*	3679	*38,00*	5253	*54,26*	396	*4,09*	279	*2,88*	230	*2,38*	34	*0,35*	494	*5,10*	1433	*14,80*	6686	*69,06*
	zus.	3515	*19,39*	846	*4,67*	8684	*47,91*	13045	*71,97*	838	*4,62*	471	*2,60*	343	*1,89*	63	*0,35*	868	*4,79*	2583	*14,25*	15628	*86,22*
Darmstadt	m	1454	*22,18*	324	*4,94*	3004	*45,83*	4782	*72,95*	287	*4,38*	166	*2,53*	115	*1,75*	24	*0,37*	295	*4,50*	887	*13,53*	5669	*86,48*
	w	721	*9,90*	232	*3,19*	2342	*32,17*	3295	*45,26*	242	*3,32*	258	*3,54*	191	*2,62*	26	*0,36*	366	*5,03*	1083	*14,88*	4378	*60,14*
	zus.	2175	*15,72*	556	*4,02*	5346	*38,64*	8077	*58,38*	529	*3,82*	424	*3,06*	306	*2,21*	50	*0,36*	661	*4,78*	1970	*14,24*	10047	*72,62*
Kassel	m	1440	*24,47*	202	*3,43*	2219	*37,71*	3861	*65,62*	269	*4,57*	149	*2,53*	75	*1,27*	27	*0,46*	176	*2,99*	696	*11,83*	4557	*77,45*
	w	757	*11,32*	153	*2,29*	1749	*26,14*	2659	*39,75*	240	*3,59*	226	*3,38*	148	*2,21*	16	*0,24*	220	*3,29*	850	*12,71*	3509	*52,45*
	zus.	2197	*17,47*	355	*2,82*	3968	*31,56*	6520	*51,85*	509	*4,05*	375	*2,98*	223	*1,77*	43	*0,34*	396	*3,15*	1546	*12,30*	8066	*64,15*
Hessen	m	5157	*24,69*	1050	*5,03*	10228	*48,98*	16435	*78,70*	998	*4,78*	507	*2,43*	303	*1,45*	80	*0,38*	845	*4,05*	2733	*13,09*	19168	*91,79*
	w	2730	*11,54*	707	*2,99*	7770	*32,85*	11207	*47,38*	878	*3,71*	763	*3,23*	569	*2,41*	76	*0,32*	1080	*4,57*	3366	*14,24*	14573	*61,62*
	zus.	7887	*17,71*	1757	*3,95*	17998	*40,41*	27642	*62,07*	1876	*4,21*	1270	*2,85*	872	*1,96*	156	*0,35*	1925	*4,32*	6099	*13,69*	33741	*75,77*

[1] Relativzahlen nach der *mittleren* Bevölkerungszahl errechnet. Deswegen ergeben sich geringe Abweichungen gegenüber Tab. XXIV, in der die Relativzahlen nach der *fortgeschriebenen* Bevölkerung errechnet wurden.

Die Endsummen stimmen mit den Angaben des Stat. Bundesamtes/Wiesbaden wegen Bereinigung nicht ganz überein.

Tabelle XXXV. *Bestand der an aktiver Tuberkulose Erkrankten in den Regierungsbezirken von Rheinland-Pfalz am 31. 12. 1953; absolute und relative Zahlen auf 10000 Einwohner*

Entnommen aus den Länderstatistiken 1953

Regierungsbezirk	Tuberkulose der Atmungsorgane								Tuberkulose anderer Organe								Summe Ia—Id	
	Ia		Ib		Ic		Ia—Ic		Knochen u. Gelenke		Drüsen		Haut Meningitis Sonstige		Id ges.			
	abs.	rel.	abs.	rel.	abs.	rel.	abs.	rel.	abs.	rel.	abs.	rel.	abs.	rel.	abs.	rel.	abs.	rel.
Koblenz . . .	1803	*18,93*	1118	*11,74*	4807	*50,47*	7728	*81,14*	656	*6,89*	582	*6,11*	803	*8,43*	2041	*21,43*	9769	*102,57*
Trier	954	*21,16*	331	*7,34*	2310	*51,24*	3595	*79,74*	324	*7,19*	190	*4,21*	253	*5,61*	767	*17,01*	4362	*96,75*
Montabaur . .	452	*18,32*	314	*12,73*	1228	*49,78*	1994	*80,83*	149	*6,04*	207	*8,39*	253	*10,26*	609	*24,69*	2603	*105,52*
Rheinhessen .	631	*15,37*	315	*7,67*	1510	*36,77*	2456	*59,81*	135	*3,29*	128	*3,12*	236	*5,75*	499	*12,15*	2955	*71,96*
Pfalz	1833	*16,10*	1189	*10,44*	4584	*40,26*	7606	*66,80*	418	*3,67*	540	*4,74*	731	*6,42*	1689	*14,83*	9295	*81,63*
Rheinland-Pfalz	5673	*17,73*	3267	*10,21*	14439	*45,13*	23379	*73,08*	1682	*5,26*	1647	*5,15*	2276	*7,11*	5605	*17,52*	28984	*90,60*

Tabelle XXXVI. *Bestand der an aktiver Tuberkulose Erkrankten in Bayern nach Regierungsbezirken in den Jahren 1951 — 1953; absolute und relative Zahlen auf 10000 Einwohner*

Entnommen dem „Bayerischen Informationsdienst“ 1953

Regierungsbezirk	Jahr	Tuberkulose der Atmungsorgane								Tuberkulose anderer Organe Id		Summe Ia—Id	
		Ia		Ib		Ic		Ia—Ic					
		abs.	rel.	abs.	rel.	abs.	rel.	abs.	rel.	abs.	rel.	abs.	rel.
Oberbayern	1951	4584	*18,40*	2070	*8,31*	7016	*28,16*	13670	*54,87*	1728	*6,94*	15398	*61,81*
	1952	4754	*19,10*	1316	*5,29*	7919	*31,81*	13989	*56,20*	1652	*6,63*	15641	*62,83*
	1953	4990	*19,92*	1140	*4,55*	7252	*28,95*	13382	*53,42*	1675	*6,68*	15057	*60,10*
Niederbayern	1951	1541	*14,51*	1011	*9,52*	3158	*29,73*	5710	*53,76*	908	*8,55*	6618	*62,31*
	1952	1577	*15,12*	1073	*10,28*	2940	*28,18*	5590	*53,58*	840	*8,05*	6430	*61,63*
	1953	1691	*16,48*	1119	*10,90*	2724	*26,54*	5534	*53,92*	855	*8,33*	6389	*62,25*
Oberpfalz	1951	1639	*18,33*	1069	*11,96*	2925	*32,73*	5633	*63,02*	638	*7,14*	6271	*70,16*
	1952	1837	*20,66*	980	*11,02*	2711	*30,49*	5528	*62,17*	623	*7,01*	6151	*69,18*
	1953	1945	*21,92*	964	*10,86*	2728	*30,73*	5637	*63,51*	637	*7,18*	6274	*70,69*
Oberfranken	1951	1941	*17,47*	1404	*12,64*	6855	*61,69*	10200	*91,80*	1026	*9,23*	11226	*101,03*
	1952	1934	*17,50*	1242	*11,24*	6421	*58,11*	9597	*86,85*	1044	*9,45*	10641	*96,30*
	1953	1876	*17,09*	1266	*11,53*	6158	*56,08*	9300	*84,70*	998	*9,09*	10298	*93,79*
Mittelfranken	1951	2196	*16,99*	1109	*8,58*	5854	*45,29*	9159	*70,86*	1178	*9,11*	10337	*79,97*
	1952	2348	*18,10*	952	*7,34*	5841	*45,03*	9141	*70,47*	1239	*9,55*	10380	*80,02*
	1953	2372	*18,22*	858	*6,58*	5577	*42,83*	8807	*67,63*	1153	*8,86*	9960	*76,49*
Unterfranken	1951	1395	*13,46*	695	*6,70*	3112	*30,02*	5202	*50,18*	1075	*10,37*	6277	*60,55*
	1952	1383	*13,29*	640	*6,15*	3014	*28,97*	5037	*48,41*	977	*9,39*	6014	*57,80*
	1953	1382	*13,26*	752	*7,22*	3158	*30,31*	5292	*50,79*	983	*9,43*	6275	*60,22*
Schwaben	1951	2152	*17,15*	889	*7,09*	5173	*41,23*	8214	*65,47*	1566	*12,48*	9780	*77,95*
	1952	2228	*17,86*	671	*5,38*	4742	*38,00*	7641	*61,24*	1443	*11,56*	9084	*72,80*
	1953	2144	*17,15*	662	*5,29*	4721	*37,76*	7527	*60,20*	1470	*11,75*	8997	*71,95*
Bayer. Kreis Lindau (Bodens.)	1952	89	*14,69*	60	*9,91*	235	*38,79*	384	*63,39*	75	*12,38*	459	*75,77*
	1953	93	*15,16*	25	*4,07*	200	*32,60*	318	*51,83*	80	*13,04*	398	*64,87*
Bayern	1951	15448	*16,90*	8247	*9,02*	34093	*37,29*	57788	*63,21*	8119	*8,88*	65907	*72,09*
	1952	16150	*17,61*	6934	*7,56*	33823	*36,87*	56907	*62,04*	7893	*8,60*	64800	*70,64*
	1953	16493	*17,98*	6786	*7,40*	32518	*35,44*	55797	*60,82*	7851	*8,57*	63648	*69,39*

Tabelle XXXVII. *Bestätigte Neuerkrankungen und Bestand an aktiver Tuberkulose im Lande Hessen in den Jahren 1948—1954*

Entnommen den „Mitteilungen des Hessischen Statistischen Landesamtes"

Jahr	Tuberkulose der Atmungsorgane				Tuberkulose anderer Organe		Aktive Tuberkulose insgesamt	
	Ia + Ib		Ic		Id		Ia—Id	
	Anzahl	auf 10000 Einw.	Anzahl	auf 10000 Einw.	Anzahl	auf 10000 Einw.	Anzahl	auf 10000 Einw.
	Neuerkrankungen							
1948	3101	*7,4*	8919	*21,1*	2330	*5,5*	14350	*34,0*
1949	2711	*6,3*	5930	*13,9*	1895	*4,4*	10536	*24,6*
1950	2543	*5,9*	4728	*10,9*	1671	*3,9*	8942	*20,7*
1951	2284	*5,2*	4060	*9,3*	1664	*3,8*	8008	*18,3*
1952	2337	*5,3*	4262	*9,7*	1480	*3,3*	8079	*18,3*
1953	2189	*4,9*	4260	*9,6*	1555	*3,5*	8004	*18,0*
1954	1931	*4,3*	3718	*8,2*	1436	*3,2*	7085	*15,7*
	Bestand							
1948	8512	*20,0*	22542	*52,9*	5829	*13,7*	36883	*86,6*
1949	9351	*21,8*	20551	*48,0*	6140	*14,3*	36042	*84,1*
1950	10068	*23,2*	18018	*41,5*	6039	*13,9*	34125	*78,6*
1951	9747	*22,2*	17767	*40,4*	6117	*13,9*	33631	*76,6*
1952	9860	*22,2*	17533	*39,6*	5922	*13,4*	33315	*75,2*
1953	9644	*21,5*	17999	*40,2*	6101	*13,6*	33744	*75,3*
1954	8686	*19,3*	16938	*37,7*	5640	*12,5*	31264	*69,5*

Tabelle XXXVIII. *Bestand an Tuberkulosekranken in den Jahren 1949—1954 in Rheinland-Pfalz*

Nach dem jeweiligen Stand vom 31. Dezember

Aus: Mitteilung des Statistischen Landesamtes Rheinland-Pfalz Nr. 115 (1955)

Jahr	Tuberkulose der Atmungsorgane					Tuberkulose anderer Organe	Summe
	Ia	Ib	Ia + Ib	Ic	Ia—Ic	Id	Ia—Id
1949	4026	2987	7013	15858	22871	6078	28949
1950	4642	3312	7954	15765	23719	5975	29694
1951	4952	3247	8199	15184	23383	5708	29091
1952	5384	3285	8669	13921	22590	5536	28126
1953	5673	3267	8940	14439	23379	5605	28984
1954	5749	3100	8849	15298	24147	5751	29898

Tabelle XXXIX. *Bestand der an aktiver Tuberkulose Erkrankten in den Ländern des Bundesgebietes und in West-Berlin 1951—1953; absolute und relative Zahlen auf 10000 Einwohner*

Aus „Statistik der Bundesrepublik Deutschland", Band 127, Seite 54

Land	Jahr	Tuberkulose der Atmungsorgane Ia abs.	Ia rel.	Ib abs.	Ib rel.	Ia + Ib abs.	Ia + Ib rel.	Ic abs.	Ic rel.	Ia—Ic abs.	Ia—Ic rel.	anderer Organe Id abs.	Id rel.	Summe Ia—Id abs.	Summe Ia—Id rel.
Schleswig-Holstein	1951	5095	*20,46*	3352	*13,46*	8447	*33,92*	23108	*92,78*	31555	*126,70*	4112	*16,51*	35667	*143,21*
	1952	5106	*21,06*	3366	*13,88*	8472	*34,94*	21880	*90,23*	30352	*125,16*	4105	*16,93*	34457	*142,09*
	1953	5014	*21,38*	3024	*12,90*	8038	*34,28*	20528	*87,55*	28566	*121,83*	3988	*17,01*	32554	*138,84*
Hamburg	1951	4277	*25,80*	2638	*15,91*	6915	*41,71*	19167	*115,60*	26082	*157,31*	2800	*16,89*	28882	*174,29*
	1952	4686	*27,77*	2664	*15,79*	7350	*43,56*	18084	*107,18*	25434	*150,75*	2350	*13,93*	27784	*164,68*
	1953	4774	*27,71*	2667	*15,48*	7441	*43,19*	18517	*107,48*	25958	*150,67*	2376	*13,79*	28334	*164,46*
Niedersachsen	1951	16046	*23,91*	6692	*9,97*	22738	*33,88*	39484	*58,83*	62222	*92,72*	10339	*15,41*	72561	*108,12*
	1952	16462	*24,75*	5485	*8,25*	21947	*33,00*	35352	*53,16*	57299	*86,15*	8957	*13,47*	66256	*99,62*
	1953	16102	*24,38*	3645	*5,52*	19747	*29,90*	33095	*50,10*	52842	*80,00*	7769	*11,76*	60611	*91,76*
Bremen	1951	1468	*25,26*	989	*17,02*	2457	*42,28*	5800	*99,81*	8257	*142,09*	1123	*19,33*	9380	*161,42*
	1952	1509	*25,40*	996	*16,77*	2505	*42,17*	5634	*94,85*	8139	*137,02*	1280	*21,55*	9419	*158,57*
	1953	1489	*24,49*	1199	*19,72*	2688	*44,22*	5630	*92,61*	8318	*136,83*	1388	*22,83*	9706	*159,66*
Nordrhein-Westfalen	1951	28391	*20,88*	13493	*9,92*	41884	*30,80*	83753	*61,59*	125637	*92,39*	24655	*18,13*	150292	*110,52*
	1952	29458	*21,23*	13057	*9,41*	42515	*30,64*	82176	*59,21*	124691	*89,85*	23776	*17,13*	148467	*106,98*
	1953	30261	*21,21*	11534	*8,08*	41795	*29,29*	84739	*59,39*	126534	*88,68*	23803	*16,68*	150337	*105,36*
Hessen	1951	7785	*17,72*	1962	*4,47*	9747	*22,18*	17767	*40,44*	27514	*62,62*	6117	*13,92*	33631	*76,54*
	1952	8046	*18,16*	1814	*4,09*	9860	*22,25*	17533	*39,57*	27393	*61,82*	5922	*13,36*	33315	*75,18*
	1953	7887	*17,61*	1757	*3,92*	9644	*21,54*	17999	*40,19*	27643	*61,73*	6101	*13,62*	33744	*75,36*
Rheinland-Pfalz	1951	4952	*15,90*	3247	*10,43*	8199	*26,33*	15184	*48,76*	23383	*75,09*	5708	*18,33*	29091	*93,41*
	1952	5384	*16,98*	3285	*10,36*	8669	*27,35*	13921	*43,91*	22590	*71,26*	5536	*17,46*	28126	*88,72*
	1953	5673	*17,59*	3267	*10,13*	8940	*27,72*	14439	*44,77*	23379	*72,49*	5605	*17,38*	28984	*89,87*
Baden-Württemberg	1951	11042	*16,60*	5824	*8,76*	16866	*25,36*	34725	*52,20*	51591	*77,56*	10032	*15,08*	61623	*92,64*
	1952	12257	*18,30*	4556	*6,80*	16813	*25,11*	36678	*54,77*	53491	*79,88*	8587	*12,82*	62078	*92,70*
	1953	12784	*18,63*	4142	*6,04*	16926	*24,66*	38011	*55,38*	54937	*80,05*	8658	*12,62*	63595	*92,66*
Bayern	1951	15499	*16,98*	8293	*9,09*	23792	*26,06*	34357	*37,64*	58149	*63,70*	8271	*9,06*	66420	*72,77*
	1952	16153	*17,60*	6934	*7,56*	23087	*25,16*	33824	*36,86*	56911	*62,02*	7892	*8,60*	64803	*70,62*
	1953	16493	*18,00*	6786	*7,41*	23279	*25,41*	32518	*35,49*	55797	*60,90*	7851	*8,57*	63648	*69,47*
Bundesgebiet	1951	94555	*19,57*	46490	*9,62*	141045	*29,19*	273345	*56,56*	414390	*85,75*	73157	*15,14*	487547	*100,88*
	1952	99061	*20,34*	42157	*8,65*	141218	*28,99*	265082	*54,42*	406300	*83,41*	68405	*14,04*	474705	*97,46*
	1953	100477	*20,39*	38021	*7,72*	138498	*28,11*	265476	*53,87*	403974	*81,98*	67539	*13,71*	471513	*95,68*
West-Berlin	1951	8785	*40,44*	4246	*19,55*	13031	*59,99*	20306	*93,48*	33337	*153,46*	3693	*17,00*	37030	*170,46*
	1952	9222	*42,17*	3120	*14,27*	12342	*56,43*	19614	*89,68*	31956	*146,11*	3221	*14,73*	35177	*160,84*
	1953	9843	*44,78*	2190	*9,96*	12033	*54,75*	19049	*86,67*	31082	*141,41*	2593	*11,80*	33675	*153,21*

Tabelle XL. *Allgemeine Sterblichkeit und Sterblichkeit* nach Alter und Geschlecht; Angaben des

Nr. d. dtsch. Todesurs. Verz. 1950	Todesursachen	Geschlecht	Insgesamt		0—1		1—5		5—10	
0	*Tuberkulose*									
000	Tbc. der Atmungsorgane mit	m	1	*0,01*	—	—	—	—	—	—
	Staublungenerkrankungen	w	—	—	—	—	—	—	—	—
		zus.	1	*0,004*	—	—	—	—	—	—
010	Tbc. der Atmungsorgane ohne	m	297	*2,73*	3	*1,81*	2	*0,29*	1	*0,12*
	Staublungenerkrankungen od.	w	133	*1,06*	2	*1,30*	2	*0,31*	—	—
	Tbc. ohne näh. Angaben	zus.	430	*1,83*	5	*1,56*	4	*0,30*	1	*0,06*
00,01	Tuberkulose der Atmungs-	m	298	*2,74*	3	*1,81*	2	*0,29*	1	*0,12*
	organe	w	133	*1,06*	2	*1,30*	2	*0,31*	—	—
		zus.	431	*1,84*	5	*1,56*	4	*0,30*	1	*0,06*
021	Hirnhaut-Tuberkulose	m	9	*0,08*	1	*0,60*	3	*0,44*	—	—
		w	8	*0,06*	1	*0,65*	5	*0,77*	—	—
		zus.	17	*0,07*	2	*0,62*	8	*0,60*	—	—
022	Hirnhaut-Tuberkulose	m	3	*0,03*	—	—	1	*0,15*	—	—
	verbunden mit	w	1	*0,01*	—	—	—	—	—	—
	Miliartuberkulose	zus.	4	*0,02*	—	—	1	*0,07*	—	—
023	Tuberkulose des Gehirns,	m	2	*0,02*	—	—	—	—	1	*0,12*
	Rückenmarks und der	w	—	—	—	—	—	—	—	—
	Nerven	zus.	2	*0,01*	—	—	—	—	1	*0,06*
024	Miliartuberkulose	m	3	*0,03*	—	—	—	—	—	—
		w	1	*0,01*	—	—	—	—	—	—
		zus.	4	*0,02*	—	—	—	—	—	—
02	Tuberkulose der Hirnhäute und	m	17	*0,16*	1	*0,60*	4	*0,58*	1	*0,12*
	des Zentralnervensystems	w	10	*0,10*	1	*0,65*	5	*0,77*	—	—
		zus.	27	*0,12*	2	*0,62*	9	*0,67*	1	*0,06*
031	Tuberkulose des Darms, des	m	1	*0,01*	—	—	—	—	—	—
	Bauchfells und der	w	1	*0,01*	1	*0,65*	—	—	—	—
	Mesenterialdrüsen	zus.	2	*0,01*	1	*0,31*	—	—	—	—
032	Tuberkulose der Knochen und	m	9	*0,10*	—	—	—	—	—	—
	Gelenke	w	4	*0,03*	—	—	—	—	—	—
		zus.	13	*0,06*	—	—	—	—	—	—
033	Tuberkulose der Haut und des	m	1	*0,01*	—	—	—	—	—	—
	Unterhautzellgewebes	w	2	*0,02*	—	—	—	—	—	—
		zus.	3	*0,01*	—	—	—	—	—	—
034	Tuberkulose des	m	—	—	—	—	—	—	—	—
	Lymphsystems	w	1	*0,01*	—	—	—	—	—	—
		zus.	1	*0,004*	—	—	—	—	—	—
035	Tuberkulose der Harn- und	m	4	*0,04*	—	—	—	—	—	—
	Geschlechtsorgane	w	2	*0,02*	—	—	—	—	—	—
		zus.	6	*0,03*	—	—	—	—	—	—
036	Augentuberkulose	m	—	—	—	—	—	—	—	—
		w	1	*0,01*	—	—	—	—	—	—
		zus.	1	*0,004*	—	—	—	—	—	—
037	Tuberkulose der	m	2	*0,02*	—	—	—	—	—	—
	Nebennieren	w	—	—	—	—	—	—	—	—
		zus.	2	*0,01*	—	—	—	—	—	—
038	Ohrentuberkulose	m	—	—	—	—	—	—	—	—
		w	—	—	—	—	—	—	—	—
		zus.	—	—	—	—	—	—	—	—
039	Tuberkulose anderer Organe	m	—	—	—	—	—	—	—	—
	und Skrofulose	w	1	*0,01*	—	—	—	—	—	—
		zus.	1	*0,004*	—	—	—	—	—	—
03	Tuberkulose anderer Organe	m	17	*0,16*	—	—	—	—	—	—
		w	12	*0,10*	1	*0,65*	—	—	—	—
		zus.	29	*0,12*	1	*0,31*	—	—	—	—
02 + 03	Tbc. der Hirnhäute usw.	m	34	*0,31*	1	*0,60*	4	*0,58*	1	*0,12*
	+ Tbc. anderer Organe	w	22	*0,18*	2	*1,30*	5	*0,77*	—	—
		zus.	56	*0,24*	3	*0,94*	9	*0,67*	1	*0,06*
00—03	Tuberkulose insgesamt	m	332	*3,05*	4	*2,41*	6	*0,87*	2	*0,24*
		w	155	*1,23*	4	*2,60*	7	*1,08*	—	—
		zus.	487	*2,08*	8	*2,50*	13	*0,97*	2	*0,12*
0—9	Allgemeine Todesursachen	m	12230	*112,38*	779	*469,39*	137	*19,91*	59	*7,11*
	insgesamt	w	11749	*93,51*	608	*394,63*	111	*17,07*	35	*4,41*
		zus.	23979	*102,27*	1387	*433,40*	248	*18,53*	94	*5,79*

an Tuberkulose in Schleswig-Holstein im Jahre 1953
absolute und relative Zahlen a. 10000 E.
Statistischen Landesamtes

10—15		15—20		20—25		25—30		30—35		35—40		40—45	
—	—	—	—	—	—	—	—	1	*0,16*	—	—	—	—
—	—	—	—	—	—	—	—	—	—	—	—	—	—
—	—	—	—	—	—	—	—	1	*0,07*	—	—	—	—
3	*0,26*	4	*0,37*	4	*0,60*	10	*1,63*	10	*1,63*	14	*2,99*	18	*2,40*
—	—	3	*0,29*	5	*0,72*	10	*1,29*	7	*0,79*	6	*0,89*	8	*0,79*
3	*0,13*	7	*0,33*	9	*0,66*	20	*1,44*	17	*1,13*	20	*1,75*	26	*1,48*
3	*0,26*	4	*0,37*	4	*0,60*	10	*1,63*	11	*1,80*	14	*2,99*	18	*2,40*
—	—	3	*0,29*	5	*0,72*	10	*1,29*	7	*0,79*	6	*0,89*	8	*0,79*
3	*0,13*	7	*0,33*	9	*0,66*	20	*1,44*	18	*1,20*	20	*1,75*	26	*1,48*
—	—	—	—	1	*0,15*	1	*0,16*	—	—	—	—	—	—
—	—	—	—	—	—	—	—	1	*0,11*	—	—	—	—
—	—	—	—	1	*0,07*	1	*0,07*	1	*0,07*	—	—	—	—
—	—	1	*0,09*	—	—	—	—	—	—	—	—	1	*0,13*
—	—	—	—	—	—	—	—	—	—	—	—	—	—
—	—	1	*0,05*	—	—	—	—	—	—	—	—	1	*0,06*
—	—	—	—	—	—	—	—	—	—	—	—	—	—
—	—	—	—	—	—	—	—	—	—	—	—	—	—
—	—	—	—	—	—	—	—	—	—	—	—	—	—
—	—	—	—	—	—	—	—	1	*0,16*	—	—	—	—
—	—	—	—	—	—	—	—	—	—	—	—	—	—
—	—	—	—	—	—	—	—	1	*0,07*	—	—	—	—
—	—	1	*0,09*	1	*0,15*	1	*0,16*	1	*0,16*	—	—	1	*0,13*
—	—	—	—	—	—	—	—	1	*0,11*	—	—	—	—
—	—	1	*0,05*	1	*0,07*	1	*0,07*	2	*0,13*	—	—	1	*0,06*
—	—	—	—	—	—	—	—	—	—	—	—	—	—
—	—	—	—	—	—	—	—	—	—	—	—	—	—
—	—	—	—	—	—	—	—	—	—	—	—	—	—
—	—	—	—	1	*0,15*	2	*0,33*	2	*0,33*	—	—	—	—
—	—	—	—	—	—	—	—	—	—	—	—	—	—
—	—	—	—	1	*0,07*	2	*0,14*	2	*0,13*	—	—	—	—
—	—	—	—	—	—	—	—	—	—	—	—	—	—
—	—	—	—	—	—	—	—	—	—	—	—	—	—
—	—	—	—	—	—	—	—	—	—	—	—	—	—
—	—	—	—	—	—	—	—	—	—	—	—	—	—
—	—	—	—	—	—	—	—	—	—	—	—	—	—
—	—	—	—	—	—	—	—	—	—	—	—	—	—
—	—	—	—	—	—	—	—	1	*0,16*	—	—	—	—
—	—	—	—	—	—	1	*0,13*	—	—	—	—	—	—
—	—	—	—	—	—	1	*0,07*	1	*0,07*	—	—	—	—
—	—	—	—	—	—	—	—	—	—	—	—	—	—
—	—	—	—	—	—	1	*0,13*	—	—	—	—	—	—
—	—	—	—	—	—	1	*0,07*	—	—	—	—	—	—
—	—	—	—	—	—	—	—	—	—	—	—	—	—
—	—	—	—	—	—	—	—	—	—	—	—	—	—
—	—	—	—	—	—	—	—	—	—	—	—	—	—
—	—	—	—	—	—	—	—	—	—	—	—	—	—
—	—	—	—	—	—	—	—	—	—	—	—	—	—
—	—	—	—	—	—	—	—	—	—	—	—	—	—
—	—	—	—	—	—	—	—	—	—	—	—	—	—
—	—	—	—	—	—	—	—	—	—	—	—	—	—
—	—	—	—	—	—	—	—	—	—	—	—	—	—
—	—	—	—	1	*0,15*	2	*0,33*	3	*0,49*	—	—	—	—
—	—	—	—	—	—	2	*0,26*	—	—	—	—	—	—
—	—	—	—	1	*0,07*	4	*0,29*	3	*0,20*	—	—	—	—
—	—	1	*0,09*	2	*0,30*	3	*0,49*	4	*0,65*	—	—	1	*0,13*
—	—	—	—	—	—	2	*0,26*	1	*0,11*	—	—	—	—
—	—	1	*0,05*	2	*0,15*	5	*0,36*	5	*0,33*	—	—	1	*0,06*
3	*0,26*	5	*0,47*	6	*0,90*	13	*2,12*	15	*2,45*	14	*2,99*	19	*2,53*
—	—	3	*0,29*	5	*0,72*	12	*1,55*	8	*0,90*	6	*0,89*	8	*0,79*
3	*0,13*	8	*0,38*	11	*0,80*	25	*1,80*	23	*1,53*	20	*1,75*	27	*1,53*
71	*6,09*	94	*8,80*	104	*15,51*	90	*14,66*	121	*19,75*	124	*26,52*	255	*33,95*
43	*3,87*	56	*5,38*	57	*8,18*	104	*13,42*	105	*11,81*	139	*20,65*	263	*26,08*
114	*5,01*	150	*7,11*	161	*11,78*	194	*13,97*	226	*15,05*	263	*23,05*	518	*29,44*

Tabelle XL

Nr. d. dtsch. Todesurs. Verz. 1950	Todesursachen	Geschlecht	45—50		50—55		55—60		60—65	
0	*Tuberkulose*									
000	Tbc. der Atmungsorgane mit Staublungenerkrankungen	m	—	—	—	—	—	—	—	—
		w	—	—	—	—	—	—	—	—
		zus.	—	—	—	—	—	—	—	—
010	Tbc. der Atmungsorgane ohne Staublungenerkrankungen od. Tbc. ohne näh. Angaben	m	23	2 87	39	5,18	34	5,65	39	7,68
		w	9	0,94	3	0,35	14	1,74	15	2,22
		zus.	32	1,82	42	2,59	48	3,42	54	4,57
00,01	Tuberkulose der Atmungsorgane	m	23	2,87	39	5,18	34	5,65	39	7,68
		w	9	0,94	3	0,35	14	1,74	15	2.22
		zus.	32	1,82	42	2,59	48	3,42	54	4,57
021	Hirnhaut-Tuberkulose	m	—	—	—	—	2	0,33	1	0,20
		w	—	—	—	—	—	—	—	—
		zus.	—	—	—	—	2	0,14	1	0,08
022	Hirnhaut-Tuberkulose verbunden mit Miliartuberkulose	m	—	—	—	—	—	—	—	—
		w	—	—	—	—	—	—	1	0,15
		zus.	—	—	—	—	—	—	1	0,08
023	Tuberkulose des Gehirns, Rückenmarks und der Nerven	m	—	—	1	0,13	—	—	—	—
		w	—	—	—	—	—	—	—	—
		zus.	—	—	1	0,06	—	—	—	—
024	Miliartuberkulose	m	—	—	—	—	—	—	1	0,20
		w	—	—	—	—	—	—	—	—
		zus.	—	—	—	—	—	—	1	0,08
02	Tuberkulose der Hirnhäute und des Zentralnervensystems	m	—	—	1	0,13	2	0,33	2	0,39
		w	—	—	—	—	—	—	1	0,15
		zus.	—	—	1	0,06	2	0,14	3	0,25
031	Tuberkulose des Darms, des Bauchfells und der Mesenterialdrüsen	m	—	—	—	—	1	0,17	—	—
		w	—	—	—	—	—	—	—	—
		zus.	—	—	—	—	1	0,07	—	—
032	Tuberkulose der Knochen und Gelenke	m	—	—	—	—	1	0,17	—	—
		w	—	—	—	—	1	0,12	1	0,15
		zus.	—	—	—	—	2	0,14	1	0,08
033	Tuberkulose der Haut und des Unterhautzellgewebes	m	—	—	—	—	—	—	—	—
		w	—	—	—	—	—	—	—	—
		zus.	—	—	—	—	—	—	—	—
034	Tuberkulose des Lymphsystems	m	—	—	—	—	—	—	—	—
		w	—	—	1	0,12	—	—	—	—
		zus.	—	—	1	0,06	—	—	—	—
035	Tuberkulose der Harn- und Geschlechtsorgane	m	1	0,12	—	—	—	—	—	—
		w	—	—	—	—	—	—	—	—
		zus.	1	0,06	—	—	—	—	—	—
036	Augentuberkulose	m	—	—	—	—	—	—	—	—
		w	—	—	—	—	—	—	—	—
		zus.	—	—	—	—	—	—	—	—
037	Tuberkulose der Nebennieren	m	—	—	—	—	—	—	—	—
		w	—	—	—	—	—	—	—	—
		zus.	—	—	—	—	—	—	—	—
038	Ohrentuberkulose	m	—	—	—	—	—	—	—	—
		w	—	—	—	—	—	—	—	—
		zus.	—	—	—	—	—	—	—	—
039	Tuberkulose anderer Organe und Skrofulose	m	—	—	—	—	—	—	—	—
		w	—	—	—	—	—	—	—	—
		zus.	—	—	—	—	—	—	—	—
03	Tuberkulose anderer Organe	m	1	0,12	—	—	2	0,33	—	—
		w	—	—	1	0,12	1	0,12	1	0,15
		zus.	1	0,06	1	0,06	3	0,21	1	0,08
02 + 03	Tbc. der Hirnhäute usw. + Tbc. anderer Organe	m	1	0,12	1	0,13	4	0,67	2	0,39
		w	—	—	1	0,12	1	0,12	2	0,30
		zus.	1	0,06	2	0,12	5	0,36	4	0,34
00—03	Tuberkulose insgesamt	m	24	2,99	40	5,31	38	6,32	41	8,07
		w	9	0,94	4	0,46	15	1,87	17	2,52
		zus.	33	1,88	44	2,71	53	3,77	58	4,90
0—9	Allgemeine Todesursachen insgesamt	m	404	50,33	620	82,27	747	124,20	1088	214,27
		w	361	37,76	448	51,64	697	86,77	855	126,71
		zus.	765	43,50	1068	65,88	1444	102,80	1943	164,31

(Fortsetzung)

65—70		70—75		75—80		80—85		85—90		90 u. mehr		unbekannt	
—	—	—	—	—	—	—	—	—	—	—	—	—	—
—	—	—	—	—	—	—	—	—	—	—	—	—	—
—	—	—	—	—	—	—	—	—	—	—	—	—	—
26	*5,91*	28	*8,33*	25	*10,33*	11	*9,29*	3	*7,80*	—	—	—	—
14	*2,52*	15	*3,60*	7	*2,41*	11	*7,81*	1	*1,89*	1	*7,09*	—	—
40	*4,02*	43	*5,71*	32	*6,00*	22	*8,49*	4	*4,38*	1	*4,49*	—	—
26	*5,91*	28	*8,33*	25	*10,33*	11	*9,29*	3	*7,80*	—	—	—	—
14	*2,52*	15	*3,60*	7	*2,41*	11	*7,81*	1	*1,89*	1	*7,09*	—	—
40	*4,02*	43	*5,71*	32	*6,00*	22	*8,49*	4	*4,38*	1	*4,49*	—	—
—	—	—	—	—	—	—	—	—	—	—	—	—	—
1	*0,18*	—	—	—	—	—	—	—	—	—	—	—	—
1	*0,10*	—	—	—	—	—	—	—	—	—	—	—	—
—	—	—	—	—	—	—	—	—	—	—	—	—	—
—	—	—	—	—	—	—	—	—	—	—	—	—	—
—	—	—	—	—	—	—	—	—	—	—	—	—	—
—	—	—	—	—	—	—	—	—	—	—	—	—	—
—	—	—	—	—	—	—	—	—	—	—	—	—	—
—	—	—	—	—	—	—	—	—	—	—	—	—	—
—	—	1	*0,30*	—	—	—	—	—	—	—	—	—	—
—	—	—	—	1	*0,34*	—	—	—	—	—	—	—	—
—	—	1	*0,13*	1	*0,19*	—	—	—	—	—	—	—	—
—	—	1	*0,30*	—	—	—	—	—	—	—	—	—	—
1	*0,18*	—	—	1	*0,34*	—	—	—	—	—	—	—	—
1	*0,10*	1	*0,13*	1	*0,19*	—	—	—	—	—	—	—	—
—	—	—	—	—	—	—	—	—	—	—	—	—	—
—	—	—	—	—	—	—	—	—	—	—	—	—	—
—	—	—	—	—	—	—	—	—	—	—	—	—	—
1	*0,23*	1	*0,30*	—	—	1	*0,84*	—	—	—	—	—	—
1	*0,18*	—	—	1	*0,34*	—	—	—	—	—	—	—	—
2	*0,20*	1	*0,13*	1	*0,19*	1	*0,39*	—	—	—	—	—	—
—	—	—	—	—	—	1	*0,84*	—	—	—	—	—	—
1	*0,18*	1	*0,24*	—	—	—	—	—	—	—	—	—	—
1	*0,10*	1	*0,13*	—	—	1	*0,39*	—	—	—	—	—	—
—	—	—	—	—	—	—	—	—	—	—	—	—	—
—	—	—	—	—	—	—	—	—	—	—	—	—	—
—	—	—	—	—	—	—	—	—	—	—	—	—	—
1	*0,23*	—	—	1	*0,41*	—	—	—	—	—	—	—	—
—	—	1	*0,24*	—	—	—	—	—	—	—	—	—	—
1	*0,10*	1	*0,13*	1	*0,19*	—	—	—	—	—	—	—	—
—	—	—	—	—	—	—	—	—	—	—	—	—	—
—	—	—	—	—	—	—	—	—	—	—	—	—	—
—	—	—	—	—	—	—	—	—	—	—	—	—	—
1	*0,23*	—	—	1	*0,41*	—	—	—	—	—	—	—	—
—	—	—	—	—	—	—	—	—	—	—	—	—	—
1	*0,10*	—	—	1	*0,19*	—	—	—	—	—	—	—	—
—	—	—	—	—	—	—	—	—	—	—	—	—	—
—	—	—	—	—	—	—	—	—	—	—	—	—	—
—	—	—	—	—	—	—	—	—	—	—	—	—	—
—	—	—	—	—	—	—	—	—	—	—	—	—	—
1	*0,18*	—	—	—	—	—	—	—	—	—	—	—	—
1	*0,10*	—	—	—	—	—	—	—	—	—	—	—	—
3	*0,68*	1	*0,30*	2	*0,83*	2	*1,69*	—		—	—	—	—
3	*0,54*	2	*0,48*	1	*0,34*	—	—	—	—	—	—	—	—
6	*0,60*	3	*0,40*	3	*0,56*	2	*0,77*	—	—	—	—	—	—
3	*0,68*	2	*0,60*	2	*0,83*	2	*1,69*	—	—	—	—	—	—
4	*0,72*	2	*0,48*	2	*0,69*	—	—	—	—	—	—	—	—
7	*0,70*	4	*0,53*	4	*0,75*	2	*0,77*	—	—	—	—	—	—
29	*6,59*	30	*8,93*	27	*11,16*	13	*10,98*	3	*7,80*	—	—	—	—
18	*3,25*	17	*4,08*	9	*3,09*	11	*7,81*	1	*1,89*	1	*7,09*	—	—
47	*4,73*	47	*6,24*	36	*6,75*	24	*9,36*	4	*4,38*	1	*4,49*	—	—
1435	*326,20*	1696	*504,58*	1899	*785,00*	1500	*1266,68*	782	*2032,22*	225	*2757,35*	—	—
1250	*225,39*	1613	*386,91*	2028	*696,79*	1662	*1179,89*	978	*1847,37*	336	*2382,98*	—	—
2685	*269,98*	3309	*439,44*	3927	*736,83*	3162	*1219,53*	1760	*1925,18*	561	*2520,22*	—	—

Tabelle XLI. *Allgemeine Sterblichkeit und Sterblichkeit* nach Alter und Geschlecht; Angaben des

Nr. d. dtsch. Todesurs. Verz. 1950	Todesursachen	Geschlecht	Insgesamt		0—1		1—5		5—10	
0	*Tuberkulose*									
000	Tbc. der Atmungsorgane mit Staublungenerkrankungen	m	6	*0,08*	—	—	—	—	—	—
		w	—	—	—	—	—	—	—	—
		zus.	6	*0,03*	—	—	—	—	—	—
010	Tbc. der Atmungsorgane ohne Staublungenerkrankungen od. Tbc. ohne näh. Angaben	m	233	*2,91*	—	—	—	—	—	—
		w	117	*1,27*	—	—	1	*0,29*	—	—
		zus.	350	*2,03*	—	—	1	*0,14*	—	—
00,01	Tuberkulose der Atmungsorgane	m	239	*2,99*	—	—	—	—	—	—
		w	117	*1,27*	—	—	1	*0,29*	—	—
		zus.	356	*2,07*	—	—	1	*0,14*	—	—
021	Hirnhaut-Tuberkulose	m	4	*0,05*	1	*1,18*	1	*0,27*	1	*0,19*
		w	5	*0,05*	—	—	1	*0,29*	1	*0,20*
		zus.	9	*0,05*	1	*0,61*	2	*0,28*	2	*0,20*
022	Hirnhaut-Tuberkulose verbunden mit Miliartuberkulose	m	—	—	—	—	—	—	—	—
		w	—	—	—	—	—	—	—	—
		zus.	—	—	—	—	—	—	—	—
023	Tuberkulose des Gehirns, Rückenmarks und der Nerven	m	—	—	—	—	—	—	—	—
		w	—	—	—	—	—	—	—	—
		zus.	—	—	—	—	—	—	—	—
024	Miliartuberkulose	m	2	*0,03*	—	—	—	—	—	—
		w	6	*0,07*	—	—	—	—	—	—
		zus.	8	*0,05*	—	—	—	—	—	—
02	Tuberkulose der Hirnhäute und des Zentralnervensystems	m	6	*0,08*	1	*1,18*	1	*0,27*	1	*0,19*
		w	11	*0,12*	—	—	1	*0,29*	1	*0,20*
		zus.	17	*0,10*	1	*0,61*	2	*0,28*	2	*0,20*
031	Tuberkulose des Darms, des Bauchfells und der Mesenterialdrüsen	m	—	—	—	—	—	—	—	—
		w	—	—	—	—	—	—	—	—
		zus.	—	—	—	—	—	—	—	—
032	Tuberkulose der Knochen und Gelenke	m	6	*0,08*	—	—	—	—	—	—
		w	4	*0,04*	—	—	—	—	—	—
		zus.	10	*0,06*	—	—	—	—	—	—
033	Tuberkulose der Haut und des Unterhautzellgewebes	m	—	—	—	—	—	—	—	—
		w	—	—	—	—	—	—	—	—
		zus.	—	—	—	—	—	—	—	—
034	Tuberkulose des Lymphsystems	m	1	*0,01*	—	—	—	—	—	—
		w	3	*0,03*	—	—	—	—	—	—
		zus.	4	*0,02*	—	—	—	—	—	—
035	Tuberkulose der Harn- und Geschlechtsorgane	m	3	*0,04*	—	—	—	—	—	—
		w	4	*0,04*	—	—	—	—	—	—
		zus.	7	*0,04*	—	—	—	—	—	—
036	Augentuberkulose	m	—	—	—	—	—	—	—	—
		w	—	—	—	—	—	—	—	—
		zus.	—	—	—	—	—	—	—	—
037	Tuberkulose der Nebennieren	m	—	—	—	—	—	—	—	—
		w	1	*0,01*	—	—	—	—	—	—
		zus.	1	*0,01*	—	—	—	—	—	—
038	Ohrentuberkulose	m	—	—	—	—	—	—	—	—
		w	—	—	—	—	—	—	—	—
		zus.	—	—	—	—	—	—	—	—
039	Tuberkulose anderer Organe und Skrofulose	m	—	—	—	—	—	—	—	—
		w	—	—	—	—	—	—	—	—
		zus.	—	—	—	—	—	—	—	—
03	Tuberkulose anderer Organe	m	10	*0,13*	—	—	—	—	—	—
		w	12	*0,13*	—	—	—	—	—	—
		zus.	22	*0,13*	—	—	—	—	—	—
02 + 03	Tbc. der Hirnhäute usw. + Tbc. anderer Organe	m	16	*0,20*	1	*1,18*	1	*0,27*	1	*0,19*
		w	23	*0,25*	—	—	1	*0,29*	1	*0,20*
		zus.	39	*0,23*	1	*0,61*	2	*0,28*	2	*0,20*
00—03	Tuberkulose insgesamt	m	255	*3,19*	1	*1,18*	1	*0,27*	1	*0,19*
		w	140	*1,52*	—	—	2	*0,58*	1	*0,20*
		zus.	395	*2,29*	1	*0,61*	3	*0,42*	2	*0,20*
0—9	Allgemeine Todesursachen insgesamt	m	9966	*124,58*	303	*356,72*	65	*17,84*	35	*6,79*
		w	9076	*98,35*	246	*308,15*	49	*14,29*	17	*3,45*
		zus.	19042	*110,53*	549	*333,19*	114	*16,12*	52	*5,16*

an Tuberkulose in Hamburg im Jahre 1953
absolute und relative Zahlen a. 10000 E.
Statistischen Landesamtes

10—15		15—20		20—25		25—30		30—35		35—40		40—45	
—	—	—	—	—	—	—	—	—	—	—	—	—	—
—	—	—	—	—	—	—	—	—	—	—	—	—	—
—	—	—	—	—	—	—	—	—	—	—	—	—	—
—	—	—	—	6	1,20	9	1,72	13	2,50	2	0,51	14	2,26
—	—	1	0,16	2	0,38	6	0,96	8	1,15	3	0,60	12	1,57
—	—	1	0,08	8	0,78	15	1,31	21	1,73	5	0,56	26	1,88
—	—	—	—	6	1,20	9	1,72	13	2,50	2	0,51	14	2,26
—	—	1	0,16	2	0,38	6	0,96	8	1,15	3	0,60	12	1,57
—	—	1	0,08	8	0,78	15	1,31	21	1,73	5	0,56	26	1,88
—	—	1	0,16	—	—	—	—	—	—	—	—	—	—
—	—	2	0,32	—	—	—	—	—	—	—	—	—	—
—	—	3	0,24	—	—	—	—	—	—	—	—	—	—
—	—	—	—	—	—	—	—	—	—	—	—	—	—
—	—	—	—	—	—	—	—	—	—	—	—	—	—
—	—	—	—	—	—	—	—	—	—	—	—	—	—
—	—	—	—	—	—	—	—	—	—	—	—	—	—
—	—	—	—	—	—	—	—	—	—	—	—	—	—
—	—	—	—	—	—	—	—	—	—	—	—	—	—
—	—	—	—	—	—	—	—	—	—	—	—	—	—
—	—	1	0,16	—	—	—	—	—	—	—	—	—	—
—	—	1	0,08	—	—	—	—	—	—	—	—	—	—
—	—	1	0,16	—	—	—	—	—	—	—	—	—	—
—	—	3	0,48	—	—	—	—	—	—	—	—	—	—
—	—	4	0,32	—	—	—	—	—	—	—	—	—	—
—	—	—	—	—	—	—	—	—	—	—	—	—	—
—	—	—	—	—	—	—	—	—	—	—	—	—	—
—	—	—	—	—	—	—	—	—	—	—	—	—	—
—	—	—	—	—	—	—	—	—	—	1	0,26	—	—
—	—	—	—	—	—	—	—	—	—	—	—	—	—
—	—	—	—	—	—	—	—	—	—	1	0,11	—	—
—	—	—	—	—	—	—	—	—	—	—	—	—	—
—	—	—	—	—	—	—	—	—	—	—	—	—	—
—	—	—	—	—	—	—	—	—	—	—	—	—	—
—	—	—	—	—	—	—	—	—	—	—	—	—	—
—	—	—	—	—	—	—	—	—	—	—	—	—	—
—	—	—	—	—	—	—	—	—	—	—	—	—	—
—	—	—	—	—	—	—	—	—	—	1	0,26	—	—
—	—	—	—	—	—	—	—	—	—	—	—	1	0,13
—	—	—	—	—	—	—	—	—	—	1	0,11	1	0,07
—	—	—	—	—	—	—	—	—	—	—	—	—	—
—	—	—	—	—	—	—	—	—	—	—	—	—	—
—	—	—	—	—	—	—	—	—	—	—	—	—	—
—	—	—	—	—	—	—	—	—	—	—	—	—	—
—	—	—	—	—	—	—	—	—	—	—	—	—	—
—	—	—	—	—	—	—	—	—	—	—	—	—	—
—	—	—	—	—	—	—	—	—	—	—	—	—	—
—	—	—	—	—	—	—	—	—	—	—	—	—	—
—	—	—	—	—	—	—	—	—	—	—	—	—	—
—	—	—	—	—	—	—	—	—	—	—	—	—	—
—	—	—	—	—	—	—	—	—	—	—	—	—	—
—	—	—	—	—	—	—	—	—	—	—	—	—	—
—	—	—	—	—	—	—	—	—	—	2	0,51	—	—
—	—	—	—	—	—	—	—	—	—	—	—	1	0,13
—	—	—	—	—	—	—	—	—	—	2	0,23	1	0,07
—	—	1	0,16	—	—	—	—	—	—	2	0,51	—	—
—	—	3	0,48	—	—	—	—	—	—	—	—	1	0,13
—	—	4	0,32	—	—	—	—	—	—	2	0,23	1	0,07
—	—	1	0,16	6	1,20	9	1,72	13	2,50	4	1,03	14	2,26
—	—	4	0,64	2	0,38	6	0,96	8	1,15	3	0,60	13	1,70
—	—	5	0,40	8	0,78	15	1,31	21	1,73	7	0,79	27	1,95
45	6,81	63	10,09	72	14,35	77	14,72	71	13,68	91	23,42	198	32,01
15	2,37	28	4,45	34	6,52	47	7,55	83	11,98	79	15,82	185	24,23
60	4,63	91	7,26	106	10,36	124	10,82	154	12,70	170	19,14	383	27,71

Tabelle XLI

Nr. d. dtsch. Todesurs. Verz. 1950	Todesursachen	Geschlecht	45—50		50—55		55—60		60—65	
0	*Tuberkulose*									
000	Tbc. der Atmungsorgane mit Staublungenerkrankungen	m	—	—	1	*0,15*	1	*0,19*	—	—
		w	—	—	—	—	—	—	—	—
		zus.	—	—	1	*0,07*	1	*0,08*	—	—
010	Tbc. der Atmungsorgane ohne Staublungenerkrankungen od. Tbc. ohne näh. Angaben	m	25	*3,63*	24	*3,65*	23	*4,46*	31	*7,06*
		w	10	*1,27*	8	*1,09*	15	*2,15*	10	*1,71*
		zus.	35	*2,37*	32	*2,30*	38	*3,13*	41	*4,00*
00,01	Tuberkulose der Atmungsorgane	m	25	*3,63*	25	*3,80*	24	*4,65*	31	*7,06*
		w	10	*1,27*	8	*1,09*	15	*2,15*	10	*1,71*
		zus.	35	*2,37*	33	*2,37*	39	*3,21*	41	*4,00*
021	Hirnhaut-Tuberkulose	m	—	—	—	—	—	—	—	—
		w	1	*0,13*	—	—	—	—	—	—
		zus.	1	*0,07*	—	—	—	—	—	—
022	Hirnhaut-Tuberkulose verbunden mit Miliartuberkulose	m	—	—	—	—	—	—	—	—
		w	—	—	—	—	—	—	—	—
		zus.	—	—	—	—	—	—	—	—
023	Tuberkulose des Gehirns, Rückenmarks und der Nerven	m	—	—	—	—	—	—	—	—
		w	—	—	—	—	—	—	—	—
		zus.	—	—	—	—	—	—	—	—
024	Miliartuberkulose	m	—	—	—	—	—	—	—	—
		w	—	—	1	*0,14*	—	—	—	—
		zus.	—	—	1	*0,07*	—	—	—	—
02	Tuberkulose der Hirnhäute und des Zentralnervensystems	m	—	—	—	—	—	—	—	—
		w	1	*0,13*	1	*0,14*	—	—	—	—
		zus.	1	*0,07*	1	*0,07*	—	—	—	—
031	Tuberkulose des Darms, des Bauchfells und der Mesenterialdrüsen	m	—	—	—	—	—	—	—	—
		w	—	—	—	—	—	—	—	—
		zus.	—	—	—	—	—	—	—	—
032	Tuberkulose der Knochen und Gelenke	m	—	—	—	—	1	*0,19*	—	—
		w	—	—	1	*0,14*	—	—	1	*0,17*
		zus.	—	—	1	*0,07*	1	*0,08*	1	*0,10*
033	Tuberkulose der Haut und des Unterhautzellgewebes	m	—	—	—	—	—	—	—	—
		w	—	—	—	—	—	—	—	—
		zus.	—	—	—	—	—	—	—	—
034	Tuberkulose des Lymphsystems	m	—	—	—	—	—	—	—	—
		w	—	—	—	—	—	—	—	—
		zus.	—	—	—	—	—	—	—	—
035	Tuberkulose der Harn- und Geschlechtsorgane	m	1	*0,15*	—	—	—	—	—	—
		w	2	*0,25*	—	—	—	—	1	*0,17*
		zus.	3	*0,20*	—	—	—	—	1	*0,10*
036	Augentuberkulose	m	—	—	—	—	—	—	—	—
		w	—	—	—	—	—	—	—	—
		zus.	—	—	—	—	—	—	—	—
037	Tuberkulose der Nebennieren	m	—	—	—	—	—	—	—	—
		w	—	—	1	*0,14*	—	—	—	—
		zus.	—	—	1	*0,07*	—	—	—	—
038	Ohrentuberkulose	m	—	—	—	—	—	—	—	—
		w	—	—	—	—	—	—	—	—
		zus.	—	—	—	—	—	—	—	—
039	Tuberkulose anderer Organe und Skrofulose	m	—	—	—	—	—	—	—	—
		w	—	—	—	—	—	—	—	—
		zus.	—	—	—	—	—	—	—	—
03	Tuberkulose anderer Organe	m	1	*0,15*	—	—	1	*0,19*	—	—
		w	2	*0,25*	2	*0,27*	—	—	2	*0,34*
		zus.	3	*0,20*	2	*0,14*	1	*0,08*	2	*0,20*
02 + 03	Tbc. der Hirnhäute usw. + Tbc. anderer Organe	m	1	*0,15*	—	—	1	*0,19*	—	—
		w	3	*0,38*	3	*0,41*	—	—	2	*0,34*
		zus.	4	*0,27*	3	*0,22*	1	*0,08*	2	*0,20*
00—03	Tuberkulose insgesamt	m	26	*3,77*	25	*3,80*	25	*4,84*	31	*7,06*
		w	13	*1,65*	11	*1,50*	15	*2,15*	12	*2,05*
		zus.	39	*2,64*	36	*2,59*	40	*3,29*	43	*4,20*
0—9	Allgemeine Todesursachen insgesamt	m	392	*56,88*	645	*98,14*	790	*153,04*	1074	*244,71*
		w	329	*41,71*	413	*56,35*	555	*79,46*	771	*131,76*
		zus.	721	*48,78*	1058	*76,11*	1345	*110,73*	1845	*180,17*

(Fortsetzung)

65—70		70—75		75—80		80—85		85—90		90 u. mehr		unbekannt	
3	*0,82*	1	*0,37*	—	—	—	—	—	—	—	—	—	—
—	—	—	—	—	—	—	—	—	—	—	—	—	—
3	*0,37*	1	*0,17*	—	—	—	—	—	—	—	—	—	—
34	*9,26*	23	*8,41*	17	*10,41*	10	*14,34*	2	*9,70*	—	—	—	—
6	*1,34*	14	*4,21*	13	*5,96*	5	*4,93*	2	*5,66*	1	*13,72*	—	—
40	*4,90*	37	*6,11*	30	*7,86*	15	*8,76*	4	*7,15*	1	*9,85*	—	—
37	*10,08*	24	*8,78*	17	*10,41*	10	*14,34*	2	*9,70*	—	—	—	—
6	*1,34*	14	*4,21*	13	*5,96*	5	*4,93*	2	*5,66*	1	*13,72*	—	—
43	*5,27*	38	*6,27*	30	*7,86*	15	*8,76*	4	*7,15*	1	*9,85*	—	—
—	—	—	—	—	—	—	—	—	—	—	—	—	—
—	—	—	—	—	—	—	—	—	—	—	—	—	—
—	—	—	—	—	—	—	—	—	—	—	—	—	—
—	—	—	—	—	—	—	—	—	—	—	—	—	—
—	—	—	—	—	—	—	—	—	—	—	—	—	—
—	—	—	—	—	—	—	—	—	—	—	—	—	—
—	—	—	—	—	—	—	—	—	—	—	—	—	—
—	—	—	—	—	—	—	—	—	—	—	—	—	—
—	—	—	—	—	—	—	—	—	—	—	—	—	—
—	—	1	*0,37*	—	—	1	*1,43*	—	—	—	—	—	—
1	*0,22*	1	*0,30*	2	*0,92*	—	—	—	—	—	—	—	—
1	*0,12*	2	*0,33*	2	*0,52*	1	*0,58*	—	—	—	—	—	—
—	—	1	*0,37*	—	—	1	*1,43*	—	—	—	—	—	—
1	*0,22*	1	*0,30*	2	*0,92*	—	—	—	—	—	—	—	—
1	*0,12*	2	*0,33*	2	*0,52*	1	*0,58*	—	—	—	—	—	—
—	—	—	—	—	—	—	—	—	—	—	—	—	—
—	—	—	—	—	—	—	—	—	—	—	—	—	—
—	—	—	—	—	—	—	—	—	—	—	—	—	—
—	—	2	*0,73*	1	*0,61*	1	*1,43*	—	—	—	—	—	—
1	*0,22*	—	—	1	*0,46*	—	—	—	—	—	—	—	—
1	*0,12*	2	*0,33*	2	*0,52*	1	*0,58*	—	—	—	—	—	—
—	—	—	—	—	—	—	—	—	—	—	—	—	—
—	—	—	—	—	—	—	—	—	—	—	—	—	—
—	—	—	—	—	—	—	—	—	—	—	—	—	—
1	*0,27*	—	—	—	—	—	—	—	—	—	—	—	—
—	—	2	*0,60*	—	—	—	—	—	—	1	*13,72*	—	—
1	*0,12*	2	*0,33*	—	—	—	—	—	—	1	*9,85*	—	—
—	—	—	—	1	*0,61*	—	—	—	—	—	—	—	—
—	—	—	—	—	—	—	—	—	—	—	—	—	—
—	—	—	—	1	*0,26*	—	—	—	—	—	—	—	—
—	—	—	—	—	—	—	—	—	—	—	—	—	—
—	—	—	—	—	—	—	—	—	—	—	—	—	—
—	—	—	—	—	—	—	—	—	—	—	—	—	—
—	—	—	—	—	—	—	—	—	—	—	—	—	—
—	—	—	—	—	—	—	—	—	—	—	—	—	—
—	—	—	—	—	—	—	—	—	—	—	—	—	—
—	—	—	—	—	—	—	—	—	—	—	—	—	—
—	—	—	—	—	—	—	—	—	—	—	—	—	—
—	—	—	—	—	—	—	—	—	—	—	—	—	—
—	—	—	—	—	—	—	—	—	—	—	—	—	—
—	—	—	—	—	—	—	—	—	—	—	—	—	—
—	—	—	—	—	—	—	—	—	—	—	—	—	—
1	*0,27*	2	*0,73*	2	*1,22*	1	*1,43*	—	—	—	—	—	—
1	*0,22*	2	*0,60*	1	*0,46*	—	—	—	—	1	*13,72*	—	—
2	*0,24*	4	*0,66*	3	*0,79*	1	*0,58*	—	—	1	*9,85*	—	—
1	*0,27*	3	*1,10*	2	*1,22*	2	*2,87*	—	—	—	—	—	—
2	*0,45*	3	*0,90*	3	*1,37*	—	—	—	—	1	*13,72*	—	—
3	*0,37*	6	*0,99*	5	*1,31*	2	*1,17*	—	—	1	*9,85*	—	—
38	*10,35*	27	*9,87*	19	*11,64*	12	*17,20*	2	*9,70*	—	—	—	—
8	*1,78*	17	*5,11*	16	*7,33*	5	*4,93*	2	*5,66*	2	*27,43*	—	—
46	*5,63*	44	*7,26*	35	*9,17*	17	*9,93*	4	*7,15*	2	*19,70*	—	—
1377	*375,19*	1560	*570,40*	1535	*940,16*	1015	*1455,20*	458	*2221,14*	98	*3426,57*	2	—
1037	*230,77*	1442	*433,72*	1597	*731,66*	1237	*1218,72*	685	*1938,31*	226	*3100,14*	1	—
2414	*295,70*	3002	*495,41*	3132	*820,88*	2252	*1315,04*	1143	*2042,53*	324	*3192,12*	3	—

Tabelle XLII. *Allgemeine Sterblichkeit und Sterblichkeit* nach Alter und Geschlecht; Angaben des

Nr. d. dtsch. Todesurs.-Verz. 1950	Todesursachen	Geschlecht	Insgesamt		0—1		1—5		5—10	
0	*Tuberkulose*									
000	Tbc. der Atmungsorgane mit	m	12	*0,04*	—	—	—	—	—	—
	Staublungenerkrankungen	w	—	—	—	—	—	—	—	—
		zus.	12	*0,02*	—	—	—	—	—	—
010	Tbc. der Atmungsorgane ohne	m	729	*2,35*	4	*0,78*	1	*0,05*	1	*0,04*
	Staublungenerkrankungen od.	w	369	*1,05*	4	*0,83*	1	*0,05*	1	*0,05*
	Tbc. ohne näh. Angaben	zus.	1098	*1,66*	8	*0,80*	2	*0,05*	2	*0,04*
00,01	Tuberkulose der Atmungs-	m	741	*2,39*	4	*0,78*	1	*0,05*	1	*0,04*
	organe	w	369	*1,05*	4	*0,83*	1	*0,05*	1	*0,05*
		zus.	1110	*1,68*	8	*0,80*	2	*0,05*	2	*0,04*
021	Hirnhaut-Tuberkulose	m	41	*0,13*	3	*0,58*	16	*0,75*	3	*0,13*
		w	18	*0,05*	5	*1,04*	6	*0,30*	—	—
		zus.	59	*0,09*	8	*0,80*	22	*0,53*	3	*0,07*
022	Hirnhaut-Tuberkulose	m	2	*0,01*	—	—	—	—	—	—
	verbunden mit	w	2	*0,01*	1	*0,21*	—	—	—	—
	Miliartuberkulose	zus.	4	*0,01*	1	*0,10*	—	—	—	—
023	Tuberkulose des Gehirns,	m	2	*0,01*	—	—	—	—	—	—
	Rückenmarks und der	w	3	*0,01*	—	—	—	—	—	—
	Nerven	zus.	5	*0,01*	—	—	—	—	—	—
024	Miliartuberkulose	m	7	*0,02*	1	*0,19*	2	*0,09*	1	*0,04*
		w	5	*0,01*	—	—	—	—	—	—
		zus.	12	*0,02*	1	*0,10*	2	*0,05*	1	*0,02*
02	Tuberkulose der Hirnhäute und	m	52	*0,17*	4	*0,78*	18	*0,85*	4	*0,17*
	des Zentralnervensystems	w	28	*0,08*	6	*1,25*	6	*0,30*	—	—
		zus.	80	*0,12*	10	*1,00*	24	*0,58*	4	*0,09*
031	Tuberkulose des Darms, des	m	6	*0,02*	—	—	—	—	1	*0,04*
	Bauchfells und der	w	11	*0,03*	—	—	—	—	1	*0,05*
	Mesenterialdrüsen	zus.	17	*0,03*	—	—	—	—	2	*0,04*
032	Tuberkulose der Knochen und	m	15	*0,05*	—	—	—	—	—	—
	Gelenke	w	21	*0,06*	—	—	—	—	—	—
		zus.	36	*0,05*	—	—	—	—	—	—
033	Tuberkulose der Haut und des	m	1	*0,003*	—	—	—	—	—	—
	Unterhautzellgewebes	w	3	*0,01*	—	—	—	—	—	—
		zus.	4	*0,01*	—	—	—	—	—	—
034	Tuberkulose des	m	2	*0,01*	—	—	—	—	—	—
	Lymphsystems	w	3	*0,01*	—	—	—	—	—	—
		zus.	5	*0,01*	—	—	—	—	—	—
035	Tuberkulose der Harn- und	m	12	*0,04*	—	—	—	—	—	—
	Geschlechtsorgane	w	12	*0,03*	—	—	—	—	—	—
		zus.	24	*0,04*	—	—	—	—	—	—
036	Augentuberkulose	m	—	—	—	—	—	—	—	—
		w	—	—	—	—	—	—	—	—
		zus.	—	—	—	—	—	—	—	—
037	Tuberkulose der	m	2	*0,01*	—	—	—	—	—	—
	Nebennieren	w	1	*0,003*	—	—	—	—	—	—
		zus.	3	*0,004*	—	—	—	—	—	—
038	Ohrentuberkulose	m	—	—	—	—	—	—	—	—
		w	—	—	—	—	—	—	—	—
		zus.	—	—	—	—	—	—	—	—
039	Tuberkulose anderer Organe	m	4	*0,01*	—	—	—	—	—	—
	und Skrofulose	w	1	*0,003*	—	—	—	—	—	—
		zus.	5	*0,01*	—	—	—	—	—	—
03	Tuberkulose anderer Organe	m	42	*0,14*	—	—	—	—	1	*0,04*
		w	52	*0,15*	—	—	—	—	1	*0,05*
		zus.	94	*0,14*	—	—	—	—	2	*0,04*
02 + 03	Tbc. der Hirnhäute usw.	m	94	*0,30*	4	*0,78*	18	*0,85*	5	*0,22*
	+ Tbc. anderer Organe	w	80	*0,23*	6	*1,25*	6	*0,30*	1	*0,05*
		zus.	174	*0,26*	10	*1,00*	24	*0,58*	6	*0,13*
00—03	Tuberkulose insgesamt	m	835	*2,69*	8	*1,56*	19	*0,89*	6	*0,26*
		w	449	*1,28*	10	*2,08*	7	*0,35*	2	*0,09*
		zus.	1284	*1,94*	18	*1,81*	26	*0,63*	8	*0,18*
0—9	Allgemeine Todesursachen	m	35015	*112,87*	2534	*493,75*	394	*18,53*	180	*7,81*
	insgesamt	w	33901	*96,78*	1878	*389,80*	285	*14,27*	105	*4,78*
		zus.	68016	*102,97*	4412	*443,42*	679	*16,47*	285	*6,33*

an Tuberkulose in Niedersachsen im Jahre 1953
absolute und relative Zahlen a. 10000 E.
Statistischen Landesamtes

10—15		15—20		20—25		25—30		30—35		35—40		40—45	
—	—	—	—	—	—	—	—	—	—	1	*0,07*	—	—
—	—	—	—	—	—	—	—	—	—	—	—	—	—
—	—	—	—	—	—	—	—	—	—	1	*0,03*	—	—
1	*0,03*	—	—	20	*0,92*	28	*1,33*	30	*1,60*	33	*2,39*	51	*2,31*
3	*0,10*	6	*0,21*	13	*0,60*	28	*1,16*	32	*1,22*	28	*1,46*	24	*0,85*
4	*0,07*	6	*0,10*	33	*0,76*	56	*1,24*	62	*1,38*	61	*1,85*	75	*1,49*
1	*0,03*	—	—	20	*0,92*	28	*1,33*	30	*1,60*	34	*2,46*	51	*2,31*
3	*0,10*	6	*0,21*	13	*0,60*	28	*1,16*	32	*1,22*	28	*1,46*	24	*0,85*
4	*0,07*	6	*0,10*	33	*0,76*	56	*1,24*	62	*1,38*	62	*1,88*	75	*1,49*
2	*0,06*	3	*0,10*	2	*0,09*	2	*0,10*	1	*0,05*	—	—	3	*0,14*
—	—	—	—	2	*0,09*	1	*0,04*	1	*0,04*	1	*0,05*	1	*0,0*
2	*0,03*	3	*0,05*	4	*0,09*	3	*0,07*	2	*0,04*	1	*0,03*	4	*0,0*
—	—	—	—	—	—	—	—	1	*0,05*	—	—	—	—
—	—	—	—	—	—	1	*0,04*	—	—	—	—	—	—
—	—	—	—	—	—	1	*0,02*	1	*0,02*	—	—	—	—
—	—	—	—	—	—	1	*0,05*	—	—	—	—	—	—
—	—	—	—	—	—	—	—	—	—	—	—	—	—
—	—	—	—	—	—	1	*0,02*	—	—	—	—	—	—
—	—	1	*0,03*	—	—	—	—	—	—	—	—	1	*0,05*
—	—	—	—	1	*0,05*	—	—	1	*0,04*	—	—	—	—
—	—	1	*0,02*	1	*0,02*	—	—	1	*0,02*	—	—	1	*0,02*
2	*0,06*	4	*0,14*	2	*0,09*	3	*0,14*	2	*0,11*	—	—	4	*0,18*
—	—	—	—	3	*0,14*	2	*0,08*	2	*0,08*	1	*0,05*	1	*0,04*
2	*0,03*	4	*0,07*	5	*0,12*	5	*0,11*	4	*0,09*	1	*0,03*	5	*0,10*
1	*0,03*	1	*0,03*	—	—	—	—	—	—	1	*0,07*	—	—
—	—	1	*0,04*	1	*0,05*	—	—	—	—	2	*0,10*	1	*0,04*
1	*0,02*	2	*0,03*	1	*0,02*	—	—	—	—	3	*0,09*	1	*0,02*
—	—	1	*0,03*	—	—	—	—	1	*0,05*	2	*0,14*	2	*0,09*
1	*0,03*	—	—	—	—	1	*0,04*	1	*0,04*	—	—	1	*0,04*
1	*0,02*	1	*0,02*	—	—	1	*0,02*	2	*0,04*	2	*0,06*	3	*0,06*
—	—	—	—	—	—	—	—	—	—	—	—	—	—
	—	—	—	—	—	—	—	—	—	—	—	—	—
—	—	—	—	—	—	—	—	—	—	—	—	—	—
—	—	—	—	—	—	—	—	—	—	—	—	—	—
—	—	—	—	—	—	—	—	—	—	—	—	—	—
—	—	—	—	—	—	—	—	—	—	—	—	—	—
—	—	—	—	—	—	1	*0,05*	1	*0,05*	1	*0,07*	2	*0,09*
—	—	—	—	—	—	1	*0,04*	2	*0,08*	—	—	2	*0,07*
—	—	—	—	—	—	2	*0,04*	3	*0,07*	1	*0,03*	4	*0,08*
—	—	—	—	—	—	—	—	—	—	—	—	—	—
—	—	—	—	—	—	—	—	—	—	—	—	—	—
—	—	—	—	—	—	—	—	—	—	—	—	—	—
—	—	—	—	—	—	—	—	—	—	1	*0,07*	—	—
—	—	—	—	—	—	—	—	—	—	—	—	—	—
—	—	—	—	—	—	—	—	—	—	1	*0,03*	—	—
—	—	—	—	—	—	—	—	—	—	—	—	—	—
—	—	—	—	—	—	—	—	—	—	—	—	—	—
—	—	—	—	—	—	—	—	—	—	—	—	—	—
—	—	—	—	1	*0,05*	—	—	—	—	—	—	—	—
—	—	—	—	—	—	—	—	—	—	—	—	1	*0,04*
—	—	—	—	1	*0,02*	—	—	—	—	—	—	1	*0,02*
1	*0,03*	2	*0,07*	1	*0,05*	1	*0,05*	2	*0,11*	5	*0,36*	4	*0,18*
1	*0,03*	1	*0,04*	1	*0,05*	2	*0,08*	3	*0,11*	2	*0,10*	5	*0,18*
2	*0,03*	3	*0,05*	2	*0,05*	3	*0,07*	5	*0,11*	7	*0,21*	9	*0,18*
3	*0,10*	6	*0,20*	3	*0,14*	4	*0,19*	4	*0,21*	5	*0,36*	8	*0,36*
1	*0,03*	1	*0,04*	4	*0,18*	4	*0,17*	5	*0,19*	3	*0,16*	6	*0,21*
4	*0,07*	7	*0,12*	7	*0,16*	8	*0,18*	9	*0,20*	8	*0,24*	14	*0,28*
4	*0,13*	6	*0,20*	23	*1,06*	32	*1,52*	34	*1,81*	39	*2,82*	59	*2,68*
4	*0,13*	7	*0,25*	17	*0,78*	32	*1,32*	37	*1,41*	31	*1,62*	30	*1,06*
8	*0,13*	13	*0,23*	40	*0,02*	64	*1,42*	71	*1,58*	70	*2,12*	89	*1,77*
181	*5,82*	343	*11,66*	442	*20,29*	380	*18,07*	328	*17,50*	372	*26,91*	728	*33,04*
129	*4,34*	179	*6,37*	218	*10,05*	277	*11,46*	347	*13,22*	420	*21,94*	752	*26,63*
310	*5,10*	522	*9,07*	660	*15,18*	657	*14,53*	675	*15,00*	792	*24,02*	1480	*29,44*

Tabelle XLII

Nr. d. dtsch. Todesurs.-Verz. 1950	Todesursachen	Geschlecht	45—50		50—55		55—60		60—65	
0	***Tuberkulose***									
000	Tbc. der Atmungsorgane mit Staublungenerkrankungen	m	—	—	1	*0,05*	1	*0,06*	2	*0,15*
		w	—	—	—	—	—	—	—	—
		zus.	—	—	1	*0,02*	1	*0,03*	2	*0,06*
010	Tbc. der Atmungsorgane ohne Staublungenerkrankungen od. Tbc. ohne näh. Angaben	m	71	*3,10*	86	*3,97*	87	*5,30*	91	*6,94*
		w	22	*0,83*	18	*0,75*	18	*0,84*	39	*2,21*
		zus.	93	*1,88*	104	*2,28*	105	*2,78*	130	*4,22*
00,01	Tuberkulose der Atmungsorgane	m	71	*3,10*	87	*4,01*	88	*5,36*	93	*7,10*
		w	22	*0,83*	18	*0,75*	18	*0,84*	39	*2,21*
		zus.	93	*1,88*	105	*2,30*	106	*2,81*	132	*4,29*
021	Hirnhaut-Tuberkulose	m	2	*0,09*	2	*0,09*	—	—	2	*0,15*
		w	—	—	—	—	—	—	—	—
		zus.	2	*0,04*	2	*0,04*	—	—	2	*0,06*
022	Hirnhaut-Tuberkulose verbunden mit Miliartuberkulose	m	—	—	—	—	1	*0,06*	—	—
		w	—	—	—	—	—	—	—	—
		zus.	—	—	—	—	1	*0,03*	—	—
023	Tuberkulose des Gehirns, Rückenmarks und der Nerven	m	—	—	1	*0,05*	—	—	—	—
		w	—	—	1	*0,04*	—	—	—	—
		zus.	—	—	2	*0,04*	—	—	—	—
024	Miliartuberkulose	m	—	—	1	*0,05*	—	—	—	—
		w	1	*0,04*	1	*0,04*	1	*0,05*	—	—
		zus.	1	*0,02*	2	*0,04*	1	*0,03*	—	—
02	Tuberkulose der Hirnhäute und des Zentralnervensystems	m	2	*0,09*	4	*0,18*	1	*0,06*	2	*0,15*
		w	1	*0,04*	2	*0,08*	1	*0,05*	—	—
		zus.	3	*0,06*	6	*0,13*	2	*0,05*	2	*0,06*
031	Tuberkulose des Darms, des Bauchfells und der Mesenterialdrüsen	m	—	—	—	—	—	—	—	—
		w	1	*0,04*	1	*0,04*	1	*0,05*	1	*0,06*
		zus.	1	*0,02*	1	*0,02*	1	*0,03*	1	*0,03*
032	Tuberkulose der Knochen und Gelenke	m	2	*0,09*	4	*0,18*	—	—	—	—
		w	1	*0,04*	2	*0,08*	1	*0,05*	2	*0,11*
		zus.	3	*0,06*	6	*0,13*	1	*0,03*	2	*0,06*
033	Tuberkulose der Haut und des Unterhautzellgewebes	m	—	—	—	—	—	—	—	—
		w	—	—	—	—	—	—	—	—
		zus.	—	—	—	—	—	—	—	—
034	Tuberkulose des Lymphsystems	m	—	—	1	*0,05*	—	—	—	—
		w	1	*0,04*	—	—	1	*0,05*	—	—
		zus.	1	*0,02*	1	*0,02*	1	*0,03*	—	—
035	Tuberkulose der Harn- und Geschlechtsorgane	m	3	*0,13*	2	*0,09*	1	*0,06*	—	—
		w	1	*0,04*	2	*0,08*	—	—	3	*0.17*
		zus.	4	*0,08*	4	*0,09*	1	*0,03*	3	*0,10*
036	Augentuberkulose	m	—	—	—	—	—	—	—	—
		w	—	—	—	—	—	—	—	—
		zus.	—	—	—	—	—	—	—	—
037	Tuberkulose der Nebennieren	m	—	—	—	—	—	—	1	*0,08*
		w	—	—	—	—	1	*0,05*	—	—
		zus.	—	—	—	—	1	*0,03*	1	*0,03*
038	Ohrentuberkulose	m	—	—	—	—	—	—	—	—
		w	—	—	—	—	—	—	—	—
		zus.	—	—	—	—	—	—	—	—
039	Tuberkulose anderer Organe und Skrofulose	m	—	—	—	—	—	—	1	*0,08*
		w	—	—	—	—	—	—	—	—
		zus.	—	—	—	—	—	—	1	*0,03*
03	Tuberkulose anderer Organe	m	5	*0,22*	7	*0,32*	1	*0,06*	2	*0,15*
		w	4	*0,15*	5	*0,21*	4	*0,19*	6	*0,34*
		zus.	9	*0,18*	12	*0,26*	5	*0,13*	8	*0,26*
02 + 03	Tbc. der Hirnhäute usw. + Tbc. anderer Organe	m	7	*0,31*	11	*0,51*	2	*0,12*	4	*0,31*
		w	5	*0,19*	7	*0,29*	5	*0,23*	6	*0,34*
		zus.	12	*0,24*	18	*0,39*	7	*0,19*	10	*0,32*
00—03	Tuberkulose insgesamt	m	78	*3,40*	98	*4,52*	90	*5,48*	97	*7,40*
		w	27	*1,02*	25	*1,04*	23	*1,08*	45	*2,55*
		zus.	105	*2,12*	123	*2,69*	113	*2,99*	142	*4,61*
0—9	Allgemeine Todesursachen insgesamt	m	1281	*55,87*	1995	*91,99*	2275	*138,56*	2916	*222,54*
		w	1056	*39,84*	1375	*57,36*	1868	*87,64*	2494	*141,14*
		zus.	2337	*47,27*	3370	*73,81*	4143	*109,80*	5410	*175,80*

(Fortsetzung)

65—70		70—75		75—80		80—85		85—90		90 u. mehr		unbekannt	
3	*0,28*	1	*0,12*	2	*0,34*	—	—	1	*1,17*	—	—	—	—
—	—	—	—	—	—	—	—	—	—	—	—	—	—
3	*0,12*	1	*0,05*	2	*0,15*	—	—	1	*0,50*	—	—	—	—
85	*7,84*	67	*8,10*	47	*7,94*	22	*8,15*	3	*3,50*	1	*5,88*	—	—
40	*2,80*	44	*4,19*	28	*3,90*	15	*4,51*	4	*3,46*	1	*3,65*	—	—
125	*4,98*	111	*5,91*	75	*5,72*	37	*6,15*	7	*3,48*	2	*4,50*	—	—
88	*8,12*	68	*8,22*	49	*8,27*	22	*8,15*	4	*4,67*	1	*5,88*	—	—
40	*2,80*	44	*4,19*	28	*3,90*	15	*4,51*	4	*3,46*	1	*3,65*	—	—
128	*5,10*	112	*5,97*	77	*5,87*	37	*6,15*	8	*3,97*	2	*4,50*	—	—
—	—	—	—	—	—	—	—	—	—	—	—	—	—
—	—	—	—	1	*0,14*	—	—	—	—	—	—	—	—
—	—	—	—	1	*0,08*	—	—	—	—	—	—	—	—
—	—	—	—	—	—	—	—	—	—	—	—	—	—
—	—	—	—	—	—	—	—	—	—	—	—	—	—
—	—	—	—	—	—	—	—	—	—	—	—	—	—
—	—	—	—	—	—	—	—	—	—	—	—	—	—
—	—	1	*0,10*	—	—	1	*0,30*	—	—	—	—	—	—
—	—	1	*0,05*	—	—	1	*0,17*	—	—	—	—	—	—
—	—	—	—	—	—	—	—	—	—	—	—	—	—
—	—	—	—	—	—	—	—	—	—	—	—	—	—
—	—	—	—	—	—	—	—	—	—	—	—	—	—
—	—	—	—	—	—	—	—	—	—	—	—	—	—
—	—	1	*0,10*	1	*0,14*	1	*0,30*	—	—	—	—	—	—
—	—	1	*0,05*	1	*0,08*	1	*0,17*	—	—	—	—	—	—
—	—	—	—	2	*0,34*	—	—	—	—	—	—	—	—
—	—	—	—	1	*0,14*	—	—	—	—	—	—	—	—
—	—	—	—	3	*0,23*	—	—	—	—	—	—	—	—
1	*0.09*	1	*0,12*	1	*0,17*	—	—	—	—	—	—	—	—
1	*0,07*	3	*0,29*	2	*0,28*	[2	*0,60*	3	*2,59*	—	—	—	—
2	*0,08*	4	*0,21*	3	*0,23*	2	*0,33*	3	*1,49*	—	—	—	—
—	—	1	*0,12*	—	—	—	—	—	—	—	—	—	—
—	—	—	—	2	*0,28*	1	*0,30*	—	—	—	—	—	—
—	—	1	*0,05*	2	*0,15*	1	*0,17*	—	—	—	—	—	—
—	—	—	—	1	*0,17*	—	—	—	—	—	—	—	—
—	—	—	—	—	—	1	*0,30*	—	—	—	—	—	—
—	—	—	—	1	*0,08*	1	*0,17*	—	—	—	—	—	—
1	*0,09*	—	—	—	—	—	—	—	—	—	—	—	—
—	—	—	—	1	*0,14*	—	—	—	—	—	—	—	—
1	*0,04*	—	—	1	*0,08*	—	—	—	—	—	—	—	—
—	—	—	—	—	—	—	—	—	—	—	—	—	—
—	—	—	—	—	—	—	—	—	—	—	—	—	—
—	—	—	—	—	—	—	—	—	—	—	—	—	—
—	—	—	—	—	—	—	—	—	—	—	—	—	—
—	—	—	—	—	—	—	—	—	—	—	—	—	—
—	—	—	—	—	—	—	—	—	—	—	—	—	—
—	—	—	—	—	—	—	—	—	—	—	—	—	—
—	—	—	—	—	—	—	—	—	—	—	—	—	—
—	—	—	—	—	—	—	—	—	—	—	—	—	—
1	*0,09*	1	*0,12*	—	—	—	—	—	—	—	—	—	—
—	—	—	—	—	—	—	—	—	—	—	—	—	—
1	*0,04*	1	*0,05*	—	—	—	—	—	—	—	—	—	—
3	*0,28*	3	*0,36*	4	*0,68*	—	—	—	—	—	—	—	—
1	*0,07*	3	*0,29*	6	*0,83*	4	*1,20*	3	*2,59*	—	—	—	—
4	*0,16*	6	*0,32*	10	*0,76*	4	*0,66*	3	*1,49*	—	—	—	—
3	*0,28*	3	*0,36*	4	*0,68*	—	—	—	—	—	—	—	—
1	*0,07*	4	*0,38*	7	*0,97*	5	*1,50*	3	*2,59*	—	—	—	—
4	*0,16*	7	*0,37*	11	*0,84*	5	*0,83*	3	*0,49*	—	—	—	—
91	*8,40*	71	*8,58*	53	*8,95*	22	*8,15*	4	*4,67*	1	*5,88*	—	—
41	*2,87*	48	*4,57*	35	*4,87*	20	*6,02*	7	*6,05*	1	*3,65*	—	—
132	*5,26*	119	*6,34*	88	*6,71*	42	*6,98*	11	*5,46*	2	*4,50*	—	—
3681	*339,63*	4721	*570,82*	5588	*943,52*	4088	*1515,03*	2035	*2375,67*	553	*3252,94*	—	—
3582	*250,96*	4963	*472,53*	6072	*844,81*	4578	*1377,92*	2466	*2130,82*	857	*3126,60*	—	—
7263	*289,23*	9684	*515,83*	11660	*889,40*	8666	*1439,37*	4501	*2234,97*	1410	*3174,96*	—	—

Tabelle XLIII. *Allgemeine Sterblichkeit und Sterblichkeit* nach Alter und Geschlecht; Angaben des

Nr. d. dtsch. Todesurs.-Verz. 1950	Todesursachen	Geschlecht	Insgesamt		0—1		1—5		5—10	
0	*Tuberkulose*									
000	Tbc. der Atmungsorgane mit	m	—	—	—	—	—	—	—	—
	Staublungenerkrankungen	w	—	—	—	—	—	—	—	—
		zus.	—	—	—	—	—	—	—	—
010	Tbc. der Atmungsorgane ohne	m	79	*2,75*	—	—	—	—	—	—
	Staublungenerkrankungen od.	w	46	*1,43*	—	—	—	—	—	—
	Tbc. ohne näh. Angaben	zus.	125	*2,06*	—	—	—	—	—	—
00,01	Tuberkulose der Atmungs-	m	79	*2,75*	—	—	—	—	—	—
	organe	w	46	*1,43*	—	—	—	—	—	—
		zus.	125	*2,06*	—	—	—	—	—	—
021	Hirnhaut-Tuberkulose	m	2	*0,07*	—	—	—	—	—	—
		w	—	—	—	—	—	—	—	—
		zus.	2	*0,03*	—	—	—	—	—	—
022	Hirnhaut-Tuberkulose	m	1	*0,03*	—	—	—	—	—	—
	verbunden mit	w	—	—	—	—	—	—	—	—
	Miliartuberkulose	zus.	1	*0,02*	—	—	—	—	—	—
023	Tuberkulose des Gehirns,	m	1	*0,03*	—	—	—	—	—	—
	Rückenmarks und der	w	—	—	—	—	—	—	—	—
	Nerven	zus.	1	*0,02*	—	—	—	—	—	—
024	Miliartuberkulose	m	—	—	—	—	—	—	—	—
		w	1	*0,03*	—	—	—	—	—	—
		zus.	1	*0,02*	—	—	—	—	—	—
02	Tuberkulose der Hirnhäute und	m	4	*0,14*	—	—	—	—	—	—
	des Zentralnervensystems	w	1	*0,03*	—	—	—	—	—	—
		zus.	5	*0,08*	—	—	—	—	—	—
031	Tuberkulose des Darms, des	m	2	*0,07*	—	—	—	—	—	—
	Bauchfells und der	w	1	*0,03*	—	—	—	—	—	—
	Mesenterialdrüsen	zus.	3	*0,05*	—	—	—	—	—	—
032	Tuberkulose der Knochen und	m	2	*0,07*	—	—	—	—	—	—
	Gelenke	w	1	*0,03*	—	—	—	—	—	—
		zus.	3	*0,05*	—	—	—	—	—	—
033	Tuberkulose der Haut und des	m	—	—	—	—	—	—	—	—
	Unterhautzellgewebes	w	—	—	—	—	—	—	—	—
		zus.	—	—	—	—	—	—	—	—
034	Tuberkulose des	m	1	*0,03*	—	—	—	—	—	—
	Lymphsystems	w	—	—	—	—	—	—	—	—
		zus.	1	*0,02*	—	—	—	—	—	—
035	Tuberkulose der Harn- und	m	1	*0,03*	—	—	—	—	—	—
	Geschlechtsorgane	w	—	—	—	—	—	—	—	—
		zus.	1	*0,02*	—	—	—	—	—	—
036	Augentuberkulose	m	—	—	—	—	—	—	—	—
		w	—	—	—	—	—	—	—	—
		zus.	—	—	—	—	—	—	—	—
037	Tuberkulose der	m	1	*0,03*	—	—	—	—	—	—
	Nebennieren	w	—	—	—	—	—	—	—	—
		zus.	1	*0,02*	—	—	—	—	—	—
038	Ohrentuberkulose	m	—	—	—	—	—	—	—	—
		w	—	—	—	—	—	—	—	—
		zus.	—	—	—	—	—	—	—	—
039	Tuberkulose anderer Organe	m	—	—	—	—	—	—	—	—
	und Skrofulose	w	—	—	—	—	—	—	—	—
		zus.	—	—	—	—	—	—	—	—
03	Tuberkulose anderer Organe	m	7	*0,24*	—	—	—	—	—	—
		w	2	*0,06*	—	—	—	—	—	—
		zus.	9	*0,15*	—	—	—	—	—	—
02 + 03	Tbc. der Hirnhäute usw.	m	11	*0,38*	—	—	—	—	—	—
	+ Tbc. anderer Organe	w	3	*0,09*	—	—	—	—	—	—
		zus.	14	*0,23*	—	—	—	—	—	—
00—03	Tuberkulose insgesamt	m	90	*3,14*	—	—	—	—	—	—
		w	49	*1,53*	—	—	—	—	—	—
		zus.	139	*2,29*	—	—	—	—	—	—
0—9	Allgemeine Todesursachen	m	3293	*114,79*	152	*415,41*	22	*13,91*	11	*5,39*
	insgesamt	w	3080	*95,94*	125	*365,60*	17	*11,59*	8	*4,11*
		zus.	6373	*104,83*	277	*391,35*	39	*12,79*	19	*4,77*

an Tuberkulose in Bremen im Jahre 1953
absolute und relative Zahlen a. 10000 E.
Statistischen Landesamtes

10—15		15—20		20—25		25—30		30—35		35—40		40—45	
—	—	—	—	—	—	—	—	—	—	—	—	—	—
—	—	—	—	—	—	—	—	—	—	—	—	—	—
—	—	—	—	—	—	—	—	—	—	—	—	—	—
—	—	—	—	1	*0,54*	—	—	4	*2,06*	2	*1,37*	4	*1,74*
—	—	—	—	2	*1,03*	3	*1,34*	5	*1,96*	1	*0,55*	3	*1,11*
—	—	—	—	3	*0,79*	3	*0,72*	9	*2,00*	3	*0,92*	7	*1,40*
—	—	—	—	1	*0,54*	—	—	4	*2,06*	2	*1,37*	4	*1,74*
—	—	—	—	2	*1,03*	3	*1,34*	5	*1,96*	1	*0,55*	3	*1,11*
—	—	—	—	3	*0,79*	3	*0,72*	9	*2,00*	3	*0,92*	7	*1,40*
—	—	—	—	1	*0,54*	—	—	1	*0,52*	—	—	—	—
—	—	—	—	—	—	—	—	—	—	—	—	—	—
—	—	—	—	1	*0,26*	—	—	1	*0,22*	—	—	—	—
—	—	—	—	—	—	—	—	—	—	—	—	—	—
—	—	—	—	—	—	—	—	—	—	—	—	—	—
—	—	—	—	—	—	—	—	—	—	—	—	—	—
—	—	—	—	—	—	—	—	—	—	—	—	—	—
—	—	—	—	—	—	—	—	—	—	—	—	—	—
—	—	—	—	—	—	—	—	—	—	—	—	—	—
—	—	—	—	—	—	—	—	—	—	—	—	—	—
1	*0,42*	—	—	—	—	—	—	—	—	—	—	—	—
1	*0,20*	—	—	—	—	—	—	—	—	—	—	—	—
—	—	—	—	1	*0,54*	—	—	1	*0,52*	—	—	—	—
1	*0,42*	—	—	—	—	—	—	—	—	—	—	—	—
1	*0,20*	—	—	1	*0,26*	—	—	1	*0,22*	—	—	—	—
—	—	—	—	—	—	—	—	—	—	—	—	—	—
—	—	—	—	—	—	—	—	—	—	—	—	—	—
—	—	—	—	—	—	—	—	—	—	—	—	—	—
—	—	—	—	—	—	—	—	1	*0,52*	—	—	—	—
—	—	—	—	—	—	—	—	—	—	—	—	—	—
—	—	—	—	—	—	—	—	1	*0,22*	—	—	—	—
—	—	—	—	—	—	—	—	—	—	—	—	—	—
—	—	—	—	—	—	—	—	—	—	—	—	—	—
—	—	—	—	—	—	—	—	—	—	—	—	—	—
—	—	—	—	—	—	—	—	1	*0,52*	—	—	—	—
—	—	—	—	—	—	—	—	—	—	—	—	—	—
—	—	—	—	—	—	—	—	1	*0,22*	—	—	—	—
—	—	—	—	—	—	—	—	—	—	—	—	—	—
—	—	—	—	—	—	—	—	—	—	—	—	—	—
—	—	—	—	—	—	—	—	—	—	—	—	—	—
—	—	—	—	—	—	—	—	—	—	—	—	—	—
—	—	—	—	—	—	—	—	—	—	—	—	—	—
—	—	—	—	—	—	—	—	—	—	—	—	—	—
—	—	—	—	—	—	—	—	—	—	—	—	—	—
—	—	—	—	—	—	—	—	—	—	—	—	—	—
—	—	—	—	—	—	—	—	—	—	—	—	—	—
—	—	—	—	—	—	—	—	—	—	—	—	—	—
—	—	—	—	—	—	—	—	—	—	—	—	—	—
—	—	—	—	—	—	—	—	—	—	—	—	—	—
—	—	—	—	—	—	—	—	—	—	—	—	—	—
—	—	—	—	—	—	—	—	—	—	—	—	—	—
—	—	—	—	—	—	—	—	—	—	—	—	—	—
—	—	—	—	—	—	—	—	2	*1,03*	—	—	—	—
—	—	—	—	—	—	—	—	—	—	—	—	—	—
—	—	—	—	—	—	—	—	2	*0,45*	—	—	—	—
—	—	—	—	1	*0,54*	—	—	3	*1,55*	—	—	—	—
1	*0,42*	—	—	—	—	—	—	—	—	—	—	—	—
1	*0,20*	—	—	1	*0,26*	—	—	3	*0,67*	—	—	—	—
—	—	—	—	2	*1,08*	—	—	7	*3,61*	2	*1,37*	4	*1,74*
1	*0,42*	—	—	2	*1,03*	3	*1,34*	5	*1,96*	1	*0,55*	3	*1,11*
1	*0,20*	—	—	4	*1,06*	3	*0,72*	12	*2,67*	3	*0,92*	7	*1,40*
10	*3,96*	19	*8 33*	42	*22 66*	25	*13,11*	36	*18,56*	29	*19,90*	59	*25,65*
11	*4,58*	9	*8,89*	22	*11,38*	16	*7,15*	29	*11,34*	28	*15,38*	64	*23,70*
21	*4,26*	28	*6,09*	64	*16,90*	41	*9,89*	65	*14,46*	57	*17,39*	123	*24,59*

Tabelle XLIII

Nr. d. dtsch. Todesurs.-Verz. 1950	Todesursachen	Geschlecht	45—50		50—55		55—60		60—65	
0	*Tuberkulose*									
000	Tbc. der Atmungsorgane mit Staublungenerkrankungen	m	—	—	—	—	—	—	—	—
		w	—	—	—	—	—	—	—	—
		zus.	—	—	—	—	—	—	—	—
010	Tbc. der Atmungsorgane ohne Staublungenerkrankungen od. Tbc. ohne näh. Angaben	m	8	*3,30*	5	*2,32*	13	*8,23*	9	*6,67*
		w	2	*0,76*	5	*2,15*	1	*0,49*	6	*3,37*
		zus.	10	*1,98*	10	*2,23*	14	*3,86*	15	*4,80*
00,01	Tuberkulose der Atmungsorgane	m	8	*3,30*	5	*2,32*	13	*8,23*	9	*6,67*
		w	2	*0,76*	5	*2,15*	1	*0,49*	6	*3,37*
		zus.	10	*1,98*	10	*2,23*	14	*3,86*	15	*4,80*
021	Hirnhaut-Tuberkulose	m	—	—	—	—	—	—	—	—
		w	—	—	—	—	—	—	—	—
		zus.	—	—	—	—	—	—	—	—
022	Hirnhaut-Tuberkulose verbunden mit Miliartuberkulose	m	—	—	1	*0,46*	—	—	—	—
		w	—	—	—	—	—	—	—	—
		zus.	—	—	1	*0,22*	—	—	—	—
023	Tuberkulose des Gehirns, Rückenmarks und der Nerven	m	—	—	—	—	—	—	—	—
		w	—	—	—	—	—	—	—	—
		zus.	—	—	—	—	—	—	—	—
024	Miliartuberkulose	m	—	—	—	—	—	—	—	—
		w	—	—	—	—	—	—	—	—
		zus.	—	—	—	—	—	—	—	—
02	Tuberkulose der Hirnhäute und des Zentralnervensystems	m	—	—	1	*0,46*	—	—	—	—
		w	—	—	—	—	—	—	—	—
		zus.	—	—	1	*0,22*	—	—	—	—
031	Tuberkulose des Darms, des Bauchfells und der Mesenterialdrüsen	m	—	—	—	—	—	—	—	—
		w	—	—	—	—	—	—	—	—
		zus.	—	—	—	—	—	—	—	—
032	Tuberkulose der Knochen und Gelenke	m	1	*0,41*	—	—	—	—	—	—
		w	—	—	—	—	1	*0,49*	—	—
		zus.	1	*0,20*	—	—	1	*0,28*	—	—
033	Tuberkulose der Haut und des Unterhautzellgewebes	m	—	—	—	—	—	—	—	—
		w	—	—	—	—	—	—	—	—
		zus.	—	—	—	—	—	—	—	—
034	Tuberkulose des Lymphsystems	m	—	—	—	—	—	—	—	—
		w	—	—	—	—	—	—	—	—
		zus.	—	—	—	—	—	—	—	—
035	Tuberkulose der Harn- und Geschlechtsorgane	m	—	—	1	*0,46*	—	—	—	—
		w	—	—	—	—	—	—	—	—
		zus.	—	—	1	*0,22*	—	—	—	—
036	Augentuberkulose	m	—	—	—	—	—	—	—	—
		w	—	—	—	—	—	—	—	—
		zus.	—	—	—	—	—	—	—	—
037	Tuberkulose der Nebennieren	m	—	—	1	*0,46*	—	—	—	—
		w	—	—	—	—	—	—	—	—
		zus.	—	—	1	*0,22*	—	—	—	—
038	Ohrentuberkulose	m	—	—	—	—	—	—	—	—
		w	—	—	—	—	—	—	—	—
		zus.	—	—	—	—	—	—	—	—
039	Tuberkulose anderer Organe und Skrofulose	m	—	—	—	—	—	—	—	—
		w	—	—	—	—	—	—	—	—
		zus.	—	—	—	—	—	—	—	—
03	Tuberkulose anderer Organe	m	1	*0,41*	2	*0,93*	—	—	—	—
		w	—	—	—	—	1	*0,49*	—	—
		zus.	1	*0,20*	2	*0,45*	1	*0,28*	—	—
02 + 03	Tbc. der Hirnhäute usw. + Tbc. anderer Organe	m	1	*0,41*	3	*1,39*	—	—	—	—
		w	—	—	—	—	1	*0,49*	—	—
		zus.	1	*0,20*	3	*0,67*	1	*0,28*	—	—
00—03	Tuberkulose insgesamt	m	9	*3,72*	8	*3,71*	13	*8,23*	9	*6,67*
		w	2	*0,76*	5	*2,15*	2	*0,98*	6	*3,37*
		zus.	11	*2,18*	13	*2,90*	15	*4,13*	15	*4,80*
0—9	Allgemeine Todesursachen insgesamt	m	119	*49,16*	208	*96,46*	235	*148,71*	310	*229,85*
		w	88	*33,51*	134	*57,59*	179	*87,30*	238	*133,84*
		zus.	207	*41,02*	342	*76,28*	414	*114,02*	548	*175,25*

(Fortsetzung)

65—70		70—75		75—80		80—85		85—90		90 u. mehr		unbekannt	
—	—	—	—	—	—	—	—	—	—	—	—	—	—
—	—	—	—	—	—	—	—	—	—	—	—	—	—
—	—	—	—	—	—	—	—	—	—	—	—	—	—
12	*10,37*	8	*9,05*	10	*17,56*	2	*8,21*	1	*16,00*	—	—	—	—
2	*1,42*	6	*5,62*	8	*11,48*	2	*6,62*	—	—	—	—	—	—
14	*5,45*	14	*7,18*	18	*14,22*	4	*7,33*	1	*6,12*	—	—	—	—
12	*10,37*	8	*9,05*	10	*17,56*	2	*8,21*	1	*16,00*	—	—	—	—
2	*1,42*	6	*5,62*	8	*11,48*	2	*6,62*	—	—	—	—	—	—
14	*5,45*	14	*7,18*	18	*14,22*	4	*7,33*	1	*6,12*	—	—	—	—
—	—	—	—	—	—	—	—	—	—	—	—	—	—
—	—	—	—	—	—	—	—	—	—	—	—	—	—
—	—	—	—	—	—	—	—	—	—	—	—	—	—
—	—	—	—	—	—	—	—	—	—	—	—	—	—
—	—	—	—	—	—	—	—	—	—	—	—	—	—
—	—	—	—	—	—	—	—	—	—	—	—	—	—
—	—	—	—	1	*1,76*	—	—	—	—	—	—	—	—
—	—	—	—	—	—	—	—	—	—	—	—	—	—
—	—	—	—	1	*0,79*	—	—	—	—	—	—	—	—
—	—	—	—	—	—	—	—	—	—	—	—	—	—
—	—	—	—	—	—	—	—	—	—	—	—	—	—
—	—	—	—	—	—	—	—	—	—	—	—	—	—
—	—	—	—	1	*1,76*	—	—	—	—	—	—	—	—
—	—	—	—	—	—	—	—	—	—	—	—	—	—
—	—	—	—	1	*0,79*	—	—	—	—	—	—	—	—
1	*0,86*	—	—	1	*1,76*	—	—	—	—	—	—	—	—
1	*0,71*	—	—	—	—	—	—	—	—	—	—	—	—
2	*0,78*	—	—	1	*0,79*	—	—	—	—	—	—	—	—
—	—	—	—	—	—	—	—	—	—	—	—	—	—
—	—	—	—	—	—	—	—	—	—	—	—	—	—
—	—	—	—	—	—	—	—	—	—	—	—	—	—
—	—	—	—	—	—	—	—	—	—	—	—	—	—
—	—	—	—	—	—	—	—	—	—	—	—	—	—
—	—	—	—	—	—	—	—	—	—	—	—	—	—
—	—	—	—	—	—	—	—	—	—	—	—	—	—
—	—	—	—	—	—	—	—	—	—	—	—	—	—
—	—	—	—	—	—	—	—	—	—	—	—	—	—
—	—	—	—	—	—	—	—	—	—	—	—	—	—
—	—	—	—	—	—	—	—	—	—	—	—	—	—
—	—	—	—	—	—	—	—	—	—	—	—	—	—
—	—	—	—	—	—	—	—	—	—	—	—	—	—
—	—	—	—	—	—	—	—	—	—	—	—	—	—
—	—	—	—	—	—	—	—	—	—	—	—	—	—
—	—	—	—	—	—	—	—	—	—	—	—	—	—
—	—	—	—	—	—	—	—	—	—	—	—	—	—
—	—	—	—	—	—	—	—	—	—	—	—	—	—
—	—	—	—	—	—	—	—	—	—	—	—	—	—
—	—	—	—	—	—	—	—	—	—	—	—	—	—
—	—	—	—	—	—	—	—	—	—	—	—	—	—
—	—	—	—	—	—	—	—	—	—	—	—	—	—
—	—	—	—	—	—	—	—	—	—	—	—	—	—
1	*0,86*	—	—	1	*1,76*	—	—	—	—	—	—	—	—
1	*0,71*	—	—	—	—	—	—	—	—	—	—	—	—
2	*0,78*	—	—	1	*0,79*	—	—	—	—	—	—	—	—
1	*0,86*	—	—	2	*3,51*	—	—	—	—	—	—	—	—
1	*0,71*	—	—	—	—		—	—	—	—	—	—	—
2	*0,78*	—	—	2	*1,58*	—	—	—	—	—	—	—	—
13	*11,23*	8	*9,05*	12	*21,07*	2	*8,21*	1	*16,00*	—	—	—	—
3	*2,13*	6	*5,62*	8	*11,48*	2	*6,62*	—	—	—	—	—	—
16	*6,23*	14	*7,18*	20	*15,80*	4	*7,33*	1	*6,12*	—	—	—	—
399	*344,80*	521	*589,37*	539	*946,61*	362	*1486,04*	170	*2720,00*	25	*2358,49*	—	—
354	*250,83*	459	*430,30*	563	*807,98*	446	*1475,84*	214	*2118,81*	76	*3206,75*	—	—
753	*293,17*	980	*502,38*	1102	*870,32*	808	*1480,39*	384	*2348,62*	101	*2944,61*	—	—

Tabelle XLIV. *Allgemeine Sterblichkeit und Sterblichkeit* nach Alter und Geschlecht; Angaben des

Nr. d. dtsch. Todesurs.-Verz. 1950	Todesursachen	Geschlecht	Insgesamt		0—1		1—5		5—10	
0	*Tuberkulose*									
000	Tbc. der Atmungsorgane mit Staublungenerkrankungen	m	498	*0,73*	—	—	—	—	—	—
		w	—	—	—	—	—	—	—	—
		zus.	498	*0,35*	—	—	—	—	—	—
010	Tbc. der Atmungsorgane ohne Staublungenerkrankungen od. Tbc. ohne näh. Angaben	m	1472	*2,16*	9	*0,83*	11	*0,26*	5	*0,11*
		w	817	*1,10*	9	*0,87*	16	*0,40*	2	*0,05*
		zus.	2289	*1,60*	18	*0,85*	27	*0,33*	7	*0,08*
00,01	Tuberkulose der Atmungsorgane	m	1970	*2,89*	9	*0,83*	11	*0,26*	5	*0,11*
		w	817	*1,10*	9	*0,87*	16	*0,40*	2	*0,05*
		zus.	2787	*1,95*	18	*0,85*	27	*0,33*	7	*0,08*
021	Hirnhaut-Tuberkulose	m	47	*0,07*	3	*0,28*	15	*0,36*	5	*0,11*
		w	39	*0,05*	1	*0,10*	16	*0,40*	4	*0,09*
		zus.	86	*0,06*	4	*0,19*	31	*0,38*	9	*0,10*
022	Hirnhaut-Tuberkulose verbunden mit Miliartuberkulose	m	8	*0,01*	1	*0,09*	3	*0,07*	1	*0,02*
		w	16	*0,02*	2	*0,19*	5	*0,12*	—	—
		zus.	24	*0,02*	3	*0,14*	8	*0,10*	1	*0,01*
023	Tuberkulose des Gehirns, Rückenmarks und der Nerven	m	1	*0,001*	—	—	—	—	—	—
		w	3	*0,004*	—	—	—	—	—	—
		zus.	4	*0,003*	—	—	—	—	—	—
024	Miliartuberkulose	m	16	*0,02*	1	*0,09*	2	*0,05*	1	*0,02*
		w	25	*0,03*	—	—	2	*0,05*	—	—
		zus.	41	*0,03*	1	*0,05*	4	*0,05*	1	*0,01*
02	Tuberkulose der Hirnhäute und des Zentralnervensystems	m	72	*0,11*	5	*0,46*	20	*0,47*	7	*0,15*
		w	83	*0,11*	3	*0,29*	23	*0,57*	4	*0,09*
		zus.	155	*0,11*	8	*0,38*	43	*0,52*	11	*0,12*
031	Tuberkulose des Darms, des Bauchfells und der Mesenterialdrüsen	m	21	*0,03*	—	—	1	*0,02*	1	*0,02*
		w	35	*0,05*	—	—	1	*0,02*	—	—
		zus.	56	*0,04*	—	—	2	*0,02*	1	*0,01*
032	Tuberkulose der Knochen und Gelenke	m	37	*0,05*	—	—	—	—	—	—
		w	37	*0,05*	—	—	—	—	1	*0,02*
		zus.	74	*0,05*	—	—	—	—	1	*0,01*
033	Tuberkulose der Haut und des Unterhautzellgewebes	m	—	—	—	—	—	—	—	—
		w	7	*0,01*	—	—	—	—	—	—
		zus.	7	*0,005*	—	—	—	—	—	—
034	Tuberkulose des Lymphsystems	m	7	*0,01*	—	—	1	*0,02*	—	—
		w	13	*0,02*	—	—	—	—	1	*0,02*
		zus.	20	*0,01*	—	—	1	*0,01*	1	*0,01*
035	Tuberkulose der Harn- und Geschlechtsorgane	m	38	*0,06*	—	—	—	—	—	—
		w	24	*0,03*	—	—	—	—	—	—
		zus.	62	*0,04*	—	—	—	—	—	—
036	Augentuberkulose	m	—	—	—	—	—	—	—	—
		w	—	—	—	—	—	—	—	—
		zus.	—	—	—	—	—	—	—	—
037	Tuberkulose der Nebennieren	m	4	*0,01*	—	—	—	—	—	—
		w	1	*0,001*	—	—	—	—	—	—
		zus.	5	*0,004*	—	—	—	—	—	—
038	Ohrentuberkulose	m	—	—	—	—	—	—	—	—
		w	—	—	—	—	—	—	—	—
		zus.	—	—	—	—	—	—	—	—
039	Tuberkulose anderer Organe und Skrofulose	m	1	*0,001*	—	—	—	—	—	—
		w	2	*0,003*	—	—	—	—	—	—
		zus.	3	*0,002*	—	—	—	—	—	—
03	Tuberkulose anderer Organe	m	108	*0,16*	—	—	2	*0,05*	1	*0,02*
		w	119	*0,16*	—	—	1	*0,02*	2	*0,05*
		zus.	227	*0,16*	—	—	3	*0,04*	3	*0,03*
02 + 03	Tbc. der Hirnhäute usw. + Tbc. anderer Organe	m	180	*0,26*	5	*0,46*	22	*0,52*	8	*0,18*
		w	202	*0,27*	3	*0,29*	24	*0,60*	6	*0,14*
		zus.	382	*0,27*	8	*0,38*	46	*0,56*	14	*0,16*
00—03	Tuberkulose insgesamt	m	2150	*3,16*	14	*1,28*	33	*0,78*	13	*0,29*
		w	1019	*1,37*	12	*1,16*	40	*1,00*	8	*0,18*
		zus.	3169	*2,22*	26	*1,22*	73	*0,89*	21	*0,24*
0—9	Allgemeine Todesursachen insgesamt	m	80828	*118,70*	6717	*616,48*	846	*20,07*	345	*7,58*
		w	72543	*97,24*	5066	*489,59*	636	*15,86*	245	*5,63*
		zus.	153371	*107,48*	11783	*554,67*	1482	*18,02*	590	*6,62*

an Tuberkulose in Nordrhein-Westfalen im Jahre 1953
absolute und relative Zahlen a. 10000 E.
Statistischen Landesamtes

10—15		15—20		20—25		25—30		30—35		35—40		40—45	
—	—	—	—	—	—	—	—	—	—	1	*0,03*	17	*0,35*
—	—	—	—	—	—	—	—	—	—	—	—	—	—
—	—	—	—	—	—	—	—	—	—	1	*0,01*	17	*0,15*
2	*0,03*	10	*0,16*	38	*0,67*	68	*1,28*	65	*1,43*	75	*2,31*	101	*2,08*
3	*0,05*	16	*0,27*	33	*0,66*	51	*0,90*	61	*1,04*	48	*1,13*	61	*0,99*
5	*0,04*	26	*0,21*	71	*0,66*	119	*1,08*	126	*1,21*	23	*1,64*	162	*1,47*
2	*0,03*	10	*0,16*	38	*0,67*	68	*1,28*	65	*1,43*	76	*2,34*	118	*2,42*
3	*0,05*	16	*0,27*	33	*0,66*	51	*0,90*	61	*1,04*	48	*1,13*	61	*0,99*
5	*0,04*	26	*0,21*	71	*0,66*	119	*1,08*	126	*1,21*	124	*1,65*	179	*1,63*
2	*0,03*	2	*0,03*	3	*0,05*	5	*0,09*	2	*0,04*	—	—	1	*0,02*
3	*0,05*	1	*0,02*	3	*0,06*	1	*0,02*	2	*0,03*	4	*0,09*	—	—
5	*0,04*	3	*0,02*	6	*0,06*	6	*0,05*	4	*0,04*	4	*0,05*	1	*0,01*
—	—	—	—	—	—	—	—	—	—	—	—	—	—
1	*0,02*	—	—	4	*0,08*	1	*0,02*	1	*0,02*	—	—	—	—
1	*0,01*	—	—	4	*0,04*	1	*0,01*	1	*0,01*	—	—	—	—
—	—	—	—	—	—	1	*0,02*	—	—	—	—	—	—
1	*0,02*	—	—	—	—	1	*0,02*	—	—	—	—	—	—
1	*0,01*	—	—	—	—	2	*0,02*	—	—	—	—	—	—
—	—	—	—	—	—	1	*0,02*	2	*0,04*	—	—	1	*0,02*
—	—	2	*0,03*	—	—	—	—	1	*0,02*	—	—	1	*0,02*
—	—	2	*0,02*	—	—	1	*0,01*	3	*0,03*	—	—	2	*0,02*
2	*0,03*	2	*0,03*	3	*0,05*	7	*0,13*	4	*0,09*	—	—	2	*0,04*
5	*0,09*	3	*0,05*	7	*0,14*	3	*0,05*	4	*0,07*	4	*0,09*	1	*0,02*
7	*0,06*	5	*0,04*	10	*0,09*	10	*0,09*	8	*0,08*	4	*0,05*	3	*0,03*
2	*0,03*	3	*0,05*	2	*0,04*	2	*0,04*	1	*0,02*	—	—	1	*0,02*
—	—	1	*0,02*	4	*0,08*	3	*0,05*	2	*0,03*	3	*0,07*	5	*0,08*
2	*0,02*	4	*0,03*	6	*0,06*	5	*0,05*	3	*0,03*	3	*0,04*	6	*0,05*
—	—	—	—	—	—	1	*0,02*	2	*0,04*	1	*0,03*	—	—
—	—	1	*0,02*	1	*0,02*	2	*0,04*	2	*0,03*	—	—	—	—
—	—	1	*0,01*	1	*0,01*	3	*0,03*	4	*0,04*	1	*0,01*	—	—
—	—	—	—	—	—	—	—	—	—	—	—	—	—
—	—	—	—	—	—	—	—	—	—	—	—	—	—
—	—	—	—	—	—	—	—	—	—	—	—	—	—
—	—	—	—	1	*0,02*	—	—	—	—	1	*0,03*	—	—
—	—	1	*0,02*	1	*0,02*	—	—	—	—	—	—	2	*0,03*
—	—	1	*0,01*	2	*0,02*	—	—	—	—	1	*0,01*	2	*0,02*
—	—	—	—	—	—	2	*0,04*	3	*0,07*	1	*0,03*	1	*0,02*
—	—	—	—	—	—	—	—	4	*0,07*	—	—	3	*0,05*
—	—	—	—	—	—	2	*0,02*	7	*0,07*	1	*0,01*	4	*0,04*
—	—	—	—	—	—	—	—	—	—	—	—	—	—
—	—	—	—	—	—	—	—	—	—	—	—	—	—
—	—	—	—	—	—	—	—	—	—	—	—	—	—
1	*0,02*	—	—	—	—	—	—	—	—	—	—	1	*0,02*
—	—	—	—	—	—	—	—	—	—	—	—	—	—
1	*0,01*	—	—	—	—	—	—	—	—	—	—	1	*0,01*
—	—	—	—	—	—	—	—	—	—	—	—	—	—
—	—	—	—	—	—	—	—	—	—	—	—	—	—
—	—	—	—	—	—	—	—	—	—	—	—	—	—
—	—	—	—	—	—	—	—	—	—	—	—	—	—
—	—	—	—	1	*0,02*	—	—	1	*0,02*	—	—	—	—
—	—	—	—	1	*0,01*	—	—	1	*0,01*	—	—	—	—
3	*0,05*	3	*0,05*	3	*0,05*	5	*0,09*	6	*0,13*	3	*0,09*	3	*0,06*
—	—	3	*0,05*	7	*0,14*	5	*0,09*	9	*0,15*	3	*0,07*	10	*0,16*
3	*0,03*	6	*0,05*	10	*0,09*	10	*0,09*	15	*0,14*	6	*0,08*	13	*0,12*
5	*0,09*	5	*0,08*	6	*0,11*	12	*0,23*	10	*0,22*	3	*0,09*	5	*0,10*
5	*0,09*	6	*0,10*	14	*0,28*	8	*0,14*	13	*0,22*	7	*0,16*	11	*0,18*
10	*0,09*	11	*0,09*	20	*0,19*	20	*0,18*	23	*0,22*	10	*0,13*	16	*0,15*
7	*0,12*	15	*0,24*	44	*0,78*	80	*1,50*	75	*1,65*	79	*2,43*	123	*2,53*
8	*0,14*	22	*0,38*	47	*0,93*	59	*1,04*	74	*1,26*	55	*1,29*	72	*1,17*
15	*0,13*	37	*0,31*	91	*0,85*	139	*1,27*	149	*1,43*	131	*1,78*	105	*1,77*
365	*6,22*	778	*12,42*	1254	*22,16*	1095	*20,56*	953	*21,02*	970	*29,83*	1753	*36,02*
214	*3,81*	334	*5,72*	440	*8,74*	594	*10,49*	828	*14,09*	898	*21,07*	1619	*26,36*
579	*5,04*	1112	*9,19*	1694	*15,84*	1689	*15,37*	1781	*17,11*	1868	*24,86*	3372	*30,63*

Tabelle XLIV

Nr. d. dtsch. Todesurs.-Verz. 1950	Todesursachen	Geschlecht	45—50		50—55		55—60		60—65	
0	*Tuberkulose*									
000	Tbc. der Atmungsorgane mit Staublungenerkrankungen	m	68	*1,28*	105	*2,09*	79	*2,20*	74	*2,68*
		w	—	—	—	—	—	—	—	—
		zus.	68	*0,60*	105	*1,01*	79	*0,97*	74	*1,15*
010	Tbc. der Atmungsorgane ohne Staublungenerkrankungen od.	m	132	*2,48*	204	*4,07*	169	*4,71*	166	*6,02*
	Tbc. ohne näh. Angaben	w	48	*0,79*	49	*0,92*	61	*1,35*	61	*1,65*
		zus.	180	*1,58*	253	*2,44*	230	*2,84*	227	*3,52*
00,01	Tuberkulose der Atmungsorgane	m	200	*3,76*	309	*6,16*	248	*6,92*	240	*8,71*
		w	48	*0,79*	49	*0,92*	61	*1,35*	61	*1,65*
		zus.	248	*2,18*	358	*3,46*	309	*3,81*	301	*4,66*
021	Hirnhaut-Tuberkulose	m	4	*0,08*	2	*0,04*	1	*0,03*	1	*0,04*
		w	1	*0,02*	1	*0,02*	1	*0,02*	—	—
		zus.	5	*0,04*	3	*0,03*	2	*0,02*	1	*0,02*
022	Hirnhaut-Tuberkulose verbunden mit	m	—	—	—	—	—	—	2	*0,07*
	Miliartuberkulose	w	—	—	—	—	1	*0,02*	—	—
		zus.	—	—	—	—	1	*0,01*	2	*0,03*
023	Tuberkulose des Gehirns, Rückenmarks und der	m	—	—	—	—	—	—	—	—
	Nerven	w	—	—	1	*0,02*	—	—	—	—
		zus.	—	—	1	*0,01*	—	—	—	—
024	Miliartuberkulose	m	—	—	1	*0,02*	—	—	2	*0,07*
		w	5	*0,08*	3	*0,06*	2	*0,04*	2	*0,05*
		zus.	5	*0,04*	4	*0,04*	2	*0,02*	4	*0,06*
02	Tuberkulose der Hirnhäute und des Zentralnervensystems	m	4	*0,08*	3	*0,06*	1	*0,03*	5	*0,18*
		w	6	*0,10*	5	*0,09*	4	*0,09*	2	*0,05*
		zus.	10	*0,09*	8	*0,08*	5	*0,06*	7	*0,11*
031	Tuberkulose des Darms, des Bauchfells und der	m	3	*0,06*	2	*0,04*	1	*0,03*	—	—
	Mesenterialdrüsen	w	3	*0,05*	2	*0,04*	1	*0,02*	3	*0,08*
		zus.	6	*0,05*	4	*0,04*	2	*0,02*	3	*0,05*
032	Tuberkulose der Knochen und Gelenke	m	2	*0,04*	1	*0,02*	3	*0,08*	9	*0,33*
		w	2	*0,03*	1	*0,02*	2	*0,04*	1	*0,03*
		zus.	4	*0,04*	2	*0,02*	5	*0,06*	10	*0,15*
033	Tuberkulose der Haut und des Unterhautzellgewebes	m	—	—	—	—	—	—	—	—
		w	—	—	—	—	—	—	—	—
		zus.	—	—	—	—	—	—	—	—
034	Tuberkulose des Lymphsystems	m	—	—	1	*0,02*	—	—	—	—
		w	1	*0,02*	1	*0,02*	—	—	1	*0,03*
		zus.	1	*0,01*	2	*0,02*	—	—	1	*0,02*
035	Tuberkulose der Harn- und Geschlechtsorgane	m	8	*0,15*	8	*0,16*	1	*0,03*	5	*0,18*
		w	5	*0,08*	2	*0,04*	4	*0,09*	4	*0,11*
		zus.	13	*0,11*	10	*0,10*	5	*0,06*	9	*0,14*
036	Augentuberkulose	m	—	—	—	—	—	—	—	—
		w	—	—	—	—	—	—	—	—
		zus.	—	—	—	—	—	—	—	—
037	Tuberkulose der Nebennieren	m	1	*0,02*	—	—	—	—	1	*0,04*
		w	—	—	1	*0,02*	—	—	—	—
		zus.	1	*0,01*	1	*0,01*	—	—	1	*0,02*
038	Ohrentuberkulose	m	—	—	—	—	—	—	—	—
		w	—	—	—	—	—	—	—	—
		zus.	—	—	—	—	—	—	—	—
039	Tuberkulose anderer Organe und Skrofulose	m	—	—	—	—	—	—	—	—
		w	—	—	—	—	—	—	—	—
		zus.	—	—	—	—	—	—	—	—
03	Tuberkulose anderer Organe	m	14	*0,26*	12	*0,24*	5	*0,14*	15	*0,54*
		w	11	*0,18*	7	*0,13*	7	*0,15*	9	*0,24*
		zus.	25	*0,22*	19	*0,18*	12	*0,15*	24	*0,37*
02 + 03	Tbc. der Hirnhäute usw. + Tbc. anderer Organe	m	18	*0,34*	15	*0,30*	6	*0,17*	20	*0,73*
		w	17	*0,28*	12	*0,22*	11	*0,24*	11	*0,30*
		zus.	35	*0,31*	27	*0,26*	17	*0,21*	31	*0,48*
00—03	Tuberkulose insgesamt	m	218	*4,09*	324	*6,46*	254	*7,09*	260	*9,43*
		w	65	*1,07*	61	*1,14*	72	*1,59*	72	*1,95*
		zus.	283	*2,49*	385	*3,72*	326	*4,02*	332	*5,14*
0—9	Allgemeine Todesursachen insgesamt	m	3243	*60,92*	5137	*102,45*	6013	*167,76*	7005	*254,15*
		w	2342	*38,67*	3143	*58,80*	4311	*95,23*	5891	*159,31*
		zus.	5585	*49,08*	8280	*79,93*	10324	*127,28*	12896	*199,81*

(Fortsetzung)

65—70		70—75		75—80		80—85		85—90		90 u. mehr		unbekannt	
82	*3,55*	46	*2,66*	22	*1,93*	3	*0,65*	1	*0,79*	—	—	—	—
—	—	—	—	—	—	—	—	—	—	—	—	—	—
82	*1,57*	46	*1,20*	22	*0,88*	3	*0,29*	1	*0,33*	—	—	—	—
148	*6,42*	118	*6,83*	117	*10,24*	26	*5,63*	6	*4,76*	2	*9,19*	—	—
89	*3,06*	89	*4,25*	85	*6,31*	27	*4,74*	8	*4,51*	—	—	—	—
237	*4,54*	207	*5,41*	202	*8,12*	53	*5,14*	14	*4,61*	2	*3,45*	—	—
230	*9,97*	164	*9,50*	139	*12,17*	29	*6,28*	7	*5,55*	2	*9,19*	—	—
89	*3,06*	89	*4,25*	85	*6,31*	27	*4,74*	8	*4,51*	—	—	—	—
319	*6,11*	253	*6,62*	224	*9,00*	56	*5,43*	15	*4,94*	2	*3,45*	—	—
1	*0,04*	—	—	—	—	—	—	—	—	—	—	—	—
1	*0,03*	—	—	—	—	—	—	—	—	—	—	—	—
2	*0,04*	—	—	—	—	—	—	—	—	—	—	—	—
1	*0,04*	—	—	—	—	—	—	—	—	—	—	—	—
—	—	—	—	1	*0,07*	—	—	—	—	—	—	—	—
1	*0,02*	—	—	1	*0,04*	—	—	—	—	—	—	—	—
—	—	—	—	—	—	—	—	—	—	—	—	—	—
—	—	—	—	—	—	—	—	—	—	—	—	—	—
—	—	—	—	—	—	—	—	—	—	—	—	—	—
3	*0,13*	—	—	2	*0,18*	—	—	—	—	—	—	—	—
4	*0,14*	3	*0,14*	—	—	—	—	—	—	—	—	—	—
7	*0,13*	3	*0,08*	2	*0,08*	—	—	—	—	—	—	—	—
5	*0,22*	—	—	2	*0,18*	—	—	—	—	—	—	—	—
5	*0,17*	3	*0,14*	1	*0,07*	—	—	—	—	—	—	—	—
10	*0,19*	3	*0,08*	3	*0,12*	—	—	—	—	—	—	—	—
—	—	—	—	2	*0,18*	—	—	—	—	—	—	—	—
1	*0,03*	4	*0,19*	2	*0,15*	—	—	—	—	—	—	—	—
1	*0,02*	4	*0,10*	4	*0,16*	—	—	—	—	—	—	—	—
6	*0,26*	8	*0,46*	3	*0,26*	1	*0,22*	—	—	—	—	—	—
4	*0,14*	5	*0,24*	11	*0,82*	2	*0,35*	2	*1,13*	—	—	—	—
10	*0,19*	13	*0,34*	14	*0,56*	3	*0,29*	2	*0,66*	—	—	—	—
—	—	—	—	—	—	—	—	—	—	—	—	—	—
2	*0,07*	2	*0,10*	1	*0,07*	1	*0,18*	1	*0,56*	—	—	—	—
2	*0,04*	2	*0,05*	1	*0,04*	1	*0,10*	1	*0,33*	—	—	—	—
—	—	—	—	1	*0,09*	1	*0,22*	—	—	1	*4,60*	—	—
2	*0,07*	—	—	3	*0,22*	—	—	—	—	—	—	—	—
2	*0,04*	—	—	4	*0,16*	1	*0,10*	—	—	1	*1,73*	—	—
4	*0,17*	1	*0,06*	1	*0,09*	—	—	1	*0,79*	2	*9,19*	—	—
1	*0,03*	1	*0,05*	—	—	—	—	—	—	—	—	—	—
5	*0,10*	2	*0,05*	1	*0,04*	—	—	1	*0,33*	2	*3,45*	—	—
—	—	—	—	—	—	—	—	—	—	—	—	—	—
—	—	—	—	—	—	—	—	—	—	—	—	—	—
—	—	—	—	—	—	—	—	—	—	—	—	—	—
—	—	—	—	—	—	—	—	—	—	—	—	—	—
—	—	—	—	—	—	—	—	—	—	—	—	—	—
—	—	—	—	—	—	—	—	—	—	—	—	—	—
—	—	—	—	—	—	—	—	—	—	—	—	—	—
—	—	—	—	—	—	—	—	—	—	—	—	—	—
—	—	—	—	—	—	—	—	—	—	—	—	—	—
—	—	1	*0,06*	—	—	—	—	—	—	—	—	—	—
—	—	—	—	—	—	—	—	—	—	—	—	—	—
—	—	1	*0,03*	—	—	—	—	—	—	—	—	—	—
10	*0,43*	10	*0,58*	7	*0,61*	2	*0,43*	1	*0,79*	3	*13,79*	—	—
10	*0,34*	12	*0,57*	17	*1,26*	3	*0,53*	3	*1,69*	—	—	—	—
20	*0,38*	22	*0,58*	24	*0,96*	5	*0,48*	4	*1,32*	3	*5,18*	—	—
15	*0,65*	10	*0,58*	9	*0,79*	2	*0,43*	1	*0,79*	3	*13,79*	—	—
15	*0,52*	15	*0,72*	18	*1,34*	3	*0,53*	3	*1,69*	—	—	—	—
30	*0,58*	25	*0,65*	27	*1,09*	5	*0,48*	4	*1,32*	3	*5,18*	—	—
245	*10,62*	174	*10,07*	148	*12,96*	31	*6,71*	8	*6,34*	5	*22,98*	—	—
104	*3,57*	104	*4,96*	103	*7,65*	30	*5,26*	11	*6,20*	—	—	—	—
340	*6,69*	278	*7,27*	251	*10,09*	61	*5,91*	10	*6,36*	5	*8,63*	—	—
9042	*391,98*	11184	*647,51*	12135	*1062,53*	7879	*1706,22*	3307	*2622,52*	788	*3621,32*	19	—
8413	*289,07*	11021	*525,78*	12557	*932,65*	8621	*1512,72*	4133	*2329,63*	1235	*3410,66*	2	—
17455	*334,57*	22205	*580,78*	24692	*992,26*	16500	*1599,33*	7440	*2451,32*	2023	*3489,74*	21	—

Tabelle XLV. *Allgemeine Sterblichkeit und Sterblichkeit*
nach Alter und Geschlecht;
Angaben des

Nr. d. dtsch. Todesurs.-Verz. 1950	Todesursachen	Geschlecht	Insgesamt		0—1		1—5		5—10	
0	*Tuberkulose*									
000	Tbc. der Atmungsorgane mit	m	20	*0,10*	—	—	—	—	—	—
	Staublungenerkrankungen	w	1	*0,004*	—	—	—	—	—	—
		zus.	21	*0,05*	—	—	—	—	—	—
010	Tbc. der Atmungsorgane ohne	m	429	*2,04*	—	—	3	*0,22*	—	—
	Staublungenerkrankungen od.	w	241	*1,01*	—	—	1	*0,08*	—	—
	Tbc. ohne näh. Angaben	zus.	670	*1,50*	—	—	4	*0,15*	—	—
00,01	Tuberkulose der Atmungs-	m	449	*2,14*	—	—	3	*0,22*	—	—
	organe	w	242	*1,02*	—	—	1	*0,08*	—	—
		zus.	691	*1,54*	—	—	4	*0,15*	—	—
021	Hirnhaut-Tuberkulose	m	18	*0,09*	3	*0,93*	2	*0,15*	2	*0,14*
		w	13	*0,05*	1	*0,33*	5	*0,40*	—	—
		zus.	31	*0,07*	4	*0,64*	7	*0,27*	2	*0,07*
022	Hirnhaut-Tuberkulose	m	1	*0,005*	—	—	—	—	—	—
	verbunden mit	w	7	*0,03*	2	*0,66*	—	—	1	*0,07*
	Miliartuberkulose	zus.	8	*0,02*	2	*0,32*	—	—	1	*0,03*
023	Tuberkulose des Gehirns,	m	—	—	—	—	—	—	—	—
	Rückenmarks und der	w	—	—	—	—	—	—	—	—
	Nerven	zus.	—	—	—	—	—	—	—	—
024	Miliartuberkulose	m	6	*0,03*	1	*0,31*	—	—	—	—
		w	2	*0,01*	—	—	—	—	—	—
		zus.	8	*0,02*	1	*0,16*	—	—	—	—
02	Tuberkulose der Hirnhäute und	m	25	*0,12*	4	*1,24*	2	*0,15*	2	*0,14*
	des Zentralnervensystems	w	22	*0,09*	3	*0,98*	5	*0,40*	1	*0,07*
		zus.	47	*0,10*	7	*1,12*	7	*0,27*	3	*0,10*
031	Tuberkulose des Darms, des	m	12	*0,06*	1	*0,31*	1	*0,07*	—	—
	Bauchfells und der	w	9	*0,04*	—	—	—	—	—	—
	Mesenterialdrüsen	zus.	21	*0,05*	1	*0,16*	1	*0,04*	—	—
032	Tuberkulose der Knochen und	m	9	*0,04*	—	—	—	—	—	—
	Gelenke	w	21	*0,09*	—	—	—	—	—	—
		zus.	30	*0,07*	—	—	—	—	—	—
033	Tuberkulose der Haut und des	m	4	*0,02*	—	—	—	—	—	—
	Unterhautzellgewebes	w	—	—	—	—	—	—	—	—
		zus.	4	*0,01*	—	—	—	—	—	—
034	Tuberkulose des	m	1	*0,005*	—	—	—	—	—	—
	Lymphsystems	w	6	*0,03*	—	—	—	—	—	—
		zus.	7	*0,02*	—	—	—	—	—	—
035	Tuberkulose der Harn- und	m	9	*0,04*	—	—	—	—	—	—
	Geschlechtsorgane	w	3	*0,01*	—	—	—	—	—	—
		zus.	12	*0,03*	—	—	—	—	—	—
036	Augentuberkulose	m	1	*0,005*	—	—	—	—	—	—
		w	—	—	—	—	—	—	—	—
		zus.	1	*0,002*	—	—	—	—	—	—
037	Tuberkulose der	m	1	*0,005*	—	—	—	—	—	
	Nebennieren	w	1	*0,004*	—	—	—	—	—	—
		zus.	2	*0,004*	—	—	—	—	—	—
038	Ohrentuberkulose	m	—	—	—	—	—	—	—	—
		w	—	—	—	—	—	—	—	—
		zus.	—	—	—	—	—	—	—	—
039	Tuberkulose anderer Organe	m	1	*0,005*	—	—	—	—	—	—
	und Skrofulose	w	2	*0,01*	—	—	—	—	—	—
		zus.	3	*0,01*	—	—	—	—	—	—
03	Tuberkulose anderer Organe	m	38	*0,18*	1	*0,31*	1	*0,07*	—	—
		w	42	*0,18*	—	—	—	—	—	—
		zus.	80	*0,18*	1	*0,16*	1	*0,04*	—	—
02 + 03	Tbc. der Hirnhäute usw.	m	63	*0,30*	5	*1,56*	3	*0,22*	2	*0,14*
	+ Tbc. anderer Organe	w	64	*0,27*	3	*0,98*	5	*0,40*	1	*0,07*
		zus.	127	*0,28*	8	*1,28*	8	*0,31*	3	*0,10*
00—03	Tuberkulose insgesamt	m	512	*2,44*	5	*1,56*	6	*0,45*	2	*0,14*
		w	306	*1,29*	3	*0,98*	6	*0,47*	1	*0,07*
		zus.	818	*1,83*	8	*1,28*	12	*0,46*	3	*0,10*
0—9	Allgemeine Todesursachen	m	25002	*119,00*	1410	*438,83*	222	*16,63*	98	*6,66*
	insgesamt	w	24775	*104,23*	1053	*345,59*	169	*13,36*	65	*4,62*
		zus.	49777	*111,16*	2463	*393,44*	391	*15,04*	163	*5,66*

an Tuberkulose in Hessen im Jahre 1953
absolute und relative Zahlen a. 10000 E.
Statistischen Landesamtes

10—15		15—20		20—25		25—30		30—35		35—40		40—45	
—	—	—	—	—	—	—	—	—	—	—	—	—	—
—	—	—	—	—	—	—	—	—	—	—	—	—	—
—	—	—	—	—	—	—	—	—	—	—	—	—	—
1	*0,05*	—	—	6	*0,39*	14	*0,90*	15	*1,07*	17	*1,75*	22	*1,43*
—	—	3	*0,17*	8	*0,54*	16	*0,93*	17	*0,90*	11	*0,85*	18	*0,92*
1	*0,03*	3	*0,09*	14	*0,47*	30	*0,92*	32	*0,97*	28	*1,24*	40	*1,15*
1	*0,05*	—	—	6	*0,39*	14	*0,90*	15	*1,07*	17	*1,75*	22	*1,43*
—	—	3	*0,17*	8	*0,54*	16	*0,93*	17	*0,90*	11	*0,85*	18	*0,92*
1	*0,03*	3	*0,09*	14	*0,47*	30	*0,92*	32	*0,97*	28	*1,24*	40	*1,15*
2	*0,11*	—	—	1	*0,07*	1	*0,06*	—	—	1	*0,10*	3	*0,20*
2	*0,12*	3	*0,17*	1	*0,07*	—	—	—	—	—	—	—	—
4	*0,11*	3	*0,09*	2	*0,07*	1	*0,03*	—	—	1	*0,04*	3	*0,09*
—	—	—	—	—	—	—	—	—	—	—	—	—	—
—	—	1	*0,06*	—	—	1	*0,06*	—	—	—	—	—	—
—	—	1	*0,03*	—	—	1	*0,03*	—	—	—	—	—	—
—	—	—	—	—	—	—	—	—	—	—	—	—	—
—	—	—	—	—	—	—	—	—	—	—	—	—	—
—	—	—	—	—	—	—	—	—	—	—	—	—	—
—	—	—	—	1	*0,07*	—	—	—	—	—	—	—	—
1	*0,06*	—	—	—	—	—	—	—	—	—	—	—	—
1	*0,03*	—	—	1	*0,03*	—	—	—	—	—	—	—	—
2	*0,11*	—	—	2	*0,13*	1	*0,06*	—	—	1	*0,10*	3	*0,20*
3	*0,17*	4	*0,23*	1	*0,07*	1	*0,06*	—	—	—	—	—	—
5	*0,14*	4	*0,11*	3	*0,10*	2	*0,06*	—	—	1	*0,04*	3	*0,09*
2	*0,11*	—	—	1	*0,07*	—	—	—	—	—	—	—	—
—	—	—	—	—	—	—	—	—	—	—	—	2	*0,10*
2	*0,06*	—	—	1	*0,03*	—	—	—	—	—	—	2	*0,06*
—	—	—	—	—	—	—	—	—	—	1	*0,10*	2	*0,13*
—	—	—	—	—	—	—	—	—	—	—	—	1	*0 05*
—	—	—	—	—	—	—	—	—	—	1	*0,04*	3	*0,09*
—	—	—	—	—	—	—	—	—	—	1	*0,10*	1	*0,07*
—	—	—	—	—	—	—	—	—	—	—	—	—	—
—	—	—	—	—	—	—	—	—	—	1	*0,04*	1	*0,03*
—	—	—	—	—	—	—	—	—	—	—	—	—	—
—	—	—	—	—	—	—	—	—	—	—	—	—	—
—	—	—	—	—	—	—	—	—	—	—	—	—	—
—	—	—	—	—	—	—	—	3	*0,21*	—	—	1	*0,07*
—	—	—	—	—	—	—	—	—	—	—	—	—	—
—	—	—	—	—	—	—	—	3	*0,09*	—	—	1	*0,03*
—	—	—	—	—	—	—	—	—	—	—	—	—	—
—	—	—	—	—	—	—	—	—	—	—	—	—	—
—	—	—	—	—	—	—	—	—	—	—	—	—	—
—	—	—	—	—	—	—	—	—	—	—	—	—	—
—	—	—	—	—	—	—	—	—	—	—	—	—	—
—	—	—	—	—	—	—	—	—	—	—	—	—	—
—	—	—	—	—	—	—	—	—	—	—	—	—	—
—	—	—	—	—	—	—	—	—	—	—	—	—	—
—	—	—	—	—	—	—	—	—	—	—	—	—	—
—	—	—	—	—	—	—	—	—	—	1	*0,10*	—	—
—	—	—	—	—	—	—	—	—	—	—	—	—	—
—	—	—	—	—	—	—	—	—	—	1	*0,04*	—	—
2	*0,11*	—	—	1	*0,07*	—	—	3	*0,21*	3	*0,31*	4	*0,26*
—	—	—	—	—	—	—	—	—	—	—	—	3	*0,15*
2	*0,06*	—	—	1	*0,03*	—	—	3	*0,09*	3	*0,13*	7	*0,20*
4	*0,22*	—	—	3	*0,20*	1	*0,06*	3	*0,21*	4	*0,41*	7	*0,46*
3	*0,17*	4	*0,23*	1	*0,07*	1	*0,06*	—	—	—	—	3	*0,15*
7	*0,20*	4	*0,11*	4	*0,13*	2	*0,06*	3	*0,09*	4	*0,18*	10	*0,29*
5	*0,27*	—	—	9	*0,59*	15	*0,97*	18	*1,28*	21	*2,16*	29	*1,89*
3	*0,17*	7	*0,41*	9	*0,61*	17	*0,99*	17	*0,90*	11	*0,85*	21	*1,07*
8	*0,22*	7	*0,20*	18	*0,60*	32	*0,98*	35	*1,06*	32	*1,41*	50	*1,43*
85	*4,67*	214	*12,03*	282	*18,51*	258	*16,61*	221	*15,70*	222	*22,82*	489	*31,88*
60	*3,45*	112	*6,48*	133	*8,98*	160	*9,28*	245	*12,95*	280	*21,68*	456	*23,34*
145	*4,07*	326	*9,30*	415	*13,81*	418	*12,76*	466	*14,12*	502	*22,17*	945	*27,10*

Tabelle XLV

Nr. d. dtsch. Todesurs.-Verz. 1950	Todesursachen	Geschlecht	45—50		50—55		55—60		60—65	
0	*Tuberkulose*									
000	Tbc. der Atmungsorgane mit	m	—	—	5	*0,32*	3	*0,26*	7	*0,76*
	Staublungenerkrankungen	w	1	*0,05*	—	—	—	—	—	—
		zus.	1	*0,03*	5	*0,15*	3	*0,11*	7	*0,32*
010	Tbc. der Atmungsorgane ohne	m	49	*2,97*	38	*2,47*	49	*4,29*	45	*4,90*
	Staublungenerkrankungen od.	w	14	*0,72*	15	*0,87*	15	*1,00*	24	*1,93*
	Tbc. ohne näh. Angaben	zus.	63	*1,76*	53	*1,62*	64	*2,43*	69	*3,19*
00,01	Tuberkulose der Atmungs-	m	49	*2,97*	43	*2,79*	52	*4,56*	52	*5,66*
	organe	w	15	*0,78*	15	*0,87*	15	*1,00*	24	*1,93*
		zus.	64	*1,79*	58	*1,77*	67	*2,54*	76	*3,51*
021	Hirnhaut-Tuberkulose	m	—	—	2	*0,13*	—	—	1	*0,11*
		w	—	—	—	—	—	—	1	*0,08*
		zus.	—	—	2	*0,06*	—	—	2	*0,09*
022	Hirnhaut-Tuberkulose	m	—	—	—		1	*0,09*	—	—
	verbunden mit	w	—	—	—	—	2	*0,13*	—	—
	Miliartuberkulose	zus.	—	—	—	—	3	*0,11*	—	—
023	Tuberkulose des Gehirns,	m	—	—	—	—	—	—	—	—
	Rückenmarks und der	w	—	—	—	—	—	—	—	—
	Nerven	zus.	—	—	—	—	—	—	—	—
024	Miliartuberkulose	m	—	—	—	—	1	*0,09*	3	*0,33*
		w	1	*0,05*	—	—	—	—	—	—
		zus.	1	*0,03*	—	—	1	*0,04*	3	*0,14*
02	Tuberkulose der Hirnhäute und	m	—	—	2	*0,13*	2	*0,18*	4	*0,44*
	des Zentralnervensystems	w	1	*0,05*	—	—	2	*0,13*	1	*0,08*
		zus.	1	*0,03*	2	*0,06*	4	*0,15*	5	*0,23*
031	Tuberkulose des Darms, des	m	—	—	—	—	1	*0,09*	1	*0,11*
	Bauchfells und der	w	—	—	2	*0,12*	2	*0,13*	1	*0,08*
	Mesenterialdrüsen	zus.	—	—	2	*0,06*	3	*0,11*	2	*0,09*
032	Tuberkulose der Knochen und	m	—	—	—	—	—	—	1	*0,11*
	Gelenke	w	—	—	—	—	1	*0,07*	4	*0,32*
		zus.	—	—	—	—	1	*0,04*	5	*0,23*
033	Tuberkulose der Haut und des	m	—	—	—	—	—	—	—	—
	Unterhautzellgewebes	w	—	—	—	—	—	—	—	—
		zus.	—	—	—	—	—	—	—	—
034	Tuberkulose des	m	—	—	—	—	1	*0,09*	—	—
	Lymphsystems	w	—	—	—	—	—	—	1	*0,08*
		zus.	—	—	—	—	1	*0,04*	1	*0,05*
035	Tuberkulose der Harn- und	m	1	*0,06*	—	—	1	*0,09*	1	*0,11*
	Geschlechtsorgane	w	1	*0,05*	1	*0,06*	—	—	—	—
		zus.	2	*0,06*	1	*0,03*	1	*0,04*	1	*0,05*
036	Augentuberkulose	m	1	*0,06*	—	—	—	—	—	—
		w	—	—	—	—	—	—	—	—
		zus.	1	*0,03*	—	—	—	—	—	—
037	Tuberkulose der	m	—	—	1	*0,06*	—	—	—	—
	Nebennieren	w	—	—	—	—	—	—	—	—
		zus.	—	—	1	*0,03*	—	—	—	—
038	Ohrentuberkulose	m	—	—	—	—	—	—	—	—
		w	—	—	—	—	—	—	—	—
		zus.	—	—	—	—	—	—	—	—
039	Tuberkulose anderer Organe	m	—	—	—	—	—	—	—	—
	und Skrofulose	w	—	—	—	—	—	—	1	*0,08*
		zus.	—	—	—	—	—	—	1	*0,05*
03	Tuberkulose anderer Organe	m	2	*0,12*	1	*0,06*	3	*0,26*	3	*0,33*
		w	1	*0,05*	3	*0,17*	3	*0,20*	7	*0,56*
		zus.	3	*0,08*	4	*0,12*	6	*0,23*	10	*0,46*
02 + 03	Tbc. der Hirnhäute usw.	m	2	*0 12*	3	*0,19*	5	*0,44*	7	*0,76*
	+ Tbc. anderer Organe	w	2	*0,10*	3	*0,17*	5	*0,33*	8	*0,64*
		zus.	4	*0,11*	6	*0,18*	10	*0,38*	15	*0,69*
00—03	Tuberkulose insgesamt	m	51	*3,09*	46	*2,99*	57	*4,99*	59	*6,42*
		w	17	*0,88*	18	*1,04*	20	*1,34*	32	*2,57*
		zus.	68	*1,90*	64	*1,96*	77	*2,92*	91	*4,20*
0—9	Allgemeine Todesursachen	m	868	*52,59*	1360	*88,33*	1607	*140,78*	2094	*227,94*
	insgesamt	w	791	*40,95*	1020	*59,03*	1376	*91,94*	1948	*156,26*
		zus.	1659	*46,31*	2380	*72,83*	2983	*113,07*	4042	*186,67*

(Fortsetzung)

65—70		70—75		75—80		80—85		85—90		90 u. mehr		unbekannt	
1	0,13	3	0,49	1	0,24	—	—	—	—	—	—	—	—
—	—	—	—	—	—	—	—	—	—	—	—	—	—
1	0,06	3	0,22	1	0,11	—	—	—	—	—	—	—	—
59	7,66	62	10,22	37	8,74	8	4,37	4	8,05	—	—	—	—
48	4,83	27	3,50	18	3,50	6	2,67	—	—	—	—	—	—
107	6,07	89	6,46	55	5,87	14	3,43	4	3,41	—	—	—	—
60	7,79	65	10,71	38	8,98	8	4,37	4	8,05	—	—	—	—
48	4,83	27	3,50	18	3,50	6	2,67	—	—	—	—	—	—
108	6,13	92	6,68	56	5,97	14	3,43	4	3,41	—	—	—	—
—	—	—	—	—	—	—	—	—	—	—	—	—	—
—	—	—	—	—	—	—	—	—	—	—	—	—	—
—	—	—	—	—	—	—	—	—	—	—	—	—	—
—	—	—	—	—	—	—	—	—	—	—	—	—	—
—	—	—	—	—	—	—	—	—	—	—	—	—	—
—	—	—	—	—	—	—	—	—	—	—	—	—	—
—	—	—	—	—	—	—	—	—	—	—	—	—	—
—	—	—	—	—	—	—	—	—	—	—	—	—	—
—	—	—	—	—	—	—	—	—	—	—	—	—	—
—	—	—	—	—	—	—	—	—	—	—	—	—	—
—	—	—	—	—	—	—	—	—	—	—	—	—	—
—	—	—	—	—	—	—	—	—	—	—	—	—	—
—	—	—	—	—	—	—	—	—	—	—	—	—	—
—	—	—	—	—	—	—	—	—	—	—	—	—	—
—	—	—	—	—	—	—	—	—	—	—	—	—	—
2	0,26	2	0,33	—	—	—	—	—	—	1	12,11	—	—
1	0,10	1	0,13	—	—	—	—	—	—	—	—	—	—
3	0,17	3	0,22	—	—	—	—	—	—	1	4,67	—	—
2	0,26	—	—	1	0,24	2	1,09	—	—	—	—	—	—
2	0,20	5	0,65	1	0,19	6	2,67	—	—	1	7,59	—	—
4	0,23	5	0,36	2	0,21	8	1,96	—	—	1	4,67	—	—
—	—	—	—	—	—	1	0,55	1	2,01	—	—	—	—
—	—	—	—	—	—	—	—	—	—	—	—	—	—
—	—	—	—	—	—	1	0,25	1	0,85	—	—	—	—
—	—	—	—	—	—	—	—	—	—	—	—	—	—
—	—	1	0,13	1	0,19	1	0,44	2	2,96	—	—	—	—
—	—	1	0,07	1	0,11	1	0,25	2	1,71	—	—	—	—
1	0,13	1	0,16	—	—	—	—	—	—	—	—	—	—
—	—	1	0,13	—	—	—	—	—	—	—	—	—	—
1	0,06	2	0,15	—	—	—	—	—	—	—	—	—	—
—	—	—	—	—	—	—	—	—	—	—	—	—	—
—	—	—	—	—	—	—	—	—	—	—	—	—	—
—	—	—	—	—	—	—	—	—	—	—	—	—	—
—	—	—	—	—	—	—	—	—	—	—	—	—	—
1	0,10	—	—	—	—	—	—	—	—	—	—	—	—
1	0,06	—	—	—	—	—	—	—	—	—	—	—	—
—	—	—	—	—	—	—	—	—	—	—	—	—	—
—	—	—	—	—	—	—	—	—	—	—	—	—	—
—	—	—	—	—	—	—	—	—	—	—	—	—	—
—	—	—	—	—	—	—	—	—	—	—	—	—	—
—	—	1	0,13	—	—	—	—	—	—	—	—	—	—
—	—	1	0,07	—	—	—	—	—	—	—	—	—	—
5	0,65	3	0,49	1	0,24	3	1,64	1	2,01	1	12,11	—	—
4	0,40	9	1,17	2	0,39	7	3,11	2	2,96	1	7,59	—	—
9	0,51	12	0,87	3	0,32	10	2,45	3	2,56	2	9.33	—	—
5	0,65	3	0,49	1	0,24	3	1,64	1	2,01	1	12,11	—	—
4	0,40	9	1,17	2	0,39	7	3,11	2	2,96	1	7,59	—	—
9	0,51	12	0,87	3	0,32	10	2,45	3	2,56	2	9,33	—	—
65	8,44	68	11,21	39	9,21	11	6,01	5	10,07	1	12,11	—	—
52	5,23	36	4,67	20	3,89	13	5,78	2	2,96	1	7,59	—	—
117	6,04	104	7,55	59	6,29	24	5,88	7	5,97	2	9,33	—	—
2815	365,71	3724	613,87	4311	1018,26	3055	1669,67	1350	2718,49	317	3837,77	—	—
2821	283,98	4068	527,65	4696	913,35	3364	1495,98	1537	2275,01	421	3196,66	—	—
5636	319,66	7792	565,62	9007	960,73	6419	1573,90	2887	2462,89	738	3443,77	—	—

Tabelle XLVI. *Allgemeine Sterblichkeit und Sterblichkeit* nach Alter und Geschlecht; Angaben des

Nr. d. dtsch. Todesurs.-Verz. 1950	Todesursachen	Geschlecht	Insgesamt		0—1		1—5		5—10	
0	*Tuberkulose*									
000	Tbc. der Atmungsorgane mit Staublungenerkrankungen	m	72	*0,47*	—	—	—	—	—	—
		w	—	—	—	—	—	—	—	—
		zus.	72	*0,22*	—	—	—	—	—	—
010	Tbc. der Atmungsorgane ohne Staublungenerkrankungen od. Tbc. ohne näh. Angaben	m	364	*2,40*	4	*1,40*	1	*0,09*	2	*0,20*
		w	178	*1,04*	2	*0,72*	3	*0,28*	—	—
		zus.	542	*1,68*	6	*1,07*	4	*0,18*	2	*0,10*
00,01	Tuberkulose der Atmungsorgane	m	436	*2,87*	4	*1,40*	1	*0,09*	2	*0,20*
		w	178	*1,04*	2	*0,72*	3	*0,28*	—	—
		zus.	614	*1,90*	6	*1,07*	4	*0,18*	2	*0,10*
021	Hirnhaut-Tuberkulose	m	19	*0,13*	1	*0,35*	5	*0,44*	1	*0,10*
		w	10	*0,06*	—	—	6	*0,56*	1	*0,10*
		zus.	29	*0,09*	1	*0,18*	11	*0,50*	2	*0,10*
022	Hirnhaut-Tuberkulose verbunden mit Miliartuberkulose	m	3	*0,02*	—	—	1	*0,09*	—	—
		w	—	—	—	—	—	—	—	—
		zus.	3	*0,01*	—	—	1	*0,05*	—	—
023	Tuberkulose des Gehirns, Rückenmarks und der Nerven	m	—	—	—	—	—	—	—	—
		w	—	—	—	—	—	—	—	—
		zus.	—	—	—	—	—	—	—	—
024	Miliartuberkulose	m	9	*0,06*	1	*0,35*	—	—	—	—
		w	2	*0,01*	—	—	1	*0,09*	—	—
		zus.	11	*0,03*	1	*0,18*	1	*0,05*	—	—
02	Tuberkulose der Hirnhäute und des Zentralnervensystems	m	31	*0,20*	2	*0,70*	6	*0,53*	1	*0,10*
		w	12	*0,07*	—	—	7	*0,66*	1	*0,10*
		zus.	43	*0,13*	2	*0,36*	13	*0,59*	2	*0,10*
031	Tuberkulose des Darms, des Bauchfells und der Mesenterialdrüsen	m	3	*0,02*	—	—	—	—	—	—
		w	2	*0,01*	—	—	—	—	1	*0,10*
		zus.	5	*0,02*	—	—	—	—	1	*0,05*
032	Tuberkulose der Knochen und Gelenke	m	15	*0,10*	—	—	—	—	—	—
		w	14	*0,08*	—	—	—	—	—	—
		zus.	29	*0,09*	—	—	—	—	—	—
033	Tuberkulose der Haut und des Unterhautzellgewebes	m	—	—	—	—	—	—	—	—
		w	4	*0,02*	—	—	—	—	—	—
		zus.	4	*0,01*	—	—	—	—	—	—
034	Tuberkulose des Lymphsystems	m	6	*0,04*	—	—	1	*0,09*	—	—
		w	5	*0,03*	—	—	1	*0,09*	1	*0,10*
		zus.	11	*0,03*	—	—	2	*0,09*	1	*0,05*
035	Tuberkulose der Harn- und Geschlechtsorgane	m	12	*0,08*	—	—	—	—	—	—
		w	4	*0,02*	—	—	—	—	—	—
		zus.	16	*0,05*	—	—	—	—	—	—
036	Augentuberkulose	m	—	—	—	—	—	—	—	—
		w	—	—	—	—	—	—	—	—
		zus.	—	—	—	—	—	—	—	—
037	Tuberkulose der Nebennieren	m	—	—	—	—	—	—	—	—
		w	—	—	—	—	—	—	—	—
		zus.	—	—	—	—	—	—	—	—
038	Ohrentuberkulose	m	—	—	—	—	—	—	—	—
		w	—	—	—	—	—	—	—	—
		zus.	—	—	—	—	—	—	—	—
039	Tuberkulose anderer Organe und Skrofulose	m	2	*0,01*	—	—	—	—	—	—
		w	—	—	—	—	—	—	—	—
		zus.	2	*0,01*	—	—	—	—	—	—
03	Tuberkulose anderer Organe	m	38	*0,25*	—	—	1	*0,09*	—	—
		w	29	*0,17*	—	—	1	*0,09*	2	*0,21*
		zus.	67	*0,21*	—	—	2	*0,09*	2	*0,10*
02 + 03	Tbc. der Hirnhäute usw. + Tbc. anderer Organe	m	69	*0,45*	2	*0,70*	7	*0,62*	1	*0,10*
		w	41	*0,24*	—	—	8	*0,75*	3	*0,31*
		zus.	110	*0,34*	2	*0,36*	15	*0,69*	4	*0,20*
00—03	Tuberkulose insgesamt	m	505	*3,32*	6	*2,10*	8	*0,71*	3	*0,30*
		w	219	*1,28*	2	*0,72*	11	*1,03*	3	*0,31*
		zus.	724	*2,24*	8	*1,42*	19	*0,87*	6	*0,30*
0—9	Allgemeine Todesursachen insgesamt	m	18937	*124,61*	1570	*549,62*	247	*21,97*	71	*7,04*
		w	17601	*103,20*	1176	*425,04*	180	*16,92*	58	*5,96*
		zus.	36538	*113,29*	2746	*488,33*	427	*19,51*	129	*6,51*

an Tuberkulose in Rheinland-Pfalz im Jahre 1953
absolute und relative Zahlen a. 10000 E.
Statistischen Landesamtes

10—15		15—20		20—25		25—30		30—35		35—40		40—45	
—	—	—	—	—	—	—	—	—	—	—	—	3	*0,28*
—	—	—	—	—	—	—	—	—	—	—	—	—	—
—	—	—	—	—	—	—	—	—	—	—	—	3	*0,12*
—	—	1	*0,07*	6	*0,50*	14	*1,22*	19	*1,93*	21	*3,09*	16	*1,51*
1	*0,08*	7	*0,52*	10	*0,88*	8	*0,62*	9	*0,68*	5	*0,55*	8	*0,59*
1	*0,04*	8	*0,29*	16	*0,68*	22	*0,91*	28	*1,21*	26	*1,63*	24	*1,00*
—	—	1	*0,07*	6	*0,50*	14	*1.22*	19	*1,93*	21	*3,09*	19	*1,79*
1	*0,08*	7	*0,52*	10	*0,88*	8	*0,62*	9	*0,68*	5	*0,55*	8	*0,59*
1	*0,04*	8	*0,29*	16	*0,68*	22	*0,91*	28	*1,21*	26	*1,63*	27	*1,12*
1	*0,07*	3	*0,21*	5	*0,42*	—	—	1	*0,10*	2	*0,29*	—	—
—	—	1	*0,07*	—	—	1	*0,08*	1	*0,08*	—	—	—	—
1	*0,04*	4	*0,15*	5	*0,21*	1	*0,04*	2	*0,09*	2	*0,13*	—	—
1	*0,07*	1	*0,07*	—	—	—	—	—	—	—	—	—	—
—	—	—	—	—	—	—	—	—	—	—	—	—	—
1	*0,04*	1	*0,04*	—	—	—	—	—	—	—	—	—	—
—	—	—	—	—	—	—	—	—	—	—	—	—	—
—	—	—	—	—	—	—	—	—	—	—	—	—	—
—	—	—	—	—	—	—	—	—	—	—	—	—	—
—	—	1	*0,07*	1	*0,08*	1	*0,09*	—	—	1	*0,15*	1	*0,09*
—	—	—	—	—	—	—	—	—	—	—	—	—	—
—	—	1	*0,04*	1	*0,04*	1	*0,04*	—	—	1	*0,06*	1	*0,04*
2	*0,15*	5	*0,36*	6	*0,50*	1	*0,09*	1	*0,10*	3	*0,44*	1	*0,09*
—	—	1	*0,07*	—	—	1	*0,08*	1	*0,08*	—	—	—	—
2	*0,08*	6	*0,22*	6	*0,26*	2	*0,08*	2	*0,09*	3	*0,19*	1	*0,04*
—	—	—	—	—	—	—	—	2	*0,20*	—	—	—	—
—	—	—	—	—	—	—	—	—	—	—	—	—	—
—	—	—	—	—	—	—	—	2	*0,09*	—	—	—	—
—	—	—	—	1	*0,08*	—	—	—	—	1	*0,15*	1	*0,09*
—	—	—	—	2	*0,18*	—	—	—	—	1	*0,11*	—	—
—	—	—	—	3	*0,13*	—	—	—	—	2	*0,13*	1	*0,04*
—	—	—	—	—	—	—	—	—	—	—	—	—	—
—	—	—	—	—	—	2	*0,16*	—	—	—	—	—	—
—	—	—	—	—	—	2	*0,08*	—	—	—	—	—	—
—	—	—	—	—	—	—	—	—	—	—	—	—	—
—	—	—	—	—	—	—	—	1	*0,08*	—	—	—	—
—	—	—	—	—	—	—	—	1	*0,04*	—	—	—	—
—	—	1	*0,07*	—	—	2	*0,17*	1	*0,10*	—	—	3	*0,28*
—	—	—	—	—	—	1	*0,08*	—	—	1	*0,11*	—	—
—	—	1	*0,04*	—	—	3	*0,12*	1	*0,04*	1	*0,06*	3	*0,12*
—	—	—	—	—	—	—	—	—	—	—	—	—	—
—	—	—	—	—	—	—	—	—	—	—	—	—	—
—	—	—	—	—	—	—	—	—	—	—	—	—	—
—	—	—	—	—	—	—	—	—	—	—	—	—	—
—	—	—	—	—	—	—	—	—	—	—	—	—	—
—	—	—	—	—	—	—	—	—	—	—	—	—	—
—	—	—	—	—	—	—	—	—	—	—	—	—	—
—	—	—	—	—	—	—	—	—	—	—	—	—	—
—	—	—	—	—	—	—	—	—	—	—	—	—	—
—	—	—	—	—	—	—	—	—	—	—	—	—	—
—	—	—	—	—	—	—	—	—	—	—	—	—	—
—	—	—	—	—	—	—	—	—	—	—	—	—	—
—	—	1	*0,07*	1	*0,08*	2	*0,17*	3	*0,30*	1	*0,15*	4	*0,38*
—	—	—	—	2	*0,18*	3	*0,23*	1	*0,08*	2	*0,22*	—	—
—	—	1	*0,04*	3	*0,13*	5	*0,21*	4	*0,17*	3	*0,19*	4	*0,17*
2	*0,15*	6	*0,43*	7	*0,58*	3	*0,26*	4	*0,40*	4	*0,59*	5	*0,47*
—	—	1	*0,07*	2	*0,18*	4	*0,31*	2	*0,15*	2	*0,22*	—	—
2	*0,08*	7	*0,25*	9	*0,38*	7	*0,29*	6	*0,26*	6	*0,38*	5	*0,21*
2	*0,15*	7	*0,50*	13	*1,08*	17	*1,48*	23	*2,34*	25	*3,67*	24	*2,26*
1	*0,08*	8	*0,59*	12	*1,05*	12	*0,93*	11	*0,83*	7	*0,76*	8	*0,59*
3	*0,11*	15	*0,55*	25	*1,07*	29	*1,19*	34	*1,47*	32	*2,00*	32	*1,33*
82	*6,10*	205	*14,65*	288	*23,95*	200	*17,47*	183	*18,61*	197	*28,95*	442	*41,64*
45	*3,47*	88	*6,53*	115	*10,10*	149	*11,59*	209	*15,81*	199	*21,73*	371	*27,48*
127	*4,81*	293	*10,67*	403	*17,21*	349	*14,36*	392	*17,00*	396	*24,81*	813	*33,71*

Tabelle XLVI

Nr. d. dtsch. Todesurs.-Verz. 1950	Todesursachen	Geschlecht	45—50		50—55		55—60		60—65	
0	*Tuberkulose*									
000	Tbc. der Atmungsorgane mit	m	4	*0,35*	11	*1,02*	10	*1,28*	21	*3,45*
	Staublungenerkrankungen	w	—	—	—	—	—	—	—	—
		zus.	4	*0,16*	11	*0,48*	10	*0,56*	21	*1,46*
010	Tbc. der Atmungsorgane ohne	m	35	*3,05*	49	*4,55*	40	*5,12*	35	*5,76*
	Staublungenerkrankungen od.	w	22	*1,65*	17	*1,42*	11	*1,08*	18	*2,16*
	Tbc. ohne näh. Angaben	zus.	57	*2,30*	66	*2 90*	51	*2,83*	53	*3,68*
00,01	Tuberkulose der Atmungs-	m	39	*3,40*	60	*5,57*	50	*6,40*	56	*9,21*
	organe	w	22	*1,65*	17	*1,42*	11	*1,08*	18	*2,16*
		zus.	61	*2,46*	77	*3,39*	61	*3,39*	74	*5,14*
021	Hirnhaut-Tuberkulose	m	—	—	—	—	—	—	—	—
		w	—	—	—	—	—	—	—	—
		zus.	—	—	—	—	—	—	—	—
022	Hirnhaut-Tuberkulose	m	—	—	—	—	—	—	—	—
	verbunden mit	w	—	—	—	—	—	—	—	—
	Miliartuberkulose	zus.	—	—	—	—	—	—	—	—
023	Tuberkulose des Gehirns,	m	—	—	—	—	—	—	—	—
	Rückenmarks und der	w	—	—	—	—	—	—	—	—
	Nerven	zus.	—	—	—	—	—	—	—	—
024	Miliartuberkulose	m	—	—	1	*0,09*	1	*0,13*	1	*0,16*
		w	—	—	—	—	—	—	—	—
		zus.	—	—	1	*0,04*	1	*0,06*	1	*0,07*
02	Tuberkulose der Hirnhäute und	m	—	—	1	*0,09*	1	*0,13*	1	*0,16*
	des Zentralnervensystems	w	—	—	—	—	—	—	—	—
		zus.	—	—	1	*0,04*	1	*0,06*	1	*0,07*
031	Tuberkulose des Darms, des	m	—	—	—	—	—	—	—	—
	Bauchfells und der	w	—	—	—	—	1	*0,10*	—	—
	Mesenterialdrüsen	zus.	—	—	—	—	1	*0,06*	—	—
032	Tuberkulose der Knochen und	m	—	—	1	*0,09*	—	—	1	*0,16*
	Gelenke	w	1	*0,07*	—	—	1	*0,10*	1	*0,12*
		zus.	1	*0,04*	1	*0,04*	1	*0,06*	2	*0,14*
033	Tuberkulose der Haut und des	m	—	—	—	—	—	—	—	—
	Unterhautzellgewebes	w	—	—	—	—	—	—	—	—
		zus.	—	—	—	—	—	—	—	—
034	Tuberkulose des	m	—	—	—	—	—	—	2	*0,33*
	Lymphsystems	w	—	—	—	—	—	—	—	—
		zus.	—	—	—	—	—	—	2	*0,14*
035	Tuberkulose der Harn- und	m	—	—	1	*0,09*	—	—	1	*0,16*
	Geschlechtsorgane	w	—	—	—	—	—	—	2	*0,24*
		zus.	—	—	1	*0,04*	—	—	3	*0,21*
036	Augentuberkulose	m	—	—	—	—	—	—	—	—
		w	—	—	—	—	—	—	—	—
		zus.	—	—	—	—	—	—	—	—
037	Tuberkulose der	m	—	—	—	—	—	—	—	—
	Nebennieren	w	—	—	—	—	—	—	—	—
		zus.	—	—	—	—	—	—	—	—
038	Ohrentuberkulose	m	—	—	—	—	—	—	—	—
		w	—	—	—	—	—	—	—	—
		zus.	—	—	—	—	—	—	—	—
039	Tuberkulose anderer Organe	m	1	*0,09*	1	*0,09*	—	—	—	—
	und Skrofulose	w	—	—	—	—	—	—	—	—
		zus.	1	*0,04*	1	*0,04*	—	—	—	—
03	Tuberkulose anderer Organe	m	1	*0,09*	3	*0,28*	—	—	4	*0,66*
		w	1	*0,07*	—	—	2	*0,20*	3	*0,36*
		zus.	2	*0,08*	3	*0,13*	2	*0,11*	7	*0,49*
02 + 03	Tbc. der Hirnhäute usw.	m	1	*0,09*	4	*0,37*	1	*0,13*	5	*0,82*
	+ Tbc. anderer Organe	w	1	*0,07*	—	—	2	*0,20*	3	*0,36*
		zus.	2	*0,08*	4	*0,18*	3	*0,17*	8	*0,56*
00—03	Tuberkulose insgesamt	m	40	*3,49*	64	*5,95*	51	*6,53*	61	*10,03*
		w	23	*1,72*	17	*1,42*	13	*1,27*	21	*2,52*
		zus.	63	*2,54*	81	*3,56*	64	*3,55*	82	*5,70*
0—9	Allgemeine Todesursachen	m	771	*67,26*	1114	*103,50*	1245	*159,32*	1467	*241,33*
	insgesamt	w	584	*43,73*	732	*61,09*	987	*96,79*	1306	*156,99*
		zus.	1355	*54,60*	1846	*81,16*	2232	*123,92*	2773	*192,60*

(Fortsetzung)

65—70		70—75		75—80		80—85		85—90		90 u. mehr		unbekannt	
9	*1,76*	8	*1,94*	6	*2,16*	—	—	—	—	—	—	—	—
—	—	—	—	—	—	—	—	—	—	—	—	—	—
9	*0,77*	8	*0,87*	6	*0,98*	—	—	—	—	—	—	—	—
45	*8,82*	39	*9,45*	33	*11,88*	4	*3,49*	—	—	—	—	—	—
23	*3,46*	21	*4,12*	8	*2,41*	5	*3,51*	—	—	—	—	—	—
68	*5,79*	60	*6,51*	41	*6,73*	9	*3,50*	—	—	—	—	—	—
54	*10,58*	47	*11,39*	39	*14,05*	4	*3,49*	—	—	—	—	—	—
23	*3,46*	21	*4,12*	8	*2,41*	5	*3,51*	—	—	—	—	—	—
77	*6,56*	68	*7,38*	47	*7,71*	9	*3,50*	—	—	—	—	—	—
—	—	—	—	—	—	—	—	—	—	—	—	—	—
—	—	—	—	—	—	—	—	—	—	—	—	—	—
—	—	—	—	—	—	—	—	—	—	—	—	—	—
—	—	—	—	—	—	—	—	—	—	—	—	—	—
—	—	—	—	—	—	—	—	—	—	—	—	—	—
—	—	—	—	—	—	—	—	—	—	—	—	—	—
—	—	—	—	—	—	—	—	—	—	—	—	—	—
—	—	—	—	—	—	—	—	—	—	—	—	—	—
—	—	—	—	—	—	—	—	—	—	—	—	—	—
—	—	—	—	—	—	—	—	—	—	—	—	—	—
—	—	—	—	1	*0,30*	—	—	—	—	—	—	—	—
—	—	—	—	1	*0,16*	—	—	—	—	—	—	—	—
—	—	—	—	—	—	—	—	—	—	—	—	—	—
—	—	—	—	1	*0,30*	—	—	—	—	—	—	—	—
—	—	—	—	1	*0,16*	—	—	—	—	—	—	—	—
1	*0,20*	—	—	—	—	—	—	—	—	—	—	—	—
—	—	—	—	—	—	—	—	—	—	—	—	—	—
1	*0,09*	—	—	—	—	—	—	—	—	—	—	—	—
3	*0,59*	3	*0,73*	3	*1,08*	1	*0,87*	—	—	—	—	—	—
—	—	1	*0,20*	3	*0,90*	3	*2,10*	1	*2,34*	—	—	—	—
3	*0,26*	4	*0,43*	6	*0,98*	4	*1,55*	1	*1,36*	—	—	—	—
—	—	—	—	—	—	—	—	—	—	—	—	—	—
—	—	1	*0,20*	—	—	1	*0,70*	—	—	—	—	—	—
—	—	1	*0,11*	—	—	1	*0,39*	—	—	—	—	—	—
2	*0,39*	1	*0,24*	—	—	—	—	—	—	—	—	—	—
2	*0,30*	—	—	—	—	—	—	—	—	—	—	—	—
4	*0,34*	1	*0,11*	—	—	—	—	—	—	—	—	—	—
—	—	—	—	1	*0,36*	2	*1,74*	—	—	—	—	—	—
—	—	—	—	—	—	—	—	—	—	—	—	—	—
—	—	—	—	1	*0,16*	2	*0,78*	—	—	—	—	—	—
—	—	—	—	—	—	—	—	—	—	—	—	—	—
—	—	—	—	—	—	—	—	—	—	—	—	—	—
—	—	—	—	—	—	—	—	—	—	—	—	—	—
—	—	—	—	—	—	—	—	—	—	—	—	—	—
—	—	—	—	—	—	—	—	—	—	—	—	—	—
—	—	—	—	—	—	—	—	—	—	—	—	—	—
—	—	—	—	—	—	—	—	—	—	—	—	—	—
—	—	—	—	—	—	—	—	—	—	—	—	—	—
—	—	—	—	—	—	—	—	—	—	—	—	—	—
—	—	—	—	—	—	—	—	—	—	—	—	—	—
—	—	—	—	—	—	—	—	—	—	—	—	—	—
—	—	—	—	—	—	—	—	—	—	—	—	—	—
6	*1,18*	4	*0,97*	4	*1,44*	3	*2,62*	—	—	—	—	—	—
2	*0,30*	2	*0,39*	3	*0,90*	4	*2,80*	1	*2,34*	—	—	—	—
8	*0,68*	6	*0,65*	7	*1,15*	7	*2,72*	1	*1,36*	—	—	—	—
6	*1,18*	4	*0,97*	4	*1,44*	3	*2,62*	—	—	—	—	—	—
2	*0,30*	2	*0,39*	4	*1,20*	4	*2,80*	1	*2,34*	—	—	—	—
8	*0,68*	6	*0,65*	8	*1,31*	7	*2,72*	1	*1,36*	—	—	—	—
60	*11,75*	51	*12,36*	43	*15,49*	7	*6,11*	—	—	—	—	—	—
25	*3,76*	23	*4,51*	12	*3,61*	9	*6,31*	1	*2,34*	—	—	—	—
85	*7,24*	74	*8,03*	55	*9,02*	16	*6,22*	1	*1,36*	—	—	—	—
2060	*403,57*	2748	*666,15*	3078	*1108,51*	1952	*1702,57*	800	*2620,37*	211	*4395,83*	6	—
1958	*294,80*	2716	*533,16*	3109	*936,56*	2310	*1619,46*	1062	*2480,73*	245	*2780,93*	2	—
4018	*342,07*	5464	*592,66*	6187	*1014,88*	4262	*1656,50*	1862	*2538,86*	456	*3350,48*	8	—

Tabelle XLVII. *Allgemeine Sterblichkeit und Sterblichkeit* nach Alter und Geschlecht; Angaben des

Nr. d. dtsch. Todesurs.-Verz. 1950	Todesursachen	Geschlecht	Insgesamt		0—1		1—5		5—10	
0	*Tuberkulose*									
000	Tbc. der Atmungsorgane mit Staublungenerkrankungen	m	22	*0,07*	—	—	—	—	—	—
		w	—	—	—	—	—	—	—	—
		zus.	22	*0,03*	—	—	—	—	—	—
010	Tbc. der Atmungsorgane ohne Staublungenerkrankungen od. Tbc. ohne näh. Angaben	m	657	*2,05*	2	*0,37*	4	*0,19*	1	*0,04*
		w	371	*1,01*	2	*0,38*	—	—	—	—
		zus.	1028	*1,50*	4	*0,37*	4	*0,10*	1	*0,02*
00,01	Tuberkulose der Atmungsorgane	m	679	*2,12*	2	*0,37*	4	*0,19*	1	*0,04*
		w	371	*1,01*	2	*0,38*	—	—	—	—
		zus.	1050	*1,53*	4	*0,37*	4	*0,10*	1	*0,02*
021	Hirnhaut-Tuberkulose	m	19	*0,06*	1	*0,18*	7	*0,33*	2	*0,09*
		w	28	*0,08*	2	*0,38*	10	*0,49*	1	*0,05*
		zus.	47	*0,07*	3	*0,28*	17	*0,41*	3	*0,07*
022	Hirnhaut-Tuberkulose verbunden mit Miliartuberkulose	m	8	*0,02*	1	*0,18*	4	*0,19*	—	—
		w	5	*0,01*	—	—	2	*0,10*	—	—
		zus.	13	*0,02*	1	*0,09*	6	*0,14*	—	—
023	Tuberkulose des Gehirns, Rückenmarks und der Nerven	m	3	*0,01*	—	—	—	—	—	—
		w	3	*0,01*	—	—	1	*0,05*	—	—
		zus.	6	*0,01*	—	—	1	*0,02*	—	—
024	Miliartuberkulose	m	13	*0,04*	1	*0,18*	3	*0,14*	—	—
		w	20	*0,05*	1	*0,19*	1	*0,05*	1	*0,05*
		zus.	33	*0,05*	2	*0,19*	4	*0,10*	1	*0,02*
02	Tuberkulose der Hirnhäute und des Zentralnervensystems	m	43	*0,13*	3	*0,55*	14	*0,65*	2	*0,09*
		w	56	*0,15*	3	*0,57*	14	*0,69*	2	*0,09*
		zus.	99	*0,14*	6	*0,56*	28	*0,67*	4	*0,09*
031	Tuberkulose des Darms, des Bauchfells und der Mesenterialdrüsen	m	9	*0,03*	—	—	—	—	—	—
		w	13	*0,04*	—	—	1	*0,05*	1	*0,05*
		zus.	22	*0,03*	—	—	1	*0,02*	1	*0,02*
032	Tuberkulose der Knochen und Gelenke	m	27	*0,08*	—	—	—	—	—	—
		w	24	*0,07*	—	—	—	—	—	—
		zus.	51	*0,07*	—	—	—	—	—	—
033	Tuberkulose der Haut und des Unterhautzellgewebes	m	2	*0,01*	—	—	—	—	—	—
		w	5	*0,01*	—	—	—	—	—	—
		zus.	7	*0,01*	—	—	—	—	—	—
034	Tuberkulose des Lymphsystems	m	3	*0,01*	—	—	1	*0,05*	—	—
		w	2	*0,01*	—	—	—	—	—	—
		zus.	5	*0,01*	—	—	1	*0,02*	—	—
035	Tuberkulose der Harn- und Geschlechtsorgane	m	16	*0,05*	—	—	—	—	—	—
		w	12	*0,03*	—	—	—	—	—	—
		zus.	28	*0,04*	—	—	—	—	—	—
036	Augentuberkulose	m	—	—	—	—	—	—	—	—
		w	—	—	—	—	—	—	—	—
		zus.	—	—	—	—	—	—	—	—
037	Tuberkulose der Nebennieren	m	—	—	—	—	—	—	—	—
		w	5	*0,01*	—	—	—	—	—	—
		zus.	5	*0,01*	—	—	—	—	—	—
038	Ohrentuberkulose	m	1	*0,003*	—	—	—	—	—	—
		w	—	—	—	—	—	—	—	—
		zus.	1	*0,001*	—	—	—	—	—	—
039	Tuberkulose anderer Organe und Skrofulose	m	—	—	—	—	—	—	—	—
		w	7	*0,02*	1	*0,19*	—	—	—	—
		zus.	7	*0,01*	1	*0,09*	—	—	—	—
03	Tuberkulose anderer Organe	m	58	*0,18*	—	—	1	*0,05*	—	—
		w	68	*0,19*	1	*0,19*	1	*0,05*	1	*0,05*
		zus.	126	*0,18*	1	*0,09*	2	*0,05*	1	*0,02*
02 + 03	Tbc. der Hirnhäute usw. + Tbc. anderer Organe	m	101	*0,32*	3	*0,55*	15	*0,70*	2	*0,09*
		w	124	*0,34*	4	*0,76*	15	*0,74*	3	*0,14*
		zus.	225	*0,33*	7	*0,65*	30	*0,72*	5	*0,11*
00—03	Tuberkulose insgesamt	m	780	*2,43*	5	*0,92*	19	*0,89*	3	*0,13*
		w	495	*1,35*	6	*1,14*	15	*0,74*	3	*0,14*
		zus.	1275	*1,86*	11	*1,02*	34	*0,81*	6	*0,13*
0—9	Allgemeine Todesursachen insgesamt	m	38269	*119,41*	2644	*484,15*	444	*20,76*	170	*7,47*
		w	37362	*102,13*	1940	*368,04*	346	*16,97*	126	*5,79*
		zus.	75631	*110,19*	4584	*427,12*	790	*18,91*	296	*6,65*

an Tuberkulose in Baden-Württemberg im Jahre 1953
absolute und relative Zahlen a. 10000 E.
Statistischen Landesamtes

10—15		15—20		20—25		25—30		30—35		35—40		40—45	
—	—	—	—	—	—	—	—	—	—	1	*0,07*	—	—
—	—	—	—	—	—	—	—	—	—	—	—	—	—
—	—	—	—	—	—	—	—	—	—	1	*0,03*	—	—
—	—	4	*0,13*	10	*0,38*	27	*1,14*	25	*1,21*	28	*1,95*	51	*2,20*
1	*0,03*	5	*0,17*	17	*0,69*	24	*0,90*	37	*1,28*	16	*0,80*	25	*0,83*
1	*0,02*	9	*0,15*	27	*0,53*	51	*1,01*	62	*1,25*	44	*1,28*	76	*1,43*
—	—	4	*0,13*	10	*0,38*	27	*1,14*	25	*1,21*	29	*2.02*	51	*2,20*
1	*0,03*	5	*0,17*	17	*0,69*	24	*0,90*	37	*1,28*	16	*0,80*	25	*0,83*
1	*0,02*	9	*0,15*	27	*0,53*	51	*1,01*	62	*1,25*	45	*1,31*	76	*1,43*
—	—	3	*0.10*	—	—	1	*0,04*	—	—	—	—	2	*0,09*
2	*0,07*	5	*0,17*	1	*0,04*	3	*0,11*	—	—	—	—	2	*0,07*
2	*0,03*	8	*0,14*	1	*0,02*	4	*0,08*	—	—	—	—	4	*0,08*
—	—	—	—	2	*0,08*	—	—	—	—	—	—	—	—
1	*0,03*	—	—	2	*0,08*	—	—	—	—	—	—	—	—
1	*0,02*	—	—	4	*0,08*	—	—	—	—	—	—	—	—
—	—	—	—	—	—	—	—	—	—	—	—	—	—
—	—	—	—	1	*0,04*	—	—	—	—	—	—	—	—
—	—	—	—	1	*0,02*	—	—	—	—	—	—	—	—
—	—	1	*0,03*	—	—	—	—	—	—	1	*0,07*	1	*0,04*
—	—	1	*0,03*	—	—	—	—	2	*0,07*	1	*0,05*	3	*0 10*
—	—	2	*0,03*	—	—	—	—	2	*0,04*	2	*0,06*	4	*0,08*
—	—	4	*0,13*	2	*0,08*	1	*0,04*	—	—	1	*0,07*	3	*0,13*
3	*0,10*	6	*0,21*	4	*0,16*	3	*0,11*	2	*0,07*	1	*0,05*	5	*0,17*
3	*0,05*	10	*0,17*	6	*0,12*	4	*0,08*	2	*0,04*	2	*0,06*	8	*0,15*
—	—	—	—	2	*0,08*	2	*0,08*	3	*0,14*	1	*0,07*	—	—
—	—	—	—	1	*0,04*	1	*0,04*	—	—	1	*0,05*	1	*0,03*
—	—	—	—	3	*0,06*	3	*0,06*	3	*0,06*	2	*0,06*	1	*0,02*
—	—	2	*0,07*	—	—	2	*0,08*	—	—	—	—	—	—
—	—	—	—	—	—	—	—	—	—	—	—	1	*0,03*
—	—	2	*0,03*	—	—	2	*0,04*	—	—	—	—	1	*0,02*
—	—	—	—	—	—	—	—	—	—	—	—	—	—
—	—	—	—	—	—	—	—	—	—	—	—	—	—
—	—	—	—	—	—	—	—	—	—	—	—	—	—
—	—	—	—	—	—	—	—	—	—	—	—	—	—
—	—	—	—	—	—	—	—	—	—	—	—	—	—
—	—	—	—	—	—	—	—	—	—	—	—	—	—
—	—	—	—	1	*0,04*	1	*0,04*	4	*0,19*	—	—	1	*0,04*
—	—	—	—	—	—	—	—	1	*0,03*	2	*0,10*	2	*0,07*
—	—	—	—	1	*0,02*	1	*0,02*	5	*0,10*	2	*0,06*	3	*0,06*
—	—	—	—	—	—	—	—	—	—	—	—	—	—
—	—	—	—	—	—	—	—	—	—	—	—	—	—
—	—	—	—	—	—	—	—	—	—	—	—	—	—
—	—	—	—	—	—	—	—	—	—	—	—	—	—
—	—	—	—	—	—	—	—	—	—	—	—	1	*0,03*
—	—	—	—	—	—	—	—	—	—	—	—	1	*0,02*
—	—	—	—	—	—	—	—	—	—	—	—	—	—
—	—	—	—	—	—	—	—	—	—	—	—	—	—
—	—	—	—	—	—	—	—	—	—	—	—	—	—
—	—	—	—	—	—	—	—	—	—	—	—	—	—
—	—	—	—	—	—	—	—	—	—	—	—	1	*0,03*
—	—	—	—	—	—	—	—	—	—	—	—	1	*0,02*
—	—	2	*0,07*	3	*0,11*	5	*0,21*	7	*0,34*	1	*0,07*	1	*0,04*
—	—	—	—	1	*0,04*	1	*0,04*	1	*0,03*	3	*0,15*	6	*0,20*
—	—	2	*0,03*	4	*0,08*	6	*0,12*	8	*0,16*	4	*0,12*	7	*0,13*
—	—	6	*0,20*	5	*0,19*	6	*0,25*	7	*0,34*	2	*0,14*	4	*0,17*
3	*0,10*	6	*0,21*	5	*0,20*	4	*0,15*	3	*0,10*	4	*0,20*	11	*0,37*
3	*0,05*	12	*0,21*	10	*0,20*	10	*0,20*	10	*0,20*	6	*0,17*	15	*0,28*
—	—	10	*0,34*	15	*0,57*	33	*1,39*	32	*1,54*	31	*2,16*	55	*2,37*
4	*0,14*	11	*0,38*	22	*0,90*	28	*1,05*	40	*1,39*	20	*1,00*	36	*1,20*
4	*0,07*	21	*0,30*	37	*0,73*	01	*1,21*	72	*1,45*	51	*1,48*	91	*1,71*
165	*5,53*	352	*11,85*	529	*20,21*	410	*17,24*	372	*17,95*	390	*27,18*	857	*36,91*
101	*3,50*	153	*5,34*	217	*8,85*	292	*10,95*	351	*12,19*	410	*20,45*	778	*25,91*
266	*4,53*	505	*8,65*	746	*14,71*	702	*13,91*	723	*14,60*	800	*23,25*	1635	*30,70*

Tabelle XLVII

Nr. d. dtsch. Todesurs.-Verz. 1950	Todesursachen	Geschlecht	45—50		50—55		55—60		60—65	
0	*Tuberkulose*									
000	Tbc. der Atmungsorgane mit	m	1	*0,04*	4	*0,18*	3	*0,19*	3	*0,24*
	Staublungenerkrankungen	w	—	—	—	—	—	—	—	—
		zus.	1	*0,02*	4	*0,08*	3	*0,08*	3	*0,10*
010	Tbc. der Atmungsorgane ohne	m	64	*2,66*	98	*4,43*	69	*4,28*	79	*6,29*
	Staublungenerkrankungen od.	w	27	*0,94*	24	*0,95*	31	*1,43*	37	*2 08*
	Tbc. ohne näh. Angaben	zus.	91	*1,73*	122	*2,57*	100	*2,64*	116	*3,83*
00,01	Tuberkulose der Atmungs-	m	65	*2,71*	102	*4,61*	72	*4,46*	82	*6,53*
	organe	w	27	*0,94*	24	*0,95*	31	*1,43*	37	*2,08*
		zus.	92	*1,74*	126	*2,66*	103	*2,72*	119	*3,92*
021	Hirnhaut-Tuberkulose	m	2	*0,08*	1	*0,05*	—	—	—	—
		w	1	*0,03*	1	*0,04*	—	—	—	—
		zus.	3	*0,06*	2	*0,04*	—	—	—	—
022	Hirnhaut-Tuberkulose	m	—	—	—	—	—	—	—	—
	verbunden mit	w	—	—	—	—	—	—	—	—
	Miliartuberkulose	zus.	—	—	—	—	—	—	—	—
023	Tuberkulose des Gehirns,	m	—	—	—	—	1	*0,06*	—	—
	Rückenmarks und der	w	—	—	—	—	1	*0,05*	—	—
	Nerven	zus.	—	—	—	—	2	*0,05*	—	—
024	Miliartuberkulose	m	1	*0,04*	2	*0,09*	—	—	—	—
		w	—	—	—	—	1	*0,05*	—	—
		zus.	1	*0,02*	2	*0,04*	1	*0,03*	—	—
02	Tuberkulose der Hirnhäute und	m	3	*0,12*	3	*0,14*	1	*0,06*	—	—
	des Zentralnervensystems	w	1	*0,03*	1	*0,04*	2	*0,09*	—	—
		zus.	4	*0,08*	4	*0,08*	3	*0,08*	—	—
031	Tuberkulose des Darms, des	m	—	—	1	*0,05*	—	—	—	—
	Bauchfells und der	w	1	*0,03*	1	*0,04*	1	*0,05*	2	*0,11*
	Mesenterialdrüsen	zus.	1	*0,02*	2	*0,04*	1	*0,03*	2	*0,07*
032	Tuberkulose der Knochen und	m	3	*0,12*	3	*0,14*	2	*0,12*	1	*0,08*
	Gelenke	w	2	*0,07*	2	*0,08*	1	*0,05*	5	*0,28*
		zus.	5	*0,09*	5	*0,11*	3	*0,08*	6	*0,20*
033	Tuberkulose der Haut und des	m	—	—	—	—	—	—	—	—
	Unterhautzellgewebes	w	1	*0,03*	—	—	—	—	—	—
		zus.	1	*0,02*	—	—	—	—	—	—
034	Tuberkulose des	m	—	—	—	—	1	*0,06*	—	—
	Lymphsystems	w	—	—	—	—	—	—	—	—
		zus.	—	—	—	—	1	*0,03*	—	—
035	Tuberkulose der Harn- und	m	1	*0,04*	3	*0,14*	1	*0,06*	1	*0,08*
	Geschlechtsorgane	w	2	*0,07*	2	*0,08*	1	*0,05*	1	*0,06*
		zus.	3	*0,06*	5	*0,11*	2	*0,05*	2	*0,07*
036	Augentuberkulose	m	—	—	—	—	—	—	—	—
		w	—	—	—	—	—	—	—	—
		zus.	—	—	—	—	—	—	—	—
037	Tuberkulose der	m	—	—	—	—	—	—	—	—
	Nebennieren	w	—	—	2	*0,08*	—	—	—	—
		zus.	—	—	2	*0,04*	—	—	—	—
038	Ohrentuberkulose	m	—	—	—	—	—	—	—	—
		w	—	—	—	—	—	—	—	—
		zus.	—	—	—	—	—	—	—	—
039	Tuberkulose anderer Organe	m	—	—	—	—	—	—	—	—
	und Skrofulose	w	—	—	—	—	1	*0,05*	1	*0,06*
		zus.	—	—	—	—	1	*0,03*	1	*0,03*
03	Tuberkulose anderer Organe	m	4	*0,17*	7	*0,32*	4	*0,25*	2	*0,16*
		w	6	*0,21*	7	*0,28*	4	*0,18*	9	*0,51*
		zus.	10	*0,19*	14	*0,30*	8	*0,21*	11	*0,36*
02 + 03	Tbc. der Hirnhäute usw.	m	7	*0,29*	10	*0,45*	5	*0,31*	2	*0,16*
	+ Tbc. anderer Organe	w	7	*0,24*	8	*0,32*	6	*0,28*	9	*0,51*
		zus.	14	*0,27*	18	*0,38*	11	*0,29*	11	*0,36*
00—03	Tuberkulose insgesamt	m	72	*3,00*	112	*5,06*	77	*4,77*	84	*6,69*
		w	34	*1,18*	32	*1,27*	37	*1,70*	46	*2,59*
		zus.	106	*2,01*	144	*3,04*	114	*3,01*	130	*4,29*
0—9	Allgemeine Todesursachen	m	1335	*55,59*	2068	*93,39*	2365	*146,62*	3059	*243,73*
	insgesamt	w	1125	*39,19*	1471	*58,20*	2076	*95,66*	2761	*155,35*
		zus.	2460	*46,66*	3539	*74,63*	4441	*117,39*	5820	*191,93*

(Fortsetzung)

65—70		70—75		75—80		80—85		85—90		90 u. mehr		unbekannt	
6	*0,55*	3	*0,34*	1	*0,18*	—	—	—	—	—	—	—	—
—	—	—	—	—	—	—	—	—	—	—	—	—	—
6	*0,24*	3	*0,15*	1	*0,08*	—	—	—	—	—	—	—	—
76	*7,01*	56	*6,42*	49	*8,71*	14	*6,04*	—	—	—	—	—	—
40	*2,73*	48	*4,26*	24	*3,33*	12	*3,85*	1	*1,08*	—	—	—	—
116	*4,55*	104	*5,20*	73	*5,69*	26	*4,78*	1	*0,65*	—	—	—	—
82	*7,56*	59	*6,76*	50	*8,89*	14	*6,04*	—	—	—	—	—	—
40	*2,73*	48	*4,26*	24	*3,33*	12	*3,85*	1	*1,08*	—	—	—	—
122	*4,79*	107	*5,35*	74	*5,77*	26	*4,78*	1	*0,65*	—	—	—	—
—	—	—	—	—	—	—	—	—	—	—	—	—	—
—	—	—	—	—	—	—	—	—	—	—	—	—	—
—	—	—	—	—	—	—	—	—	—	—	—	—	—
1	*0,09*	—	—	—	—	—	—	—	—	—	—	—	—
—	—	—	—	—	—	—	—	—	—	—	—	—	—
1	*0,04*	—	—	—	—	—	—	—	—	—	—	—	—
2	*0,18*	—	—	—	—	—	—	—	—	—	—	—	—
—	—	—	—	—	—	—	—	—	—	—	—	—	—
2	*0,08*	—	—	—	—	—	—	—	—	—	—	—	—
3	*0,28*	—	—	—	—	—	—	—	—	—	—	—	—
3	*0,20*	4	*0,35*	2	*0,28*	—	—	—	—	—	—	—	—
6	*0,24*	4	*0,20*	2	*0,16*	—	—	—	—	—	—	—	—
6	*0,55*	—	—	—	—	—	—	—	—	—	—	—	—
3	*0,20*	4	*0,35*	2	*0,28*	—	—	—	—	—	—	—	—
9	*0,35*	4	*0,20*	2	*0,16*	—	—	—	—	—	—	—	—
—	—	—	—	—	—	—	—	—	—	—	—	—	—
—	—	2	*0,18*	—	—	—	—	—	—	—	—	—	—
—	—	2	*0,10*	—	—	—	—	—	—	—	—	—	—
5	*0,46*	4	*0,46*	3	*0,53*	2	*0,86*	—	—	—	—	—	—
3	*0,20*	2	*0,18*	3	*0,42*	—	—	5	*5,41*	—	—	—	—
8	*0,31*	6	*0,30*	6	*0,47*	2	*0,37*	5	*3,27*	—	—	—	—
—	—	1	*0,11*	1	*0,18*	—	—	—	—	—	—	—	—
2	*0,14*	1	*0,09*	1	*0,14*	—	—	—	—	—	—	—	—
2	*0,08*	2	*0,10*	2	*0,16*	—	—	—	—	—	—	—	—
—	—	—	—	1	*0,18*	—	—	—	—	—	—	—	—
—	—	2	*0,18*	—	—	—	—	—	—	—	—	—	—
—	—	2	*0,10*	1	*0,08*	—	—	—	—	—	—	—	—
—	—	3	*0,34*	—	—	—	—	—	—	—	—	—	—
1	*0,07*	—	—	—	—	—	—	—	—	—	—	—	—
1	*0,04*	3	*0,15*	—	—	—	—	—	—	—	—	—	—
—	—	—	—	—	—	—	—	—	—	—	—	—	—
—	—	—	—	—	—	—	—	—	—	—	—	—	—
—	—	—	—	—	—	—	—	—	—	—	—	—	—
—	—	—	—	—	—	—	—	—	—	—	—	—	—
1	*0,07*	—	—	1	*0,14*	—	—	—	—	—	—	—	—
1	*0,04*	—	—	1	*0,08*	—	—	—	—	—	—	—	—
—	—	—	—	—	—	1	*0,43*	—	—	—	—	—	—
—	—	—	—	—	—	—	—	—	—	—	—	—	—
—	—	—	—	—	—	1	*0,18*	—	—	—	—	—	—
—	—	—	—	—	—	—	—	—	—	—	—	—	—
1	*0,07*	1	*0,09*	—	—	1	*0,32*	—	—	—	—	—	—
1	*0,04*	1	*0,05*	—	—	1	*0,18*	—	—	—	—	—	—
5	*0,46*	8	*0,92*	5	*0,89*	3	*1,29*	—	—	—	—	—	—
8	*0,55*	8	*0,71*	5	*0,69*	1	*0,32*	5	*5,41*	—	—	—	—
13	*0,51*	16	*0,80*	10	*0,78*	4	*0,74*	5	*3,27*	—	—	—	—
11	*1,01*	8	*0,92*	5	*0,89*	3	*1,29*	—	—	—	—	—	—
11	*0,75*	12	*1,06*	7	*0,97*	1	*0,32*	5	*5,41*	—	—	—	—
22	*0,86*	20	*1,00*	12	*0,94*	4	*0,74*	5	*3,27*	—	—	—	—
93	*8,58*	67	*7,68*	55	*9,78*	17	*7,33*	—	—	—	—	—	—
51	*3,48*	60	*5,32*	31	*4,31*	13	*4,17*	6	*6,50*	—	—	—	—
144	*5,65*	127	*6,35*	80	*0,71*	30	*5,52*	0	*3,92*	—	—	—	—
4363	*402,43*	5843	*669,83*	6600	*1173,08*	4266	*1839,19*	1655	*2733,28*	382	*3752,46*	—	—
4292	*293,14*	6079	*539,11*	6923	*961,89*	4909	*1575,87*	2355	*2550,36*	657	*3492,82*	—	—
8655	*339,63*	11922	*596,13*	13523	*1054,55*	9175	*1688,26*	4010	*2622,80*	1039	*3583,99*	—	—

Tabelle XLVIII. *Allgemeine Sterblichkeit und Sterblichkeit*
nach Alter und Geschlecht;
Angaben des

Nr. d. dtsch. Todesurs.-Verz. 1950	Todesursachen	Geschlecht	Insgesamt		0—1		1—5		5—10	
0	*Tuberkulose*									
000	Tbc. der Atmungsorgane mit Staublungenerkrankungen	m	67	*0,16*	—	—	—	—	—	—
		w	15	*0,03*	—	—	—	—	—	—
		zus.	82	*0,09*	—	—	—	—	—	—
010	Tbc. der Atmungsorgane ohne Staublungenerkrankungen od. Tbc. ohne näh. Angaben	m	1215	*2,86*	3	*0,43*	6	*0,21*	—	—
		w	666	*1,36*	2	*0,30*	4	*0,15*	1	*0,03*
		zus.	1881	*2,05*	5	*0,36*	10	*0,18*	1	*0,02*
00,01	Tuberkulose der Atmungsorgane	m	1282	*3,02*	3	*0,43*	6	*0,21*	—	—
		w	681	*1,39*	2	*0,30*	4	*0,15*	1	*0,03*
		zus.	1963	*2,14*	5	*0,36*	10	*0,18*	1	*0,02*
021	Hirnhaut-Tuberkulose	m	45	*0,11*	5	*0,71*	16	*0,57*	4	*0,13*
		w	46	*0,09*	6	*0,90*	14	*0,52*	3	*0,10*
		zus.	91	*0,10*	11	*0,80*	30	*0,55*	7	*0,11*
022	Hirnhaut-Tuberkulose verbunden mit Miliartuberkulose	m	9	*0,02*	1	*0,14*	2	*0,07*	—	—
		w	6	*0,01*	—	—	4	*0,15*	—	—
		zus.	15	*0,02*	1	*0,07*	6	*0,11*	—	—
023	Tuberkulose des Gehirns, Rückenmarks und der Nerven	m	5	*0,01*	—	—	—	—	—	—
		w	3	*0,01*	—	—	—	—	—	—
		zus.	8	*0,01*	—	—	—	—	—	—
024	Miliartuberkulose	m	23	*0,05*	1	*0,14*	3	*0,11*	—	—
		w	25	*0,05*	1	*0,15*	6	*0,22*	—	—
		zus.	48	*0,05*	2	*0,15*	9	*0,16*	—	—
02	Tuberkulose der Hirnhäute und des Zentralnervensystems	m	82	*0,19*	7	*0,99*	21	*0,75*	4	*0,13*
		w	80	*0,16*	7	*1,05*	24	*0,90*	3	*0,10*
		zus.	162	*0,18*	14	*1,02*	45	*0,82*	7	*0,11*
031	Tuberkulose des Darms, des Bauchfells und der Mesenterialdrüsen	m	11	*0,03*	—	—	—	—	1	*0,03*
		w	16	*0,03*	—	—	—	—	—	—
		zus.	27	*0,03*	—	—	—	—	1	*0,02*
032	Tuberkulose der Knochen und Gelenke	m	30	*0,07*	—	—	—	—	—	—
		w	47	*0,10*	—	—	—	—	—	—
		zus.	77	*0,08*	—	—	—	—	—	—
033	Tuberkulose der Haut und des Unterhautzellgewebes	m	4	*0,01*	—	—	—	—	—	—
		w	11	*0,02*	—	—	—	—	—	—
		zus.	15	*0,02*	—	—	—	—	—	—
034	Tuberkulose des Lymphsystems	m	7	*0,02*	—	—	—	—	1	*0,03*
		w	7	*0,01*	—	—	—	—	—	—
		zus.	14	*0,02*	—	—	—	—	1	*0,02*
035	Tuberkulose der Harn- und Geschlechtsorgane	m	19	*0,04*	—	—	—	—	—	—
		w	10	*0,02*	—	—	—	—	—	—
		zus.	29	*0,03*	—	—	—	—	—	—
036	Augentuberkulose	m	—	—	—	—	—	—	—	—
		w	—	—	—	—	—	—	—	—
		zus.	—	—	—	—	—	—	—	—
037	Tuberkulose der Nebennieren	m	1	*0,002*	—	—	—	—	—	—
		w	3	*0,006*	—	—	—	—	—	—
		zus.	4	*0,004*	—	—	—	—	—	—
038	Ohrentuberkulose	m	—	—	—	—	—	—	—	—
		w	—	—	—	—	—	—	—	—
		zus.	—	—	—	—	—	—	—	—
039	Tuberkulose anderer Organe und Skrofulose	m	9	*0,02*	—	—	—	—	—	—
		w	3	*0,01*	—	—	1	*0,04*	—	—
		zus.	12	*0,01*	—	—	1	*0,02*	—	—
03	Tuberkulose anderer Organe	m	81	*0,19*	—	—	—	—	2	*0,06*
		w	97	*0,20*	—	—	1	*0,04*	—	—
		zus.	178	*0,19*	—	—	1	*0,02*	2	*0,03*
02 + 03	Tbc. der Hirnhäute usw. + Tbc. anderer Organe	m	163	*0,38*	7	*0,99*	21	*0,75*	6	*0,19*
		w	177	*0,36*	7	*1,05*	25	*0,94*	3	*0,10*
		zus.	340	*0,37*	14	*1,02*	46	*0,84*	9	*0,14*
00—03	Tuberkulose insgesamt	m	1445	*3,40*	10	*1,42*	27	*0,96*	6	*0,19*
		w	858	*1,75*	9	*1,35*	29	*1,08*	4	*0,13*
		zus.	2303	*2,51*	19	*1,38*	56	*1,02*	10	*0,16*
0—9	Allgemeine Todesursachen insgesamt	m	52830	*124,30*	3952	*560,30*	634	*22,55*	246	*7,75*
		w	52677	*107,24*	2941	*439,95*	520	*19,45*	165	*5,40*
		zus.	105507	*115,15*	6893	*501,74*	1154	*21,04*	411	*6,60*

an Tuberkulose in Bayern im Jahre 1953
absolute und relative Zahlen a. 10000 E.
Statistischen Landesamtes

10—15		15—20		20—25		25—30		30—35		35—40		40—45	
—	—	—	—	—	—	—	—	—	—	1	*0,05*	1	*0,03*
—	—	—	—	—	—	—	—	—	—	1	*0,04*	—	—
—	—	—	—	—	—	—	—	—	—	2	*0,04*	1	*0,01*
1	*0,02*	3	*0,08*	14	*0,44*	41	*1,36*	50	*1,81*	46	*2,36*	79	*2,57*
4	*0,10*	7	*0,19*	22	*0,69*	40	*1,14*	32	*0,83*	23	*0,85*	49	*1,23*
5	*0,06*	10	*0,13*	36	*0,57*	81	*1,24*	82	*1,24*	69	*1,49*	128	*1,81*
1	*0,02*	3	*0,08*	14	*0,44*	41	*1,36*	50	*1,81*	47	*2,41*	80	*2,60*
4	*0,10*	7	*0,19*	22	*0,69*	40	*1,14*	32	*0,83*	24	*0,89*	49	*1,23*
5	*0,06*	10	*0,13*	36	*0,57*	81	*1,24*	82	*1,24*	71	*1,53*	129	*1,82*
3	*0,07*	5	*0,13*	1	*0,03*	1	*0,03*	1	*0,04*	2	*0,10*	—	—
2	*0,05*	3	*0,08*	3	*0,09*	3	*0,09*	1	*0,03*	2	*0,07*	2	*0,05*
5	*0,06*	8	*0,11*	4	*0,06*	4	*0,06*	2	*0,03*	4	*0,09*	2	*0,03*
—	—	—	—	—	—	—	—	—	—	—	—	1	*0,03*
—	—	1	*0,03*	—	—	1	*0,03*	—	—	—	—	—	—
—	—	1	*0,01*	—	—	1	*0,02*	—	—	—	—	1	*0,01*
—	—	—	—	—	—	—	—	—	—	—	—	—	—
—	—	—	—	—	—	—	—	—	—	—	—	—	—
—	—	—	—	—	—	—	—	—	—	—	—	—	—
—	—	—	—	1	*0,03*	—	—	2	*0,07*	1	*0,05*	2	*0,06*
1	*0,03*	—	—	1	*0,03*	1	*0,03*	—	—	—	—	2	*0,05*
1	*0,01*	—	—	2	*0,03*	1	*0,02*	2	*0,03*	1	*0,02*	4	*0,06*
3	*0,07*	5	*0,13*	2	*0,06*	1	*0,03*	3	*0,11*	3	*0,15*	3	*0,10*
3	*0,08*	4	*0,11*	4	*0,13*	5	*0,14*	1	*0,03*	2	*0,07*	4	*0,10*
6	*0,08*	9	*0,12*	6	*0,09*	6	*0,09*	4	*0,06*	5	*0,11*	7	*0,10*
3	*0,07*	—	—	1	*0,03*	1	*0,03*	—	—	—	—	—	—
—	—	—	—	—	—	1	*0,03*	—	—	2	*0,07*	1	*0,03*
3	*0,04*	—	—	1	*0,02*	2	*0,03*	—	—	2	*0,04*	1	*0,01*
—	—	1	*0,03*	—	—	1	*0,03*	1	*0,04*	1	*0,05*	1	*0,03*
—	—	—	—	1	*0,03*	—	—	—	—	2	*0,07*	2	*0,05*
—	—	1	*0,01*	1	*0,02*	1	*0,02*	1	*0,02*	3	*0,06*	3	*0,04*
—	—	—	—	—	—	—	—	—	—	—	—	—	—
—	—	—	—	—	—	—	—	—	—	—	—	—	—
—	—	—	—	—	—	—	—	—	—	—	—	—	—
—	—	—	—	—	—	—	—	—	—	—	—	—	—
—	—	—	—	—	—	1	*0,03*	—	—	—	—	1	*0,03*
—	—	—	—	—	—	1	*0,02*	—	—	—	—	1	*0,01*
—	—	1	*0,03*	1	*0,03*	1	*0,03*	1	*0,04*	—	—	3	*0,10*
—	—	—	—	—	—	—	—	—	—	1	*0,04*	3	*0,08*
—	—	1	*0,01*	1	*0,02*	1	*0,02*	1	*0,02*	1	*0,02*	6	*0.08*
—	—	—	—	—	—	—	—	—	—	—	—	—	—
—	—	—	—	—	—	—	—	—	—	—	—	—	—
—	—	—	—	—	—	—	—	—	—	—	—	—	—
—	—	—	—	—	—	—	—	—	—	—	—	1	*0,03*
—	—	—	—	—	—	—	—	—	—	—	—	1	*0,03*
—	—	—	—	—	—	—	—	—	—	—	—	2	*0,03*
—	—	—	—	—	—	—	—	—	—	—	—	—	—
—	—	—	—	—	—	—	—	—	—	—	—	—	—
—	—	—	—	—	—	—	—	—	—	—	—	—	—
—	—	—	—	—	—	—	—	1	*0,04*	—	—	—	—
—	—	—	—	—	—	—	—	—	—	—	—	—	—
—	—	—	—	—	—	—	—	1	*0,02*	—	—	—	—
3	*0,07*	2	*0,05*	2	*0,06*	3	*0,10*	3	*0,11*	1	*0,05*	5	*0,16*
—	—	—	—	1	*0,03*	2	*0,06*	—	—	5	*0,19*	8	*0,20*
3	*0,04*	2	*0,03*	3	*0,05*	5	*0,08*	3	*0,05*	6	*0,13*	13	*0,18*
6	*0,15*	7	*0,18*	4	*0,13*	4	*0,13*	6	*0,22*	4	*0,21*	8	*0,26*
3	*0,08*	4	*0,11*	5	*0,16*	7	*0,20*	1	*0,03*	7	*0,26*	12	*0,30*
9	*0,11*	11	*0,14*	9	*0,14*	11	*0,17*	7	*0,11*	11	*0,24*	20	*0,28*
7	*0,17*	10	*0,26*	18	*0,57*	45	*1,50*	56	*2,03*	51	*2,62*	88	*2,86*
7	*0,18*	11	*0,29*	27	*0,85*	47	*1,34*	33	*0,85*	31	*1,15*	61	*1,53*
14	*0,18*	21	*0,28*	45	*0,71*	02	*1,41*	80	*1,34*	82	*1,77*	140	*2,11*
262	*6,52*	452	*11,76*	662	*21,01*	547	*18,20*	513	*18,60*	515	*26,46*	1127	*36,60*
174	*4,49*	236	*6,30*	325	*10,22*	385	*10,95*	509	*13,13*	593	*22,03*	1111	*27,80*
436	*5,52*	688	*9,06*	987	*15,59*	932	*14,29*	1022	*15,40*	1108	*23,89*	2238	*31,63*

Tabelle XLVIII

Nr. d. dtsch. Todesurs.-Vers. 1950	Todesursachen	Geschlecht	45—50		50—55		55—60		60—65	
0	*Tuberkulose*									
000	Tbc. der Atmungsorgane mit	m	6	0,19	6	0,20	10	0,44	8	0,45
	Staublungenerkrankungen	w	1	0,03	1	0,03	4	0,13	3	0,12
		zus.	7	0,10	7	0,11	14	0,26	11	0,26
010	Tbc. der Atmungsorgane ohne	m	109	3,44	150	4,99	162	7,16	153	8,64
	Staublungenerkrankungen od.	w	53	1,40	44	1,27	40	1,31	52	2,09
	Tbc. ohne näh. Angaben	zus.	162	2,33	194	2,99	202	3,81	205	4,82
00,01	Tuberkulose der Atmungs-	m	115	3,63	156	5,19	172	7,60	161	9,09
	organe	w	54	1,43	45	1,29	44	1,45	55	2,21
		zus.	169	2,43	201	3,10	216	4,07	216	5,08
021	Hirnhaut-Tuberkulose	m	2	0,06	1	0,03	2	0,09	1	0,06
		w	2	0,05	2	0,06	—	—	3	0,12
		zus.	4	0,06	3	0,05	2	0,04	4	0,09
022	Hirnhaut-Tuberkulose	m	2	0,06	1	0,03	—	—	—	—
	verbunden mit	w	—	—	—	—	—	—	—	—
	Miliartuberkulose	zus.	2	0,03	1	0,02	—	—	—	—
023	Tuberkulose des Gehirns,	m	—	—	—	—	2	0,09	—	—
	Rückenmarks und der	w	—	—	—	—	—	—	—	—
	Nerven	zus.	—	—	—	—	2	0,04	—	—
024	Miliartuberkulose	m	1	0,03	3	0,10	1	0,04	4	0,23
		w	2	0,05	—	—	2	0,07	2	0,08
		zus.	3	0,04	3	0,05	3	0,06	6	0,14
02	Tuberkulose der Hirnhäute und	m	5	0,16	5	0,17	5	0,22	5	0,28
	des Zentralnervensystems	w	4	0,11	2	0,06	2	0,07	5	0,20
		zus.	9	0,13	7	0,11	7	0,13	10	0,23
031	Tuberkulose des Darms, des	m	2	0,06	—	—	1	0,04	2	0,11
	Bauchfells und der	w	2	0,05	1	0,03	4	0,13	1	0,04
	Mesenterialdrüsen	zus.	4	0,06	1	0,02	5	0,09	3	0,07
032	Tuberkulose der Knochen und	m	1	0,03	—	—	2	0,09	5	0,28
	Gelenke	w	2	0,05	—	—	5	0,16	5	0,20
		zus.	3	0,04	—	—	7	0,13	10	0,23
033	Tuberkulose der Haut und des	m	—	—	—	—	—	—	—	—
	Unterhautzellgewebes	w	1	0,03	—	—	—	—	—	—
		zus.	1	0,01	—	—	—	—	—	—
034	Tuberkulose des	m	—	—	—	—	2	0,09	—	—
	Lymphsystems	w	—	—	—	—	1	0,03	1	0,04
		zus.	—	—	—	—	3	0,06	1	0,02
035	Tuberkulose der Harn- und	m	1	0,03	2	0,07	3	0,13	2	0,11
	Geschlechtsorgane	w	—	—	—	—	—	—	2	0,08
		zus.	1	0,01	2	0,03	3	0,06	4	0,09
036	Augentuberkulose	m	—	—	—	—	—	—	—	—
		w	—	—	—	—	—	—	—	—
		zus.	—	—	—	—	—	—	—	—
037	Tuberkulose der	m	—	—	—	—	—	—	—	—
	Nebennieren	w	—	—	—	—	1	0,03	1	0,04
		zus.	—	—	—	—	1	0,02	1	0,02
038	Ohrentuberkulose	m	—	—	—	—	—	—	—	—
		w	—	—	—	—	—	—	—	—
		zus.	—	—	—	—	—	—	—	—
039	Tuberkulose anderer Organe	m	—	—	—	—	—	—	2	0,11
	und Skrofulose	w	—	—	—	—	1	0,03	—	—
		zus.	—	—	—	—	1	0,02	2	0,05
03	Tuberkulose anderer Organe	m	4	0,13	2	0,07	8	0,35	11	0,62
		w	5	0,13	1	0,03	12	0,39	10	0,40
		zus.	9	0,13	3	0,05	20	0,38	21	0,49
02 + 03	Tbc. der Hirnhäute usw.	m	9	0,28	7	0,23	13	0,57	16	0,90
	+ Tbc. anderer Organe	w	9	0,24	3	0,09	14	0,46	15	0,60
		zus.	18	0,26	10	0,15	27	0,51	31	0,73
00—03	Tuberkulose insgesamt	m	124	3,91	163	5,43	185	8,17	177	9,99
		w	63	1,66	48	1,38	58	1,91	70	2,82
		zus.	187	2,69	211	3,26	243	4,58	247	5,80
0—9	Allgemeine Todesursachen	m	1914	60,39	3008	100,15	3629	160,33	4399	248,39
	insgesamt	w	1636	43,18	2181	62,70	2931	96,33	4024	161,94
		zus.	3550	51,02	5189	80,05	6560	123,64	8423	197,92

(Fortsetzung)

65—70		70—75		75—80		80—85		85—90		90 u. mehr		unbekannt	
18	*1,23*	11	*0,97*	6	*0,78*	—	—	—	—	—	—	—	—
3	*0,15*	1	*0,07*	1	*0,10*	—	—	—	—	—	—	—	—
21	*0,60*	12	*0,46*	7	*0,40*	—	—	—	—	—	—	—	—
164	*11,20*	127	*11,19*	72	*9,39*	28	*8,47*	6	*6,99*	1	*7,15*	—	—
105	*5,22*	95	*6,37*	66	*6,77*	25	*5,92*	1	*0,80*	1	*4,51*	—	—
269	*7,74*	222	*8,45*	138	*7,93*	53	*7,04*	7	*3,31*	2	*5,53*	—	—
182	*12,43*	138	*12,16*	78	*10,18*	28	*8,47*	6	*6,99*	1	*7,15*	—	—
108	*5,36*	96	*6,43*	67	*6,87*	25	*5,92*	1	*0,80*	1	*4,51*	—	—
290	*8,34*	234	*8,91*	145	*8,33*	53	*7,04*	7	*3,31*	2	*5,53*	—	—
1	*0,07*	—	—	—	—	—	—	—	—	—	—	—	—
—	—	—	—	—	—	—	—	—	—	—	—	—	—
1	*0,03*	—	—	—	—	—	—	—	—	—	—	—	—
2	*0,14*	—	—	—	—	—	—	—	—	—	—	—	—
—	—	—	—	—	—	—	—	—	—	—	—	—	—
2	*0,06*	—	—	—	—	—	—	—	—	—	—	—	—
1	*0,07*	1	*0,09*	1	*0,13*	—	—	—	—	—	—	—	—
2	*0,10*	—	—	1	*0,10*	—	—	—	—	—	—	—	—
3	*0,09*	1	*0,04*	2	*0,11*	—	—	—	—	—	—	—	—
—	—	3	*0,26*	1	*0,13*	—	—	—	—	—	—	—	—
—	—	3	*0,20*	3	*0,31*	1	*0,24*	—	—	—	—	—	—
—	—	6	*0,23*	4	*0,23*	1	*0,13*	—	—	—	—	—	—
4	*0,27*	4	*0,35*	2	*0,26*	—	—	—	—	—	—	—	—
2	*0,10*	3	*0,20*	4	*0,41*	1	*0,24*	—	—	—	—	—	—
6	*0,17*	7	*0,27*	6	*0,34*	1	*0,13*	—	—	—	—	—	—
—	—	—	—	—	—	—	—	—	—	—	—	—	—
2	*0,10*	2	*0,13*	—	—	—	—	—	—	—	—	—	—
2	*0,06*	2	*0,08*	—	—	—	—	—	—	—	—	—	—
4	*0,27*	6	*0,53*	3	*0,39*	2	*0,60*	2	*2,33*	—	—	—	—
7	*0,35*	8	*0,54*	8	*0,82*	4	*0,95*	3	*2,39*	—	—	—	—
11	*0,32*	14	*0,53*	11	*0,63*	6	*0,80*	5	*2,37*	—	—	—	—
—	—	—	—	3	*0,39*	1	*0,30*	—	—	—	—	—	—
1	*0,05*	4	*0,27*	3	*0,31*	2	*0,47*	—	—	—	—	—	—
1	*0,03*	4	*0,15*	6	*0,34*	3	*0,40*	—	—	—	—	—	—
—	—	2	*0,18*	2	*0,26*	—	—	—	—	—	—	—	—
—	—	1	*0,07*	1	*0,10*	1	*0,24*	—	—	—	—	—	—
—	—	3	*0,11*	3	*0,17*	1	*0,13*	—	—	—	—	—	—
2	*0,14*	—	—	1	*0,13*	—	—	1	*1,17*	—	—	—	—
4	*0,20*	—	—	—	—	—	—	—	—	—	—	—	—
6	*0,17*	—	—	1	*0,06*	—	—	1	*0,47*	—	—	—	—
—	—	—	—	—	—	—	—	—	—	—	—	—	—
—	—	—	—	—	—	—	—	—	—	—	—	—	—
—	—	—	—	—	—	—	—	—	—	—	—	—	—
—	—	—	—	—	—	—	—	—	—	—	—	—	—
—	—	—	—	—	—	—	—	—	—	—	—	—	—
—	—	—	—	—	—	—	—	—	—	—	—	—	—
—	—	—	—	—	—	—	—	—	—	—	—	—	—
—	—	—	—	—	—	—	—	—	—	—	—	—	—
—	—	—	—	—	—	—	—	—	—	—	—	—	—
1	*0,07*	2	*0,18*	2	*0,26*	1	*0,30*	—	—	—	—	—	—
—	—	1	*0,07*	—	—	—	—	—	—	—	—	—	—
1	*0,03*	3	*0,11*	2	*0,11*	1	*0,13*	—	—	—	—	—	—
7	*0,48*	10	*0,88*	11	*1,44*	4	*1,21*	3	*3,50*	—	—	—	—
14	*0,70*	16	*1,07*	12	*1,23*	7	*1,66*	3	*2,39*	—	—	—	—
21	*0,60*	26	*0,99*	23	*1,32*	11	*1,46*	6	*2,84*	—	—	—	—
11	*0,75*	14	*1,23*	13	*1,70*	4	*1,21*	3	*3,50*	—	—	—	—
16	*0,79*	19	*1,27*	16	*1,64*	8	*1,89*	3	*2,39*	—	—	—	—
27	*0,78*	33	*1,25*	29	*1,67*	12	*1,59*	6	*2,84*	—	—	—	—
193	*13,18*	152	*13,39*	91	*11,87*	32	*9,68*	9	*10,49*	1	*7,15*	—	—
124	*6,16*	115	*7,71*	83	*8,51*	33	*7,82*	4	*3,19*	1	*4,51*	—	—
317	*9,12*	267	*10,16*	171	*9,99*	65	*8,63*	13	*6,15*	2	*5,53*	—	—
5873	*401,15*	7748	*682,75*	8525	*1112,20*	5890	*1781,34*	2399	*2796,36*	525	*3755,36*	10	—
6050	*300,51*	8284	*555,25*	9667	*991,68*	6909	*1636,54*	3159	*2516,13*	871	*3930,51*	6	—
11923	*342,88*	16032	*610,33*	18192	*1044,73*	12799	*1700,14*	5558	*2629,88*	1396	*3862,76*	16	—

Tabelle IL. *Allgemeine Sterblichkeit und Sterblichkeit* nach Alter und Geschlecht; Angaben des

Nr. d. dtsch. Todesurs.-Verz. 1950	Todesursachen	Geschlecht	Insgesamt		0—1		1—5	
0	*Tuberkulose*							
000	Tbc. der Atmungsorgane mit	m	1	*0,01*	—	—	—	—
	Staublungenerkrankungen	w	—	—	—	—	—	—
		zus.	1	*0,005*	—	—	—	—
010	Tbc. der Atmungsorgane ohne	m	440	*4,71*	—	—	1	*0,25*
	Staublungenerkrankungen od.	w	206	*1,63*	—	—	3	*0,78*
	Tbc. ohne näh. Angaben	zus.	646	*2,94*	—	—	4	*0,51*
00,01	Tuberkulose der Atmungs-	m	441	*4,72*	—	—	1	*0,25*
	organe	w	206	*1,63*	—	—	3	*0,78*
		zus	647	*2,94*	—	—	4	*0,51*
021	Hirnhaut-Tuberkulose	m	10	*0,11*	—	—	2	*0,50*
		w	6	*0,05*	—	—	3	*0,78*
		zus.	16	*0,07*	—	—	5	*0,64*
022	Hirnhaut-Tuberkulose	m	—	—	—	—	—	—
	verbunden mit	w	—	—	—	—	—	—
	Miliartuberkulose	zus.	—	—	—	—	—	—
023	Tuberkulose des Gehirns,	m	4	*0,04*	—	—	1	*0,25*
	Rückenmarks und der	w	2	*0,02*	—	—	—	—
	Nerven	zus.	6	*0,03*	—	—	1	*0,13*
024	Miliartuberkulose	m	1	*0,01*	—	—	—	—
		w	4	*0,03*	1	*1,22*	—	—
		zus.	5	*0,02*	1	*0,59*	—	—
02	Tuberkulose der Hirnhäute und	m	15	*0,16*	—	—	3	*0,75*
	des Zentralnervensystems	w	12	*0,09*	1	*1,22*	3	*0,78*
		zus.	27	*0,12*	1	*0,59*	6	*0,76*
031	Tuberkulose des Darms, des	m	4	*0,04*	—	—	1	*0,25*
	Bauchfells und der	w	6	*0,05*	—	—	—	—
	Mesenterialdrüsen	zus.	10	*0,05*	—	—	1	*0,13*
032	Tuberkulose der Knochen und	m	13	*0,14*	—	—	—	—
	Gelenke	w	9	*0,07*	—	—	—	—
		zus.	22	*0,10*	—	—	—	—
033	Tuberkulose der Haut und des	m	1	*0,01*	—	—	—	—
	Unterhautzellgewebes	w	—	—	—	—	—	—
		zus.	1	*0,005*	—	—	—	—
034	Tuberkulose des	m	—	—	—	—	—	—
	Lymphsystems	w	1	*0,01*	—	—	—	—
		zus.	1	*0,005*	—	—	—	—
035	Tuberkulose der Harn- und	m	3	*0,03*	—	—	—	—
	Geschlechtsorgane	w	—	—	—	—	—	—
		zus.	3	*0,01*	—	—	—	—
036	Augentuberkulose	m	—	—	—	—	—	—
		w	—	—	—	—	—	—
		zus.	—	—	—	—	—	—
037	Tuberkulose der	m	1	*0,01*	—	—	—	—
	Nebennieren	w	—	—	—	—	—	—
		zus.	1	*0,005*	—	—	—	—
038	Ohrentuberkulose	m	—	—	—	—	—	—
		w	—	—	—	—	—	—
		zus.	—	—	—	—	—	—
039	Tuberkulose anderer Organe	m	4	*0,04*	—	—	—	—
	und Skrofulose	w	3	*0,02*	—	—	—	—
		zus.	7	*0,03*	—	—	—	—
03	Tuberkulose anderer Organe	m	26	*0,28*	—	—	1	*0,25*
		w	19	*0,15*	—	—	—	—
		zus.	45	*0,20*	—	—	1	*0,13*
02 + 03	Tbc. der Hirnhäute usw.	m	41	*0,44*	—	—	4	*1,00*
	+ Tbc. anderer Organe	w	31	*0,25*	1	*1,22*	3	*0,78*
		zus.	72	*0,33*	1	*0,59*	7	*0,89*
00—03	Tuberkulose insgesamt	m	482	*5,16*	—	—	5	*1,25*
		w	237	*1,87*	1	*1,22*	6	*1,56*
		zus.	719	*3,27*	1	*0,59*	11	*1,40*
0—9	Allgemeine Todesursachen	m	13756	*147,35*	573	*644,40*	158	*39,36*
	insgesamt	w	14895	*117,80*	426	*519,70*	144	*37,53*
		zus.	28651	*130,35*	999	*584,59*	302	*38,47*

an Tuberkulose in West-Berlin im Jahre 1953
absolute und relative Zahlen a. 10000 E.
Statistischen Landesamtes

5—10		10—20		20—30		30—35		35—40		40—45	
—	—	—	—	—	—	—	—	—	—	—	—
—	—	—	—	—	—	—	—	—	—	—	—
—	—	—	—	—	—	—	—	—	—	—	—
—	—	3	*0,19*	18	*1,81*	7	*1,49*	15	*3,67*	26	*3,56*
—	—	5	*0,32*	19	*1,59*	16	*2,07*	9	*1,37*	15	*1,34*
—	—	8	*0,26*	37	*1,69*	23	*1,85*	24	*2,25*	41	*2,21*
—	—	3	*0,19*	18	*1,81*	7	*1,49*	15	*3,67*	26	*3,56*
—	—	5	*0,32*	19	*1,59*	16	*2,07*	9	*1,37*	15	*1,34*
—	—	8	*0,26*	37	*1,69*	23	*1,85*	24	*2,25*	41	*2,21*
—	—	1	*0,06*	—	—	3	*0,64*	—	—	—	—
1	*0,20*	—	—	—	—	—	—	—	—	—	—
1	*0,10*	1	*0,03*	—	—	3	*0,24*	—	—	—	—
—	—	—	—	—	—	—	—	—	—	—	—
—	—	—	—	—	—	—	—	—	—	—	—
—	—	—	—	—	—	—	—	—	—	—	—
—	—	—	—	—	—	—	—	—	—	—	—
—	—	—	—	—	—	—	—	—	—	—	—
—	—	—	—	—	—	—	—	—	—	—	—
—	—	—	—	—	—	—	—	—	—	—	—
—	—	1	*0,06*	—	—	—	—	—	—	—	—
—	—	1	*0,03*	—	—	—	—	—	—	—	—
—	—	1	*0,06*	—	—	3	*0,64*	—	—	—	—
1	*0,20*	1	*0,06*	—	—	—	—	—	—	—	—
1	*0,10*	2	*0,06*	—	—	3	*0,24*	—	—	—	—
—	—	—	—	1	*0,10*	1	*0,21*	—	—	—	—
1	*0,20*	—	—	1	*0,08*	1	*0,13*	—	—	—	—
1	*0,10*	—	—	2	*0,09*	2	*0,16*	—	—	—	—
—	—	1	*0,06*	1	*0,10*	1	*0,21*	—	—	2	*0,27*
—	—	1	*0,06*	—	—	—	—	—	—	—	—
—	—	2	*0,06*	1	*0,05*	1	*0,08*	—	—	2	*0,11*
—	—	—	—	—	—	—	—	—	—	—	—
—	—	—	—	—	—	—	—	—	—	—	—
—	—	—	—	—	—	—	—	—	—	—	—
—	—	—	—	—	—	—	—	—	—	—	—
—	—	—	—	—	—	—	—	—	—	—	—
—	—	—	—	—	—	—	—	—	—	—	—
—	—	—	—	—	—	—	—	—	—	—	—
—	—	—	—	—	—	—	—	—	—	—	—
—	—	—	—	—	—	—	—	—	—	—	—
—	—	—	—	—	—	—	—	—	—	—	—
—	—	—	—	—	—	—	—	—	—	—	—
—	—	—	—	—	—	—	—	—	—	—	—
—	—	—	—	—	—	—	—	—	—	1	*0,14*
—	—	—	—	—	—	—	—	—	—	—	—
—	—	—	—	—	—	—	—	—	—	1	*0,05*
—	—	—	—	—	—	—	—	—	—	—	—
—	—	—	—	—	—	—	—	—	—	—	—
—	—	—	—	—	—	—	—	—	—	—	—
1	*0,19*	—	—	—	—	—	—	—	—	—	—
—	—	—	—	—	—	—	—	—	—	1	*0,09*
1	*0,10*	—	—	—	—	—	—	—	—	1	*0,05*
1	*0,19*	1	*0,06*	2	*0,20*	2	*0,43*	—	—	3	*0,41*
1	*0,20*	1	*0,06*	1	*0,08*	1	*0,13*	—	—	1	*0,09*
2	*0,20*	2	*0,06*	3	*0,14*	3	*0,24*	—	—	4	*0,22*
1	*0,19*	2	*0,13*	2	*0,20*	5	*1,06*	—	—	3	*0,41*
2	*0,40*	2	*0,13*	1	*0,08*	1	*0,13*	—	—	1	*0,09*
3	*0,30*	4	*0,13*	3	*0,14*	6	*0,48*	—	—	4	*0,22*
1	*0,19*	5	*0,32*	20	*2,01*	12	*2,55*	15	*3,67*	29	*3,97*
2	*0,40*	7	*0,45*	20	*1,68*	17	*2,20*	9	*1,37*	16	*1,43*
3	*0,30*	12	*0,39*	40	*1,83*	29	*2,33*	24	*2,25*	45	*2,43*
50	*9,70*	112	*7,16*	142	*14,30*	106	*22,54*	109	*26,69*	280	*38,33*
22	*4,39*	60	*3,88*	128	*10,74*	147	*19,02*	146	*22,26*	337	*30,02*
72	*7,08*	172	*5,53*	270	*12,36*	253	*20,35*	255	*23,96*	617	*33,30*

Tabelle IL

Nr. d. dtsch. Todesurs.-Verz. 1950	Todesursachen	Geschlecht	45—50		50—55		55—60		60—65	
0	*Tuberkulose*									
000	Tbc. der Atmungsorgane mit Staublungenerkrankungen	m	—	—	—	—	1	0,15	—	—
		w	—	—	—	—	—	—	—	—
		zus.	—	—	—	—	1	0,06	—	—
010	Tbc. der Atmungsorgane ohne Staublungenerkrankungen od. Tbc. ohne näh. Angaben	m	46	5,23	68	8,09	62	9,18	62	10,51
		w	18	1,48	11	0,98	13	1,17	18	1.80
		zus.	64	3,06	79	4,01	75	4,21	80	5,04
00,01	Tuberkulose der Atmungsorgane	m	46	5,23	68	8,09	63	9,32	62	10,51
		w	18	1,48	11	0,98	13	1,17	18	1,80
		zus.	64	3,06	79	4,01	76	4,26	80	5,04
021	Hirnhaut-Tuberkulose	m	1	0,11	2	0,24	—	—	—	—
		w	—	—	1	0,09	—	—	—	—
		zus.	1	0,05	3	0,15	—	—	—	—
022	Hirnhaut-Tuberkulose verbunden mit Miliartuberkulose	m	—	—	—	—	—	—	—	—
		w	—	—	—	—	—	—	—	—
		zus.	—	—	—	—	—	—	—	—
023	Tuberkulose des Gehirns, Rückenmarks und der Nerven	m	—	—	—	—	—	—	—	—
		w	—	—	—	—	1	0,09	—	—
		zus.	—	—	—	—	1	0,06	—	—
024	Miliartuberkulose	m	—	—	—	—	—	—	—	—
		w	—	—	—	—	1	0,09	—	—
		zus.	—	—	—	—	1	0,06	—	—
02	Tuberkulose der Hirnhäute und des Zentralnervensystems	m	1	0,11	2	0,24	—	—	—	—
		w	—	—	1	0,09	2	0,18	—	—
		zus.	1	0,05	3	0,15	2	0,11	—	—
031	Tuberkulose des Darms, des Bauchfells und der Mesenterialdrüsen	m	—	—	1	0,12	—	—	—	—
		w	1	0,08	—	—	—	—	—	—
		zus.	1	0,05	1	0,05	—	—	—	—
032	Tuberkulose der Knochen und Gelenke	m	—	—	—	—	3	0,44	1	0,17
		w	1	0,08	—	—	1	0,09	3	0,30
		zus.	1	0,05	—	—	4	0,22	4	0,25
033	Tuberkulose der Haut und des Unterhautzellgewebes	m	—	—	—	—	—	—	—	—
		w	—	—	—	—	—	—	—	—
		zus.	—	—	—	—	—	—	—	—
034	Tuberkulose des Lymphsystems	m	—	—	—	—	—	—	—	—
		w	—	—	—	—	—	—	—	—
		zus.	—	—	—	—	—	—	—	—
035	Tuberkulose der Harn- und Geschlechtsorgane	m	—	—	—	—	2	0,30	—	—
		w	—	—	—	—	—	—	—	—
		zus.	—	—	—	—	2	0,11	—	—
036	Augentuberkulose	m	—	—	—	—	—	—	—	—
		w	—	—	—	—	—	—	—	—
		zus.	—	—	—	—	—	—	—	—
037	Tuberkulose der Nebennieren	m	—	—	—	—	—	—	—	—
		w	—	—	—	—	—	—	—	—
		zus.	—	—	—	—	—	—	—	—
038	Ohrentuberkulose	m	—	—	—	—	—	—	—	—
		w	—	—	—	—	—	—	—	—
		zus.	—	—	—	—	—	—	—	—
039	Tuberkulose anderer Organe und Skrofulose	m	2	0,23	—	—	—	—	—	—
		w	1	0,08	—	—	—	—	—	—
		zus.	3	0,14	—	—	—	—	—	—
03	Tuberkulose anderer Organe	m	2	0,23	1	0,12	5	0,74	1	0,17
		w	3	0,25	—	—	1	0,09	3	0,30
		zus.	5	0,24	1	0,05	6	0,34	4	0,25
02 + 03	Tbc. der Hirnhäute usw. + Tbc. anderer Organe	m	3	0,34	3	0,36	5	0,74	1	0,17
		w	3	0,25	1	0,09	3	0,27	3	0,30
		zus.	6	0,29	4	0,20	8	0,45	4	0,25
00—03	Tuberkulose insgesamt	m	49	5,57	71	8,44	68	10,06	63	10,68
		w	21	1,73	12	1,06	16	1,45	21	2,10
		zus.	70	3,34	83	4,22	84	4,71	84	5,29
0—9	Allgemeine Todesursachen insgesamt	m	554	63,02	920	109,40	1231	182,20	1716	290,98
		w	481	39,60	727	64,48	1006	90,87	1424	142,69
		zus.	1035	49,43	1647	83,67	2237	125,48	3140	197,77

(Fortsetzung)

65—70		70—75		75—80		80—85		85 u. mehr		unbekannt	
—	—	—	—	—	—	—	—	—	—	—	—
—	—	—	—	—	—	—	—	—	—	—	—
—	—	—	—	—	—	—	—	—	—	—	—
57	*11,14*	38	*10,42*	28	*13,54*	7	*9,36*	2	*9,99*	—	—
28	*3,44*	15	*2,65*	21	*5,90*	14	*9,23*	1	*1,82*	—	—
85	*6,41*	53	*5,70*	49	*8,71*	21	*9,27*	3	*4,01*	—	—
57	*11,14*	38	*10,42*	28	*13,54*	7	*9,36*	2	*9,99*	—	—
28	*3,44*	15	*2,65*	21	*5,90*	14	*9,23*	1	*1,82*	—	—
85	*6,41*	53	*5,70*	49	*8,71*	21	*9,27*	3	*4,01*	—	—
—	—	1	*0,27*	—	—	—	—	—	—	—	—
—	—	1	*0,18*	—	—	—	—	—	—	—	—
—	—	2	*0,22*	—	—	—	—	—	—	—	—
—	—	—	—	—	—	—	—	—	—	—	—
—	—	—	—	—	—	—	—	—	—	—	—
—	—	—	—	—	—	—	—	—	—	—	—
1	*0,20*	1	*0,27*	1	*0,48*	—	—	—	—	—	—
—	—	1	*0,18*	—	—	—	—	—	—	—	—
1	*0,08*	2	*0,22*	1	*0,18*	—	—	—	—	—	—
1	*0,20*	—	—	—	—	—	—	—	—	—	—
—	—	1	*0,18*	—	—	—	—	—	—	—	—
1	*0,08*	1	*0,11*	—	—	—	—	—	—	—	—
2	*0,39*	2	*0,55*	1	*0,48*	—	—	—	—	—	—
—	—	3	*0,53*	—	—	—	—	—	—	—	—
2	*0,15*	5	*0,54*	1	*0,18*	—	—	—	—	—	—
—	—	—	—	—	—	—	—	—	—	—	—
1	*0,12*	—	—	—	—	—	—	1	*1,82*	—	—
1	*0,08*	—	—	—	—	—	—	1	*1,34*	—	—
2	*0,39*	1	*0,27*	1	*0,48*	—	—	—	—	—	—
—	—	1	*0,18*	2	*0,56*	—	—	—	—	—	—
2	*0,15*	2	*0,22*	3	*0,53*	—	—	—	—	—	—
1	*0,20*	—	—	—	—	—	—	—	—	—	—
—	—	—	—	—	—	—	—	—	—	—	—
1	*0,08*	—	—	—	—	—	—	—	—	—	—
—	—	—	—	—	—	—	—	—	—	—	—
—	—	—	—	1	*0,28*	—	—	—	—	—	—
—	—	—	—	1	*0,18*	—	—	—	—	—	—
1	*0,20*	—	—	—	—	—	—	—	—	—	—
—	—	—	—	—	—	—	—	—	—	—	—
1	*0,08*	—	—	—	—	—	—	—	—	—	—
—	—	—	—	—	—	—	—	—	—	—	—
—	—	—	—	—	—	—	—	—	—	—	—
—	—	—	—	—	—	—	—	—	—	—	—
—	—	—	—	—	—	—	—	—	—	—	—
—	—	—	—	—	—	—	—	—	—	—	—
—	—	—	—	—	—	—	—	—	—	—	—
—	—	—	—	—	—	—	—	—	—	—	—
—	—	—	—	—	—	—	—	—	—	—	—
—	—	—	—	—	—	—	—	—	—	—	—
—	—	—	—	1	*0,48*	—	—	—	—	—	—
—	—	—	—	1	*0,28*	—	—	—	—	—	—
—	—	—	—	2	*0,36*	—	—	—	—	—	—
4	*0,78*	1	*0,27*	2	*0,97*	—	—	—	—	—	—
1	*0,12*	1	*0,18*	4	*1,12*	—	—	1	*1,82*	—	—
5	*0,38*	2	*0,22*	6	*1,07*	—	—	1	*1,34*	—	—
6	*1,17*	3	*0,82*	3	*1,45*	—	—	—	—	—	—
1	*0,12*	4	*0,71*	4	*1,12*	—	—	1	*1,82*	—	—
7	*0,53*	7	*0,75*	7	*1,24*	—	—	1	*1,34*	—	—
63	*12,31*	41	*11,25*	31	*15,00*	7	*9,36*	2	*9,99*	—	—
29	*3,57*	19	*3,36*	25	*7,02*	14	*9,23*	2	*3,65*	—	—
92	*6,94*	60	*6,45*	56	*9,95*	21	*9,27*	4	*5,34*	—	—
2060	*402,46*	2419	*663,48*	1927	*932,13*	962	*1286,27*	437	*2182,82*	—	—
1993	*245,06*	2453	*433,71*	2577	*723,98*	1786	*1177,71*	1038	*1892,78*	—	—
4053	*305,86*	4872	*523,78*	4504	*800,45*	2748	*1213,57*	1475	*1970,34*	—	—

Tabelle L. *Allgemeine Sterblichkeit und Sterblichkeit* nach Alter und Geschlecht;

[Nach Angaben des Stat. Bundesamtes Wiesbaden „Gesundheitswesen" Bd. 127

Nr. d. dtsch. Todesurs.-Verz. 1950	Todesursachen	Geschlecht	insgesamt		0—1		1—5		5—10	
			abs.	rel.	abs.	rel.	abs.	rel.	abs.	rel.
0	*Tuberkulose*									
000	Tbc. der Atmungsorgane mit Staublungenerkrankungen	m	698	*0,30*	—	—	—	—	—	—
		w	16	*0,006*	—	—	—	—	—	—
		zus.	714	*0,15*	—	—	—	—	—	—
010	Tbc. der Atmungsorgane ohne Staublungenerkrankungen od. Tbc. ohne näh. Angaben	m	5475	*2,38*	25	*0,64*	28	*0,19*	10	*0,061*
		w	2938	*1,13*	21	*0,57*	28	*0,20*	4	*0,026*
		zus.	8413	*1,72*	46	*0,63*	56	*0,19*	14	*0,04*
00,01	Tuberkulose der Atmungsorgane	m	6173	*2,68*	25	*0,64*	28	*0,19*	10	*0,061*
		w	2954	*1,14*	21	*0,57*	28	*0,20*	4	*0,026*
		zus.	9127	*1,86*	46	*0,63*	56	*0,19*	14	*0,04*
021	Hirnhaut-Tuberkulose	m	204	*0,089*	18	*0,46*	65	*0,44*	18	*0,11*
		w	167	*0,064*	16	*0,43*	63	*0,45*	10	*0,064*
		zus.	371	*0,076*	34	*0,46*	128	*0,44*	28	*0,09*
022	Hirnhaut-Tuberkulose verbunden mit Miliartuberkulose	m	35	*0,015*	3	*0,077*	11	*0,074*	1	*0,006*
		w	37	*0,014*	5	*0,14*	11	*0,078*	1	*0,006*
		zus.	72	*0,015*	8	*0,11*	22	*0,07*	2	*0,006*
023	Tuberkulose des Gehirns, Rückenmarks und der Nerven	m	14	*0,006*	—	—	—	—	1	*0,006*
		w	12	*0,005*	—	—	1	*0,007*	—	—
		zus.	26	*0,005*	—	—	1	*0,003*	1	*0,003*
024	Miliartuberkulose	m	79	*0,034*	6	*0,15*	10	*0,067*	2	*0,012*
		w	87	*0,033*	2	*0,054*	10	*0,071*	1	*0,006*
		zus.	166	*0,034*	8	*0,11*	20	*0,07*	3	*0,009*
02	Tuberkulose der Hirnhäute und des Zentralnervensystems	m	332	*0,14*	27	*0,69*	86	*0,58*	22	*0,13*
		w	303	*0,12*	23	*0,62*	85	*0,60*	12	*0,077*
		zus.	635	*0,13*	50	*0,68*	171	*0,59*	34	*0,11*
031	Tuberkulose des Darms, des Bauchfells und der Mesenterialdrüsen	m	65	*0,028*	1	*0,026*	2	*0,013*	3	*0,018*
		w	88	*0,034*	1	*0,027*	2	*0,014*	3	*0,019*
		zus.	153	*0,031*	2	*0,03*	4	*0,014*	6	*0,02*
032	Tuberkulose der Knochen und Gelenke	m	150	*0,065*	—	—	—	—	—	—
		w	173	*0,067*	—	—	—	—	1	*0,006*
		zus.	323	*0,066*	—	—	—	—	1	*0,003*
033	Tuberkulose der Haut und des Unterhautzellgewebes	m	12	*0,005*	—	—	—	—	—	—
		w	32	*0,012*	—	—	—	—	—	—
		zus.	44	*0,009*	—	—	—	—	—	—
034	Tuberkulose des Lymphsystems	m	28	*0,012*	—	—	3	*0,020*	1	*0,006*
		w	40	*0,015*	—	—	1	*0,007*	2	*0,013*
		zus.	68	*0,014*	—	—	4	*0,014*	3	*0,009*
035	Tuberkulose der Harn- und Geschlechtsorgane	m	114	*0,050*	—	—	—	—	—	—
		w	71	*0,027*	—	—	—	—	—	—
		zus.	185	*0,038*	—	—	—	—	—	—
036	Augentuberkulose	m	1	*0,000*	—	—	—	—	—	—
		w	1	*0,000*	—	—	—	—	—	—
		zus.	2	*0,000*	—	—	—	—	—	—
037	Tuberkulose der Nebennieren	m	11	*0,005*	—	—	—	—	—	—
		w	12	*0,005*	—	—	—	—	—	—
		zus.	23	*0,005*	—	—	—	—	—	—
038	Ohrentuberkulose	m	1	*0,000*	—	—	—	—	—	—
		w	—	—	—	—	—	—	—	—
		zus.	1	*0,000*	—	—	—	—	—	—
039	Tuberkulose anderer Organe und Skrofulose	m	17	*0,007*	—	—	—	—	—	—
		w	16	*0,006*	1	*0,027*	1	*0,007*	—	—
		zus.	33	*0,007*	1	*0,01*	1	*0,003*	—	—
03	Tuberkulose anderer Organe	m	399	*0,17*	1	*0,026*	5	*0,034*	4	*0,025*
		w	433	*0,17*	2	*0,054*	4	*0,028*	6	*0,038*
		zus.	832	*0,17*	3	*0,04*	9	*0,03*	10	*0,03*
02 + 03	Tbc. der Hirnhäute usw. + Tbc. anderer Organe	m	731	*0,31*	28	*0,716*	91	*0,614*	26	*0,155*
		w	736	*0,29*	25	*0,674*	89	*0,628*	18	*0,115*
		zus.	1467	*0,30*	53	*0,72*	180	*0,62*	44	*0,14*
00—03	Tuberkulose insgesamt	m	6904	*3,00*	53	*1,35*	119	*0,80*	36	*0,22*
		w	3690	*1,42*	46	*1,25*	117	*0,83*	22	*0,14*
		zus.	10594	*2,16*	99	*1,35*	236	*0,81*	58	*0,18*
0—9	Allgemeine Todesursachen insgesamt	m	276370	*120,09*	20061	*512,54*	3011	*20,27*	1215	*7,45*
		w	262764	*101,18*	15033	*408,06*	2313	*16,42*	824	*5,27*
		zus.	539134	*110,07*	35094	*480,08*	5324	*18,27*	2039	*6,37*

an Tuberkulose im Bundesgebiet im Jahre 1953
absolute und relative Zahlen a. 10000 E.
(1953) S. 80/81, 98/99, 100/101, 118/119, 120/121, 138/139, 140/141, 158/159]

10—15		15—20		20—25		25—30		30—35		35—40		40—45	
abs.	rel.	abs.	rel.	abs.	rel.	abs.	rel.	abs.	rel.	abs.	rel.	abs.	rel.
—	—	—	—	—	—	—	—	1	*0,007*	4	*0,035*	21	*0,13*
—	—	—	—	—	—	—	—	—	—	1	*0,007*	—	—
—	—	—	—	—	—	—	—	1	*0,003*	5	*0,02*	21	*0,05*
8	*0,037*	22	*0,11*	105	*0,59*	211	*1,29*	231	*1,61*	238	*2,09*	356	*2,12*
12	*0,058*	48	*0,25*	112	*0,66*	186	*0,98*	208	*1,07*	141	*0,92*	208	*0,98*
20	*0,05*	70	*0,17*	217	*0,63*	397	*1,11*	439	*1,24*	379	*1,51*	564	*1,48*
8	*0,037*	22	*0,11*	105	*0,59*	211	*1,29*	232	*1,62*	242	*2,12*	377	*2,25*
12	*0,058*	48	*0,25*	112	*0,66*	186	*0,98*	208	*1,07*	142	*0,92*	208	*0,98*
20	*0,05*	70	*0,17*	217	*0,63*	397	*1,11*	440	*1,25*	384	*1,53*	585	*1,54*
10	*0,046*	17	*0,083*	14	*0,078*	11	*0,067*	6	*0,042*	5	*0,044*	9	*0,054*
9	*0,043*	15	*0,077*	10	*0,059*	9	*0,047*	6	*0,031*	7	*0,046*	5	*0,023*
19	*0,04*	32	*0,08*	24	*0,07*	20	*0,05*	12	*0,03*	12	*0,05*	14	*0,04*
1	*0,005*	2	*0,010*	2	*0,011*	—	—	1	*0,007*	—	—	2	*0,012*
2	*0,010*	2	*0,010*	6	*0,035*	4	*0,021*	1	*0,005*	—	—	—	—
3	*0,007*	4	*0,01*	8	*0,02*	4	*0,01*	2	*0,006*	—	—	2	*0,005*
—	—	—	—	—	—	2	*0,012*	—	—	—	—	—	—
1	*0,005*	—	—	1	*0,006*	1	*0,005*	—	—	—	—	—	—
1	*0,002*	—	—	1	*0,003*	3	*0,01*	—	—	—	—	—	—
—	—	3	*0,015*	3	*0,017*	2	*0,012*	5	*0,035*	3	*0,026*	6	*0,036*
3	*0,014*	4	*0,020*	2	*0,012*	1	*0,005*	4	*0,021*	1	*0,007*	6	*0,028*
3	*0,007*	7	*0,02*	5	*0,01*	3	*0,01*	9	*0,02*	4	*0,02*	12	*0,03*
11	*0,051*	22	*0,11*	19	*0,11*	15	*0,092*	12	*0,084*	8	*0,070*	17	*0,10*
15	*0,072*	21	*0,11*	19	*0,11*	15	*0,079*	11	*0,057*	8	*0,052*	11	*0,052*
26	*0,06*	43	*0,10*	38	*0,11*	30	*0,08*	23	*0,06*	16	*0,06*	28	*0,07*
8	*0,037*	4	*0,020*	6	*0,034*	5	*0,031*	6	*0,042*	2	*0,018*	1	*0,006*
—	—	2	*0,010*	6	*0,035*	5	*0,026*	2	*0,010*	8	*0,052*	10	*0,047*
8	*0,019*	6	*0,014*	12	*0,03*	10	*0,03*	8	*0,02*	10	*0,04*	11	*0,03*
—	—	4	*0,020*	2	*0,011*	6	*0,037*	7	*0,049*	7	*0,061*	6	*0,036*
1	*0,005*	1	*0,005*	4	*0,023*	3	*0,016*	3	*0,015*	3	*0,020*	5	*0,023*
1	*0,002*	5	*0,012*	6	*0,02*	9	*0,02*	10	*0,03*	10	*0,04*	11	*0,03*
—	—	—	—	—	—	—	—	—	—	1	*0,009*	1	*0,006*
—	—	—	—	—	—	2	*0,011*	—	—	—	—	—	—
—	—	—	—	—	—	2	*0,005*	—	—	1	*0,004*	1	*0,003*
—	—	—	—	1	*0,006*	—	—	1	*0,007*	1	*0,009*	—	—
—	—	1	*0,005*	1	*0,006*	1	*0,005*	1	*0,005*	—	—	3	*0,014*
—	—	1	*0,002*	2	*0,006*	1	*0,003*	2	*0,006*	1	*0,004*	3	*0,01*
—	—	2	*0,010*	2	*0,011*	7	*0,043*	14	*0,098*	3	*0,026*	11	*0,066*
—	—	—	—	—	—	3	*0,016*	7	*0,036*	4	*0,026*	11	*0,052*
—	—	2	*0,005*	2	*0,006*	10	*0,03*	21	*0,06*	7	*0,03*	22	*0,06*
—	—	—	—	—	—	—	—	—	—	—	—	—	—
—	—	—	—	—	—	1	*0,005*	—	—	—	—	—	—
—	—	—	—	—	—	1	*0,003*	—	—	—	—	—	—
1	*0,005*	—	—	—	—	—	—	—	—	1	*0,009*	2	*0,012*
—	—	—	—	—	—	—	—	—	—	—	—	2	*0,009*
1	*0,002*	—	—	—	—	—	—	—	—	1	*0,004*	4	*0,01*
—	—	—	—	—	—	—	—	—	—	—	—	—	—
—	—	—	—	—	—	—	—	—	—	—	—	—	—
—	—	—	—	—	—	—	—	—	—	—	—	—	—
—	—	—	—	1	*0,006*	—	—	1	*0,007*	1	*0,009*	—	—
—	—	—	—	1	*0,006*	—	—	1	*0,005*	—	—	2	*0,009*
—	—	—	—	2	*0,006*	—	—	2	*0,006*	1	*0,004*	2	*0,005*
9	*0,042*	10	*0,049*	12	*0,067*	18	*0,11*	29	*0,20*	16	*0,14*	21	*0,13*
1	*0,005*	4	*0,020*	12	*0,070*	15	*0,079*	14	*0,071*	15	*0,098*	33	*0,15*
10	*0,02*	14	*0,03*	24	*0,07*	33	*0,09*	43	*0,12*	31	*0,12*	54	*0,14*
20	*0,093*	32	*0,159*	31	*0,177*	33	*0,202*	41	*0,284*	24	*0,210*	38	*0,23*
16	*0,077*	25	*0,130*	31	*0,180*	30	*0,158*	25	*0,128*	23	*0,150*	44	*0,202*
36	*0,09*	57	*0,14*	62	*0,18*	63	*0,18*	66	*0,19*	47	*0,19*	82	*0,21*
28	*0,13*	54	*0,26*	136	*0,76*	244	*1,50*	273	*1,91*	266	*2,33*	415	*2,47*
28	*0,14*	73	*0,37*	143	*0,84*	216	*1,14*	233	*1,20*	165	*1,07*	252	*1,18*
56	*0,13*	127	*0,31*	270	*0,81*	460	*1,30*	506	*1,43*	431	*1,72*	667	*1,70*
1266	*5,87*	2520	*12,36*	3675	*20,54*	3082	*18,91*	2798	*19,54*	2910	*25,53*	5908	*35,22*
792	*3,83*	1195	*6,11*	1561	*9,15*	2024	*10,67*	2706	*13,92*	3046	*19,84*	5599	*26,26*
2058	*4,95*	3715	*8,98*	5236	*15,15*	5106	*14,29*	5504	*15,61*	5956	*23,72*	11507	*30,30*

Tabelle L

Nr. d. dtsch. Todesurs.-Verz. 1950	Todesursachen	Geschlecht	45—50 abs.	45—50 rel.	50—55 abs.	50—55 rel.	55—60 abs.	55—60 rel.	60—65 abs.	60—65 rel.
0	*Tuberkulose*									
000	Tbc. der Atmungsorgane mit Staublungenerkrankungen	m	79	*0,45*	133	*0,81*	107	*0,89*	115	*1,19*
		w	2	*0,010*	1	*0,005*	4	*0,025*	3	*0,023*
		zus.	81	*0,21*	134	*0,38*	111	*0,39*	118	*0,51*
010	Tbc. der Atmungsorgane ohne Staublungenerkrankungen od. Tbc. ohne näh. Angaben	m	516	*2,92*	693	*4,24*	646	*5,39*	648	*6,73*
		w	207	*1,02*	183	*1,00*	206	*1,30*	262	*2,01*
		zus.	723	*1,88*	876	*2,49*	852	*3,00*	910	*3,97*
00,01	Tuberkulose der Atmungsorgane	m	595	*3,36*	826	*5,05*	753	*6,28*	763	*7,92*
		w	209	*1,03*	184	*1,00*	210	*1,33*	265	*2,03*
		zus.	804	*2,09*	1010	*2,87*	963	*3,39*	1028	*4,48*
021	Hirnhaut-Tuberkulose	m	10	*0,057*	8	*0,049*	5	*0,042*	6	*0,062*
		w	5	*0,025*	4	*0,022*	1	*0,006*	4	*0,031*
		zus.	15	*0,04*	12	*0,03*	6	*0,02*	10	*0,04*
022	Hirnhaut-Tuberkulose verbunden mit Miliartuberkulose	m	2	*0,011*	2	*0,012*	2	*0,017*	2	*0,021*
		w	—	—	—	—	3	*0,019*	1	*0,008*
		zus.	2	*0,005*	2	*0,006*	5	*0,02*	3	*0,01*
023	Tuberkulose des Gehirns, Rückenmarks und der Nerven	m	—	—	2	*0,012*	3	*0,025*	—	—
		w	—	—	2	*0,011*	1	*0,006*	—	—
		zus.	—	—	4	*0,01*	4	*0,01*	—	—
024	Miliartuberkulose	m	2	*0,011*	8	*0,049*	3	*0,025*	11	*0,11*
		w	9	*0,044*	5	*0,027*	6	*0,038*	4	*0,031*
		zus.	11	*0,03*	13	*0,04*	9	*0,03*	15	*0,06*
02	Tuberkulose der Hirnhäute und des Zentralnervensystems	m	14	*0,079*	20	*0,12*	13	*0,11*	19	*0,20*
		w	14	*0,069*	11	*0,060*	11	*0,069*	9	*0,069*
		zus.	28	*0,07*	31	*0,09*	24	*0,08*	28	*0,12*
031	Tuberkulose des Darms, des Bauchfells und der Mesenterialdrüsen	m	5	*0,028*	3	*0,018*	4	*0,033*	3	*0,031*
		w	7	*0,034*	7	*0,038*	10	*0,063*	8	*0,061*
		zus.	12	*0,03*	10	*0,03*	14	*0,05*	11	*0,05*
032	Tuberkulose der Knochen und Gelenke	m	9	*0,051*	9	*0,055*	9	*0,075*	17	*0,18*
		w	8	*0,039*	6	*0,033*	13	*0,082*	20	*0,15*
		zus.	17	*0,04*	15	*0,04*	22	*0,08*	37	*0,16*
033	Tuberkulose der Haut und des Unterhautzellgewebes	m	—	—	—	—	—	—	—	—
		w	2	*0,010*	—	—	—	—	—	—
		zus.	2	*0,005*	—	—	—	—	—	—
034	Tuberkulose des Lymphsystems	m	—	—	2	*0,012*	4	*0,033*	2	*0,021*
		w	2	*0,010*	2	*0,011*	2	*0,013*	3	*0,023*
		zus.	2	*0,005*	4	*0,01*	6	*0,02*	5	*0,02*
035	Tuberkulose der Harn- und Geschlechtsorgane	m	16	*0,090*	17	*0,10*	7	*0,058*	10	*0,10*
		w	11	*0,054*	7	*0,038*	5	*0,032*	13	*0,10*
		zus.	27	*0,07*	24	*0,07*	12	*0,04*	23	*0,10*
036	Augentuberkulose	m	1	*0,006*	—	—	—	—	—	—
		w	—	—	—	—	—	—	—	—
		zus.	1	*0,003*	—	—	—	—	—	—
037	Tuberkulose der Nebennieren	m	1	*0,006*	2	*0,012*	—	—	2	*0,021*
		w	—	—	4	*0,022*	2	*0,013*	1	*0,008*
		zus.	1	*0,003*	6	*0,02*	2	*0,01*	3	*0,01*
038	Ohrentuberkulose	m	—	—	—	—	—	—	—	—
		w	—	—	—	—	—	—	—	—
		zus.	—	—	—	—	—	—	—	—
039	Tuberkulose anderer Organe und Skrofulose	m	1	*0,006*	1	*0,006*	—	—	3	*0,031*
		w	—	—	—	—	2	*0,013*	2	*0,015*
		zus.	1	*0,003*	1	*0,003*	2	*0,01*	5	*0,02*
03	Tuberkulose anderer Organe	m	33	*0,19*	34	*0,21*	24	*0,20*	37	*0,38*
		w	30	*0,15*	26	*0,14*	34	*0,21*	47	*0,36*
		zus.	63	*0,16*	60	*0,17*	58	*0,20*	84	*0,37*
02 + 03	Tbc. der Hirnhäute usw. + Tbc. anderer Organe	m	47	*0,269*	54	*0,33*	37	*0,31*	56	*0,58*
		w	44	*0,219*	37	*0,200*	45	*0,279*	56	*0,429*
		zus.	91	*0,24*	91	*0,26*	82	*0,29*	112	*0,49*
00—03	Tuberkulose insgesamt	m	642	*3,63*	880	*5,38*	790	*6,59*	819	*8,50*
		w	253	*1,24*	221	*1,21*	255	*1,61*	321	*2,46*
		zus.	895	*2,33*	1101	*3,13*	1045	*3,68*	1140	*4,97*
0—9	Allgemeine Todesursachen insgesamt	m	10327	*58,39*	16155	*98,78*	18906	*157,66*	23412	*243,06*
		w	8312	*40,84*	10917	*59,56*	14980	*94,57*	20288	*155,71*
		zus.	18639	*48,59*	27072	*77,02*	33886	*119,34*	43700	*190,46*

(Fortsetzung)

65—70		70—75		75—80		80—85		85—90		90 u. mehr		unbekannt	
abs.	rel.	abs.	rel.	abs.	rel.	abs.	rel.	abs.	rel.	abs.	rel.	abs.	rel.
122	1,51	73	1,16	38	0,91	3	0,17	2	0,40	—	—	—	—
3	0,029	1	0,013	1	0,020	—	—	—	—	—	—	—	—
125	0,67	74	0,52	39	0,41	3	0,07	2	0,16	—	—	—	—
649	8,02	528	8,39	407	9,73	125	7,08	25	5,06	4	4,71	—	—
367	3,51	359	4,57	257	5,05	108	4,85	17	2,40	4	2,78	—	—
1016	5,42	887	6,25	664	7,05	233	5,71	42	3,43	8	3,36	—	
771	9,52	601	9,55	445	10,64	128	7,25	27	5,47	4	4,71	—	—
370	3,54	360	4,59	258	5,07	108	4,85	17	2,40	4	2,78	—	—
1141	6,08	961	6,78	703	7,47	236	5,78	44	3,60	8	3,36	—	—
2	0,025	—	—	—	—	—	—	—	—	—	—	—	—
2	0,019	—	—	1	0,020	—	—	—	—	—	—	—	—
4	0,02	—	—	1	0,01	—	—	—	—	—	—	—	—
4	0,049	—	—	—	—	—	—	—	—	—	—	—	—
—	—	—	—	1	0,020	—	—	—	—	—	—	—	—
4	0,02	—	—	1	0,01	—	—	—	—	—	—	—	—
3	0,037	1	0,016	2	0,048	—	—	—	—	—	—	—	—
2	0,019	1	0,013	1	0,020	1	0,045	—	—	—	—	—	—
5	0,03	2	0,01	3	0,03	1	0,02	—	—	—	—	—	—
6	0,074	5	0,079	3	0,072	1	0,057	—	—	—	—	—	—
8	0,076	11	0,14	9	0,18	1	0,045	—	—	—	—	—	—
14	0,07	16	0,11	12	0,13	2	0,05	—	—	—	—	—	—
15	0,19	6	0,095	5	0,12	1	0,057	—	—	—	—	—	—
12	0,11	12	0,15	12	0,24	2	0,090	—	—	—	—	—	—
27	0,14	18	0,13	17	0,18	3	0,07	—	—	—	—	—	—
4	0,049	2	0,032	5	0,12	—	—	—	—	1	1,18	—	—
5	0,048	9	0,11	3	0,059	—	—	—	—	—	—	—	—
9	0,05	11	0,08	8	0,08	—	—	—	—	1	0,42	—	—
22	0,27	25	0,40	15	0,36	10	0,57	2	0,40	—	—	—	—
19	0,18	24	0,31	30	0,59	17	0,76	14	1,98	1	0,69	—	—
41	0,22	49	0,34	45	0,48	27	0,66	16	1,31	1	0,42	—	—
—	—	2	0,032	4	0,096	3	0,17	1	0,20	—	—	—	—
6	0,057	9	0,11	7	0,14	5	0,22	1	0,14	—	—	—	—
6	0,03	11	0,08	11	0,12	8	0,20	2	0,16	—	—	—	—
3	0,037	3	0,048	5	0,12	1	0,057	—	—	1	1,18	—	—
4	0,038	6	0,076	5	0,098	3	0,13	2	0,28	1	0,69	—	—
7	0,04	9	0,06	10	0,11	4	0,10	2	0,16	2	0,84	—	—
9	0,11	5	0,079	5	0,12	2	0,11	2	0,40	2	2,35	—	—
6	0,057	3	0,038	1	0,020	—	—	—	—	—	—	—	—
15	0,08	8	0,06	6	0,06	2	0,05	2	0,16	2	0,84	—	—
—	—	—	—	—	—	—	—	—	—	—	—	—	—
—	—	—	—	—	—	—	—	—	—	—	—	—	—
—	—	—	—	—	—	—	—	—	—	—	—	—	—
1	0,012	—	—	1	0,024	—	—	—	—	—	—	—	—
2	0,019	—	—	1	0,020	—	—	—	—	—	—	—	—
3	0,016	—	—	2	0,02	—	—	—	—	—	—	—	—
—	—	—	—	—	—	1	0,057	—	—	—	—	—	—
—	—	—	—	—	—	—	—	—	—	—	—	—	—
—	—	—	—	—	—	1	0,02	—	—	—	—	—	—
2	0,025	4	0,064	2	0,048	1	0,057	—	—	—	—	—	—
2	0,019	3	0,038	—	—	1	0,045	—	—	—	—	—	—
4	0,02	7	0,05	2	0,02	2	0,05	—	—	—	—	—	—
41	0,51	41	0,65	37	0,88	18	1,02	5	1,01	4	4,71	—	—
44	0,42	54	0,69	47	0,92	26	1,17	17	2,40	2	1,39	—	—
85	0,45	95	0,67	84	0,89	44	1,08	22	1,80	6	2,52	—	—
56	0,70	47	0,745	42	1,00	19	1,077	5	1,01	4	4,71	—	—
56	0,53	66	0,84	59	1,16	28	1,260	17	2,40	2	1,39	—	—
112	0,60	113	0,80	101	1,07	47	1,15	22	1,80	6	2,52	—	—
827	10,22	648	10,30	487	11,64	147	8,32	32	6,48	8	9,41	—	—
426	4,07	426	5,43	317	6,23	136	6,11	34	4,81	6	4,17	—	—
1253	6,68	1074	7,57	804	8,54	283	6,94	66	5,40	14	5,88	—	—
31045	383,51	39745	631,78	44210	1056,90	30007	1699,15	12956	2622,67	3124	3675,29	37	—
29757	284,48	40645	517,77	47212	927,91	34036	1528,33	16589	2346,39	4924	3419,44	11	—
60802	324,12	80390	566,88	91422	971,44	64043	1569,68	29545	2415,78	8048	3381,51	48	—

Tabelle LI. *Allgemeine Sterblichkeit und Sterblichkeit an Tuberkulose in den Ländern der Relativzahlen, bezogen auf 10000 Einwohner* (s. absolute Zahlen dazu im Jahrbuch 1951/52,

Todesursache		Insges.	0—1	1—5	5—10	10—15	15—20	20—25	25—30	30—35
										Schleswig-
Tbc. d. Atmungsorgane	m	4,62	1,08	0,53	0,21	0 07	1,50	3,48	4,93	5,17
(Ia—Ic)	w	2,05	—	0,42	0,33	0,16	1,25	3,52	3,24	2,44
	zus.	3,25	0,55	0,47	0,27	0,11	1,38	3,50	3,95	3,55
Tbc. anderer Organe	m	0,74	2,16	2,25	1,27	0,37	0,60	0,80	0,62	0,18
(Id)	w	0,54	1,14	1,39	0,77	0,86	0,31	0,38	0,56	—
	zus.	0,64	1,66	1,83	1,02	0,61	0,46	0,58	0,58	0,07
Tbc. insgesamt	m	5,36	3,24	2,77	1,48	0,45	2,10	4,28	5,55	5,35
(Ia—Id)	w	2,59	1,14	1,81	1,10	1,02	1,56	3,90	3,80	2,44
	zus.	3,88	2,22	2,30	1,29	0,73	1,84	4,08	4,53	3,63
alle Todesursachen	m	112,79	560,74	23,25	8,54	6,95	12,81	19,39	18,49	20,50
zusammen	w	92,60	411,90	14,75	5,19	4,30	7,49	12,84	13,75	15,40
	zus.	101,99	488,33	19,11	6,90	5,65	10,20	16,01	15,74	17,47
										Land
Tbc. d. Atmungsorgane	m	4,77	2,26	0,27	0,19	—	0,39	1,95	2,50	2,80
(Ia—Ic)	w	1,88	—	—	0,20	0,33	1,56	1,88	3,22	1,43
	zus.	3,23	1,17	0,14	0,19	0,16	0,98	1,91	2,91	2,03
Tbc. anderer Organe	m	0,39	1,13	1,06	0,37	0,47	0,78	0,20	0,42	—
(Id)	w	0,21	1,20	0,56	—	0,16	0,39	0,19	0,16	0,18
	zus.	0,30	1,17	0,82	0,19	0,32	0,59	0,19	0,27	0,10
Tbc. insgesamt	m	5,16	3,40	1,33	0,56	0,47	1,18	2,15	2,92	2,80
(Ia—Id)	w	2,09	1,20	0,56	0,20	0,49	1,94	2,07	3,38	1,61
	zus.	3,52	2,33	0,96	0,38	0,48	1,56	2,11	3,18	2,13
alle Todesursachen	m	117,97	446,10	17,03	4,87	6,75	11,96	14,82	14,39	18,66
zusammen	w	99,18	377,90	14,38	3,53	3,76	8,17	8,08	10,94	9,84
	zus.	107,95	413,04	15,75	4,21	5,29	10,06	11,39	12,44	13,67
										Land
Tbc. d. Atmungsorgane	m	4,02	0,73	0,42	0,16	0,09	0,56	2,99	5,33	3,16
(Ia—Ic)	w	2,20	1,74	0,30	0,26	0,18	1,21	2,90	3,49	2,63
	zus.	3,05	1,22	0,36	0,21	0,14	0,88	2,95	4,29	2,85
Tbc. anderer Organe	m	0,66	1,27	2,16	0,82	0,23	0,56	0,84	0,69	0,12
(Id)	w	0,60	1,16	2,29	0,34	0,12	1,01	0,88	0,49	0,40
	zus.	0,63	1,22	2,22	0,58	0,18	0,78	0,86	0,58	0,29
Tbc. insgesamt	m	4,68	2,00	2,58	0,98	0,32	1,12	3,83	6,02	3,28
(Ia—Id)	w	2,80	2,90	2,59	0,60	0,31	2,22	3,79	3,98	3,03
	zus.	3,68	2,44	2,58	0,79	0,32	1,66	3,81	4,87	3,13
alle Todesursachen	m	107,83	564,96	23,44	7,67	6,11	10,13	19,10	21,71	20,82
zusammen	w	93,15	449,43	19,52	4,76	4,09	7,82	13,89	14,30	14,96
	zus.	100,04	508,94	21,54	6,24	5,12	9,00	16,49	17,52	17,41
										Land
Tbc. d. Atmungsorgane	m	4,18	—	1,92	—	0,42	1,06	0,52	4,50	5,01
(Ia—Ic)	w	2,29	—	—	0,51	—	2,09	2,52	2,66	3,90
	zus.	3,18	—	0,99	0,25	0,21	1,58	1,54	3,47	4,39
Tbc. anderer Organe	m	0,69	2,68	3,20	0,48	0,42	—	—	0,56	—
(Id)	w	0,52	—	1,36	—	—	1,05	0,50	0,44	—
	zus.	0,60	1,38	2,30	0,25	0,21	0,53	0,26	0,50	—
Tbc. insgesamt	m	4,87	2,68	5,12	0,48	0,84	1,06	0,52	5,06	5,01
(Ia—Id)	w	2,81	—	1,36	0,51	—	3,14	3,03	3,11	3,90
	zus.	3,79	1,38	3,29	0,50	0,42	2,10	1,80	3,97	4,39
alle Todesursachen	m	105,23	428,15	17,91	6,72	4,18	13,20	16,73	19,12	15,67
zusammen	w	93,65	388,32	14,25	4,10	2,15	11,51	9,59	11,54	13,16
	zus.	99,13	408,81	16,13	5,45	3,18	12,35	13,10	14,88	14,26

Bundesrepublik Deutschland und West-Berlin im Jahre 1951, nach Alter und Geschlecht;
Tabelle XXI, Seite 140). Nach Angaben des Statistischen Bundesamtes Wiesbaden

35—40	40—45	45—50	50—55	55—60	60—65	65—70	70—75	75—80	80—85	85 u. mehr
Holstein										
5,98	4,79	5,50	7,41	8,76	12,24	10,58	11,66	10,56	11,20	4,99
3,33	2,34	1,94	2,03	1,51	2,99	2,78	3,38	3,95	7,78	1,63
4,43	3,41	3,60	4,48	4,61	7,05	6,26	7,13	6,99	9,33	2,95
0,60	0,36	0,47	0,54	0,84	0,57	0,46	0,87	0,85	0,93	—
0,21	0,47	0,20	0,11	0,63	0,30	—	0,72	2,15	3,11	1,63
0,37	0,42	0,33	0,31	0,72	0,42	0,20	0,79	1,55	2,12	0,98
6,58	5,15	5,96	7,95	9,60	12,82	11,04	12,53	11,41	12,13	4,99
3,54	2,80	2,14	2,14	2,14	3,29	2,78	4,11	6,10	10,89	3,25
4,81	3,83	3,92	4,79	5,33	7,47	6,46	7,93	8,54	11,46	3,94
27,50	38,12	58,47	92,13	138,80	214,66	313,12	505,19	803,33	1396,72	2549,26
20,81	29,82	38,48	58,03	81,32	135,66	231,06	417,98	732,26	1332,30	2075,47
23,60	33,46	47,79	73,56	105,88	170,30	267,65	457,50	764,90	1361,59	2262,48
Hamburg										
5,01	3,46	6,14	8,68	8,88	12,71	11,10	11,02	8,87	13,02	10,71
1,45	1,84	1,73	2,12	1,68	2,07	3,42	5,51	2,08	8,01	5,43
3,04	2,58	3,84	5,12	4,74	6,84	6,97	8,00	5,02	10,08	7,21
—	0,31	—	0,33	0,41	0,46	0,85	0,79	—	—	—
0,16	0,13	—	0,28	0,31	0,19	0,24	0,65	—	—	—
0,09	0,21	—	0,31	0,35	0,31	0,53	0,71	—	—	—
5,01	3,77	6,14	9,01	9,29	13,17	11,96	11,81	8,87	13,02	10,71
1,61	1,97	1,73	2,40	1,99	2,25	3,67	6,16	2,08	8,01	5,43
3,13	2,79	3,84	5,43	5,09	7,15	7,50	8,71	5,02	10,08	7,21
25,66	31,93	58,32	99,44	152,01	240,35	353,86	579,00	825,09	1404,62	2259,10
18,52	24,41	42,17	59,51	90,62	151,80	254,33	430,31	748,25	1290,76	2134,13
21,70	27,83	49,88	77,80	116,72	191,50	300,32	497,48	781,46	1337,77	2176,18
Niedersachsen										
4,78	4,22	5,33	8,31	7,56	8,02	10,45	11,76	11,09	8,48	4,22
2,15	1,82	1,81	1,91	2,20	4,29	5,25	5,72	6,09	4,27	1,50
3,27	2,89	3,48	4,89	4,50	5,90	7,52	8,43	8,37	6,16	2,63
0,63	0,30	0,47	0,29	0,65	0,77	0,47	0,83	0,88	0,81	—
0,12	0,24	0,50	0,38	0,54	0,29	0,59	1,16	1,04	0,98	3,00
0,34	0,27	0,48	0,34	0,59	0,50	0,54	1,01	0,97	0,91	1,75
5,41	4,52	5,79	8,60	8,21	8,79	10,92	12,59	11,97	9,29	4,22
2,27	2,06	2,31	2,29	2,74	4,59	5,84	6,88	7,13	5,25	4,50
3,61	3,16	3,97	5,23	5,09	6,40	8,07	9,44	9,34	7,06	4,38
28,67	37,89	58,22	92,50	132,43	208,98	333,15	542,37	894,39	1455,23	2414,56
20,56	28,24	40,96	58,74	94,27	138,98	265,62	465,58	789,29	1327,34	2326,28
24,02	32,57	49,18	74,47	110,65	169,27	295,17	500,08	837,39	1384,67	2362,97
Bremen										
3,22	3,92	5,16	6,30	6,15	6,78	9,05	20,22	11,55	5,00	16,69
1,78	1,14	2,06	0,46	3,10	3,07	5,43	7,03	11,55	3,81	—
2,44	2,43	3,57	3,20	4,41	4,73	7,10	13,06	11,55	4,32	5,98
1,61	—	—	—	1,37	0,75	1,81	1,19	1,93	—	—
—	0,38	—	—	0,52	1,84	0,78	2,01	1,65	3,81	—
0,73	0,20	—	—	0,88	1,35	1,25	1,63	1,78	2,16	—
4,83	3,92	5,16	6,30	7,52	7,53	10,86	21,41	13,48	5,00	16,69
1,78	1,52	2,06	0,46	3,61	4,91	6,21	9,03	13,21	7,62	—
3,17	2,64	3,57	3,20	5,29	6,08	8,36	14,70	13,33	6,49	5,98
31,69	42,70	54,14	91,86	148,33	211,53	323,11	536,39	791,30	1294,35	2203,67
21,39	23,92	44,84	69,83	91,33	154,53	256,95	444,69	765,93	1241,90	2206,70
26,06	32,67	49,39	80,15	115,85	180,12	287,49	486,66	777,64	1264,59	2205,62

Tabelle LI

Todesursache		Insges.	0—1	1—5	5—10	10—15	15—20	20—25	25—30	30—35
										Nordrhein-
Tbc. d. Atmungsorgane (Ia—Ic)	m	4,67	1,69	0,78	0,22	0,17	0,67	2,75	4,23	3,25
	w	2,17	1,67	0,99	0,16	0,23	1,17	2,58	2,73	2,58
	zus.	3,36	1,68	0,88	0,19	0,19	0,91	2,67	3,41	2,87
Tbc. anderer Organe (Id)	m	0,61	1,69	1,56	0,71	0,20	0,79	0,46	0,54	0,33
	w	0,52	1,25	1,29	0,63	0,31	0,71	0,65	0,32	0,38
	zus.	0,56	1,47	1,43	0,67	0,25	0,75	0,55	0,42	0,36
Tbc. insgesamt (Ia—Id)	m	5,28	3,37	2,34	0,94	0,36	1,46	3,21	4,78	3,59
	w	2,69	2,92	2,27	0,79	0,54	1,88	3,23	3,05	2,97
	zus.	3,93	3,15	2,31	0,87	0,45	1,66	3,22	3,83	3,24
alle Todesursachen zusammen	m	114,33	694,16	22,65	9,18	6,29	14,08	21,19	21,67	21,77
	w	93,56	553,22	18,54	7,28	4,19	7,19	11,34	12,51	15,03
	zus.	103,43	625,47	20,65	8,25	5,26	10,73	16,51	16,64	17,95
										Land
Tbc. d. Atmungsorgane (Ia—Ic)	m	3,47	0,61	0,30	0,07	0,10	0,51	1,82	3,53	2,18
	w	1,91	0,32	0,32	—	0,22	0,78	2,62	2,16	1,76
	zus.	2,64	0,47	0,31	0,04	0,16	0,64	2,21	2,77	1,94
Tbc. anderer Organe (Id)	m	0,47	1,22	0,75	0,42	0,16	0,76	0,44	0,48	0,26
	w	0,49	0,64	1,18	0,37	0,33	0,46	0,58	0,17	0,13
	zus.	0,48	0,94	0,96	0,39	0,24	0,61	0,51	0,31	0,19
Tbc. insgesamt (Ia—Id)	m	3,95	1,83	1,05	0,49	0,26	1,27	2,25	4,01	2,44
	w	2,40	0,96	1,50	0,37	0,55	1,24	3,20	2,33	1,89
	zus.	3,13	1,41	1,27	0,43	0,40	1,25	2,72	3,07	2,12
alle Todesursachen zusammen	m	113,95	501,51	19,50	7,50	6,09	12,60	16,65	19,22	19,03
	w	99,04	364,85	14,52	5,49	3,95	6,32	11,07	13,13	13,72
	zus.	106,03	434,89	17,07	6,52	5,04	9,51	13,89	15,84	15,99
										Rheinland-
Tbc. d. Atmungsorgane (Ia—Ic)	m	4,55	0,71	0,41	0,10	0,34	0,64	2,90	4,00	3,16
	w	1,85	0,38	0,53	0,11	0,28	0,66	1,86	2,44	2,01
	zus.	3,11	0,55	0,47	0,10	0,31	0,65	2,39	3,12	2,50
Tbc. anderer Organe (Id)	m	0,69	1,07	1,73	0,41	0,21	0,88	0,75	0,60	0,40
	w	0,65	1,14	1,81	0,95	0,28	0,58	1,02	0,53	0,38
	zus.	0,67	1,10	1,77	0,67	0,24	0,73	0,88	0,56	0,39
Tbc. insgesamt (Ia—Id)	m	5,24	1,78	2,13	0,51	0,55	1,52	3,64	4,60	3,56
	w	2,50	1,52	2,35	1,05	0,57	1,24	2,88	2,98	2,40
	zus.	3,78	1,66	2,24	0,77	0,56	1,38	3,26	3,68	2,89
alle Todesursachen zusammen	m	119,46	637,06	22,46	8,11	6,88	14,65	20,62	20,89	22,79
	w	100,20	489,49	18,02	7,67	4,11	7,34	12,02	13,44	13,90
	zus.	109,21	565,78	20,30	7,90	5,52	11,05	16,36	16,67	17,64
										Baden-
Tbc. d. Atmungsorgane (Ia—Ic)	m	3,51	1,15	0,25	0,18	0,10	0,47	1,38	2,97	3,23
	w	1,84	0,80	0,37	0,05	0,10	0,60	1,82	2,45	1,95
	zus.	2,61	0,98	0,31	0,11	0,10	0,53	1,59	2,68	2,48
Tbc. anderer Organe (Id)	m	0,61	1,72	1,00	0,27	0,29	0,54	0,55	0,43	0,43
	w	0,70	0,80	1,21	0,23	0,40	0,56	0,57	0,45	0,35
	zus.	0,66	1,27	1,10	0,25	0,34	0,55	0,56	0,44	0,38
Tbc. insgesamt (Ia—Id)	m	4,12	2,86	1,25	0,45	0,39	1,01	1,93	3,40	3,66
	w	2,54	1,61	1,57	0,28	0,50	1,16	2,38	2,90	2,29
	zus.	3,27	2,25	1,41	0,36	0,44	1,08	2,15	3,12	2,86
alle Todesursachen zusammen	m	114,86	573,04	20,28	8,56	6,72	12,76	19,28	20,44	20,00
	w	98,65	448,89	17,52	6,11	4,13	7,16	9,74	13,10	14,36
	zus.	106,18	512,52	18,94	7,35	5,45	10,00	14,57	16,31	16,70

(Fortsetzung)

35—40	40—45	45—50	50—55	55—60	60—65	65—70	70—75	75—80	80—85	85 u. mehr
Westfalen										
4,00	5,12	6,49	8,62	11,23	12,24	11,96	12,08	10,20	8,43	4,57
2,26	2,10	1,74	2,01	2,38	3,44	4,57	6,30	5,43	5,21	3,64
3,02	3,45	4,02	5,15	6,21	7,29	7,92	8,97	7,65	6,65	4,02
0,43	0,39	0,34	0,45	0,66	0,37	0,85	1,28	1,40	0,99	3,05
0,33	0,26	0,23	0,40	0,31	0,35	0,74	0,55	2,27	1,80	2,60
0,37	0,32	0,28	0,42	0,46	0,36	0,79	0,89	1,87	1,44	2,78
4,43	5,51	6,83	9,06	11,89	12,61	12,81	13,37	11,61	9,42	7,62
2,59	2,37	1,97	2,42	2,69	3,79	5,31	6,85	7,71	7,01	6,24
3,38	3,77	4,30	5,57	6,67	7,65	8,71	9,86	9,52	8,09	6,80
29,80	42,76	65,64	102,10	160,99	243,21	374,86	603,59	938,65	1593,16	2519,05
22,18	28,58	40,43	62,29	93,37	159,32	277,57	505,91	853,83	1493,74	2381,89
25,48	34,93	52,55	81,19	122,61	196,06	321,67	550,98	893,20	1538,18	2437,51
Hessen										
2,94	2,59	3,85	5,27	8,68	9,80	10,33	9,08	11,49	10,37	3,73
1,88	2,15	1,57	1,22	1,70	3,92	4,38	6,00	5,47	5,97	1,38
2,34	2,35	2,64	3,08	4,68	6,47	7,01	7,39	8,22	7,95	2,38
0,16	0,32	0,24	0,28	0,57	0,56	0,66	0,49	2,00	1,83	—
0,30	0,31	0,16	0,12	0,28	0,77	0,94	1,73	1,68	1,49	5,52
0,24	0,31	0,20	0,20	0,41	0,68	0,82	1,17	1,83	1,64	3,17
3,10	2,91	4,10	5,55	9,25	10,36	10,99	9,56	13,49	12,20	3,73
2,18	2,46	1,73	1,34	1,99	4,69	5,32	7,73	7,16	7,46	6,90
2,58	2,66	2,84	3,28	5,09	7,15	7,82	8,56	10,05	9,59	5,55
25,16	33,04	54,58	88,25	143,01	220,12	353,79	574,54	935,75	1552,63	2604,32
21,38	28,29	38,84	59,32	95,27	160,03	279,41	514,14	817,99	1422,96	2525,18
23,01	30,41	46,23	72,66	115,63	186,09	312,19	541,40	871,83	1481,22	2558,86
Pfalz										
4,32	4,67	8,23	9,74	8,11	10,19	12,04	13,44	10,63	3,96	6,32
1,65	1,49	1,41	2,03	2,42	3,21	4,55	6,11	5,84	5,59	—
2,79	2,90	4,61	5,60	4,84	6,22	7,87	9,47	8,04	4,86	2,55
0,35	0,56	0,44	0,31	0,71	0,85	1,58	1,20	1,90	—	—
0,17	0,37	0,24	0,35	0,95	1,03	0,47	1,02	0,97	1,60	—
0,25	0,46	0,33	0,33	0,85	0,95	0,96	1,10	1,40	0,88	—
4,68	5,24	8,68	10,05	8,82	11,04	13,61	14,64	12,52	3,96	6,32
1,83	1,86	1,65	2,38	3,37	4,24	5,02	7,12	6,81	7,19	—
3,04	3,35	4,95	5,93	5,69	7,17	8,83	10,57	9,44	5,75	2,55
32,26	43,10	67,30	101,90	148,74	228,04	368,18	622,30	985,88	1611,05	2619,27
20,37	28,45	39,88	65,51	95,23	166,56	296,01	543,64	885,16	1572,06	2399,23
25,45	34,94	52,75	82,35	118,00	193,04	327,98	579,74	931,57	1589,46	2488,18
Württemberg										
3,41	3,23	4,82	6,21	9,35	8,92	10,78	11,45	8,91	5,26	1,57
1,86	1,91	1,97	2,16	2,18	3,54	3,56	4,91	6,53	1,08	2,99
2,51	2,49	3,30	4,01	5,17	5,81	6,71	7,82	7,59	2,87	2,44
0,65	0,34	0,65	0,80	0,76	0,90	0,74	1,39	0,76	0,96	—
0,71	0,37	0,45	0,51	0,74	1,20	1,43	2,04	2,13	3,24	1,99
0,69	0,36	0,54	0,64	0,75	1,07	1,13	1,75	1,52	2,26	1,22
4,05	3,58	5,47	7,01	10,12	9,82	11,52	12,84	9,66	6,21	1,57
2,57	2,28	2,42	2,66	2,93	4,74	4,99	6,95	8,66	4,32	4,98
3,20	2,85	3,83	4,65	5,92	6,88	7,84	9,57	9,11	5,13	3,66
28,38	38,02	60,39	92,40	152,01	233,84	381,49	621,61	1030,43	1658,54	2588,81
20,22	28,58	42,47	62,27	96,48	163,95	286,40	513,86	896,15	1531,62	2478,84
23,67	32,75	50,78	76,06	119,64	193,50	327,87	561,77	955,90	1586,15	2521,49

Tabelle LI

Todesursache		Insges.	0—1	1—5	5—10	10—15	15—20	20—25	25—30	30—35
										Land
Tbc. d. Atmungsorgane	m	4,51	0,84	0,28	0,03	0,07	0,48	1,83	3,74	3,03
(Ia—Ic)	w	2,32	1,03	0,34	0,07	0,14	0,85	2,77	2,49	2,45
	zus.	3,34	0,94	0,31	0,05	0,11	0,66	2,31	3,03	2,69
Tbc. anderer Organe	m	0,56	1,97	1,24	0,51	0,30	0,31	0,45	0,35	0,26
(Id)	w	0,55	1,63	1,15	0,56	0,19	0,38	0,48	0,26	0,37
	zus.	0,55	1,80	1,20	0,54	0,25	0,34	0,46	0,30	0,32
Tbc. insgesamt	m	5,07	2,81	1,52	0,54	0,37	0,79	2,29	4,09	3,28
(Ia—Id)	w	2,87	2,66	1,49	0,63	0,33	1,22	3,25	2,75	2,82
	zus.	3,89	2,74	1,51	0,58	0,35	1,00	2,77	3,33	3,01
alle Todesursachen	m	118,81	718,08	23,19	9,61	6,06	12,81	19,99	21,24	21,27
zusammen	w	101,02	551,79	21,26	6,68	4,16	8,19	11,90	12,58	16,62
	zus.	109,27	637,05	22,25	8,17	5,13	10,54	15,93	16,31	18,56
										West-
Tbc. d. Atmungsorgane	m	6,79	—	0,74	0,32	—	0,66	3,45	2,95	5,37
(Ia—Ic)	w	2,73	3,28	0,52	0,17	—	0,66	4,23	4,22	3,35
	zus.	4,46	1,59	0,63	0,25	—	0,66	3,86	3,72	4,12
Tbc. anderer Organe	m	0,61	2,05	1,48	0,65	0,88	0,17	0,77	0,23	—
(Id)	w	0,42	—	3,35	0,17	—	0,49	—	0,15	—
	zus.	0,50	1,06	2,40	0,41	0,44	0,33	0,37	0,18	—
Tbc. insgesamt	m	7,39	2,05	2,22	0,97	0,88	0,83	4,22	3,18	5,37
(Ia—Id)	w	3,15	3,28	3,87	0,33	—	1,15	4,23	4,37	3,35
	zus.	4,96	2,65	3,03	0,66	0,44	0,99	4,23	3,90	4,12
alle Todesursachen	m	135,17	552,82	18,74	7,92	9,51	9,24	15,16	15,90	26,36
zusammen	w	115,38	450,32	15,74	5,50	3,73	7,05	13,05	14,77	16,60
	zus.	123,81	503,20	17,27	6,73	6,66	8,14	14,06	15,22	20,35

(Fortsetzung)

35—40	40—45	45—50	50—55	55—60	60—65	65—70	70—75	75—80	80—85	85 u. mehr
Bayern										
4,07	5,52	6,18	8,99	11,92	11,76	12,91	15,22	9,80	5,31	6,53
2,25	2,12	2,41	2,21	2,92	4,80	6,11	5,96	7,43	3,39	5,18
3,03	3,62	4,16	5,30	6,70	7,74	9,04	10,04	8,49	4,24	5,73
0,19	0,54	0,50	0,43	0,48	0,70	1,31	1,04	1,09	1,33	—
0,35	0,40	0,35	0,27	0,49	0,72	1,25	1,30	1,75	2,09	2,22
0,28	0,46	0,42	0,34	0,48	0,71	1,28	1,19	1,45	1,75	1,32
4,26	6,06	6,68	9,42	12,40	12,46	14,23	16,26	10,89	6,64	6,53
2,60	2,52	2,76	2,48	3,40	5,52	7,36	7,26	9,18	5,48	7,40
3,31	4,09	4,58	5,65	7,18	8,45	10,32	11,23	9,94	5,99	7,05
31,31	44,03	61,63	105,43	161,72	231,13	387,84	609,20	990,96	1656,54	2575,38
22,66	29,61	45,59	65,26	95,82	160,69	297,79	518,76	907,86	1514,67	2392,16
26,35	36,00	53,04	83,58	123,52	190,40	336,56	558,61	944,87	1577,09	2466,30
Berlin										
6,84	5,20	8,99	12,72		11,12	14,69	14,97		12,24	
2,53	2,05	2,56	2,80		3,14	4,19	6,32		2,38	
4,21	3,32	5,34	6,72		6,20	8,37	9,63		5,38	
0,54	0,38	0,45	0,28		0,84	0,82	0,96		4,08	
—	0,17	0,34	0,41		0,21	0,81	0,95		2,38	
0,21	0,26	0,39	0,36		0,45	0,81	0,96		2,90	
7,37	5,58	9,44	13,00		11,96	15,50	15,93		16,32	
2,53	2,22	2,90	3,22		3,35	5,00	7,27		4,76	
4,42	3,58	5,73	7,09		6,65	9,19	10,58		8,28	
34,53	40,60	65,87	141,81		286,64	398,55	682,32		1513,87	
24,28	29,86	45,01	83,59		149,78	253,94	574,55		1476,30	
28,28	34,18	54,02	106,61		202,22	311,57	615,83		1487,74	

Tabelle LII. *Aktive Tuberkulose (alle Formen) in Bayern 1954. Vergleichsjahre 1952 und 1953*

Nach Angaben des Bayerischen Statistischen Landesamtes im „Informationsdienst" vom 28. 2. 1955

Regierungsbezirk	Fortgeschriebene Bevölkerung am 30. 6. 1954	Tbc-Sterbefälle (Meldungen der Standesämter) — Vorläufiges Ergebnis												
		Tbc der Atmungsorgane	Meningitis	Tbc. sonst. Organe	zus.	Tbc-Sterbefälle insgesamt			darunter					
									Tbc der Atmungsorgane			Meningitis		
		1954				1952	1953	1954	1952	1953	1954	1952	1953	1954
		Zahl				auf 10000 der Bevölkerung								
Oberbayern . .	2521486	403	28	52	483	2,67	2,30	1,92	2,19	1,93	1,60	0,12	0,10	0,11
Niederbayern .	1011054	208	12	19	239	3,53	2,35	2,36	2,94	1,96	2,06	0,27	0,19	0,12
Oberpfalz . . .	883648	209	10	12	231	3,58	3,05	2,61	3,12	2,54	2,37	0,13	0,19	0,11
Oberfranken .	1091029	301	15	15	331	4,05	3,21	3,03	3,61	2,91	2,76	0,09	0,15	0,14
Mittelfranken .	1304090	258	8	14	280	2,66	2,43	2,15	2,34	2,17	1,98	0,10	0,02	0,06
Unterfranken .	1041297	179	6	13	198	2,77	2,14	1,90	2,41	1,76	1,72	0,08	0,11	0,06
Schwaben . .	1246591	212	16	24	252	2,76	2,52	2,02	2,26	2,07	1,70	0,12	0,12	0,13
Kreis Lindau (Bodensee) .	61826	7	—	2	9	1,98	1,30	1,46	1,65	1,14	1,13	0,17	—	—
Bayern	9161021	1777	95	151	2023	3,04	2,51	2,21	2,59	2,14	1,94	0,13	0,12	0,10

Tabelle LIII. *Bestätigte Neuerkrankungen, Sterbefälle und Bestand an aktiver Tuberkulose im Lande Nordrhein-Westfalen in den Jahren 1948, 1950, 1951, 1952, 1953, 1954 (nach Geschlecht); absolute und relative Zahlen*

Entnommen der „Tuberkulose-Statistik Nordrhein-Westfalen 1948—1954", Seite 2

		Neuerkrankungen				Sterbefälle				Bestand			
		m	w	zus.	auf 10000	m	w	zus.	auf 10000	m	w	zus.	auf 10000
1948	Ia + Ib	7828	4729	12557	*10,0*	3684	2165	5849	*4,7*	23150	14508	37658	*30,0*
1950		6046	3655	9701	*7,4*	2708	1277	3985	*3,0*	25263	15251	40514	*31,0*
1951		5970	3567	9537	*7,1*	2504	1224	3728	*2,8*	26155	15729	41884	*31,2*
1952		5981	3239	9220	*6,7*	1916	867	2783	*2,0*	26808	15707	42515	*30,7*
1953		6009	3238	9247	*6,6*	—	—	—	—	26719	15076	41795	*29,7*
1954		5321	2670	7991	*5,5*	—	—	—	—	25016	13346	38362	*26,3*
1948	Ic	21245	16923	38168	*30,5*	444	220	664	*0,5*	54812	44012	98824	*78,9*
1950		10415	8696	19111	*14,6*	367	215	582	*0,4*	50121	39982	90103	*68,7*
1951		9574	8430	18004	*13,4*	323	144	467	*0,3*	46229	37524	83753	*62,3*
1952		9493	8269	17762	*12,9*	282	123	405	*0,3*	45274	36902	82176	*59,3*
1953		9825	8205	18030	*12,8*	—	—	—	—	46743	37996	84739	*60,2*
1954		8611	7120	15731	*10,9*	—	—	—	—	46553	37229	83782	*57,6*
1953	Ia—Ic	15834	11443	27277	*19,4*	1921	707	2628	*1,9*	73462	53072	126534	*89,9*
1954		13932	9790	23722	*16,4*	1926	706	2632	*1,8*	71569	50575	122144	*83,9*
1948	Id	3647	4364	8011	*6,4*	512	505	1017	*0,8*	11148	13466	24614	*19,7*
1950		2010	2579	4589	*3,5*	378	392	770	*0,6*	11333	13966	25299	*19,3*
1951		2065	2562	4627	*3,4*	389	373	762	*0,6*	10986	13669	24655	*18,3*
1952		1851	2566	4417	*3,2*	257	305	562	*0,4*	10448	13328	23776	*17,1*
1953		1840	2303	4143	*2,9*	177	171	348	*0,2*	10465	13338	23803	*16,9*
1954		1661	2136	3797	*2,6*	134	159	293	*0,2*	10049	12711	22760	*15,6*
1948	Ia—Id	32720	26016	58736	*46,9*	4640	2890	7530	*6,0*	89110	71986	161096	*128,6*
1950		18471	14930	33401	*25,5*	3453	1884	5337	*4,0*	86717	69199	155916	*119,0*
1951		17609	14559	32168	*23,9*	3216	1741	4957	*3,7*	83370	66922	150292	*111,8*
1952		17325	14074	31399	*22,8*	2455	1295	3750	*2,7*	82530	65937	148467	*107,1*
1953		17674	13746	31420	*22,3*	2098	878	2976	*2,1*	83927	66410	150337	*106,8*
1954		15593	11926	27519	*19,0*	2060	865	2925	*2,0*	81618	63286	144904	*99,5*
1948	Meningitis	213	205	418	*0,29*	200	219	419	*0,29*	—	—	96	*0,07*
1950		205	254	459	*0,35*	164	198	362	*0,27*	157	188	345	*0,26*
1951		233	221	454	*0,33*	185	155	340	*0,25*	196	195	391	*0,29*
1952		165	198	363	*0,26*	100	122	222	*0,16*	222	228	450	*0,33*
1953		135	142	277	*0,19*	54	59	113	*0,08*	250	263	513	*0,36*
1954		120	127	247	*0,17*	41	52	93	*0,06*	245	263	508	*0,34*
1951	Miliartbc.	79	106	185	*0,13*	46	63	109	*0,08*	47	44	91	*0,07*
1952		66	103	169	*0,12*	23	45	68	*0,05*	80	88	168	*0,12*
1953		58	61	119	*0,08*	27	20	47	*0,03*	88	96	184	*0,13*
1954		56	61	117	*0,08*	17	18	35	*0,02*	100	105	205	*0,14*

Tabelle LIV. *Tuberkulose-Mortalität (Lungen- und extrapulmonale Tuberkulose), in einigen außerdeutschen Ländern seit Beginn des 20. Jahrhunderts; absolute Zahlen und auf 100000 der Bevölkerung*
Aus „Rapport Epidémiologique et Démographique", Vol. 7, No. 5, 1954

Jahr	Südafrikanische Union[1]						Kanada[2]				Chile				Vereinigte Staaten			
	Lungentuberkulose				andere Formen		Lungen-tuberkulose		andere Formen		Lungen-tuberkulose		andere Formen		alle Rassen[3]			
	d. Bergl. incl. Berg-manns-Tbc		d. Bergl. ohne Berg-manns-Tbc												Lungen-tuberkulose		andere Formen	
	abs.	rel.	abs.	rel.	abs.	rel.	abs.	rel.	abs.	rel.	abs.	rel.	abs.	rel.	abs.	rel.	abs.	rel.
1	2	3	4	5	6	7	8	9	10	11	12	13	14	15	16	17	18	19
1901	—	—	—	—	—	—	—	—	—	—	—	—	—	—	34290	*169,4*	4144	*20,5*
1902	—	—	—	—	—	—	—	—	—	—	—	—	—	—	31771	*154,4*	4088	*19,9*
1903	—	—	—	—	—	—	—	—	—	—	—	—	—	—	32598	*155,6*	4504	*21,5*
1904	—	—	—	—	—	—	—	—	—	—	—	—	—	—	35366	*165,8*	4759	*22,3*
1905	—	—	—	—	—	—	—	—	—	—	—	—	—	—	34192	*157,1*	4976	*22,9*
1906	—	—	—	—	—	—	—	—	—	—	—	—	—	—	51772	*153,3*	7621	*22,6*
1907	—	—	—	—	—	—	—	—	—	—	—	—	—	—	52524	*152,0*	7670	*22,2*
1908	—	—	—	—	—	—	—	—	—	—	—	—	—	—	54110	*140,1*	8518	*22,0*
1909	—	—	—	—	—	—	—	—	—	—	—	—	—	—	59664	*134,9*	9441	*21,3*
1910	—	—	—	—	—	—	—	—	—	—	—	—	—	—	63269	*133,3*	9759	*20,6*
1911	—	—	—	—	—	—	—	—	—	—	—	—	—	—	72378	*134,2*	11285	*20,9*
1912	—	—	—	—	—	—	—	—	—	—	—	—	—	—	69034	*125,9*	10700	*19,5*
1913	—	—	—	—	—	—	—	—	—	—	—	—	—	—	71963	*123,7*	11471	*19,7*
1914	—	—	—	—	—	—	—	—	—	—	9163	*261,7*	302	*8,6*	74955	*123,0*	11404	*18,7*
1915	—	—	—	—	—	—	—	—	—	—	9001	*254,3*	330	*9,3*	75864	*122,6*	10862	*17,5*
1916	—	—	—	—	—	—	—	—	—	—	8679	*242,5*	413	*11,5*	81023	*121,0*	11665	*17,4*
1917	—	—	—	—	—	—	—	—	—	—	8242	*227,8*	427	*11,8*	88636	*126,2*	12153	*17,3*
1918	—	—	—	—	—	—	—	—	—	—	9028	*246,9*	378	*10,3*	105013	*132,9*	13321	*16,9*
1919	—	—	—	—	—	—	—	—	—	—	9458	*255,9*	343	*9,3*	92514	*111,3*	11972	*14,4*
1920	—	—	—	—	—	—	—	—	—	—	8994	*239,6*	348	*9,3*	82738	*99,8*	14628	*13,4*
1921	798	*52,4*	732	*48,1*	89	*5,8*	3903	*60,8*	886	*13,8*	8657	*229,4*	386	*10,2*	74171	*84,5*	11568	*13,2*
1922	656	*42,2*	555	*35,7*	87	*5,6*	3870	*59,6*	871	*13,4*	8202	*215,8*	343	*9,0*	77238	*83,3*	11141	*12,0*
1923	636	*40,3*	557	*35,3*	98	*6,2*	3959	*60,4*	859	*13,1*	8569	*222,7*	369	*9,6*	77780	*80,4*	11008	*11,4*
1924	749	*46,5*	627	*38,9*	82	*5,1*	3821	*57,6*	829	*12,5*	8351	*215,6*	476	*12,3*	75976	*76,5*	11370	*11,4*
1925	763	*46,6*	629	*38,4*	100	*6,1*	3779	*56,1*	753	*11,2*	8655	*220,3*	496	*12,6*	75605	*74,1*	10905	*10,7*
1926	790	*47,1*	599	*35,7*	106	*6,3*	6485	*68,7*	1444	*15,3*	9435	*237,2*	677	*17,0*	77805	*74,9*	10935	*10,5*
1927	767	*44,9*	603	*35,3*	96	*5,6*	6444	*67,0*	1338	*13,9*	9636	*238,9*	841	*20,8*	75049	*70,1*	10145	*9,2*
1928	783	*45,0*	622	*35,8*	103	*5,9*	6490	*66,1*	1370	*13,9*	9263	*224,9*	829	*20,1*	78775	*69,3*	10232	*9,0*
1929	706	*39,9*	564	*31,9*	96	*5,4*	6443	*64,3*	1329	*13,3*	9711	*231,3*	1164	*27,7*	77311	*67,0*	9574	*8,3*
1930	737	*41,0*	614	*34,1*	104	*5,8*	6581	*64,6*	1494	*14,7*	9947	*233,4*	1282	*30,1*	73851	*63,0*	9501	*8,1*
1931	714	*39,0*	572	*31,3*	95	*5,2*	6204	*59,9*	1412	*13,6*	9591	*220,3*	1260	*28,9*	71378	*60,4*	8751	*7,4*
1932	668	*35,8*	568	*30,5*	119	*6,4*	5870	*55,9*	1296	*12,3*	9861	*222,1*	1294	*29,2*	66671	*56,1*	7596	*6,4*
1933	680	*35,9*	601	*31,8*	89	*4,7*	5664	*53,3*	1275	*12,0*	10268	*227,4*	1330	*29,5*	67422	*53,7*	7420	*5,9*
1934	665	*34,5*	578	*30,1*	92	*4,8*	5290	*49,3*	1141	*10,6*	9918	*216,8*	1342	*29,3*	64706	*51,2*	6903	*5,5*
1935	675	*34,4*	587	*29,9*	123	*6,3*	5466	*50,5*	1131	*10,4*	9939	*213,9*	1319	*28,4*	63488	*49,9*	6592	*5,2*
1936	600	*29,9*	517	*25,7*	91	*4,5*	5528	*50,6*	1235	*11,3*	10570	*223,8*	1311	*27,8*	65043	*50,8*	6484	*5,1*
1937	632	*30,8*	553	*27,0*	112	*5,5*	5497	*49,8*	1172	*10,6*	10699	*223,1*	1456	*30,4*	63330	*49,2*	5994	*4,7*
1938	688	*33,0*	601	*28,8*	110	*5,3*	5057	*45,4*	1069	*9,6*	11244	*230,6*	1548	*31,8*	58027	*44,7*	5708	*4,4*
1939	—	—	579	*27,3*	111	*5,2*	4944	*43,9*	1033	*9,2*	10753	*217,9*	1602	*32,5*	56398	*43,1*	5211	*4,0*
1940	—	—	571	*26,4*	108	*5,0*	4643	*40,9*	1146	*10,1*	11430	*228,3*	1637	*32,7*	55576	*42,2*	4852	*3,7*
1941	—	—	574	*26,1*	112	*5,1*	5002	*43,5*	1070	*9,3*	11112	*219,5*	1650	*32,6*	54358	*40,9*	4893	*3,7*
1942	—	—	608	*27,2*	137	*6,1*	4947	*42,5*	1033	*8,9*	11416	*222,5*	1794	*35,0*	52980	*39,6*	4710	*3,5*
1943	—	—	564	*24,9*	127	*5,6*	5080	*43,1*	1088	*9,2*	11310	*217,5*	1823	*35,1*	52407	*39,1*	4598	*3,4*
1944	—	—	589	*25,5*	144	*6,2*	4705	*39,4*	1019	*8,5*	11216	*212,6*	1683	*31,9*	50712	*38,2*	4019	*3,0*
1945	—	—	578	*24,7*	128	*5,5*	4565	*37,9*	981	*8,1*	11728	*219,1*	1838	*34,3*	48879	*37,0*	4037	*3,1*
1946	—	—	592	*24,9*	157	*6,6*	4818	*39,3*	1003	*8,2*	11100	*204,4*	1765	*32,5*	46939	*33,6*	3972	*2,8*
1947	—	—	627	*25,8*	128	*5,2*	4616	*36,8*	833	*6,6*	10741	*194,4*	1663	*30,1*	44462	*31,0*	3602	*2,5*
1948	—	—	621	*24,8*	128	*5,1*	4016	*31,4*	757	*5,9*	9706	*172,6*	2973	*52,9*	40420	*27,7*	3413	*2,3*
1949	538	*21,0*	—	—	117	*4,6*	3364	*25,7*	646	*4,9*	9979	*174,5*	1529	*26,7*	35988	*24,2*	3112	*2,1*
1950	494	*18,9*	—	—	116	*4,6*	3001	*21,9*	582	*4,3*	7829	*134,6*	1369	*23,5*	31093	*20,6*	2866	*1,9*
1951	421	*15,9*	—	—	116	*4,4*	2851	*20,4*	566	*4,0*	7476	*126,3*	1283	*21,7*	27010	*17,6*	2482	*1,6*
1952	321	*11,9*	—	—	83	*3,1*	2017	*14,0*	440	*3,1*	5787	*96,9*	1008	*16,9*	22880	*14,7*	2200	*1,4*

Fußnoten s. S. 229.

Tabelle LIV (Fortsetzung)

Jahr	Vereinigte Staaten weiße Rasse[3]				Vereinigte Staaten nichtweiße Rasse[3]				Uruguay				Ceylon			
	Lungen-tuberkulose		andere Formen		Lungen-tuberkulose		andere Formen		Lungen-tuberkulose		andere Formen		Lungen-tuberkulose		andere Formen	
	abs.	rel.	abs.	rel.	abs.	rel.	abs.	rel.	abs.	rel.	abs.	rel.	abs.	rel.	abs.	rel.
1	2	3	4	5	6	7	8	9	10	11	12	13	14	15	16	17
1901	—	—	—	—	—	—	—	—	907	—	191	—	—	—	—	—
1902	—	—	—	—	—	—	—	—	954	—	224	—	—	—	—	—
1903	—	—	—	—	—	—	—	—	1011	100,6	218	21,7	—	—	—	—
1904	—	—	—	—	—	—	—	—	947	—	169	—	—	—	—	—
1905	—	—	—	—	—	—	—	—	966	91,6	168	15,9	—	—	—	—
1906	—	—	—	—	—	—	—	—	1194	109,8	231	21,3	—	—	—	—
1907	—	—	—	—	—	—	—	—	1172	104,5	273	24,3	—	—	—	—
1908	—	—	—	—	—	—	—	—	1112	101,4	196	17,9	—	—	—	—
1909	—	—	—	—	—	—	—	—	1229	114,4	202	18,8	—	—	—	—
1910	—	—	—	—	—	—	—	—	1236	111,1	232	20,8	—	—	—	—
1911	65716	125,1	10456	19,9	7521	409,8	931	50,7	1435	124,2	294	25,5	—	—	—	—
1912	62698	117,4	9895	18,5	7153	383,0	908	48,6	1403	116,7	255	21,2	—	—	—	—
1913	63783	114,5	10459	18,8	8989	347,0	1115	43,0	1327	105,9	324	25,9	—	—	—	—
1914	66306	113,5	10325	17,7	9696	358,3	1193	44,1	1535	118,3	248	19,1	—	—	—	—
1915	66798	112,4	9855	16,6	10079	379,9	1120	42,2	1590	119,5	258	19,4	—	—	—	—
1916	68459	109,6	10347	16,6	12564	304,3	1318	31,9	1970	144,6	330	24,2	—	—	—	—
1917	73987	113,3	10665	16,3	14529	314,0	1475	31,9	1858	133,4	309	22,2	—	—	—	—
1918	86260	118,5	11515	15,8	17996	315,5	1735	30,4	2033	143,4	346	24,4	—	—	—	—
1919	74221	97,5	10193	13,4	18293	258,9	1779	25,2	1978	136,8	334	23,1	—	—	—	—
1920	66411	87,1	12068	12,4	16327	238,0	2560	24,4	1963	132,7	372	25,2	—	—	—	—
1921	58535	72,7	9644	12,0	15636	213,1	1924	26,2	1846	122,2	327	21,6	—	—	—	—
1922	60190	71,6	9172	10,9	17048	196,2	1973	22,7	1891	122,3	292	18,9	3108	67,5	309	6,7
1923	60919	69,3	9018	10,3	16861	190,6	1980	22,5	1821	115,0	372	23,5	3322	70,9	433	9,2
1924	58634	64,9	9071	10,0	17342	193,0	2299	25,6	1969	121,5	327	20,2	3235	67,9	329	6,9
1925	57893	62,2	8693	9,3	17712	196,7	2212	24,6	2218	133,7	392	23,6	3241	66,9	284	5,9
1926	59570	63,0	8592	9,1	18235	198,3	2343	25,5	2119	124,7	296	17,4	3309	67,1	274	5,6
1927	56884	58,5	7789	8,0	18165	184,8	2356	24,0	2119	121,7	360	20,7	3353	66,9	242	4,8
1928	58504	57,2	7855	7,7	20271	178,6	2377	20,9	2078	116,4	328	18,4	3380	66,4	287	5,6
1929	57598	55,5	7183	6,9	19713	171,3	2391	20,8	2294	125,4	274	15,0	3230	62,5	302	5,8
1930	53548	51,1	6914	6,6	20303	170,3	2587	21,7	2261	120,5	347	18,5	3319	63,2	267	5,1
1931	50052	48,2	6190	6,0	21326	170,9	2561	20,2	2349	122,2	347	18,1	3174	59,6	342	6,4
1932	47031	45,0	5429	5,2	19640	156,7	2167	16,8	2195	112,2	391	20,0	2966	55,1	309	5,7
1933	47402	43,7	5206	4,8	20020	142,0	2214	15,7	2226	112,3	364	18,4	3118	57,5	328	6,1
1934	45709	41,8	4801	4,4	18997	133,9	2102	14,8	2252	112,2	331	16,5	3094	55,6	349	6,3
1935	46578	40,8	4691	4,1	16910	130,5	1901	14,7	2052	101,1	304	15,0	3387	60,4	461	8,2
1936	47140	41,0	4588	4,0	17903	137,1	1896	14,5	2001	97,5	273	13,3	3167	56,1	391	6,9
1937	46036	39,8	4225	3,7	17294	131,6	1769	13,5	2018	97,0	311	15,0	3145	54,9	407	7,1
1938	41662	35,7	3942	3,4	16365	123,5	1766	13,3	2181	103,5	309	14,7	3228	55,4	364	6,2
1939	40761	34,7	3594	3,1	15637	117,0	1617	12,1	1894	88,7	262	12,3	3230	54,6	400	6,8
1940	39888	33,7	3323	2,8	15688	116,6	1529	11,4	2048	95,0	298	13,8	3299	55,2	383	6,4
1941	39008	32,7	3275	2,7	15350	110,9	1618	11,7	1918	88,2	306	14,1	3343	55,3	335	5,5
1942	38113	31,8	3193	2,7	14867	106,9	1517	10,9	2086	95,1	265	12,1	3157	52,2	271	4,5
1943	38135	31,8	3074	2,6	14272	102,4	1524	10,9	2216	99,9	317	14,3	3174	51,5	361	5,9
1944	37260	31,4	2698	2,3	13452	96,7	1321	9,5	2176	97,1	294	13,1	3141	49,8	579	9,2
1945	35962	30,5	2661	2,3	12917	92,3	1376	9,8	2100	92,9	230	10,2	3268	50,2	398	6,1
1946	34760	27,8	2580	2,1	12179	82,9	1392	9,5	2068	90,7	239	10,5	3627	54,0	385	5,7
1947	32504	25,3	2279	1,8	11958	79,3	1323	8,8	2050	89,1	254	11,0	3510	50,8	332	4,8
1948	29541	22,6	2209	1,7	10879	70,6	1204	7,8	1865	80,1	210	9,0	3771	53,0	302	4,2
1949	25750	19,4	1968	1,5	10238	65,1	1144	7,3	1475	62,7	168	7,1	3866	52,8	270	3,7
1950	22357	16,5	1779	1,3	8736	56,4	1087	7,0	1309	55,0	180	7,5	3694	49,0	328	4,3
1951	19519	14,3	1481	1,1	7491	45,4	1001	6,1	1160	48,5	139	5,8	3589	46,4	292	3,8
1952	16830	12,1	1340	1,0	6050	36,7	860	5,2	—	—	—	—	2808	35,4	238	3,0

Tabelle LIV (Fortsetzung)

Jahr	Japan[4]				Deutschland[4]				Österreich[6]				Belgien[4]			
	Lungen-tuberkulose		andere Formen		Lungen-tuberkulose		andere Formen		Lungen-tuberkulose		andere Formen		Lungen-tuberkulose		andere Formen	
	abs.	rel.	abs.	rel.	abs.	rel.	abs.	rel.	abs.	rel.	abs.	rel.	abs.	rel.	abs.	rel.
1	2	3	4	5	6	7	8	9	10	11	12	13	14	15	16	17
1901	62002	*138,8*	14612	*32,7*	106941	*192,5*	10655	*19,2*	—	—	—	—	9186	*136,3*	—	—
1902	65993	*145,8*	16566	*36,6*	105376	*186,7*	10940	*19,4*	—	—	—	—	9077	*132,8*	—	—
1903	67722	*147,7*	17410	*38,0*	107299	*185,7*	12140	*21,0*	—	—	—	—	7586	*109,7*	2096	*30,3*
1904	69107	*149,0*	18153	*39,1*	106709	*182,1*	12237	*20,9*	—	—	—	—	7716	*110,3*	2158	*30,8*
1905	76061	*162,4*	19969	*42,6*	106552	*179,3*	15440	*26,0*	—	—	—	—	7701	*108,8*	2173	*30,7*
1906	75469	*159,8*	20600	*43,6*	98152	*162,4*	15280	*25,3*	—	—	—	—	7647	*107,0*	1978	*27,7*
1907	75544	*158,4*	21040	*44,1*	97555	*159,2*	15135	*24,7*	—	—	—	—	7377	*102,2*	2056	*28,5*
1908	76859	*159,3*	22282	*46,2*	95402	*153,6*	15200	*24,5*	—	—	—	—	7463	*102,5*	2148	*29,5*
1909	82623	*169,1*	30999	*63,4*	90962	*144,4*	14948	*23,7*	—	—	—	—	7590	*103,4*	2012	*27,4*
1910	82652	*166,9*	30551	*61,7*	89327	*140,0*	14995	*23,5*	—	—	—	—	7217	*97,7*	1924	*26,0*
1911	80766	*160,8*	29956	*59,7*	88613	*137,1*	14857	*23,0*	—	—	—	—	7588	*101,9*	2005	*26,9*
1912	82048	*161,1*	32149	*63,1*	85975	*131,5*	14327	*21,9*	—	—	—	—	7074	*94,3*	1877	*25,0*
1913	80233	*155,3*	30520	*59,1*	80767	*122,0*	14160	*21,4*	—	—	—	—	7191	*95,2*	1931	*25,6*
1914	81414	*155,4*	31927	*60,9*	79630	*122,3*	13286	*20,4*	—	—	—	—	—	—	—	—
1915	83254	*156,7*	32659	*61,5*	83434	*127,9*	13227	*20,3*	—	—	—	—	—	—	—	—
1916	86633	*161,0*	35177	*65,4*	90575	*139,2*	14683	*22,6*	—	—	—	—	—	—	—	—
1917	87952	*161,6*	36835	*67,7*	116269	*179,7*	16958	*26,2*	—	—	—	—	—	—	—	—
1918	99215	*180,8*	41532	*75,7*	129940	*202,5*	17800	*27,7*	—	—	—	—	—	—	—	—
1919	93117	*168,5*	39448	*71,4*	112817	*181,6*	18447	*29,7*	—	—	—	—	8486	*114,7*	2406	*32,5*
1920	87102	*156,3*	38063	*68,3*	78496	*130,3*	14406	*23,9*	—	—	—	—	6570	*88,7*	1958	*26,4*
1921	82903	*147,2*	37816	*67,1*	71132	*115,4*	12651	*20,5*	13875	*213,3*	—	—	6468	*86,2*	1789	*23,8*
1922	85515	*149,8*	39991	*70,1*	73727	*120,4*	12986	*21,2*	14765	*226,2*	—	—	6591	*87,1*	1829	*24,2*
1923	81457	*140,9*	36669	*63,4*	78553	*127,5*	14521	*23,6*	13464	*205,8*	—	—	5414	*71,0*	2637	*34,6*
1924	79410	*135,6*	34819	*59,4*	62484	*100,6*	12000	*19,3*	12178	*185,6*	—	—	5420	*70,5*	2514	*32,7*
1925	81546	*137,4*	34410	*58,0*	55819	*89,4*	10686	*17,1*	11299	*171,7*	—	—	5493	*70,8*	2350	*30,3*
1926	80330	*133,5*	32715	*54,3*	51577	*82,0*	9831	*15,6*	11636	*176,2*	—	—	5326	*68,1*	2183	*27,9*
1927	85502	*139,9*	33937	*55,5*	49635	*78,5*	9402	*14,9*	11063	*167,0*	—	—	5432	*68,9*	2264	*28,7*
1928	85878	*138,4*	33754	*54,4*	46427	*73,0*	9245	*14,5*	10628	*160,0*	—	—	5337	*67,2*	2039	*25,7*
1929	88440	*140,4*	35050	*55,6*	46894	*73,3*	8650	*13,5*	10046	*150,8*	—	—	5606	*70,1*	2158	*27,0*
1930	86082	*134,6*	33553	*52,5*	42569	*66,2*	8077	*12,6*	9292	*139,0*	—	—	5527	*68,6*	1864	*23,1*
1931	89192	*136,5*	32683	*50,0*	42491	*65,7*	8372	*13,0*	9420	*140,5*	—	—	5823	*71,7*	1852	*22,8*
1932	87427	*131,9*	31769	*47,9*	40574	*62,5*	8114	*12,5*	8754	*130,2*	—	—	5247	*64,1*	1527	*18,6*
1933	93640	*139,3*	33063	*49,2*	40276	*61,8*	7400	*11,3*	8117	*120,3*	—	—	5053	*61,3*	1506	*18,3*
1934	96950	*142,2*	34574	*50,7*	39692	*60,5*	7487	*11,4*	7520	*111,3*	—	—	4678	*56,5*	1376	*16,6*
1935	97409	*140,7*	34742	*50,2*	41106	*61,5*	7573	*11,3*	7343	*108,6*	—	—	4754	*57,2*	1449	*17,4*
1936	107157	*152,5*	38003	*54,1*	40240	*59,7*	7267	*10,8*	6776	*100,3*	—	—	4681	*56,2*	1311	*15,7*
1937	104982	*147,3*	39638	*55,6*	39812	*58,7*	7110	*10,5*	6734	*99,7*	—	—	4478	*53,5*	1442	*17,2*
1938	107442	*148,8*	41385	*57,3*	36478	*53,2*	6219	*9,1*	5904	*87,4*	794	*11,8*	4415	*52,6*	1329	*15,8*
1939	112272	*154,1*	42099	*57,8*	43976	*63,4*	7219	*10,4*	5644	*80,9*	1013	*14,5*	4415	*52,4*	1312	*15,6*
1940	112655	*154,1*	40499	*55,4*	—	—	—	—	6086	*86,6*	1062	*15,1*	4487	*53,6*	1233	*14,7*
1941	117086	*158,1*	37258	*50,3*	—	—	—	—	5789	*81,9*	1042	*14,7*	6414	*77,2*	1702	*20,5*
1942	125530	*167,1*	35954	*47,9*	—	—	—	—	6179	*87,2*	1014	*14,3*	6112	*73,8*	1726	*20,8*
1943	136524	*179,6*	34949	*46,0*	—	—	—	—	6204	*87,5*	987	*13,9*	5427	*65,5*	1329	*16,0*
1944	—	—	—	—	—	—	—	—	7029	*99,2*	1143	*16,1*	5462	*65,5*	1281	*15,4*
1945	—	—	—	—	—	—	—	—	9276	*136,4*	1262	*18,6*	5106	*60,9*	1383	*16,5*
1946	—	—	—	—	26796	*67,8*	5886	*14,9*	6493	*92,7*	1188	*17,0*	4370	*51,9*	1149	*13,6*
1947	121995	*156,4*	24246	*31,1*	24671	*59,6*	5631	*13,6*	5377	*77,7*	1047	*15,1*	4300	*50,7*	1056	*12,5*
1948	121050	*150,9*	22859	*28,1*	26205	*56,5*	4861	*10,5*	5095	*73,3*	1016	*14,6*	3775	*44,1*	941	*11,0*
1949	115554	*140,6*	22559	*27,4*	19549	*41,5*	3775	*8,0*	4163	*60,0*	821	*11,8*	3119	*36,2*	1087	*12,6*
1950	101355	*121,8*	20414	*24,5*	15600	*32,7*	3206	*6,7*	3145	*45,5*	632	*9,2*	2943	*34,1*	794	*9,2*
1951	76763	*91,1*	16544	*19,6*	15049	*31,3*	2800	*5,8*	3158	*45,5*	518	*7,5*	2692	*31,0*	605	*7,0*
1952	70499[5]	*82,1*	—	—	11186	*23,1*	2095	*4,3*	2694	*38,8*	490	*7,1*	1975	*22,5*	364	*4,2*

Tabelle LIV (Fortsetzung)

Jahr	Dänemark				Spanien				Finnland				Frankreich[4]			
	Lungen-tuberkulose		andere Formen		Lungen-tuberkulose		andere Formen		Lungen-tuberkulose		andere Formen		Lungen-tuberkulose		andere Formen	
	abs.	rel.	abs.	rel.	abs.	rel.	abs.	rel.	abs.	rel.	abs.	rel.	abs.	rel.	abs.	rel.
1	2	3	4	5	6	7	8	9	10	11	12	13	14	15	16	17
1901	—	—	—	—	28649	153,4	8967	48,0	7720	289,5	—	—	—	—	—	—
1902	—	—	—	—	27983	148,8	8194	43,6	8090	301,2	—	—	—	—	—	—
1903	—	—	—	—	27096	143,1	8025	42,4	8044	297,3	—	—	—	—	—	—
1904	—	—	—	—	28523	149,6	8943	46,9	8490	310,5	—	—	—	—	—	—
1905	—	—	—	—	26827	139,7	8764	45,6	8445	305,8	—	—	—	—	—	—
1906	—	—	—	—	27502	142,2	8842	45,7	7858	281,9	—	—	71496	182,1	15595	39,7
1907	—	—	—	—	27017	138,8	7778	39,9	8295	294,0	—	—	74746	190,3	15302	39,0
1908	—	—	—	—	26646	135,9	8074	41,2	8713	304,5	—	—	73327	186,3	15085	38,3
1909	—	—	—	—	24745	125,3	7364	37,3	7941	273,9	—	—	70223	178,1	14695	37,3
1910	—	—	—	—	24576	123,6	6627	33,3	8076	275,7	—	—	70679	178,7	14409	36,4
1911	—	—	—	—	24502	122,4	6959	34,8	7995	269,9	—	—	71370	180,1	14743	37,2
1912	—	—	—	—	23511	116,6	6299	31,2	8452	281,9	—	—	69731	175,8	14052	35,4
1913	—	—	—	—	24350	119,9	6441	31,7	8396	277,5	—	—	70011	176,0	14432	36,3
1914	—	—	—	—	25183	123,2	6253	30,6	8381	274,5	—	—	64225	180,6	12754	35,9
1915	—	—	—	—	26234	127,4	6552	31,8	8811	285,8	—	—	62326	181,2	12615	36,7
1916	—	—	—	—	26868	129,6	7090	34,2	9130	294,0	—	—	60168	177,5	12228	36,1
1917	—	—	—	—	28514	136,6	7197	34,5	8686	278,0	—	—	60264	174,9	12564	36,5
1918	—	—	—	—	34046	162,0	8182	38,9	8617	275,7	—	—	59708	203,3	11539	39,3
1919	—	—	—	—	29829	140,9	7797	36,8	7192	230,7	—	—	54995	168,8	11527	35,4
1920	—	—	—	—	29962	140,7	7431	34,9	7325	233,9	—	—	54465	150,5	12359	34,1
1921	2363	71,9	802	24,4	26870	125,3	6605	30,8	6711	211,7	898	28,3	59032	152,5	12911	33,4
1922	2415	72,7	728	21,9	27337	126,2	6116	28,2	7183	223,8	1046	32,6	—	—	—	—
1923	2218	66,1	762	22,7	27261	124,6	6216	28,4	6805	209,8	1013	31,2	—	—	—	—
1924	2467	72,8	888	26,2	27600	124,9	6146	27,8	7707	235,5	1154	35,3	—	—	—	—
1925	2344	68,4	777	22,7	27227	122,0	6353	28,5	7522	227,7	1209	36,6	55065	135,6	9408	23,2
1926	2125	61,6	658	19,1	26736	118,6	6506	28,9	6976	208,9	1153	34,5	57044	139,6	9799	24,0
1927	2035	58,6	675	19,4	26495	116,3	6404	28,1	7659	227,4	1269	37,7	60679	148,2	10438	25,5
1928	1904	54,4	696	19,9	25038	108,8	6118	26,6	7289	214,6	1234	36,3	57462	140,0	10217	24,9
1929	2009	57,1	586	16,7	25154	108,2	5677	24,4	7843	229,1	1240	36,2	58571	142,1	9899	24,0
1930	1899	53,6	603	17,0	23482	100,0	5479	23,3	7521	218,1	1250	36,2	56499	135,8	9304	22,4
1931	1894	53,1	578	16,2	24465	103,3	6166	26,0	7013	201,8	1175	33,8	54886	131,1	8565	20,5
1932	1888	52,4	574	15,9	22163	92,7	5891	24,7	6691	191,0	1122	32,0	49865	119,1	8488	20,3
1933	1670	46,0	448	12,3	22472	93,2	5813	24,1	6387	181,1	1094	31,0	47343	113,0	7606	18,2
1934	1560	42,6	444	12,1	21465	88,2	5588	22,9	6101	171,9	1045	29,4	45585	108,7	7330	17,5
1935	1467	39,7	432	11,7	21135	86,0	5518	22,5	5872	164,2	950	26,6	44658	106,5	6792	16,2
1936	1359	36,5	377	10,1	20144	81,2	5228	21,1	6810	189,1	1156	32,1	43161	103,0	6319	15,1
1937	1319	35,2	345	9,2	23923	95,5	6012	24,0	6193	170,8	1062	29,3	—	—	—	—
1938	1217	32,2	322	8,5	26555	105,0	6024	23,8	6271	171,5	1023	28,0	—	—	—	—
1939	1068	28,1	239	6,3	25347	99,3	5790	22,7	6205	168,3	1055	28,6	—	—	—	—
1940	1121	29,3	236	6,2	23500	91,2	5685	22,1	6710	181,4	1132	30,6	45467	116,6	7853	20,1
1941	1084	28,1	261	6,8	26685	102,7	6192	23,8	6226	168,1	1049	28,3	50527	133,7	9445	25,0
1942	1091	28,0	259	6,6	26045	99,5	6016	23,0	7039	189,5	1124	30,3	48280	128,1	9682	25,7
1943	1053	26,7	290	7,3	24278	92,0	5747	21,8	6163	165,1	1026	27,5	45653	123,4	8709	23,5
1944	1059	26,4	273	6,8	24225	91,1	5855	22,0	6185	164,9	1054	28,1	39607	108,5	8122	22,3
1945	1101	27,2	236	5,8	24227	90,4	5965	22,3	5948	157,3	1097	29,0	34490	90,8	7527	19,8
1946	1086	26,5	243	5,9	26077	96,5	6236	23,1	5822	152,9	978	25,7	27223	67,6	6476	16,1
1947	1010	24,4	235	5,7	27325	100,4	6646	24,4	5537	143,4	927	24,0	25834	63,4	5873	14,4
1948	895	21,4	139	3,3	25281	92,1	6262	22,8	5213	133,2	908	23,2	25502	61,9	5135	12,5
1949	672	15,9	111	2,6	25771	93,2	6268	22,7	4426	111,6	773	19,5	23063	55,4	4890	11,8
1950	507	11,9	81	1,9	23084	82,8	6208	22,3	3155	78,6	576	14,4	19994	47,7	4370	10,4
1951	506	11,8	67	1,6	—	—	—	—	2961	73,2	429	10,6	21443	50,8	4288	10,2
1952	441	10,2	49	1,1	—	—	—	—	2046	50,0	300	7,3	15515	36,5	3122	7,3

Tabelle LIV (Fortsetzung)

Jahr	Irland[7]				Island				Italien[4]				Luxemburg			
	Lungen-tuberkulose		andere Formen		Lungen-tuberkulose		andere Formen		Lungen-tuberkulose		andere Formen		Lungen-tuberkulose		andere Formen	
	abs.	rel.	abs.	rel.	abs.	rel.	abs.	rel.	abs.	rel.	abs.	rel.	abs.	rel.	abs.	rel.
1	2	3	4	5	6	7	8	9	10	11	12	13	14	15	16	17
1901	9549	*214,6*	2786	*62,6*	—	—	—	—	36212	*111,3*	19550	*60.1*	—	—	—	—
1902	9400	*211,8*	2437	*54,9*	—	—	—	—	33086	*101,2*	19307	*59,0*	—	—	—	—
1903	9559	*216,1*	2621	*59,2*	—	—	—	—	33262	*101,3*	19776	*60,2*	—	—	—	—
1904	9833	*222,7*	2861	*64,8*	—	—	—	—	35486	*107,5*	19761	*59,9*	—	—	—	—
1905	9216	*209,1*	2666	*60,5*	—	—	—	—	34370	*103,5*	22642	*68,2*	—	—	—	—
1906	8933	*202,9*	2823	*64,1*	—	—	—	—	34059	*102,2*	22261	*66,8*	—	—	—	—
1907	8828	*200,9*	2851	*64,9*	—	—	—	—	35796	*106,8*	21529	*64,2*	—	—	—	—
1908	8511	*193,9*	2782	*63,4*	—	—	—	—	35840	*106,0*	20697	*61,2*	—	—	—	—
1909	8051	*183,4*	2543	*57,9*	—	—	—	—	36496	*107,1*	20886	*61,3*	—	—	—	—
1910	7527	*171,6*	2489	*56,7*	—	—	—	—	35359	*102,9*	19978	*58,1*	—	—	—	—
1911	7549	*172,3*	2074	*47,3*	83	*97,2*	31	*36,3*	36791	*106,1*	22973	*66,2*	—	—	—	—
1912	5231	*167,7*	1330	*42,6*	103	*119,9*	47	*54,7*	33224	*94,9*	18964	*54,2*	—	—	—	—
1913	5176	*166,8*	1340	*43,2*	93	*107,4*	51	*58,9*	32854	*93,4*	20010	*56,9*	—	—	—	—
1914	5020	*162,4*	1324	*42,8*	104	*118,7*	49	*55,9*	33261	*93,1*	18698	*52,4*	—	—	—	—
1915	5431	*177,0*	1294	*42,2*	102	*115,2*	71	*80,2*	36302	*99,7*	21040	*57,8*	—	—	—	—
1916	5160	*168,2*	1311	*42,7*	96	*107,3*	67	*74,9*	37908	*103,4*	23142	*63,2*	—	—	—	—
1917	5320	*173,6*	1346	*43,9*	92	*101,6*	53	*58,5*	39376	*107,8*	22791	*62,4*	—	—	—	—
1918	5142	*167,7*	1350	*44,0*	128	*139,7*	55	*60,0*	49364	*136,7*	24580	*68,1*	—	—	—	—
1919	4532	*146,1*	1307	*42,1*	103	*111,5*	61	*66,0*	42392	*118,3*	19857	*55,4*	—	—	—	—
1920	3975	*128,1*	1147	*37,0*	129	*138,0*	68	*72,8*	40479	*112,6*	17645	*49,1*	—	—	—	—
1921	3864	*124,8*	960	*31,0*	118	*124,7*	64	*67,6*	36640	*96,9*	15719	*41,6*	—	—	—	—
1922	3698	*122,4*	916	*30,3*	104	*108,6*	68	*71,0*	37533	*98,3*	14760	*38,6*	—	—	—	—
1923	3524	*116,9*	944	*31,3*	109	*112,3*	54	*55,6*	37854	*98,3*	16035	*41,6*	233	*88,5*	12	*4,6*
1924	3692	*122,9*	890	*29,6*	130	*132,5*	67	*68,3*	44932	*115,9*	15616	*40,3*	274	*103,0*	20	*7,5*
1925	3667	*122,8*	1006	*33,7*	149	*150,1*	66	*66,5*	44592	*114,0*	15237	*39,0*	273	*101,9*	27	*10,1*
1926	3369	*113,4*	993	*33,4*	109	*108,0*	74	*73,3*	42779	*108,4*	15100	*38,3*	304	*112,6*	29	*10,7*
1927	3409	*115,3*	892	*30,2*	132	*128,7*	71	*69,2*	40028	*100,5*	14239	*35,8*	282	*101,4*	18	*6,5*
1928	3189	*108,3*	858	*29,1*	140	*134,5*	71	*68,2*	37820	*94,1*	13559	*33,7*	254	*88,4*	26	*9,0*
1929	2999	*102,1*	876	*29,8*	151	*143,0*	63	*59,7*	37168	*91,7*	13001	*32,1*	291	*99,6*	31	*10,6*
1930	2964	*101,3*	861	*29,4*	162	*151,1*	70	*65,3*	33571	*82,1*	12048	*29,5*	219	*73,7*	34	*11,4*
1931	3051	*104,0*	851	*29,0*	135	*123,9*	71	*65,1*	33061	*80,2*	11479	*27,8*	253	*84,2*	33	*11,0*
1932	2858	*96,9*	818	*27,7*	140	*126,5*	80	*72,3*	31998	*76,9*	11213	*27,0*	237	*78,7*	21	*7,0*
1933	2755	*93,0*	755	*25,5*	118	*104,9*	55	*48,9*	31476	*75,1*	10186	*24,3*	206	*68,2*	24	*7,9*
1934	2726	*91,8*	788	*26,5*	108	*94,7*	57	*50,0*	29368	*69,5*	9857	*23,3*	207	*68,2*	38	*12,5*
1935	2976	*100,2*	794	*26,7*	100	*86,7*	49	*42,5*	28032	*65,8*	10005	*23,5*	215	*71,5*	22	*7,3*
1936	2724	*91,8*	756	*25,5*	119	*102,3*	38	*32,7*	27856	*64,8*	9640	*22,4*	172	*57,8*	27	*9,1*
1937	2854	*96,8*	785	*26,6*	113	*96,3*	42	*35,8*	27448	*63,4*	9742	*22,5*	169	*56,4*	16	*5,3*
1938	2498	*85,1*	718	*24,4*	75	*63,4*	31	*26,2*	25779	*59,1*	9113	*20,9*	199	*66,1*	20	*6,6*
1939	2617	*89,2*	687	*23,4*	58	*48,5*	36	*30,1*	25408	*57,7*	8235	*18,7*	188	*62,6*	16	*5,3*
1940	2907	*98,3*	778	*26,3*	72	*59,5*	32	*26,5*	25180	*56,6*	8070	*18,1*	166	*56,1*	20	*6,8*
1941	2882	*96,3*	829	*27,7*	100	*82,0*	20	*16,4*	27557	*61,5*	8932	*19,9*	212	*72,7*	32	*11,0*
1942	3512	*118,5*	835	*28,2*	78	*63,3*	26	*21,1*	35299	*78,3*	10922	*24,2*	228	*78,7*	33	*11,4*
1943	3398	*115,3*	908	*30,8*	82	*65,6*	24	*19,2*	35577	*80,2*	9784	*22,0*	224	*77,6*	44	*15,3*
1944	2935	*99,7*	904	*30,7*	71	*56,0*	25	*19,7*	35225	*79,1*	9216	*20,7*	222	*77,8*	35	*12,3*
1945	2777	*94,1*	917	*31.1*	64	*49,6*	24	*18,6*	32657	*73,1*	8910	*19,9*	214	*75,4*	27	*9,5*
1946	2585	*87,2*	805	*27,2*	64	*48,6*	25	*19,0*	28952	*64,3*	8933	*19,9*	127	*44,4*	30	*10,5*
1947	2831	*95,3*	869	*29,2*	54	*40,2*	17	*12,7*	27568	*60,8*	7452	*16,4*	148	*51,2*	41	*14,2*
1948	2452	*81,8*	651	*21,7*	33	*24,0*	14	*10,2*	21868	*47,8*	6270	*13,7*	152	*52,0*	19	*6,5*
1949	2142	*71,9*	570	*19,1*	25	*17,9*	11	*7,9*	17306	*37,6*	5494	*11,9*	119	*40,4*	21	*7,1*
1950	1876	*63,2*	504	*17,0*	21	*14,7*	8	*5,6*	15414	*33,3*	4282	*9,2*	107	*36,0*	25	*8,4*
1951	1669	*56,4*	438	*14,8*	—	—	—	—	16127	*34,6*	3683	*7,9*	73	*24,4*	13	*4,3*
1952	1229	*41,7*	366	*12,4*	—	—	—	—	—	—	—	—	56	*18,6*	16	*5,3*

Tabelle LIV (Fortsetzung)

Jahr	Norwegen				Niederlande				Portugal				England und Wales			
	Lungen-tuberkulose		andere Formen		Lungen-tuberkulose		andere Formen		Lungen-tuberkulose		andere Formen		Lungen-tuberkulose		andere Formen	
	abs.	rel.	abs.	rel.	abs.	rel.	abs.	rel.	abs.	rel.	abs.	rel.	abs.	rel.	abs.	rel.
1	2	3	4	5	6	7	8	9	10	11	12	13	14	15	16	17
1901	4337	*192,3*	1338	*59,3*	7171	*137,3*	2948	*56,5*	—	—	—	—	41224	*126,4*	17706	*54,3*
1902	4249	*186,8*	1376	*60,5*	7028	*132,5*	2900	*54,7*	5507	*100,1*	1167	*21,2*	40671	*123,4*	16725	*50,8*
1903	4488	*196,2*	1378	*60,2*	7225	*136,2*	2939	*55,4*	5498	*99,1*	1087	*19,6*	40132	*120,5*	17975	*54,0*
1904	4489	*195,4*	1298	*56,5*	7158	*130,9*	2922	*53,4*	5766	*103,0*	1212	*21,7*	41851	*124,4*	18354	*54,6*
1905	4652	*201,5*	1313	*56,9*	7621	*137,3*	2501	*45,1*	5376	*95,2*	1037	*18,4*	38950	*114,6*	16809	*49,5*
1906	4539	*195,7*	1275	*55,0*	7617	*135,2*	2541	*45,1*	5355	*94,0*	1019	*17,9*	39746	*115,7*	17095	*49,8*
1907	4656	*199,9*	1278	*54,9*	7494	*131,2*	2501	*43,8*	5160	*89,8*	993	*17,3*	39839	*114,8*	16262	*46,9*
1908	4376	*186,5*	1296	*55,2*	7002	*121,0*	2484	*42,9*	5458	*94,2*	1093	*18,9*	39499	*112,7*	16581	*47,3*
1909	3997	*168,9*	1175	*49,6*	7250	*123,7*	2325	*39,7*	5406	*92,5*	1064	*18,2*	38639	*109,1*	15786	*44,6*
1910	4060	*170,3*	1193	*50,0*	7017	*119,0*	2150	*36,4*	5536	*94,0*	1071	*18,2*	36334	*101,5*	14983	*41,9*
1911	4155	*173,1*	1098	*45,7*	6816	*114,1*	2570	*43,0*	—	—	—	—	38422	*106,3*	14698	*40,7*
1912	4180	*172,5*	1119	*46,2*	6454	*106,6*	2277	*37,6*	—	—	—	—	37269	*102,6*	12782	*35,2*
1913	4210	*172,0*	1116	*45,6*	6301	*102,6*	2452	*39,9*	6257	*104,8*	1223	*20,5*	36203	*99,0*	13273	*36,3*
1914	4288	*173,5*	1211	*49,0*	6462	*103,4*	2314	*37,0*	6261	*104,7*	1167	*19,5*	37838	*102,4*	12460	*33,7*
1915	4326	*173,2*	1084	*43,4*	6750	*106,1*	2455	*38,6*	6786	*113,3*	1217	*20,3*	40803	*109,4*	13492	*36,2*
1916	4566	*181,0*	1215	*48,2*	7849	*121,1*	3052	*47,1*	6890	*114,9*	1263	*21,1*	40769	*108,9*	13089	*35,0*
1917	4257	*166,9*	1190	*46,6*	8771	*132,7*	3323	*50,3*	7001	*116,6*	1253	*20,9*	42335	*112,8*	13599	*36,2*
1918	4191	*162,6*	955	*37,0*	10309	*153,8*	3364	*50,2*	7950	*132,2*	1266	*21,1*	45338	*121,0*	12735	*34,0*
1919	3940	*151,4*	1085	*41,7*	8595	*127,3*	3212	*47,6*	6949	*115,4*	1217	*20,2*	35984	*96,3*	10328	*27,6*
1920	4351	*165,1*	1178	*44,7*	7190	*105,4*	2813	*41,2*	7465	*123,4*	1358	*22,4*	32791	*87,2*	9754	*25,9*
1921	4198	*157,3*	1099	*41,2*	6277	*90,7*	2515	*36,3*	6975	*114,7*	1241	*20,4*	33505	*88,3*	9175	*24,2*
1922	4354	*161,6*	1131	*42,0*	5757	*81,9*	2239	*31,8*	7565	*122,8*	1366	*22,2*	33919	*88,8*	8864	*23,2*
1923	4039	*148,9*	1142	*42,1*	5352	*74,9*	2129	*29,8*	8250	*132,3*	1575	*25,2*	32097	*83,5*	8702	*22,6*
1924	4346	*159,3*	1140	*41,8*	5441	*74,9*	2284	*31,4*	8914	*141,1*	1630	*25,8*	32690	*84,3*	8416	*21,7*
1925	4050	*147,4*	1152	*41,9*	5161	*70,1*	2104	*28,6*	8352	*130,6*	1767	*27,6*	32382	*83,2*	8010	*20,6*
1926	3544	*128,3*	1019	*36,9*	5345	*71,5*	1839	*24,6*	8822	*136,2*	1653	*25,5*	30108	*77,0*	7422	*19,0*
1927	3489	*125,7*	971	*35,0*	5329	*70,3*	1814	*23,9*	10156	*154,9*	2029	*31,0*	31066	*79,1*	7114	*18,1*
1928	3493	*125,4*	894	*21,3*	4699	*61,2*	1732	*22,6*	—	—	—	—	29799	*75,5*	6833	*17,3*
1929	3499	*125,2*	921	*33,0*	4957	*63,7*	1702	*21,9*	10575	*157,5*	1877	*28,0*	31425	*79,4*	6576	*16,6*
1930	3400	*121,1*	797	*28,4*	4320	*54,8*	1565	*19,9*	10869	*159,9*	2144	*31,5*	29414	*73,9*	6336	*15,9*
1931	3405	*120,6*	760	*26,9*	4159	*52,0*	1652	*20,7*	10153	*147,6*	2019	*29,4*	28740	*71,9*	6219	*15,6*
1932	3141	*110,5*	721	*25,4*	3671	*45,2*	1557	*19,2*	9647	*138,4*	2038	*29,2*	26773	*66,6*	6037	*15,0*
1933	2814	*98,5*	619	*21,7*	3521	*42,7*	1407	*17,1*	10426	*147,7*	1944	*27,5*	26991	*66,9*	5444	*13,5*
1934	2650	*92,2*	575	*20,0*	3264	*39,1*	1282	*15,4*	9906	*138,6*	1906	*26,7*	24885	*61,5*	5239	*12,9*
1935	2477	*85,7*	561	*19,4*	3163	*37,5*	1253	*14,9*	9743	*134,6*	1915	*26,5*	23840	*58,7*	4649	*11,4*
1936	2354	*81,1*	580	*20,0*	3067	*36,0*	1190	*14,0*	9684	*132,2*	2004	*27,4*	23015	*56,4*	4452	*10,9*
1937	2261	*77,5*	575	*19,7*	2887	*33,6*	1235	*14,4*	9209	*124,2*	1972	*26,6*	23215	*56,6*	4539	*11,1*
1938	2128	*72,5*	443	*15,1*	2354	*27,1*	1592	*18,3*	9560	*127,4*	1907	*25,4*	21280	*51,6*	4259	*10,3*
1939	2039	*69,0*	469	*15,9*	2484	*28,3*	1120	*12,8*	8979	*118,2*	1888	*24,9*	21523	*52,2*	4074	*9,9*
1940	1947	*65,5*	468	*15,7*	2732	*30,8*	1149	*12,9*	9849	*128,2*	1915	*24,9*	23470	*58,8*	4401	*11,0*
1941	1958	*65,5*	415	*13,9*	3828	*42,7*	1477	*16,5*	10313	*132,9*	2141	*27,6*	23339	*60,2*	4934	*12,7*
1942	1780	*59,2*	389	*12,9*	3977	*44,0*	1578	*17,5*	10552	*134,8*	2014	*25,7*	20730	*54,2*	4413	*11,5*
1943	1724	*56,9*	355	*11,7*	4570	*50,2*	1802	*19,8*	10069	*127,4*	1999	*25,3*	21082	*55,7*	4179	*11,1*
1944	1897	*62,1*	343	*11,2*	5003	*54,5*	1853	*20,2*	9781	*122,7*	1864	*23,4*	19815	*52,4*	3896	*10,3*
1945	1631	*52,8*	349	*11,3*	6056	*65,4*	1903	*20,5*	10458	*130,0*	1878	*23,3*	19668	*51,5*	3800	*10,0*
1946	1665	*53,3*	334	*10,7*	3073	*32,6*	1346	*14,3*	10960	*135,0*	1945	*24,0*	19008	*46,8*	3383	*8,3*
1947	1457	*46,1*	303	*9,6*	2526	*26,2*	1071	*11,1*	10765	*131,4*	1959	*23,9*	19753	*47,3*	3323	*8,0*
1948	1376	*43,0*	265	*8,3*	2083	*21,3*	687	*7,0*	10477	*126,8*	1946	*23,6*	18798	*44,0*	2877	*6,7*
1949	1031	*31,9*	211	*6,5*	1800	*18,1*	636	*6,4*	10551	*126,6*	2084	*25,0*	17471	*40,5*	2326	*5,4*
1950	781	*23,9*	166	*5,1*	1400	*13,8*	522	*5,2*	0075	*118,7*	2004	*21,9*	14079	*32,1*	1890	*4,3*
1951	662	*20,1*	121	*3,7*	1274	*12,4*	383	*3,7*	9271	*109,4*	2010	*23,7*	12031	*27,5*	1775	*4,1*
1952	561	*16,9*	106	*3,2*	991	*9,5*	287	*2,8*	6671	*78,0*	1608	*18,8*	9335	*21,2*	1250	*2,8*

Tabelle LIV (Fortsetzung)

Jahr	Schottland				Nord-Irland				Schweden				Schweiz			
	Lungen-tuberkulose		andere Formen		Lungen-tuberkulose		andere Formen		Lungen-tuberkulose		andere Formen		Lungen-tuberkulose		andere Formen	
	abs.	rel.	abs.	rel.	abs.	rel.	abs.	rel.	abs.	rel.	abs.	rel.	abs.	rel.	abs.	rel.
1	2	3	4	5	6	7	8	9	10	11	12	13	14	15	16	17
1901	6776	146,7	3135	70,0	—	—	—	—	—	—	—	—	6308	188,8	2612	78,2
1902	6572	145,8	2964	65,8	—	—	—	—	—	—	—	—	6329	187,0	2511	74,2
1903	6630	146,2	3096	68,3	—	—	—	—	—	—	—	—	6421	187,3	2612	76,2
1904	6738	147,6	3420	74,9	—	—	—	—	—	—	—	—	6497	187,1	2736	78,8
1905	6374	138,8	3245	70,7	—	—	—	—	—	—	—	—	6703	190,6	2734	77,8
1906	6491	140,5	3508	75,9	—	—	—	—	—	—	—	—	6485	182,2	2463	69,2
1907	6415	138,0	3655	78,6	—	—	—	—	—	—	—	—	6147	170,6	2719	75,4
1908	6079	129,9	3383	72,3	—	—	—	—	—	—	—	—	6226	170,7	2401	65,8
1909	6000	127,4	3274	69,5	—	—	—	—	—	—	—	—	6086	164,9	2480	67,2
1910	5409	114,1	3108	65,6	—	—	—	—	—	—	—	—	6098	163,3	2389	64,0
1911	5451	114,7	2936	61,8	—	—	—	—	8838	159,5	1758	32,7	5951	157,6	2282	60,4
1912	5306	111,9	2843	60,0	2178	174,5	698	55,9	9106	163,1	1793	32,1	5549	145,3	2284	59,8
1913	5103	107,9	2902	61,4	2152	173,1	719	57,8	8693	154,7	1712	30,5	5552	143,7	2236	57,9
1914	4917	103,6	2779	58,3	2107	169,6	638	51,4	9193	162,4	1751	30,9	5451	139,9	2140	54,9
1915	5291	110,9	2528	53,0	2090	172,7	710	58,7	9741	171,0	1871	32,8	5326	137,2	2039	52,5
1916	5126	106,9	2546	53,1	2146	178,1	706	58,6	9844	171,6	1986	34,6	5277	135,9	2152	55,4
1917	5073	105,5	2552	53,1	2262	187,3	752	62,3	9358	161,9	1977	34,2	5830	149,9	2217	57,0
1918	5217	108,4	2483	51,6	2371	195,3	713	58,7	8674	149,4	1535	26,4	5825	150,1	1974	50,9
1919	4294	89,1	2032	42,2	2116	169,3	688	55,0	7979	136,9	1569	26,9	5733	148,2	1997	51,6
1920	4194	86,2	1848	38,0	1891	150,3	638	50,7	7981	132,4	1603	27,3	5128	132,3	1856	47,9
1921	3970	81,3	1767	36,2	1693	134,6	551	43,8	7782	131,3	1467	24,7	4728	122,0	1677	43,3
1922	4061	82,9	1757	35,9	1623	127,9	484	38,1	7578	126,9	1459	24,4	4726	122,0	1385	35,8
1923	3996	81,8	1794	36,7	1534	121,8	503	40,0	6977	116,3	1388	23,1	4524	116,5	1349	34,7
1924	3887	79,9	1766	36,3	1564	124,3	491	39,0	7434	123,5	1573	26,1	4444	114,1	1561	40,1
1925	3734	76,7	1656	34,0	1574	125,2	526	41,8	7307	120,9	1521	25,2	4559	116,6	1451	37,1
1926	3384	69,6	1477	30,4	1391	110,9	450	35,9	6812	112,3	1311	21,6	4390	111,6	1338	34,0
1927	3466	71,4	1402	28,9	1300	104,0	467	37,4	7000	115,1	1370	22,5	4287	108,4	1314	33,2
1928	3318	68,4	1404	29,0	1282	102,8	463	37,1	6615	108,5	1332	21,8	4137	103,7	1298	32,5
1929	3288	68,0	1292	26,7	1219	98,3	392	31,6	6597	107,9	1340	21,9	4110	102,2	1237	30,8
1930	3024	62,6	1262	26,1	1180	95,4	411	33,2	6486	105,8	1229	20,0	3892	96,1	1164	28,7
1931	3004	62,0	1201	24,8	1130	90,9	396	31,9	6589	107,1	1157	18,8	3801	93,2	1173	28,8
1932	2991	61,3	1132	23,2	1047	83,7	368	29,4	5921	95,9	1150	18,6	3558	86,7	1191	29,0
1933	2930	59,6	980	20,0	1076	85,5	385	30,6	5426	87,5	1000	16,1	3311	80,3	1076	26,1
1934	2794	56,6	908	18,4	1071	84,7	364	28,8	5428	87,2	984	15,8	3198	77,2	998	24,1
1935	2812	56,8	834	16,8	1023	80,5	327	25,7	5112	81,9	887	14,2	3096	74,5	939	22,6
1936	2753	55,4	912	18,4	999	78,3	316	24,8	4978	79,5	856	13,7	3085	74,0	859	20,6
1937	2791	56,1	872	17,5	972	75,9	279	21,8	4582	73,0	819	13,0	2791	66,8	836	20,0
1938	2581	51,7	851	17,0	869	67,6	309	24,0	4386	69,7	789	12,5	2632	62,8	818	19,5
1939	2717	54,3	809	16,2	852	65,8	238	18,4	4082	64,5	674	10,7	2591	61,6	780	18,5
1940	3018	60,0	961	19,1	967	74,4	299	23,0	3872	60,9	644	10,1	2474	58,5	829	19,6
1941	3117	64,7	1058	22,0	1012	78,6	327	25,4	4029	63,1	748	11,7	2531	59,5	841	19,8
1942	3043	64,0	955	20,1	939	72,5	320	24,7	3680	57,2	674	10,5	2677	62,5	857	20,0
1943	2976	63,8	983	21,1	863	66,3	327	25,1	3834	59,1	630	9,7	2522	58,3	782	18,1
1944	2978	64,0	958	20,6	862	65,5	302	22,9	3744	57,1	680	10,4	2733	62,6	810	18,6
1945	2932	62,7	871	18,6	799	60,7	259	19,7	3848	58,0	710	10,7	2875	65,2	769	17,4
1946	3231	65,9	753	15,4	849	63,7	262	19,7	3150	46,9	516	7,7	2662	59,6	727	16,3
1947	3390	66,0	705	13,7	761	56,8	213	15,9	3064	45,0	452	6,6	2403	53,1	652	14,4
1948	3415	66,1	486	9,4	711	52,6	221	16,4	2470	35,9	343	5,0	1887	41,2	524	11,4
1949	3084	59,8	400	7,8	649	47,7	149	11,0	1746	25,1	249	3,6	1512	32,6	444	9,6
1950	2439	47,1	336	6,5	524	38,2	137	10,0	1329	18,9	224	3,2	1307	27,8	339	7,2
1951	1886	36,9	293	5,7	495	36,1	122	8,9	1453	20,5	164	2,3	1364	28,7	346	7,3
1952	1409	27,6	203	4,0	325	23,6	85	6,2	—	—	—	—	947	19,7	277	5,8

Tabelle LIV (Fortsetzung)

Jahr	Australien[8]				Neuseeland ohne Maoris				Neuseeland Maoris			
	Lungentuberkulose		andere Formen		Lungentuberkulose		andere Formen		Lungentuberkulose		andere Formen	
	abs.	rel.	abs.	rel.	abs.	rel.	abs.	rel.	abs.	rel.	abs.	rel.
1	2	3	4	5	6	7	8	9	10	11	12	13
1901	—	—	—	—	596	*76,6*	179	*23,0*	—	—	—	—
1902	—	—	—	—	617	*77,3*	185	*23,2*	—	—	—	—
1903	—	—	—	—	570	*69,5*	200	*24,4*	—	—	—	—
1904	—	—	—	—	598	*70,8*	202	*23,9*	—	—	—	—
1905	—	—	—	—	496	*57,0*	184	*21,1*	—	—	—	—
1906	—	—	—	—	556	*62,1*	164	*18,3*	—	—	—	—
1907	3232	*78,4*	627	*15,2*	612	*66,6*	244	*26,5*	—	—	—	—
1908	3370	*80,4*	596	*14,2*	671	*71,0*	169	*17,9*	—	—	—	—
1909	3141	*73,5*	584	*13,7*	634	*65,2*	169	*17,4*	—	—	—	—
1910	3021	*69,1*	591	*13,5*	574	*57,8*	157	*15,8*	—	—	—	—
1911	3118	*69,4*	618	*13,8*	563	*55,5*	175	*17,3*	—	—	—	—
1912	3099	*66,6*	589	*12,7*	553	*53,2*	163	*15,7*	—	—	—	—
1913	3195	*66,3*	605	*12,5*	640	*59,9*	172	*16,1*	—	—	—	—
1914	3074	*62,2*	500	*10,1*	564	*51,7*	164	*15,0*	—	—	—	—
1915	3014	*60,5*	541	*10,9*	546	*49,7*	147	*13,4*	—	—	—	—
1916	3149	*63,7*	574	*11,6*	565	*51,4*	177	*16,1*	—	—	—	—
1917	2829	*57,2*	535	*10,8*	584	*53,1*	171	*15,6*	—	—	—	—
1918	2994	*59,5*	541	*10,8*	638	*57,8*	194	*17,6*	—	—	—	—
1919	3418	*65,8*	530	*10,2*	586	*51,3*	156	*13,6*	—	—	—	—
1920	2031	*56,6*	576	*10,7*	671	*56,3*	180	*15,1*	—	—	—	—
1921	3154	*57,8*	533	*9,8*	609	*49,8*	184	*15,0*	—	—	—	—
1922	2911	*52,3*	486	*8,7*	594	*47,5*	209	*16,7*	—	—	—	—
1923	3041	*53,4*	503	*8,8*	619	*48,6*	173	*13,6*	—	—	—	—
1924	3066	*52,7*	483	*8,3*	573	*44,2*	163	*12,6*	—	—	—	—
1925	2994	*50,4*	430	*7,2*	560	*42,2*	124	*9,3*	184	*324,3*	32	*56,4*
1926	3142	*51,9*	403	*6,7*	592	*43,8*	135	*10,0*	184	*297,5*	27	*43,7*
1927	3030	*49,0*	411	*6,6*	533	*38,8*	135	*9,8*	205	*314,8*	37	*56,8*
1928	3202	*50,8*	441	*7,0*	569	*40,9*	130	*9,4*	201	*302,7*	38	*57,2*
1929	3002	*46,9*	462	*7,2*	524	*37,3*	118	*8,4*	193	*284,1*	39	*57,4*
1930	2850	*44,1*	408	*6,3*	529	*37,2*	120	*8,4*	191	*273,5*	38	*54,4*
1931	2823	*43,3*	344	*5,3*	501	*34,7*	116	*8,0*	222	*309,8*	29	*40,5*
1932	2661	*40,5*	343	*5,2*	488	*33,6*	127	*8,7*	240	*326,0*	51	*69,3*
1933	2596	*39,2*	328	*4,9*	476	*32,5*	135	*9,2*	204	*268,7*	55	*72,5*
1934	2588	*38,7*	319	*4,8*	491	*33,3*	130	*8,8*	241	*308,0*	54	*69,0*
1935	2553	*37,9*	300	*4,5*	471	*31,8*	105	*7,1*	243	*301,6*	59	*73,2*
1936	2537	*37,4*	299	*4,4*	540	*36,2*	140	*9,4*	243	*293,2*	86	*103,8*
1937	2462	*36,0*	294	*4,3*	495	*32,9*	95	*6,3*	236	*277,2*	68	*79,9*
1938	2398	*34,8*	258	*3,7*	482	*31,7*	115	*7,6*	291	*333,9*	76	*87,2*
1939	2458	*35,3*	251	*3,6*	522	*33,9*	91	*5,9*	300	*336,7*	92	*103,3*
1940	2339	*33,2*	234	*3,3*	501	*32,4*	99	*6,4*	290	*318,7*	86	*94,5*
1941	2490	*35,0*	244	*3,4*	491	*31,9*	106	*6,9*	301	*326,0*	105	*113,7*
1942	2564	*35,7*	254	*3,5*	492	*31,8*	115	*7,4*	317	*335,6*	99	*104,8*
1943	2272	*31,4*	268	*3,7*	475	*30,9*	97	*6,3*	267	*275,3*	91	*93,8*
1944	2165	*29,6*	222	*3,0*	485	*31,2*	108	*6,9*	290	*291,5*	91	*91,5*
1945	2186	*29,6*	227	*3,1*	497	*31,2*	106	*6,7*	292	*289,8*	85	*84,4*
1946	2200	*29,5*	193	*2,6*	460	*27,7*	100	*6,0*	293	*288,2*	102	*100,3*
1947	2081	*27,5*	180	*2,4*	441	*26,0*	82	*4,8*	276	*262,6*	74	*70,4*
1948	2008	*26,0*	161	*2,1*	408	*23,6*	61	*3,5*	208	*192,9*	69	*64,0*
1949	1800	*22,7*	164	*2,1*	365	*20,6*	70	*4,0*	204	*184,5*	65	*58,8*
1950	1560	*19,1*	115	*1,4*	351	*19,5*	61	*3,4*	194	*171,3*	60	*53,0*
1951	1411	*16,7*	127	*1,5*	319	*17,4*	64	*3,5*	129	*110,8*	39	*33,5*
1952	1165	*13,5*	125	*1,4*	221	*11,9*	48	*2,6*	111	*92,3*	38	*31,6*

[1] Europäische Bevölkerung. — [2] Ohne Yukon und das nordöstliche Gebiet, seit 1926 einschl. der Provinz Quebec, seit 1950 einschl. Neufundland. — [3] 1900—1932 nur die registrierten Todesfälle, seit 1933 das ganze Land. — [4] Nach den jeweiligen Landesgrenzen. — [5] Tuberkulose aller Formen. — [6] Von 1921—1937 Tuberkulose aller Formen. — [7] Bis 1911 einschl. Nordirland. — [8] Ausschließlich der einheimischen Bevölkerung.

Tabelle LV. *Sterblichkeit an Lungentuberkulose im Jahre 1952 — nach Alter und Geschlecht auf 100 000 Einwohner*

Entnommen aus: Statistiques Épidémiologiques et Démographiques Annuelles 1952 der WHO — Tab. 46, S. 298

Verschiedene europäische und außereuropäische Länder

Land	Ge-schl.	Ins-ges.	0—1	1—4	5—9	10—14	15—19	20—24	25—29	30—34	35—39	40—44	45—49	50—54	55—59	60—64	65—69	70—74	75—79	80—84	85 u.m.
Kanada ohne Yukon u. d. nordöstl. Territ.	m	17,5	4,3	3,9	1,1	2,3	8,0	10,7	13,1	16,3	14,9	18,4	25,5	33,1	42,0	47,1	53,4	63,6	58,7	60,9	42,9
	w	10,4	3,6	2,6	2,4	1,6	7,2	13,4	13,9	17,3	12,4	13,2	10,8	14,0	10,5	13,9	18,1	29,9	22,2	32,1	19,9
USA insgesamt[1]	m	25,4	2,9	1,9	0,5	0,5	3,5	9,4	13,4	17,8	23,6	31,6	42,0	55,1	64,0	74,3	77,0	77,6	85,3	72,7	80,4
	w	11,6	2,8	1,8	0,6	1,3	5,6	12,1	15,9	15,7	15,6	14,6	13,7	13,8	14,3	16,1	22,3	28,3	36,5	33,9	28,8
weiße Rasse[1]	m	21,4	4,3	1,2	0,2	0,3	1,8	4,8	8,3	11,4	17,3	24,4	34,1	45,0	56,1	67,3	71,9	74,9	81,2	71,2	78,6
	w	8,8	4,6	1,1	0,3	0,5	2,5	6,7	9,6	11,1	11,0	11,3	10,3	10,3	11,2	13,6	19,8	26,7	35,7	33,5	27,9
nichtweiße Rasse[1]	m	59,7	18,9	7,0	2,2	2,1	15,8	46,3	56,8	77,2	80,5	97,8	115,3	154,8	155,7	170,3	136,2	110,9	144,8	92,1	100,0
	w	35,5	16,5	6,7	2,5	6,3	27,1	52,0	65,7	54,9	53,5	43,8	44,3	48,4	52,2	53,6	51,2	49,3	50,0	40,0	38,7
Ceylon	m	39,2	2,5	6,1	2,4	4,0	9,0	31,5	38,8	54,8	66,2	64,5	83,1	129,6	120,4	130,6	127,4	140,0	95,7	146,7	90,0
	w	31,0	1,9	8,0	2,3	5,4	15,4	36,1	50,9	55,6	54,3	49,7	71,6	60,6	69,5	77,5	61,2	82,4	45,0	83,3	44,4
Israel (jüd. Bevölk.)	m	12,5	4,2	3,9	—	1,8	6,5	8,5	6,7	3,7	16,0	13,7	25,4	24,2	35,8	43,9	49,7	94,7		40,9	
	w	10,0	9,0	2,7	1,4	3,8	3,5	8,6	6,5	9,8	7,4	9,0	10,0	8,6	22,5	15,3	79,8	61,2		70,1	
Japan	m	77,7	11,1	11,3	5,3	5,6	31,3	86,6	126,0	136,2	122,9	129,5	134,8	150,3	174,4	199,3	214,6	167,6		103,6	
	w	57,9	9,3	12,9	6,7	10,8	45,0	91,3	115,2	104,9	89,1	73,5	70,0	77,4	84,6	85,3	85,4	61,9		42,5	
Deutschland Bundesrepublik	m	32,1	6,3	2,4	0,7	0,9	3,0	12,0	24,8	21,7	25,9	32,1	40,5	61,5	73,3	87,3	98,0	107,8	104,2	77,8	41,9
	w	15,1	4,6	2,8	0,8	1,3	4,8	13,7	17,3	14,3	15,1	14,2	14,2	14,7	17,8	25,6	39,3	50,4	50,2	46,0	32,1
West-Berlin	m	57,5	—	—	—	2,8		26,1		27,2	33,1	37,6	55,6	82,6	99,7	140,9	144,0	207,5	163,0	112,9	117,6
	w	22,9	23,0	10,3	—	2,1		22,2		23,9	24,8	16,5	23,0	18,9	26,1	33,4	25,2	54,2	68,8	92,3	88,9
Österreich	m	54,5	13,2	1,4	—	1,4	6,4	12,3	26,3	26,6	26,3	41,3	68,3	104,9	126,4	162,7	183,0	180,7		174,0	
	w	25,1	8,0	2,5	0,4	2,1	8,0	13,9	20,2	21,7	19,4	17,8	17,4	24,0	29,2	42,0	63,9	85,3		124,5	
Dänemark[1]	m	14,2	—	1,8	—	—	1,3	2,7	17,6	13,5	17,3	17,6	21,0	28,6	20,0	32,9	38,3	38,2	61,0	40,9	14,3
	w	9,4	8,1	1,2	0,5	—	3,5	7,6	15,2	13,2	13,9	10,2	10,5	5,3	7,9	11,4	17,4	30,0	41,8	19,7	40,8
Dänemark	m	11,5	—	0,6	—	—	1,3	4,8	5,3	12,8	10,4	10,9	22,8	20,9	22,2	16,8	25,5	55,7	47,6	39,5	82,2
	w	7,9	—	—	—	0,6	0,7	6,3	7,1	13,1	10,2	4,4	11,0	6,0	4,3	15,3	18,2	42,5	40,4	14,5	30,0
Finnland	m	69,2	6,2	2,0	1,9	2,3	15,3	32,5	75,3	68,1	63,5	91,2	120,0	145,0	204,2	273,6	279,4	216,2		200,7	
	w	33,8	15,2	1,0	1,5	6,5	24,2	35,7	48,0	48,6	36,1	39,0	30,8	42,9	42,7	70,0	65,0	104,8		100,2	

Frankreich	m	50,5	10,0	2,1	0,3	0,5	3,5	14,9	28,5	38,9	57,2	70,8	89,0	110,0	120,2	122,1	118,4	110,2		86,2	
(vorläufiges Erg.)	w	23,4	9,3	2,6	0,3	1,2	5,2	17,3	26,3	32,0	28,2	28,2	27,0	26,3	26,3	33,1	40,5	53,1		55,5	
Italien[2]	m	29,0	14,3	5,4	1,7	1,5	5,9	15,9	29,4	38,2	32,7	44,1	60,1	67,6	81,4	67,5	54,3	44,8	38,4	17,8	
	w	15,0	9,2	6,0	1,2	3,1	10,1	19,4	22,1	24,8	17,5	17,5	18,3	16,4	19,6	17,4	25,8	23,9	23,3	13,3	
Norwegen	m	21,3	—	—	—	—	2,0	12,4	24,2	22,4	22,9	17,6	31,9	40,6	41,3	36,0	62,8	73,7		55,1	
	w	12,5	—	0,8	1,4	—	6,1	5,5	17,1	14,2	16,7	12,5	8,9	14,3	25,3	13,3	27,4	38,7		35,0	
Niederlande	m	10,9	2,5	2,3	0,5	0,5	1,2	4,2	7,0	11,1	9,2	13,7	16,1	18,7	25,7	27,9	43,8	43,0	41,3	48,1	46,3
	w	8,2	2,7	0,9	0,6	0,5	2,0	5,8	7,1	8,7	10,1	5,4	6,7	8,2	12,2	18,3	27,8	36,6	52,0	43,8	31,3
Portugal	m	99,1	57,5	46,4	8,5	9,7	38,9	105,7	128,0	136,3	146,8	167,9	177,7	192,1	204,7	182,0	171,6	115,6	81,3	50,7	
	w	58,5	82,7	41,0	14,6	16,7	50,2	88,1	91,2	79,5	73,4	59,2	62,6	60,8	72,2	77,0	58,5	55,4	72,0	28,5	
Großbritannien																					
England u. Wales	m	30,4	2,6	1,2	0,5	1,0	3,5	10,3	17,1	23,3	27,1	29,8	41,1	60,6	77,2	88,0	88,0	80,1	56,9	28,8	17,5
	w	12,8	2,1	1,7	0,5	0,6	5,8	16,9	23,8	22,4	17,6	15,5	12,5	13,8	14,6	15,2	14,1	16,1	17,4	16,4	10,1
Schottland	m	34,7	19,5	6,4	1,4	2,1	4,0	24,3	28,7	38,6	39,2	38,5	55,4	68,1	76,8	78,1	94,2	57,7	67,9	26,9	—
	w	21,0	15,9	4,5	1,4	3,2	20,2	45,3	45,6	41,7	29,3	27,2	14,0	18,9	19,6	15,6	14,2	14,0	15,2	3,5	14,9
Nordirland	m	29,4	—	—	—	—	5,5	14,1	23,9	37,9	36,6	32,0	53,5	110,6	50,3	81,5	61,4	72,7	47,5	16,7	—
	w	18,2	—	1,8	—	—	5,6	29,1	49,9	38,0	25,8	19,2	21,2	22,5	17,5	29,9	11,7	18,3	13,0	26,4	26,3
Schweden	m	19,2	—	0,4	0,3	—	4,7	10,2	14,4	17,1	19,2	22,8	19,7	26,2	35,3	45,9	52,8	63,3	70,1	41,2	44,2
	w	11,4	—	0,4	—	0,9	4,4	7,5	10,7	10,2	16,5	14,8	8,7	12,2	11,9	17,6	29,6	38,9	37,3	38,6	18,1
Schweiz	m	24,9	—	0,6	0,5	0,6	5,0	10,0	11,1	19,2	14,5	22,2	35,4	51,3	42,5	55,8	86,4	92,9	128,1	114,5	168,9
	w	14,7	2,5	1,2	—	—	2,5	9,0	9,2	11,4	14,7	9,2	14,7	17,1	16,4	23,0	36,5	57,7	55,9	127,4	155,6
Australien	m	20,2	—	—	0,5	0,6	0,3	4,2	3,8	9,7	12,4	16,5	27,3	39,8	62,6	72,4	94,4	101,9	105,5	105,0	41,3
(ohne d. Eingeb.)	w	6,6	1,0	—	—	0,6	0,7	5,9	5,9	8,0	10,1	11,4	7,0	9,2	13,2	7,4	14,0	14,7	27,8	15,8	27,2
Neuseeland	m	16,8	8,4	1,1	1,1	—	—	3,0	11,2	13,4	7,6	15,5	20,9	34,8	43,5	35,5	71,9	69,5		74,4	
(ohne d. Maoris)	w	7,2	4,4	2,4	—	—	1,7	9,5	10,3	10,3	10,5	4,8	9,1	14,5	16,3	10,1	—	14,2		19,9	

[1] Zahlen für 1951.

[2] Errechnet nach der Volkszählung von 1951.

Tabelle LVI. *Stationäre Behandlung Tuberkulose-Erkrankter in Bayern 1951, 1952 u. 1953 (in %)*

Verteilung der stationär untergebrachten Kranken auf die Krankheitsgruppen

Aus „Die Tuberkulose in Bayern 1953" Seite 36, Tabelle 10

Regierungsbezirk	Jahr	Tuberkulose der Atmungsorgane					Tbc. and. Organe Id	Zus. Ia—Id
		Ia	Ib	Ia + Ib	Ic	Ia—Ic		
Oberbayern . . .	1951	57,08	8,04	65,12	26,28	91,40	8,60	100,00
	1952	63,06	3,85	66,91	25,51	92,42	7,58	100,00
	1953	58,91	4,47	63,38	28,26	91,64	8,36	100,00
Niederbayern . .	1951	61,64	12,93	74,57	16,12	90,69	9,31	100,00
	1952	62,40	13,18	75,58	16,96	92,54	7,46	100,00
	1953	65,83	11,84	77,67	13,38	91,05	8,95	100,00
Oberpfalz	1951	58,76	12,25	71,01	20,11	91,12	8,88	100,00
	1952	62,87	10,89	73,76	20,70	94,46	5,54	100,00
	1953	64,58	8,73	73,31	19,66	92,97	7,03	100,00
Oberfranken . . .	1951	54,47	8,93	63,40	27,74	91,14	8,86	100,00
	1952	54,57	10,36	64,93	26,67	91,60	8,40	100,00
	1953	52,67	10,02	62,69	26,96	89,65	10,35	100,00
Mittelfranken . .	1951	57,30	6,72	64,02	27,00	91,02	8,98	100,00
	1952	61,84	6,72	68,56	22,95	91,51	8,49	100,00
	1953	59,32	6,08	65,40	28,81	94,21	5,79	100,00
Unterfranken . .	1951	54,39	7,57	61,96	27,66	89,62	10,38	100,00
	1952	48,35	10,76	59,11	30,03	89,14	10,86	100,00
	1953	47,27	12,94	60,21	29,24	89,45	10,55	100,00
Schwaben	1951	50,81	8,05	58,86	25,57	84,43	15,57	100,00
	1952	53,77	6,79	60,56	25,11	85,67	14,33	100,00
	1953	50,51	8,18	58,69	27,20	85,89	14,11	100,00
Bayer. Kreis Lindau	1952	44,87	17,95	62,82	21,80	84,62	15,38	100,00
(Bodensee)	1953	49,30	7,04	56,34	23,94	80,28	19,72	100,00
Bayern	1951	56,32	8,94	65,26	24,76	90,02	9,98	100,00
	1952	58,97	7,89	66,86	24,34	91,20	8,80	100,00
	1953	57,21	7,87	65,08	25,72	90,80	9,20	100,00

Anhang

1. Wissenschaftliche Rundschreiben des DZK

(Nr. 1—37 s. Tbc.-Jb. 1951/52, S. 166/167; Nr. 38—52 s. Tbc.-Jb. 1952/53, S. 193)

53. Neuerkrankungen an extrapulmonaler Tuberkulose
54. Tierversuche und Kulturverfahren zum Nachweis von Tuberkelbakterien
55. Über die Anwendung des Pneumothorax in Frankreich
56. Initiale Foci bzw. minimale Lungenherde
57. Vergleich zwischen Untersuchungen auf Tbc mittels Kehlkopfabstrichen und mittels Magensaft (von S. FROSTADT)
58. Die Tuberkulose-Mortalität und -Morbidität 1953/54 (Stand des Tuberkulose-Problems im Frühjahr 1954)
59. Tuberkulöse Infektion in einem Kinderheim durch den Typus bovinus
60. Die Durchführung der Formalin-Schlußdesinfektion mit dem Formalin-Verdampfungsapparat von SCHÄFER, München
61. Wirtschaftlichkeit des Schirmbildverfahrens
62. Heilverfahrensstatistik aus Rheinland-Pfalz 1953
63. Rückfälle an Lungentuberkulose

2. Bericht über die XVI. Deutsche Tuberkulo se-Tagung vom 1.—3. September 1954 in Berlin

1. Hauptthema: „*Die* BOECK*sche Krankheit.*"

Eine Übersicht über den derzeitigen Stand der Ätiologie der BOECKschen Krankheit (BK) gab KALKOFF, Marburg. Nach seiner Auffassung weist die größte Wahrscheinlichkeit auf eine tuberkulöse Ätiologie hin, und zwar sind es vier wesentliche Punkte, die sich für die tuberkulöse Ätiologie der BK anführen lassen: der positive Tuberkelbakteriennachweis, der Ausfall der Tuberkulinreaktion, das Vorkommen sog. Übergangsfälle (aus Boeck u. Tbc.) sowie Zwischenformen (Tbc. u. Boeck) und das Vorkommen von Krankheitserscheinungen, die nicht mit den Übergangsfällen identifiziert werden können, da sie sich nicht ohne Zwang in den Boeck oder in die banale Tuberkulose einordnen lassen. Jedenfalls sind mehrere Erreger oder ein Erreger, die für Boeck verantwortlich gemacht werden können, bis jetzt nicht gefunden worden.

ÜHLINGER, Zürich, setzt sich mit der *pathologischen Anatomie* der BOECKschen Krankheit auseinander. Er stellt die Morphologie, das BOECKsche Granulom, in den Vordergrund seiner Betrachtungen. Es zeigt im Gegensatz zum tuberkulösen Granulom wenig oder keine Riesenzellen. Es ist ein miliares Knötchen aus Epitheloidzellen, das sich im Lauf der Zeit in eine hyaline Kugel umbildet. Gegenüber dem Tuberkel zeichnet sich das Knötchen durch Ausbleiben der zentralen Verkäsung und das Fehlen eines lymphocytären Randwalles aus. Fast immer wird Hypercalcämie, Hyperproteinämie und Hyperglobulinämie mit Vermehrung des Gammaglobulins gefunden. Die Behandlungsmöglichkeit wird durch das Verhältnis von Epitheloidzellen, Lymphocyten und Narbengewebe bestimmt. Letzteres kann nur schrumpfen, die Epitheloidzellen und Lymphocyten dagegen können verschwinden. Das Cortison wirkt hemmend auf die Fibroblasten und vernichtet die Lymphocyten, die Epitheloidproliferation friert ein.

Über die *Klinik des Morbus* Boeck berichtet Heilmeyer, Freiburg. Anhand nachfolgender Tabelle werden zuerst die wichtigsten Kriterien der Boeckschen Krankheit dargelegt:

I. Histologisch:	Rein produktive Epitheloidzellwucherung, Fehlen stärkerer Exsudation, Fehlen von käsigen Nekrosen.
II. Immunbiologisch:	Negativer Bacillenbefund, verminderte bzw. negative Tuberkulinempfindlichkeit, häufig Eosinophilie, meist Vermehrung der Gammaglobuline (positiver Kveim-Test).
III. Klinisch:	1. Fehlen von Intoxikationen, daher a) guter subjektiver und objektiver Allgemeinzustand, b) meist kein Fieber 2. Geringe Senkungsbeschleunigung 3. Besonderheiten in der a) Organlokalisation, b) Organmanifestation 4. Verlaufsweise a) subakute Form mit Erythema nodosum b) chronische Form → Spontanheilung / → Fibrosis / → respirator-kardiale Insuffizienz

Keines der Charakteristika ist allein beweisend. Für die histologische Form ist die enorme Epitheloidwucherung charakteristisch, es kommt aber nie zu stärkeren Exsudationen und käsigen Nekrosen. Dieser Zustand ähnelt weitgehend der produktiven Tbc. Das Fehlen von Tbc. und die stark herabgesetzte Tuberkulinempfindlichkeit ist typisch für das immunbiologische Bild, und Vermehrung von Gammaglobulin, Eosinophilie werden häufig beobachtet. Im klinischen Bild fehlen beim chronischen Boeck starke Intoxikationserscheinungen. Wenn auch prinzipiell die Boecksche Erkrankung in allen Organen auftreten kann, so zeigen sich doch gewöhnlich bestimmte bevorzugte Organmanifestationen. Folgende Tabelle zeigt den bevorzugten Sitz auf Grund autoptischer Befunde von Longcope und Freiman 1952:

1. Lunge 86%	5. Herz 20%
2. Lymphknoten 86%	6. Nieren 19%
3. Leber 65%	7. Knochenmark 17%
4. Milz 63%	8. Pankreas 6%

Der Beginn der Erkrankung ist uncharakteristisch, kein Nachtschweiß, kein Husten, keine Gewichtsabnahme, selten erhöhte Senkung und dann nur unbedeutend. Relativ oft wird über Gelenkbeschwerden, besonders in den kleinen Gelenken, geklagt. Referent hebt hervor, daß die BK der Lunge immer mit einer hilären Adenopathie beginnt, die aber wieder verschwinden kann. Nachzuweisen ist sie nur durch Schichtaufnahmen. Typisch sind die großen, scharf begrenzten, manchmal tumorartig imponierenden Drüsenschatten, meist bihilär, peribronchial oder paratracheal gelagert, wobei die rechte Seite oft stärker hervortritt. An das 1. Stadium schließt sich das 2. Stadium der eigentlichen Lungenerkrankung an. Es beginnt mit oft kaum erkennbarer Vermehrung der netzartigen Grundstruktur der Lungenzeichnung mit typischer Lokalisation im Mittelfeld in Form von zarten Reisern, vom Hilus aus beiderseits in die Lunge einstrahlend (feinreticuläre perihiläre Infiltration), hier auch oft rechts mehr als links. Im 3. Stadium gibt es 2 Entwicklungsmöglichkeiten: Große verdichtete Komplexe (Konglomerate), Sitz im Mittel- oder Oberfeld, oder Epitheloidzellwucherungen, in Bindegewebsbildung übergehend (Fibrosis); dieses Stadium ist nicht mehr rückbildungsfähig. In diesem Stadium sind die Kranken dyspnoisch und cyanotisch; bei langer Dauer und Ausdehnung des Lungenprozesses kommt es zur Herzinsuffizienz. Zu der Therapie der BK ist zu sagen, daß restloses Versagen der Chemotherapie beinahe überzeugend zur Differentialdiagnose herangezogen werden kann. Die Behandlung mit Cortison ist heute die wirksamste Behandlungsmethode, erfolgreich ist sie aber meist nur im 1. und 2. Stadium.

Auf die *Bedeutung des bilateralen Hiluslymphdrüsensyndroms* als Anfangsstadium der Sarcoidosis weist L. Löfgren, Stockholm, hin. Typisch sind dabei die großen, verhältnismäßig symmetrischen Hiluslymphome, die in einem Drittel der Fälle mit einer Anschwellung der aratrachealen Lymphknoten einhergehen. Die Prognose ist im allgemeinen gut, im chronischen Stadium jedoch immer schlecht.

Wörrlein, Eisenach, setzt sich mit versorgungsrechtlichen Fragen bei der BK auseinander. Sommer, Braunwald, berichtet über die Cortisonbehandlung bei der BK. Frische Formen werden günstig beeinflußt, dagegen ist die Prognose bei fortschreitender Granulomatose, die bereits Fibrosierungstendenz zeigt, schlecht. Bei der *epitheloidzelligen Granulomatose* des *Auges* sah Ullerich, Hamburg, bei frühzeitigem Beginn der Cortisonbehandlung gute Erfolge. Bei frühzeitiger Behandlung schwerer Fälle ist man in der Lage, eine Abheilung mit brauchbarem Visus zu erreichen. Zöbisch, Berlin-Steglitz, berichtet aus eigenen Erfahrungen über den *Verlauf der BK*. Auf Grund ihrer Untersuchungen hält er die BK für eine Systemerkrankung, die im Hinblick auf die Ätiologie von Tuberkulose im wesentlichen unabhängig ist; er weist in diesem Zusammenhang auch auf neuere Veröffentlichungen von Pathologen hin, die sich gegen die tuberkulöse Ätiologie aussprechen. Zöbisch möchte den Morbus Boeck mehr als Manifestation von Sarcoidose bzw. als eines ihrer Frühstadien im Sinne Löfgrens betrachtet wissen.

Lindig, Leipzig, berichtet über einen freien Übergang von Tuberkulose in Boeck. Nach Schanen, Bremen, täuscht das Summationsbild vielfach die Bevorzugung der rechten gegenüber der linken Seite vor. Auf Grund umfangreicher transversal-tomographischer Untersuchungen beim MB stellte man fest, daß die präaortale und paratracheale Drüsengruppe, aber auch die Bifurkationsdrüsen links im Übersichtsbild oft nicht zur Darstellung kommen, sie werden erst im transversalen Raum erfaßt.

2. Hauptthema: „*Stand und Bekämpfungsmaßnahmen der Tuberkulose in den letzten drei Jahrzehnten (Kritik u. Ausblick)*“

Federhen, St. Goar, berichtet aus den Akten von etwa 4300 „Lungentuberkulösen eines Bevölkerungsbezirkes von rd. 350000 Einwohnern aus den Jahren 1928 —1951“, und zwar im Hinblick auf die Lebensaussichten der Kranken, die ihre Lungentuberkulose überstanden haben. Die Lebensaussichten haben sich, besonders seit dem Jahre 1948, wesentlich gebessert. Allgemein zeigt sich bei den Behandelten ein weit günstigerer Krankheitsverlauf als bei den Unbehandelten. Bei Pneumothorax-Behandlung (Pnth.) bestanden bessere Heilungsaussichten als ohne Pnth.-Behandlung. Darüber hinaus verbessert sich die Lebenserwartung erheblich, wenn auch Chemotherapie durchgeführt wird. Familiäre Belastung und Exposition waren ohne sicheren Einfluß auf den Ablauf der Erkrankung. Der Gipfel der Erkrankungshäufigkeit liegt bei 20—25 Jahren; bei Männern konnte noch eine Zunahme zwischen 35—40 Jahren festgestellt werden. Eine möglichst frühzeitige Behandlung, besonders chemotherapeutisch in Verbindung mit Pnth., verbessert die Lebenserwartung des Patienten erheblich. Die Beherrschung der Krankheit liegt nach wie vor in der Früherfassung.

Heesen, Kinderheilstätte Maria Grünwald, berichtet über „die Verlaufsformen der Lungentuberkulose des Kindes von 1920—1940“, also in den Jahren zwischen den beiden Weltkriegen. Für die Prognose ist die Art der Erkrankung nicht so entscheidend wie das Alter des Kindes. Das Maximum der Erkrankungen wurde in der Altersklasse 5—10 Jahre ermittelt. Im Pubertätsalter ist die Zahl der erkrankten Mädchen doppelt so hoch wie die der Knaben; außerdem ist die Prognose für die Mädchen schlechter. Primärformen und Pleuritiden haben bei genügend langer stationärer Behandlung meist eine gute Prognose. Die Pleuritiden sollen mindestens 5 Jahre lang nachbeobachtet werden. Die Kollapsbehandlung, besonders der Pnth., verbessert die Aussichten der offenen Lungentuberkulose erheblich; Kuren und die Pnth.-Behandlung müssen aber lange genug durchgeführt werden.

Scholtyssek, Bad Pyrmont, sprach über die „Augentuberkulose im Verlaufe der letzten 30 Jahre“. Der Beweis einer echten Augentuberkulose kann nur durch Bacillennachweis oder durch den Nachweis spezifischen tuberkulösen Gewebes erbracht werden.

Harmsen, Hamburg, hat die „Todesursachen der nicht an Tuberkulose Verstorbenen“ nachgeprüft. Er stellt fest, daß zur Zeit mindestens ein Viertel der Tuberkulösen nicht an ihrer Grundkrankheit, sondern an anderen Krankheiten sterben. Besonders seit der Einführung der Chemotherapie ist die Zahl ständig im Steigen. Bei der Sterblichkeit ergeben sich kaum wesentliche Unterschiede gegenüber den Nichttuberkulösen; auch bei ihnen stehen als Todesursache Herz- und Kreislaufkrankheiten und die Geschwülste an erster Stelle.

Schmitz, Düsseldorf, befaßt sich mit den „Grundsätzen der Heilstättenbehandlung in den letzten 3 Dezennien“. Er hebt vor allem die Wichtigkeit und die Dauer des klimatischen

Heilverfahrens hervor, denn nur durch längere Kurdauer könne die große Anzahl der Rückfälle vermieden werden; Unruhe und Vermassung sollen durch die Einrichtung von Einheitsstationen behoben werden; die Unterbringung der Patienten in Zweibettzimmern sowie die Schaffung von Entbindungsstationen und Jugendabteilungen sind anzustreben. Allgemeinbehandlung und psychische Führung dürfen nicht vergessen werden. Auf die Notwendigkeit der Beschäftigungs- und Arbeitstherapie wird besonders hingewiesen.

Hoppe, Essen, beleuchtet die „therapeutische, wirtschaftliche und hygienische Situation des Lungentuberkulösen vor der Heilstättenkur". Die Untersuchung von 500 Fällen ergibt, daß 27% der Kranken familiär belastet waren, 26% hatten vorher Pleur. exs. durchgemacht, 63% aller Patienten wurden durch klinische Symptome, 17% durch systematische Reihenuntersuchungen entdeckt. 33% der Patienten hatten Tuberkulostika in solchen Mengen erhalten, daß eine weitere Wirksamkeit nicht mehr zu erwarten war. Von allen Asylierungsfällen mit positivem Bacillenbefund lebte rund die Hälfte länger als ein Jahr mit ihren Kindern zu sammen. Patienten mit kleineren Prozessen (in 17 Fällen sogar ohne Bacillennachweis) waren in einem höheren Prozentsatz an einer häuslichen Infektion beteiligt als die schweren Tuberkulosen.

„Über die Bedeutung und Bekämpfung der Rindertuberkulose im Bundesgebiet in den letzten 30 Jahren" sprach Meyn, Warthausen. In seinen Ausführungen hebt M. besonders hervor, daß die Masse der kindlichen Fütterungstuberkulosen vom Genuß tuberkulöser Milch ausgegangen ist; eine sicher tuberkelbakterienfreie Milch kann auf die Dauer nur von tuberkulosefreien Kühen gewonnen werden. Die Ausrottung der Rindertuberkulose muß deshalb mit allen zur Verfügung stehenden Mitteln angestrebt werden. Insgesamt sind z. Z. rd. 50% aller Rinderbestände in Deutschland dem Bekämpfungsverfahren angeschlossen und rd. 25% aller Rinderbestände amtlich als tuberkulosefrei anerkannt. Als Gefahrenquelle darf jedoch auch das Fleisch tuberkulöser Schlachtrinder nicht außer acht gelassen werden; die Änderung der jetzt gültigen Ausführungsbestimmungen zum Fleischbeschauungsgesetz vom 29. 10. 40 muß angestrebt werden. Goerttler, Jena, bringt „statistische Erhebungen über das Vorkommen boviner Tuberkulose beim Menschen".

Lütgerath, Lauterbach, gibt einen „Überblick über die ländlichen Tuberkulose-Fürsorgestellen vor 30 Jahren und heute". Er hebt besonders hervor, daß die seinerzeit gestellten Forderungen an die Einrichtung und Organisation der ländlichen Fürsorgestellen, abgesehen von einigen neu hinzugetretenen Gesichtspunkten, auch heute noch ihre Gültigkeit haben. 1947 erwuchs der Fürsorgestelle in der freiwilligen BCG-Schutzimpfung eine neue Aufgabe. Unterdessen sind die Massenimpfungen der ersten Jahre weitgehend gezielten Impfungen gewichen, so daß wir uns heute im wesentlichen auf die Impfungen der Schulanfänger und Entlassenen konzentrieren können. Die jährliche, sehr kostspielige Allergie-Kontrolle können wir auf Grund der bisher gewonnenen Ergebnisse verlassen, dagegen erscheint die Nachkontrolle bei den Schulentlassenen wegen evtl. Nach-Vaccinationen angezeigt. (Die Impfung der Neugeborenen wird zunächst den Kliniken vorbehalten bleiben.) Beobachtungen haben gezeigt, daß es durch die Impfung in den ländlichen Kreisen zu einer Eindämmung der Primärtuberkulose und der postprimären Streuungsformen gekommen ist; Meningitiden wurden bei Geimpften bedeutend weniger gesehen als bei Nichtgeimpften. Zum Schluß wurde kurz auf die Bedeutung der Rindertuberkulose für die kindliche Tuberkulose hingewiesen.

Schultz, Hamburg-Eimsbüttel, berichtet über „die großstädtische Tuberkulosefürsorge vor 30 Jahren und heute". Es werden vor allem die Verhältnisse von Hamburg geschildert. Durch den notwendig gewordenen Wiederaufbau nach dem Kriege konnten die meisten Fürsorgestellen auf den modernsten Stand, besonders in bezug auf die Röntgeneinrichtungen, gebracht werden. Sämtliche Halbwellenapparate sind bereits oder werden in absehbarer Zeit auf Vierventilapparate umgestellt, jedes Amt bekommt oder bekam eine Schichteinrichtung, jedes der 6 Ämter hat ein Schirmbildgerät mit Spiegel- oder Linsenoptik. Außerdem gibt es eine große Schirmbildstelle für Röntgen-Reihenuntersuchungen, die mit Technikformat arbeitet. Die meisten Fürsorgestellen verfügen jetzt sowohl über ausreichende Warteräume (nach Möglichkeit getrennt für ansteckende und geschlossene Kranke und für Kinder) als auch über genügend Büro- und Untersuchungsräume.

Breu, Ludwigsburg, hebt in seinen „Diskussionsbemerkungen" hervor, daß der systematische Einbau des Röntgen-Reihenbildverfahrens in der Fürsorgestelle unbedingt zur Entlastung des Fürsorgearztes notwendig ist (nach Möglichkeit als Schirmbildmittelformat); die hierdurch entstehende Entlastung des Fürsorgearztes käme der Betreuung der Tuberkulosekranken, den Ia—Ic-Fällen, zugute. Auch HEISIG, Weimar, vertritt den Standpunkt, daß man von *allen* Hilfsmitteln und Neuerungen in den Fürsorgestellen soweit wie möglich Gebrauch machen soll und muß, denn der Arzt muß von den ermüdenden und zeitraubenden Reihendurchleuchtungen weitgehend befreit werden, damit er für seine Patienten, für die eigentliche fürsorgerische Arbeit, Zeit gewinnt. GRIESBACH weist u. a. auf die Tatsache hin, daß zu der Veränderung des Gesichtes der Tuberkulose im Bundesgebiet inzwischen ein umfangreiches Netz freipraktizierender niedergelassener Lungenfachärzte für die Versorgung der Bevölkerung hinzugekommen ist, ein Umstand, der bei der Umgestaltung der Methodik der Fürsorgearbeit beachtet werden muß.

3. Hauptthema: „*Spätergebnisse der Lungentuberkulosetherapie*".

BREU, Ludwigsburg, und SCHOTT, Freiburg, referieren über „die Spätergebnisse und sozialhygienische Bedeutung der Chemotherapie bei Lungentuberkulose". Zur Beantwortung dieser Fragestellung sichtete BREU Fürsorgeakten von rd. 3000 offentuberkulösen Kranken aus verschiedenen Fürsorgestellen aus den Erkrankungsjahren 1948—1952. Die anfänglich Offentuberkulösen aus den einzelnen Erkrankungsjahren wurden je nach Behandlungsmethoden in 3 Gruppen unterteilt: 1. ohne Chemotherapie, 2. mit Chemotherapie und chirurgischer Behandlung, 3. nur Chemotherapie. Die Durchsicht der Akten ergab, daß die Ergebnisse in den einzelnen Erkrankungsjahren sich laufend günstiger gestalteten. Es besserten sich 1948 = 53,9%, 1950 aber 65%; die Todesfälle gingen von 26,7% (1948) auf 15,8% (1950) nach 3jähriger Beobachtungszeit zurück. Vergleicht man die Ergebnisse in den 3 Gruppen, so schneidet eindeutig die 2. Gruppe (Chth. u. chirurgische Behandlung) am besten ab. Rückfälle, die ja bekanntlich schon vor der Ära der modernen Chemotherapie beobachtet wurden, treten am häufigsten bei der 3. Gruppe (nur Chth.) auf. Unter der Auswirkung der tuberkulostatischen Behandlung hat der Verlauf der Tuberkulose eine wesentliche Veränderung erfahren. Die frischen exsudativen Lungentuberkulosen, die noch vor einigen Jahren gegenüber den chronisch-produktiven Formen eine weit ungünstigere Prognose hatten, bilden sich erstaunlich gut zurück, ebenso die frischen Schübe einer schon älteren Lungentuberkulose. Zum Schluß stellt BREU nachfolgende Forderungen:

1. Früherfassung der Tuberkulose, da die frischen Herde am besten auf Chemotherapie ansprechen, Röntgenreihenuntersuchung auf breitester Grundlage.
2. Frühzeitiger Beginn mit Chemotherapie, also schnelle Einweisung zur stationären Behandlung, genügend lange Dauer der stationären Behandlung.
3. Kurzfristige und genaue Kontrolluntersuchungen der Heilstättenentlassenen, besonders nach Chemotherapie, und vermehrte Auswurfuntersuchungen.
4. Zielbewußte Nachfürsorge (Arbeitsfürsorge — ausreichende wirtschaftliche Hilfe).
5. Tatkräftige vorsorgende Tuberkulosebekämpfung (stationäre Isolierung chronischer Bacillenstreuer — BCG-Schutzimpfung zum mindesten aller gefährdeten Kinder und Erwachsenen).

Auch SCHOTT kommt bei der Nachprüfung von 676 Fällen nach Heilstättenbehandlung zu ähnlichen Ergebnissen wie BREU. Die Heilerfolge in den Jahren 1951/53 waren besser als in den Jahren 1948/50. SCHOTT führt diese Beobachtung auf die Anwendung von Chemotherapie, besonders von INH, zurück, ebenso das beträchtliche Absinken der Tuberkulosesterblichkeit. Eine absolute Ausheilung der offenen Tuberkulose konnte jedoch leider *nicht* erreicht werden. Es sind mehr oder weniger Besserungen eingetreten, aber die Zahl der Rezidive ist immer noch recht hoch. Vielleicht wäre durch Verlängerung der Kurzeit ein Abnehmen der häufig auftretenden Rezidive im 1. Halbjahr nach der Heilstättenentlassung zu erreichen. Unter 132 Rezidiven der seit 1951 durchgeführten Heilverfahren waren allein *59%* Kranke, die die Kur *vorzeitig* abgebrochen oder sich während der Kurzeit uneinsichtig verhalten haben. Aus diesen Gründen muß unbedingt Verlängerung der Heilstättenkur gefordert werden. Auch der Nachfürsorge ist, besonders seit der Einführung der Chemotherapie, weit größerer Wert beizumessen. Zum Schluß kommt SCHOTT noch auf das Wohnungsproblem zu sprechen, das besonders aktuell ist, da der chronisch Offentuberkulöse nicht mehr stirbt, sondern in seine Familie zurückkehrt.

Über „die Überlebenszeit tuberkulös infizierter Tiere nach langdauernder Chemotherapie" berichtet VELTMAN, Bonn. Durch umfangreiche Versuche sollte vor allem die Frage geklärt werden, ob INH in vivo eine tuberkulostatische Dauerwirkung hat und unter welchen Bedingungen und nach welcher Dosis tuberkulös infizierte Tiere ihre tuberkulöse Erkrankung soweit überwinden, daß nach Absetzen des Medikamentes eine Rezidivfreiheit erreicht wird. Die Untersuchungen ergaben, daß die mit 0,01 mg Tuberkelbacillensubstanz geimpften und nachher 100—200 mal mit 2,5, 5 und 10 mg INH behandelten Meerschweinchen eine bisher nicht bekannte Überlebenszeit erreichten, daß aber trotz der klinisch gesund aussehenden Tiere noch lebende TB nachzuweisen waren.

Humbert, Hamburg, nimmt Stellung zu der „Frage der biologischen Heilungsmöglichkeit experimenteller Tuberkulose durch langdauernde INH-Therapie". Um diese Frage beantworten zu können, wurde die Behandlung nicht nur einige Monate, sondern $1^1/_2$ Jahre durchgeführt. Im Laufe der ersten 6 Wochen bildeten sich die spezifischen Veränderungen weitgehend zurück; später waren nur bei einzelnen Tieren kleine vernarbende Herde zu erkennen. In der 2. Hälfte und nach Abschluß des Versuches waren die Tiere morphologisch geheilt. Sowohl bei den behandelten Tieren, als auch bei den zahlreich geworfenen Jungen fanden sich keine Zeichen einer INH-Schädigung. Keines der Jungen erkrankte an Tuberkulose; die Tuberkulinreaktion war bei den Tieren positiv. Gegen Ende des Versuches wurde eine Provokation gegebenenfalls ruhender Tuberkulose durch Injektionen von Leibessubstanzen des TB durchgeführt (Lipoide, Wachse, Eiweiß). Die bei tuberkulösen Tieren sonst letal wirkenden Dosen wurden außer örtlicher Reaktion gut vertragen. Es kam also unter langdauernder INH-Therapie zur morphologischen Heilung. Wegen der noch positiven Tuberkulinreaktionen kann man aber von einer biologischen Heilung im Sinne Schürmanns streng genommen nicht sprechen. Der Frage, wie sich die Tuberkulose in diesem Stadium gegen eine Zweitinfektion verhalten würde, wurde nicht nachgegangen.

Felder, Wuppertal-Ronsdorf, führte „langfristige Serum-Eiweißbeobachtungen bei der chemotherapeutischen Tuberkulosebehandlung" durch. Die Koppelung von elektrophoretischer Differenzierung mit einer der Serumlabilitätsproben zeigte, daß damit exakte Einblicke in das Krankheitsgeschehen gewonnen werden können. Eine laufende Beobachtung im Längsschnitt ist allerdings nötig, um den Verlauf der Tuberkulose erkennen zu lassen.

Gaubatz, Heidelberg-Rohrbach, und Good, Wehrawald, bringen eine Zusammenstellung der „Spätergebnisse der Pneumolyse und der Resektion". Gaubatz hebt hervor, daß sich seit der Anwendung von Chemotherapeutica und Antibiotica die Ausheilungsquote bei der Pneumolyse wesentlich gebessert hat; sie beträgt bei idealer Indikation 91,7%, bei relativer 84,7% bzw. 67,4%. Mit Komplikationen ist bei der idealen Indikation kaum mehr zu rechnen. Good berichtet über die günstigen Dauererfolge bei der Lungenresektion bei Tuberkulose seit der Einführung der Chemotherapie und seit den Fortschritten in der Lungenchirurgie und der Narkose. Es wird über 1140 Operationen referiert, davon 278 Lungenresektionen wegen Tuberkulose, 342 Pneumolysen, 520 Plastiken. Bei einer Gegenüberstellung der Ergebnisse fällt auf, daß die Pneumolysen und Resektionen die gleiche Zahl der Negativen aufweisen: 90,7% bzw. 90%; bei den 520 Plastiken waren es nur 73%. Die Gesamtzahl der Sterbefälle im Dauerresultat betrug 5%; teil- bzw. vollarbeitsfähig wurden 72%. Etwa 10% waren arbeitsfähig, konnten aber aus verschiedenen inneren und äußeren Gründen den Weg in den Arbeitsprozeß nicht finden, oder sie wollten die Teilberentung beibehalten. Bei der Beurteilung der Arbeitsfähigkeit stößt man auch hier auf das noch nicht gelöste Problem der sog. Rehabilitation oder Wiederanpassung und Umschulung.

Viereck, Würzburg, empfiehlt zur „Bekämpfung der Nachblutung bei Pneumolysen" die Instillation von 500 cm^3 Dextran (im Handel als Macrodex bekannt) und gleichzeitig von 10 cm^3 Protaminsulfat. (Dextran hat ein mittleres Molekulargewicht von 80000, dieselbe Viscosität wie Plasma und den gleichen kolloidalen Druck wie Blut.) Diese „Flüssigkeitsplombe" wird am 7. Tag abpunktiert und die Pneumolyse als Luftpneumolyse weiter geführt. Komplikationen wurden nicht beobachtet. Hoppe, Essen, macht zur „endothorakalen Photographie" auf einen dreifachen Beleuchter der Firma Richard Wolf, Knittlingen, aufmerksam. Amschler, Sommerfeld, erläutert anhand „endoskopischer Untersuchungen die Entstehung des Pneumothoraxschadens". Er ist der Ansicht, daß durch zu starke Füllung — also nicht auf reflektorischem Wege — Atelektasen entstehen. Die Verschlechterung wird durch die nachfolgende Exsudation eingeleitet. Im Inneren der Atelektase kommt es zu den bekannten Schäden in Form von Bronchiektasenbildung und Induration des Gewebes. Es wird deshalb empfohlen, den Pneumothorax so oberflächlich wie möglich zu führen.

Verfasser erinnert in diesem Zusammenhang an die von ULRICI klinisch immer wieder geforderte Führung eines Pneumothorax im Sinne der Entspannung zur Vermeidung der Exsudation.

NITSCHE, Berlin, berichtet über „Luftembolien bei intrathorakalen Eingriffen" und BRANDT, Berlin-Wannsee, weist darauf hin, daß coronare Luftembolien besonders gefährlich sind.

WURM, Wiesbaden, erinnerte an die Vorschläge zu einer Therapie der venösen Luftembolie von BALOGH, Budapest [Virchows Arch. **307** (1941)], die offenbar damals bei der Klinik keinerlei Widerhall gefunden haben. Nach BALOGH gelingt es, die experimentelle venöse Luftembolie des Kaninchens nach Verbringen des Versuchstieres in eine Überdruckkammer durch einen langsam auf 2 Atm. ansteigenden Überdruck innerhalb kürzester Frist zu beseitigen, weil die im Blut befindlichen Luftbläschen durch den Druckanstieg zur physikalischen Absorption gebracht werden. Es handelt sich, wie WURM dazu bemerkt, um dasselbe Vorgehen, das sich bei der Behandlung der Caissonkrankheit bewährt hat, und es ist nicht einzusehen, warum dieses Verfahren bei der venösen und arteriellen Luftembolie des Menschen therapeutisch versagen sollte.

PFAFFENBERG, Schielo, spricht über „Verlaufsbeobachtungen bei der Lungentuberkulose der Diabetiker". Der Rückgang der Tuberkulosesterblichkeit ist bei der Tuberkulose und Tuberkulose mit Diabetes gleich. Hämatogene Tuberkulosen werden bei den Diabetikern selten gesehen. Eine Verschlechterung der Tuberkulose wurde dann beobachtet, wenn der Diabetes während der Tuberkuloseerkrankung manifest wurde. Das Schicksal des Tuberkulösen ist durch die diabetische Gefäßkrankheit und durch den Tuberkuloseverlauf bestimmt. RÖSSLER, Bonn, fordert bei der antibiotischen und chemotherapeutischen Lokalbehandlung der Knochen- und Gelenkherde durch Perfusion noch einen Zusatz von lytischen Substanzen wie Hyaluronidase, Streptokinase und Streptodornase; die dann verflüssigten Massen können leicht abgesaugt werden

3. Bericht über die XIII. Internationale Tuberkulose-Tagung in Madrid vom 26. September bis 2. Oktober 1954

Bei der XIII. Internationalen Tuberkulose-Tagung in Madrid, Sept./Okt. 1954, wurde in drei Hauptreferaten über die neuesten Erfahrungen seit der Einführung der Chemotherapie auf anatomisch-bakteriologischem, klinischem und sozial-hygienischem Gebiet berichtet.

I. Referat: Als erster Redner befaßte sich CANETTI, Paris, mit den „Anatomischen und bakteriologischen Veränderungen an Tbc-Herden unter dem Einfluß der Antibiotika und der Chemotherapie", und zwar in der Hauptsache bei der Anwendung von Streptomycin und INH, entweder allein oder in Kombination mit anderen chemotherapeutischen Mitteln. Die anatomisch-histologischen Veränderungen sind bei der *Miliartuberkulose* am eindrucksvollsten, in kürzester Zeit kommt es zum Verschwinden der perifokalen Entzündungsherde und zahlreicher Miliarknötchen. Einer der wichtigsten Erfolge ist, daß die Verkäsung bei einer großen Anzahl von Miliarherden verhindert wird.

Bei der *Lungentuberkulose* sind die Heilerfolge am besten im exsudativen Frühstadium, ebenso günstig werden die unspezifischen perifokalen Entzündungsherde beeinflußt, dagegen kommt es trotz Chth. bei spezifischen Entzündungsherden mit reichlich Epitheloid- und Riesenzellen öfter zur Verkäsung, die auch zur Einschmelzung führen kann. Verkäste Herde zeigen sich gegenüber Chth. meist hartnäckig, die Verflüssigung wird manchmal aufgehalten; die Beobachtungen sind noch nicht abgeschlossen.

Der Einfluß der Chth. auf die Kaverne ist verschieden, manche Kavernen bleiben unbeeinflußt und unverändert, andere zeigen eine fibrinöse Veränderung, und eine dritte Gruppe stellt ein Zwischenstadium dar, entweder handelt es sich um eine gefüllte oder um eine gesäuberte Kaverne mit ihrer Unterart, der geblähten Kaverne. Bei der gefüllten kann der Inhalt bleiben und organisiert werden, bei der zweiten Form entleert sich der käsige Inhalt.

Die bakteriologischen Veränderungen unter Chth. werfen zwei wichtige Probleme auf: 1. die Entseuchung der tuberkulösen Herde, 2. das Auftreten von Resistenz gegenüber dem Medikament.

Die Entseuchung des tuberkulösen Herdes steht in engem Zusammenhang mit dem Zustand der Kaverne, d. h. ob sie geschlossen oder offen ist. Allen Veröffentlichungen ist zu entnehmen, daß nach der Chth. die meisten offen gebliebenen und nicht endgültig gereinigten Kavernen zu 95% lebensfähige TB enthalten, daß also u. U. die Stämme kulturell wieder gezüchtet werden und im Tierversuch Krankheit erzeugen können.

In den geschlossenen Kavernen sind nach Chth. meist keine lebensfähigen TB nachweisbar, unabhängig davon, ob die Kaverne von Beginn an geschlossen war oder nach Chth. Im übrigen beobachtet man oft dieselben Ergebnisse bei unbehandelten Kavernen. Allgemein ist man davon überzeugt, daß bei geschlossener Kaverne durch Chth. kein besserer Heilerfolg erzielt wird. Eine beachtlich hohe Zahl von geschlossenen Kavernen (60—80%) enthält sichtbare, aber nicht lebensfähige TB. Durch diese Beobachtungen werden wichtige Probleme aufgeworfen: leben diese Bakterien oder sind sie tot? Wenn sie leben, kann man sie züchten? Sind die Medikamente für diesen Zustand verantwortlich? Die Lösung dieser Probleme, die von größter theoretisch-praktischer Bedeutung ist, ist äußerst schwierig und steht bis jetzt noch offen.

Die Resistenzentwicklung ist davon abhängig, ob das Mittel allein oder in Kombination gegeben wird. Gibt man Streptomycin oder INH allein, so tritt Resistenz schon nach zwei Monaten auf. Je größer die anfängliche Population ist, desto häufiger tritt auch die Resistenz auf. Sie ist bei kavernösen Prozessen größer als bei produktiven Formen. In manchen Fällen kann man bei demselben Patienten in verschiedenen tbc-Herden verschiedene Resistenz beobachten; wenn allerdings Streptomycin und INH zusammen gegeben werden, findet man meistens bei demselben Patienten in verschiedenen Herden die gleiche Resistenz. Wird Streptomycin oder INH kombiniert mit anderen Medikamenten gegeben, so tritt die Resistenz bei INH eher auf als bei Streptomycin. Warum bei einer kombinierten Behandlung die Resistenz weniger häufig zur Entwicklung kommt, ist bis jetzt noch nicht geklärt.

Der Mechanismus der anatomischen und bakteriologischen Veränderung, hervorgerufen durch die Chth., kann nur verstanden werden, wenn man die nachfolgenden 5 wichtigen Faktoren kennt:

1. Die Art und Weise der Ausbreitung der chemotherapeutischen Wirkstoffe in den tuberkulösen Prozessen,

2. Das Eindringen oder Nichteindringen des Medikamentes in die Zelle,

3. Die chemische Wirkung des Medikamentes in bezug auf die biologische Beschaffenheit des TB,

4. Die Art ihrer Wirkungsweise auf den TB,

5. Die Entwicklung des TB innerhalb des Herdes ohne Chth.

Die meisten *Korreferenten* stimmen mit CANETTI darin überein, daß die Chth. überwiegend bei frischen Herden einen guten Erfolg zeigt und daß die Wirkung auf Käseherde und Kavernen je nach Größe, Alter und Abkapselung sehr unterschiedlich ist. Verschiedentlich wurde ein vermehrtes Auftreten von cystenähnlichen Gebilden und von sog. Tuberkulomen nach Chth. beobachtet. Es besteht bestimmt ein gewisser Einfluß des Medikamentes auf den Organismus durch einen uns noch unbekannten Mechanismus. Der anatomische Heilungsprozeß bei Chth. unterscheidet sich aber nach den Beobachtungen der meisten Autoren praktisch nicht von der Spontan-Heilung, sie geht nur schneller vor sich. Das histologische Bild ist wenig verändert, wenn auch bei einigen Fällen neue Formen und Strukturänderungen beobachtet wurden, ebenso Wachstumsschädigungen und Virulenzabschwächungen, aber die endgültige Beseitigung des geschädigten Bakteriums ist Aufgabe des Makroorganismus. Bleibt es bei abgekapselten Käseherden oder Kavernen, so ist es Aufgabe der modernen Chirurgie, hier unterstützend einzugreifen. Nach HEDVALL, Schweden, wird zu viel von der Heilung durch dieses oder jenes Medikament gesprochen, wenn auch erwiesen ist, daß seit der Einführung der Chth. große Fortschritte erzielt wurden; die Bedeutung der Sanatoriumsbehandlung — im besonderen der Bettruhe — sollte nicht außer acht gelassen werden. Seiner Meinung nach sollten nicht alle Heilerfolge auf die Chth. zurückgeführt werden. Beispiele von Heilung ohne Chth. wurden erbracht.

II. Referat: CRAFOORD, Stockholm: „Indikationen für chirurgische Eingriffe bei Lungentuberkulösen bei gleichzeitiger Chemotherapie". Bereits vor der Einführung der Chemotherapie (Chth.) unterschied man in der Lungenchirurgie zwei Behandlungsmethoden: die Kollapstherapie (temporärer und Dauerkollaps) und die radikale Resektion. Zunächst war die Kollapsbehandlung vorherrschend; die radikale Resektion wurde nur in ganz speziellen Fällen durchgeführt, und zwar meistens in Kombination mit einer Kollapsbehandlung. Die Einführung der Chth. hatte revolutionierend auf die verschiedenen chirurgischen Behandlungsmöglichkeiten gewirkt und sie grundlegend geändert; dennoch wird und muß bei allen neuentdeckten Lungentuberkulosen zunächst eine medikamentöse Basisbehandlung durchgeführt werden, und zwar nach Möglichkeit in Sanatorien unter besten klimatischen Verhältnissen, um auch den Patienten — körperlich und seelisch — zu der notwendigen

Entspannung kommen zu lassen. Durch die Anwendung der Chth. wird der akute Zustand der Tuberkulose günstig beeinflußt, besonders bei den toxischen Fällen wird die Behandlungsdauer erheblich abgekürzt. Die Prognose hat sich seit der Einführung der Chth. bedeutend gebessert, es kommt verhältnismäßig schnell zur Stabilisierung des Prozesses. Ist dieser Zustand erreicht, sollte die Frage aufgeworfen werden, ob sich eine operative Behandlung noch als notwendig erweist oder nicht. Die Chth. ermöglicht uns, einen weit günstigeren Zeitpunkt für den chirurgischen Eingriff zu wählen als bisher. In den meisten Fällen sind wir nun in der Lage, einen Patienten zu operieren, nachdem er fieberfrei ist und nachdem sich Blutbild und Senkung vollkommen normalisiert haben. Durch die Chth. hat die Zahl der operationsfähigen Patienten bedeutend zugenommen, und zu den schon üblichen Operationsmethoden sind andere Möglichkeiten wie z. B. die Segment- und Keilresektionen hinzugekommen. Andererseits können Fälle, die früher operativ behandelt wurden, durch die Chth. so günstig beeinflußt werden, daß eine Operation sich erübrigt. Unsere Hoffnung, daß *alle* tuberkulösen Prozesse durch die Chth. zur Abheilung kommen, hat sich jedoch leider nicht erfüllt. Trotz Besserung kann es wieder zu einem Aufflackern des Prozesses kommen, und mit einer erneut durchgeführten Chth. haben wir oft nicht mehr den gewünschten Erfolg. In diesen Fällen führen wir — gewissermaßen als Sicherungsfaktor — eine temporäre Kollapsbehandlung durch. Vor der Einführung der Chth. war die Thorakoplastik (Thpl.) für ausgedehntere Prozesse die Methode der Wahl. Seit man festgestellt hat, daß unter dem Schutze der Chth. ausgedehnte Resektionen gefahrloser geworden sind, wird die Thpl. mancherorts vernachlässigt, ja, es wurden sogar Stimmen laut, die vorschlugen, daß die verkrüppelnde Thpl. aufgegeben werden sollte. Wir sind aber der Meinung, daß eine Methode, die sich über Jahre bewährt hat, nicht ohne weiteres auf Kosten einer anderen vernachlässigt werden darf. Art und Alter des Prozesses und das Ergebnis einer sorgfältigen Herz- und Lungenfunktionsprüfung müssen bei der Wahl der Operationsmethode berücksichtigt werden.

TØRNING, Kopenhagen: „Indikationen für chirurgische Eingriffe bei Lungentuberkulösen bei gleichzeitiger Chemotherapie.“

Die hygienisch-diätetische Behandlung ist und bleibt die grundlegende Behandlungsmethode der Lungentuberkulose. Der chirurgische Eingriff befaßt sich in der Hauptsache nur mit der zerstörten Lunge, mit Nekroseherden und Kavernen. Operative Eingriffe sollten erst vorgenommen werden, wenn nach Chth. die Entzündungsherde abgeklungen sind, wenn Blutbild und Senkung normalisiert sind und nach Möglichkeit auch nur, wenn irgendwann TB nachgewiesen wurden. Ist ein Dauerkollaps erforderlich, dann ist als operative Maßnahme der Thpl. der Vorzug zu geben. Extrapleurale und extraperiostale Plombierungen sind nur ausnahmsweise durchzuführen. Phrenicusexhairese sollte als alleinige Behandlung nicht angewandt werden. Bei frischen und nicht ausgedehnten Prozessen ist eine temporäre Kollapsbehandlung wie extra- und intrapleuraler Pneumothorax angebracht. Pneumoperitoneum und Phrenicusquetschung haben seit der Einführung der Chemotherapie sehr an Boden verloren. Empyeme als Komplikation wurden seitdem nur noch selten beobachtet.

Lobektomie und Pneumektomie sind bei der Zerstörung eines Lungenlappens oder Lungenflügels von großem Wert. Segment- oder Keil-Resektionen sind bei großen isolierten Nekroseherden das Mittel der Wahl. Bei kleinen Herden hat sich die Resektion nicht bewährt. Kavernendrainage ist nur in Ausnahmefällen anzuwenden. Wichtig sind die Lungen- und Herzfunktionsprüfungen; je nach Ergebnis muß man sich für die eine oder andere Art des operativen Eingriffes entscheiden.

Auch aus den Ausführungen der *Korreferenten* war zu entnehmen, daß trotz der Einführung der Chemotherapie und der Fortschritte in der Thoraxchirurgie die hygienisch-diätetische Basisbehandlung nicht vernachlässigt werden darf, sondern nach wie vor an den Anfang der Behandlung — jetzt meist kombiniert mit Chth. — gehört. Eine schnellere Stabilisierung des Prozesses wurde allgemein bei Chemotherapie beobachtet, evtl. notwendige Operationen konnten unter weit günstigeren Voraussetzungen als bisher durchgeführt werden; die Operationen als solche waren gefahrloser, Komplikationen wurden bedeutend weniger beobachtet.

Auch EERLAND, Holland, betont ausdrücklich, daß eine Operation erst nach langer Bettruhe (in Holland oft monatelang) — meist kombiniert mit Chemotherapie — durchgeführt wird. In Frage kommt eine kombinierte Chth. 10 g PAS tgl. + Strept. 3mal die Woche je 0,5 g (3 Monate); 4 mg/kg INH + Strept. wie oben oder 4 mg/kg INH + 10 g PAS tgl.; die Kollapstherapie wurde in Holland schrittweise auf Kosten der Resektion aufgegeben. Durch frühe Resektion werden die Herde entfernt, die nach klinischer Erfahrung die Ursache für spätere Ausbreitung der Tuberkulose sind. Großer Wert wird auf den Zustand des Bronchus, der zu der zu entfernenden Lungenpartie gehört, gelegt; die Operation wird u. U. verschoben, wenn die Schleimhaut des Bronchus nicht gesund ist. Für eine möglichst sorgfältige ("as flush as possible") Versorgung des Stumpfes während der Operation muß Sorge getragen werden, um die Entstehung einer Bronchialfistel zu vermeiden. Fistelbildung wurde in 4% der operierten Fälle beobachtet, davon konnten 75% geheilt werden. Ob eine zusätzliche Thpl. nach Resektion durchgeführt werden muß, muß von Fall zu Fall entschieden werden. Patienten mit resistenten TB zeigen vermehrt Neigung zu Verschlechterungen und Fistelbildung. In diesem Falle muß von einer Resektionsbehandlung Abstand genommen werden, eine Thpl. ist hier angebrachter. EERLAND ist der Ansicht, daß die Verordnung von chemotherapeutischen Mitteln nur in die Hand des erfahrenen Lungenfacharztes gehört, um eine Resistenzentwicklung nach Möglichkeit zu vermeiden.

Nach HEILMEYER können wir heute noch kein abschließendes Urteil über die Dauerresultate der verschiedenen neuen Operationsverfahren abgeben. Der statistische Vergleich gründet sich meistens auf ungleiche Gruppen, auf die Heilungserfolge durch Kollapstherapie *vor* Einführung der Chth. und die Erfolge der Resektionsbehandlung *nach* der Chth. Sicher ist, daß seit der Anwendung der Chth. die chirurgischen Möglichkeiten enorm zugenommen haben. Operationsmethoden wie die Segment- und Keil-Resektion sind seitdem überhaupt erst möglich geworden. Man darf aber nicht behaupten, daß die Segmentresektion einen harmlosen Eingriff darstellt, es sieht heute beinahe so aus, als ob die Chemotherapie nur für die Chirurgen da ist. HEILMEYER ist nach wie vor der Meinung, daß die Basisbehandlung mit Ruhigstellung, Chemotherapie unter Berücksichtigung physischer und klimatischer Faktoren immer an den Anfang der Behandlung gehört.

DONATA G. ALCARCON, Mexiko, warnt davor, Methoden, die 25 Jahre erfolgreich angewandt wurden, zu verlassen. Der Pneumothorax hat einen 100%igen Erfolg, wenn die Indikation richtig gestellt ist und eine Thorakokaustik nur bei intakter Pleura durchgeführt wird, ebenso die Pneumolyse bei absoluter Indikation nach SCHMIDT und eigener. Frische exsudative Prozesse mit unbedeutender Kavernisierung können heute ohne chirurgischen Eingriff chemotherapeutisch geheilt werden; die klassischen Indikationen für Resektionen sind: Versagen aller anderen Behandlungsmethoden, die sog. "destroyed lung", Bronchiektasien, Tuberkulome (größer als 2 cm Durchmesser), Riesenkavernen, bei denen Blutungsgefahr besteht, gefüllte Kavernen (größer als 1 cm Durchmesser).

Eine sorgfältige Prüfung der Herz- und Lungenfunktionen ist unbedingt notwendig. Auch ZORINI, Italien setzt sich sehr für die temporäre Kollapsmethode (Plys. u. Pnth.) ein, die trotz der Resektionsmöglichkeit noch ihre Bedeutung hat. Es ist nicht richtig, die Ergebnisse der Resektion jetzt *mit* Chth. mit denen der Kollapstherapie *vor* der Chth. zu vergleichen.

III. Referat: BLANCO RODRIGUEZ, Madrid: „Über den Einfluß der neuen Chemotherapie auf die Organisation der Tuberkulosebekämpfung."

Jeder Fortschritt in epidemiologischer, klinischer und therapeutischer Hinsicht muß in den Plan der Bekämpfung der Tuberkulose mit einbezogen werden, um maximal alle Möglichkeiten, die zur Ausheilung einer Tuberkulose führen können, auszunutzen. Das Absinken der Tbc.-Mortalität wurde in fast allen Ländern besonders seit der Einführung der Chth. beobachtet, jedoch konnte ein wesentlicher Rückgang der Tbc.-Morbidität nicht festgestellt werden. Zur Beurteilung der Epidemiologie der Tuberkulose muß deshalb die Morbiditäts-Statistik immer mit herangezogen werden. Keines der Länder hält es aus diesen Beobachtungen heraus für angezeigt, Änderungen innerhalb des „Tuberkulose-Programmes" vorzunehmen, im Gegenteil, der Kampf gegen die Tuberkulose muß intensiviert werden; auf die Präventiv-Medizin und die Früherfassung muß besonderer Wert gelegt werden; den Chronisch-Kranken, deren Zahl im Zunehmen begriffen ist, muß besondere Aufmerksamkeit geschenkt werden. Die Bevölkerung muß weitgehend dahingehend aufgeklärt werden, daß die Tuberkulose als Gefahrenquelle noch weiterhin besteht.

Auch von seiten der *Korreferenten* wird allgemein auf die Abnahme der Tuberkulose-Sterblichkeit — besonders seit der Einführung der Chemotherapie und den Fortschritten in der modernen Lungenchirurgie — hingewiesen. Dagegen wurde eine Abnahme der Morbidität nicht beobachtet, im Gegenteil, mancherorts zeigt die Morbidität sogar eine ansteigende Tendenz. Man ist allgemein der Ansicht, daß die Sterblichkeitskurve als Maßstab für die

Ausbreitung der Tuberkulose an Wert verloren hat und daß die alte Regel: „Auf einen Sterbefall ein Tuberkulosebett" jetzt der Parole weichen muß: „Auf jeden Offentuberkulösen ein Bett". Es hat sich in den letzten Jahren eine Kategorie von Patienten entwickelt, die früher nicht bekannt war: der Rekonvaleszent nach abgeheilter Meningitis, nach Miliartuberkulose und nach der Durchführung einer der Resektionsbehandlungen. Von den meisten Autoren wird deshalb die Schaffung spezieller Heime oder Abteilungen an allgemeinen Krankenhäusern gefordert, in denen diese Patientengruppe speziell untergebracht werden kann, die betreut werden muß von Ärzten und Pflegepersonal, die eine gerade für diesen Fall ausgerichtete spezielle Schulung durchgemacht haben. Ein ebenso wichtiges Problem stellt das Anwachsen der Chronisch-Kranken dar. Auch für sie muß besonders gesorgt werden, sei es durch die Schaffung von zusätzlichem Wohnraum und geeigneten Arbeitsplätzen. Es wird auch allgemein die erhöhte Kontrolle der mit Chemotherapie Behandelten und der scheinbar Geheilten verlangt, da gerade durch diese Gruppe neue Ansteckungsquellen entstanden sind, desgleichen bedeutet die immer mehr an Boden gewinnende ambulante Behandlung eine erhöhte Infektionsgefahr für die Umgebung. Eine Intensivierung der BCG-Schutzimpfung, besonders für den im tuberkulösen Milieu lebenden Personenkreis, systematische Röntgenreihenuntersuchung zwecks Früherfassung der Tuberkulose und auch der Rückfälle wird gefordert.

Zusammenfassend kann gesagt werden, daß übereinstimmend nachfolgende Maßnahmen gefordert werden:

Früherfassung durch systematische Reihenuntersuchung und sofortige Einleitung der klinisch-stationären Behandlung mit ausreichender Liegekur für die neuentdeckten Tuberkulosen.

Schaffung einer ausreichenden Anzahl von Betten.

Sorgfältige und kurzfristige Kontrolle der aus den Heilstätten Entlassenen und gleichzeitige planvolle Nachfürsorge durch Rehabilitation.

Schaffung von Heimen bzw. Spezialanstalten für die neue Gruppe der Rekonvaleszenten und für die Chronisch-Kranken, besonders für Bacillenstreuer.

Erstellung eines Tuberkulinkatasters.

Intensivierung der BCG-Schutzimpfung.

Erhöhung der öffentlichen Mittel zur Durchführung aller dieser Maßnahmen.

4. Bericht über den III. Internationalen Kongreß für Krankheiten des Thorax vom 4.—8. Oktober 1954 in Barcelona

(American College of Chest Physicians)

Bei dem III. Internationalen Kongreß des "American College of Chest Physicians" vom 4.—8. Oktober 1954 in Barcelona wurde von Vertretern aus 33 europäischen und außereuropäischen Ländern eine Fülle von Vorträgen (weit über 400) über die Krankheiten der Atmungsorgane, spezifischer und unspezifischer Genese, gehalten; ferner wurde über die Methoden der Diagnostik und über Behandlungsmöglichkeiten der verschiedenen Erkrankungen des Thorax referiert. Auch in Barcelona wurde, wie bei den vorangegangenen Kongressen in Madrid und Berlin (Herbst 1954), auf die enorme Umwälzung bei der *Behandlung der Tuberkulose* durch die *neue Chemotherapie* und durch die *Fortschritte* der *Thoraxchirurgie* hingewiesen und festgestellt, daß es beinahe keine Form von Lungentuberkulose mehr gibt, die nicht durch die eine oder die andere Methode geheilt werden kann.

Reginster, Liège (Belgien), Willner, Newark (USA) und Maldonado, Puerto Montt (Chile), berichten über *fortgeschrittene* — früher als unheilbar bezeichnete — Lungentuberkulosen, die durch *kombinierte Chemotherapie* und evtl. nachfolgende Kollaps- oder Resektionsbehandlung in hohem Prozentsatz geheilt werden konnten. Bacillenfreiheit wurde durchschnittlich bei 65% der Patienten erreicht. Obwohl Willner von diesen guten Resultaten durch Chemotherapie berichtet, warnte er davor, die alten bewährten Mittel und Verfahren zu vergessen. Gleichzeitig weist er auf die Gefahr einer neuen Infektionsquelle hin, die durch die immer mehr um sich greifende ambulante Behandlung entsteht. Ambulante Behandlung sollte deshalb nur bei negativen Patienten durchgeführt werden. Erstaunliche Besserung bei ausgedehnten fortschreitenden, oft doppelseitigen Lungenbefunden sahen Albertal, Buenos Aires (Argentinien), u. Mitarb. bei *Infusionsbehandlung* mit *PAS* zusammen mit Vitamin C und K. Nach einem Bericht von Zorini, Rom (Italien), aus dem Forlanini-Institut wurden durch *kombinierte*

Chemotherapie (Strept. und INH) bei 300 *frischen exsudativen* und *miliaren* Befunden gute Resultate erzielt: in 92% röntgenologische Besserung, in 75% Bacillenfreiheit; bei 38% mußte nach 3—4—6monatiger Vorbehandlung mit Chemotherapie noch eine Kollapsbehandlung durchgeführt werden. Ebenso betonen CIVIL INGLÉS, Barcelona (Spanien), u. Mitarb., daß durch den *frühzeitigen Beginn der Chemotherapie* gute Resultate im Anfangsstadium der Lungentuberkulose erreicht würden.

FREUDENTHAL, Barcelona (Spanien), u. Mitarb. fordern auf Grund ihrer langjährigen Erfahrungen bei der Behandlung der Lungentuberkulose die Durchführung einer *kombinierten* Chemotherapie, vor allem, um die *Resistenzbildung* solange als möglich hinauszuschieben, oder sie sogar gänzlich zu verhindern. Die besten Erfolge wurden bei gleichzeitiger Verabreichung aller drei Mittel gesehen. Bei der kombinierten Chemotherapie hat sich Gewo 339 sehr bewährt. Streptomycin soll nach FREUDENTHAL nach Möglichkeit immer gegeben werden. Größere Kavernen konnten aber durch die kombinierte Chemotherapie allein nicht zur Ausheilung gebracht werden. Eine anschließende operative Behandlung war notwendig, auch bei nachweisbaren tuberkulösen Herden mit *negativem* Sputum sollte sie durchgeführt werden. Trotz aller Fortschritte in der Behandlung der Tuberkulose müßten jedoch die Präventivmaßnahmen fortgesetzt werden. Nach CAPELLA, Barcelona (Spanien), u. Mitarb. ist die Prognose für mäßig ausgedehnte kavernöse Befunde bei Ruhebehandlung, bei Chemotherapie und bei Pneumothoraxbehandlung die gleiche; nur bei *Thorakoplastik* aber kann man mit einem Dauererfolg rechnen. Rückfälle sind am häufigsten nach Chemotherapie und werden mit der anfänglich schnelleren Besserung erklärt. FEGIZ, Rom (Italien), u. Mitarb. empfehlen für Patienten mit *chronischer Lungentuberkulose*, die bereits chemotherapeutisch behandelt wurden, eine zusätzliche spezifische *Immuntherapie* mit einem *Phenol-Extrakt* des TB i.v. Bei der ersten Injektion kommt es zu einer fieberhaften Reaktion. TORRES LÉON, Guayaquil (Ecuador), behandelte 32 Patienten nach vorangegangener Chemotherapie (Strept. und INH) noch mit 10 Einheiten gereinigten *Tuberkulins*; diese Dosis wurde so lange erhöht, bis eine Reaktion eintrat. Außerdem bekamen die Patienten per os täglich 6,10 g *Jodkali.* Bei 21 der Patienten kam es zum Kavernenverschluß, der Magennüchternsaft wurde negativ, ein Patient starb, der Rest zeigt keine Besserung. Auch KEERS, Milltimber (Schottland), hat 70 Patienten neben Chemotherapeutica noch *Tuberkulin* gegeben. Unter dem Schutze von Chemotherapie konnte die Tuberkulindosis schnell erhöht werden. FAVEZ, Lausanne (Schweiz), versucht, die *nicht spezifischen Entzündungsvorgänge* in der Lunge bei Tuberkulose durch *antiphlogistische* Mittel zu beeinflussen. Nach einer kurzfristigen Gabe von PAS wurde, besonders bei akuter und klinisch-frischer Lungentuberkulose, zusätzlich *Cortison* gegeben; durch die Verabreichung von *Lorgaktil-Cryogenin* zur Chemotherapie kommt es beschleunigt zur Resorption der exsudativen Parenchymherde, und *Oxynyle* (Reizstoffe) erhöhen die Produktion von endogenem Cortison. ROSE, Hampstead (Großbritannien), dagegen erwähnt 3 Todesfälle bei Tuberkulose während der Behandlung mit Cortison infolge Pneumonie. CANAL und PIERA, Barcelona (Spanien), berichten über Versuche mit *Natriummethylensulfoxylat,* einem Nebenprodukt von INH. Die klinischen Erfolge sind nicht so gut wie die mit den anderen chemotherapeutischen Mitteln. Auch in dem Laboratorium von ESTEVE, Barcelona (Spanien), u. Mitarb. wurde das *Nebenprodukt von INH, Natriummethylensulfoxylat,* entwickelt. Im Meerschweinchenversuch erwies es sich als zehnmal weniger toxisch als INH. Wenn man seine Wirkung bei gleicher Molekularkonzentration mit INH vergleicht, erweist es sich INH gegenüber als deutlich überlegen. Laboratoriumsuntersuchungen mit gewissen Abkömmlingen des *Tiureas* (Tiurea-Sulfanilamid oder Fontanides) wurden von MAYER, Summit (USA), u. Mitarb. durchgeführt und dabei festgestellt, daß die mit S-1795 erhaltenen Ergebnisse bei Mäusen und Meerschweinchen bei Menschen nicht eintreten. SCHWARTZ, Los Angeles (Kalifornien), u. Mitarb. bestätigten in ihren Ausführungen diese Beobachtungen von MAYER und berichteten ihrerseits von Versuchen mit *Diphenylthioharnstoff*; am besten bewährte sich SU 1906. Die Untersuchungen werden noch fortgesetzt. SWEANY, Tampa (Florida), befaßt sich eingehend mit dem Auftreten der *Resistenz* bei den antibakteriellen Medikamenten. Bei INH hat sich bei allen Stämmen die Resistenz innerhalb von 2—4—6 Monaten beinahe vollständig entwickelt, bei Strept. zu 70—80% und bei PAS zu 50%. Bei der Kombination von 2 Mitteln verzögert sich die Resistenzentwicklung wahrscheinlich auf Grund einer scheinbaren doppelten Mutation. Durch Kombination mit allen 3 Mitteln wurde in bezug auf das Auftreten der Resistenzentwicklung kein günstigerer Erfolg erzielt. Aufschlußreich waren die Ausführungen von FEINSILVER,

Worcester Mass. (USA), u. Mitarb. in bezug auf *Rückfälle.* Innerhalb von 5 Jahren kam es bei 25% der Patienten zu Rückfällen, und zwar bei vorangegangenen tuberkulösen Komplikationen häufiger als bei nichttuberkulösen Komplikationen. Ferner waren Verwachsungen bei schlecht kollabierter Lunge, mangelhafte Ernährung und Überanstrengung oft die Ursache von Rückfällen. Die sorgfältige Ausarbeitung eines genauen Planes zur Wiederherstellung wird dringend empfohlen. Anhand seiner jahrzehntelangen Erfahrung auf dem Gebiete der Tuberkulose nahm MORELLI, Rom (Italien), Stellung zu der Frage „*Grenzen der Chirurgie bei Lungentuberkulose*". Nach der Einführung der neuen Chemotherapie, besonders seit der Entdeckung von INH, glaubten viele Ärzte, nun sei das Ende der Kollapstherapie gekommen; das Gegenteil ist der Fall; ein Pneumothorax (Pnth.) kann nach erfolgreicher Chemotherapie heute oft noch da angelegt werden, wo sich früher keine Möglichkeit mehr geboten hat. Dasselbe gilt für die anderen Kollapsbehandlungen (wie Pneumolyse und Plastik) und die verschiedenen Resektionsmethoden. Nach Möglichkeit muß man der Methode den Vorzug geben, bei der das Organ und seine Funktion erhalten bleiben. Auch ARNOLD, Leysin (Schweiz), weist mit Nachdruck darauf hin, daß auf die *Pneumothoraxbehandlung* nicht verzichtet werden kann. Die Komplikationen, die den Pnth. in Mißkredit gebracht haben, spielen seit der Behandlung mit Antibiotica kaum eine Rolle mehr. Von 180 Patienten wurden 58% mit Pnth. behandelt; in 95% der Fälle kam nach Pnth.-Behandlung die Lungentuberkulose zur Abheilung. Aus einer Zusammenstellung von FEGIZ, Rom (Italien), u. Mitarb. aus dem Forlanini-Institut geht hervor, daß seit der Einführung der Chemotherapie die *Komplikationen* bei der *Pnth.-Behandlung* beinahe vollständig verschwunden sind. Ebenso setzt sich CARDIS, Lausanne (Schweiz), sehr für den *Pneumothorax* ein. Bei genauer Indikation und in Kombination mit Chemotherapie wurden 90% Dauerheilungen erzielt. GODAY, Barcelona (Spanien), u. Mitarb. bringen Beispiele, nach denen auch die Aufrechterhaltung eines *inkompletten Pneumothorax* zum Erfolg führen kann. Natürlich darf dadurch die Heilungsmöglichkeit des Patienten nicht vermindert werden. Jeder Pnth., durch den eine Besserung des Allgemeinzustandes und der lokalen Erscheinungen des Patienten eintritt, sollte prinzipiell 3 Monate aufrechterhalten bleiben. Wird dagegen ein Pnth. schlecht vertragen, so muß er sofort aufgegeben werden. Soll aber dieser inkomplette Pnth. mit Erfolg verwertet werden, so muß man den Druck erhöhen, indem man entweder größere Luftmengen gibt oder die Abstände zwischen den Füllungen verringert. Nach den Erfahrungen von GODAY u. Mitarb. waren die Resultate bei diesem partiellen Pnth. gewöhnlich besser als bei dem totalen Pnth. mit geringen Verwachsungen. Eine Kombination von *Pnth. und Pneumoperitoneum (PP.)* schlagen WEINBERGER, London (England), und MARTINI, Genua (Italien), bei doppelseitigen Befunden vor, besonders wenn die Befunde einesteils im Obergeschoß und contralateral im Mittel- oder Unterlappen lokalisiert sind. Erst wenn diese Kombinationstherapie versagt hat, kann und soll man auch eine chirurgische Behandlung in Erwägung ziehen. Selbstverständlich soll die Behandlung unter dem Schutze der Chemotherapie durchgeführt werden. Vergleichende Studien über die Rolle des Zwerchfelles (respiratorische Physiomechanik, Physiologie der gesunden und kranken Lunge, Funktion des Mediastinums usw.) führten MAS, Tarrasa (Spanien), u. Mitarb. durch; sie kamen zu der Ansicht, daß die Wirkung des PP. nicht in der Zunahme des abdominalen Druckes liegt, sondern das Fundamentale sei vielmehr die Befreiung der Adhäsionskräfte zwischen Eingeweide und Zwerchfell. Die medikamentöse Behandlung hat, wie bereits von verschiedenen Autoren ausgeführt wurde, die Indikationsstellung für die Pnth.-Behandlung erheblich erweitert. Dasselbe gilt naturgemäß auch für den extrapleuralen Pnth., die Pneumolyse (Plyse.). MALLUCHE, Falkenstein (Taunus), und SCHMIDT, Waldbreitbach (Deutschland), weisen besonders darauf hin, daß nicht nur die früher so gefürchteten Komplikationen bei der Plyse. durch die Chemotherapie auf ein Minimum beschränkt werden können, sondern daß eine Plyse. nun auch nach erfolgter Kavernendrainage nach MAURER bzw. MONALDI durchgeführt werden kann. Auch MENDES, Jerusalem (Israel), berichtet von Kavernendrainagen mit nachfolgendem komplikationslosem Verlauf der Pneumolysenoperation. Über recht gute Erfolge der Plyse., besonders bei absoluten Indikationen, berichten MUGICA IZA, Bilbao (Spanien), u. Mitarb.: 93% Besserung und 87,3% vollständige Heilung. Nach MUGICA IZA u. Mitarb. hängt der gute Erfolg in der Hauptsache von der postoperativ sorgfältig durchgeführten Bettruhe ab und von der Nachbehandlung durch erfahrene Hände. PURSELL, Barcelona (Spanien), u. Mitarb. heben ebenfalls hervor, daß die richtige Indikationsstellung und die Nachbehandlung ausschlaggebend für den Erfolg der Plyse. sind. In diesem Zusammenhang sei erwähnt, daß es TÜNNERHOFF, Bonn (Deutschland), gelungen ist, durch Einpflanzung von Fibrin in den menschlichen Bronchus einen Bronchusverschluß zu erreichen. DUMONT, Brüssel (Belgien), u. Mitarb. sind der Überzeugung, daß die *Thorakoplastik* trotz der neuen Resektionsmethoden weiter ihre Bedeutung hat. Sie verweisen auf eine von DUMONT entwickelte Methode, durch welche durch Belassung der 1. Rippe und Durchführung einer Apikolyse der verkrüppelnde Charakter der Operation vermieden und doch der gewünschte Erfolg erreicht wird. Vorschläge für neuartige Prothesen (Lucidkugeln) zur Ausfüllung der Resthöhlen wurden von JOLY, Passy (Frankreich), GONZALES DE VEGA, Granada (Spanien), u. Mitarb. und LEVI-VALENSI, Argelia (Afrika), u. Mitarb. gemacht. GARCIA-ALONSO, Santander (Spanien), hatte befriedigende Erfolge mit der Polystanplombe. Über gute Ergebnisse bei *Segmentresektion* bei Lungentuberkulose berichten CHAMBERLAIN, New York (USA), u. Mitarb. (500 Fälle) und MARMET, Colmar (Frankreich), u. Mitarb. (100 Fälle). SCHIESLE, Paris (Frankreich), setzt sich sehr für die *keilförmigen Resektionen* (Wedge-Resektion) ein; sie wurden innerhalb von 10 Jahren 51mal mit gutem Erfolg durchgeführt, 35mal bei nichttuberkulösen Fällen (Cysten, Absceß, chronische Pneumonie und gutartiger Tumor), 16mal bei tuberkulösen Prozessen (kleine Kavernen — verkäste Herde). Wie BARATA RIVERO, Habana (Cuba), berichtet, kann die Resektionsbehandlung auch bei Kindern mit Erfolg durchgeführt werden. 16 Pneumektomien, 9 Lobektomien, 6 Bilektomien und 1 apikale Segmentresektion des Unterlappens verliefen komplikationslos und erfolgreich bei 32 Kindern im Alter von 4—13 Jahren. Eingehend wurde über die uns im Augenblick zur Verfügung stehenden *Untersuchungsmethoden* referiert und deren Wert diskutiert. Außer der üblichen röntgenologischen Darstellung des Thorax ist die Anwendung der Körperschichtaufnahme unerläßlich [ALVARO URGOITI, La Coruña (Spanien), PURSELL, Barcelona (Spanien)]. Auf das transversale Schichtverfahren kann man besonders für differentialdiagnostische Zwecke (Tumor-Tuberkulose-Cyste) nicht verzichten [FORSTER, Straßburg (Frankreich), u. Mitarb.]. Zur Darstellung der Mediastinalregion empfehlen BARIETY, Paris (Frankreich), u. Mitarb. die Schichtaufnahme des Mediastinums nach Lufteinblasung. Der Weg durch die Luftröhre hat sich dabei am besten bewährt; normale und pathologische Schatten waren danach gut zu unterscheiden. POLLITZER, Buenos Aires (Argentinien), demonstriert eine Körperschichtdarstellung mit Hilfe von Paraffinstücken und plastischem Material. BIDERMANN, Paris (Frankreich), u. Mitarb. berichten von einer Möglichkeit voluminöser Lungenarterien, die eine Verdickung des Hilus vortäuschen, ohne Angio- und Tomographie, durch radiodynamische Prüfung nach VALSALVA und BÜRGER-MÜLLER und durch Kinedensigraphie (Photographische Registrierung des arteriellen Pulsschlages) darzustellen; bei normalem Pulsschlag ist die Lungenarterie nicht vergrößert. Um die strapazierenden diagnostischen Verfahren, wie Bronchographie und Bronchoskopie nicht unnötig durchführen zu müssen, entwickelten KNIPPING und LIESE, Köln (Deutschland), die sog. *Vorfeldmethode.* Es handelt sich dabei um Varianten der gleichzeitigen *Vielschichttomographie*, durch welche die Strahlendosis bei erschöpfender Schichtung stark reduziert wird. Außerdem wurden gute Erfahrungen mit einer *Spatelbronchographie* gemacht, die den Bronchialkatheter vermeiden läßt. BARK, Tübingen (Deutschland), führt die *Bronchoskopie* in Barbitur- und Lachgasnarkose mit Curarisierung durch. Nach der Bronchoskopie wird anstelle der Optik ein Métras-Katheter eingelegt und die *Bronchographie* gleich anschließend (auch in Narkose) durchgeführt. Über cytologische Untersuchungen berichten CARABELLI, Trenton (USA), FARBER, San Francisco (Kalifornien), und andere. Interessante Ausführungen über das Vorkommen der *Echinokokkencysten* werden besonders von Rednern aus Südamerika und dem Nahen Osten gemacht. KHOURY, Bhannes (Libanon), weist besonders auf das sehr wechselnde röntgenologische Bild hin, durch das oft Tuberkulose, Krebs und Lungenabscesse vorgetäuscht werden; desgleichen täuschen ihre Frühsymptome, wie Husten, blutiger Auswurf und Fieber. LORENZO, Barcelona (Spanien), beschreibt das chirurgische Vorgehen bei der Entfernung der Cyste: *Cystektomie* mit Extraktion der Membrana germinativa nach vorangegangener Aspiration des Cysteninhaltes. DERIU, Bari (Italien), erwähnt 2 Fälle von *Lungen-Echinococcuskrankheit*, verbunden mit inaktiver Tuberkulose und MURAS, Montevideo (Uruguay), u. Mitarb. einen seltenen Fall von einer *Leberechinokokkencyste*, die zum Thorax ausgewandert war.

XALABARDER, Barcelona (Spanien), setzt sich mit dem „Ursprung des Mycobacteriums" auseinander. Seit seinen Untersuchungen mit dem Elektronenmikroskop konnte Verfasser feststellen, daß die in der Bakteriologie von einem Bacterium geforderten Eigenschaften, wie Bacillenform, Säurefestigkeit, Fehlen von Sporen und Geißeln, Unbeweglichkeit und

Vermehrung durch transversale Teilung, für das Mycobacterium tuberculosa nicht zutreffen. Verfasser konnte einen gewissen Entwicklungscyclus verfolgen, wobei Flagellen erscheinen, sich Sporen bilden und sich Beweglichkeit zeigt; auch ist die Säurefestigkeit während des Entwicklungscyclus oft nur vorübergehend zu beobachten. Anhand dieser Beobachtung bezeichnet XALABARDER das Mycobacterium tuberculosa als banalen Saprophyt. Die Infektion durch einen spezifischen Virus ist notwendig, um aus dem banalen Saprophyten einen pathogenen KOCHschen Bacillus zu machen. Mit der Diagnose „Sarcoidose" befaßt sich WHITEHEAD, Baltimore (USA). Da die Ätiologie immer noch ungeklärt ist, empfiehlt WHITEHEAD, alle die uns zur Verfügung stehenden Untersuchungsmethoden anzuwenden. Außer den üblichen bakteriologischen und röntgenologischen Untersuchungen von Thorax, Knochen und evtl. anderen Organen muß die Eiweißserum-Bestimmung, die Tuberkulinreaktion sowie die KVEIMsche Reaktion mit herangezogen werden. Man kommt auch oft der Diagnose näher, wenn alle anderen differential-diagnostisch in Frage kommenden Erkrankungen, wie z. B. die Tuberkulose und die Granulomatose, ausgeschlossen werden können; die Probeexcision eines Lymphknotens und die Untersuchung des Sternalmarks (z. B. bei Granulomatose) kann hierbei weiterhelfen. Da man in letzter Zeit beobachtet hat, daß Cortison günstig auf Sarcoidose wirkt, ist man dazu übergegangen, Cortison aus diagnostischen Zwecken zu verabreichen. Es ist jedoch zu empfehlen, gleichzeitig chemotherapeutische Mittel zu geben, da sich *Tuberkulose* durch Cortison verschlechtern kann. Nach CONSTANTINI, Bologna (Italien), u. Mitarb. und nach anderen Literaturangaben kommt die BOECK*sche Erkrankung* in Italien verhältnismäßig selten vor. HEILMEYER, Freiburg (Deutschland), u. Mitarb. berichten auf Grund eines großen Materials über klinische Gesetzmäßigkeiten der *röntgenologischen Lungenveränderungen* von histologisch gesicherten Fällen. Über 2 Spontanheilungen bei BOECK nach *Schwangerschaft* wird berichtet.

Bei Untersuchung von 250 tuberkulösen Müttern und 329 Schwangerschaften aus dem Gebiet von Uppsala von 1941—1951 waren nach HEDVALL, Uppsala (Schweden), keine nachweisbaren Schäden weder durch die Schwangerschaft noch durch das Stillen festzustellen. Verfasser hat deshalb die Absicht, das Stillen, wenn keine Infektionsgefahr besteht, zu erlauben. Nach JOHNSON, Nashville (USA), u. Mitarb. sollte eine Schwangerschaftsunterbrechung wegen Lungentuberkulose *niemals* vorgenommen werden. Seitdem die Tuberkulose-Mortalität rasch absinkt, die Morbidität aber langsamer, wird die *Kombination Lungentumor und Tuberkulose* in erhöhtem Maße gefunden, berichtet BERG, Hamburg (Deutschland). Untersuchungen von Operationsmaterial nach Chemotherapie im pathologisch-anatomischen Institut des „*Hospitals Rosales*" durch VALIENTE, San Salvador, u. Mitarb. ergaben ausgedehnte Vascularisierung, erhöhte Fibrinbildung und Einwanderung in die verkästen Herde. Die chronische *Lungen-Brucellosis* kommt häufiger vor als allgemein bekannt ist und die Literatur angibt, sagt GREER, Houston (USA); sie wird nur sehr oft von den Ärzten übersehen. In Amerika beträgt die Sterblichkeit je nach Staat, in dem die Brucellosis vorkommt, zwischen 4,8—18,5 auf 100000 Einwohner. STEPHANI, Montana (Schweiz), hat die Röntgenaufnahmen von allen Patienten in Montana, die zwischen 1923 und 1953 dort behandelt wurden, gesichtet. Die Durchsicht der Röntgenaufnahmen ergab: Verminderung der akuten Formen, wie Miliartuberkulose, Meningitis und Verminderung der käsigen Pneumonie; es gibt bedeutend weniger, vor allem kleinere, Kavernen. Häufig kommt es zur Konsolidierung, und zwar zur Verkapselung des Prozesses; Rundinfiltrate und Tuberkulome wurden vermehrt festgestellt.

5. Wissenschaftliches Rundschreiben Nr. 55 (1954)

Über die Anwendung des Pneumothorax in Frankreich

Nach dem Aufsatz von PIERRE-BOURGEOIS, Paris: «Le pneumothorax thérapeutique depuis l'avènement des antibiotiques» in Act. Phtisiol. III. 13:2 (1954).

In der heutigen Zeit der Chemotherapie und der Lungenresektionen wird in Frankreich der Pneumothorax weniger häufig als früher angewendet, der bilaterale Pneu fast gar nicht mehr. DUFOURT, OLLAGNIER, DEPIERRE und PHELIP haben in einer Studie (Januar 1953) die Ergebnisse miteinander verglichen, welche sie mit verschiedenen Behandlungsarten bei „wolkigen Infiltraten" (dabei die Fälle mit Einschmelzungen ausgeschlossen) erhalten hatten: nach 3 Jahren sahen sie *Rückfälle*, nach der Kollapstherapie in 3%, nach Streptomycin allein in 35% und lediglich nach einer Liegekur von 1 Jahr oder weniger in 40%; die Autoren betonen, daß auch die Streptomycinkur mit einer sehr langen Liegekur kombiniert werden muß. Selbst bei Fällen mit sehr günstigem sozialem Milieu hinterlassen die Antibiotica minimale Läsionen, in welchen der Prozeß gern reaktiviert. So berichten jüngst G. ROLLIN und KERVAN, daß bei tuberkulösen Studenten im Jahre 1953 allein sich mehr Rückfälle ereigneten als in den 3 vorhergehenden Jahren zusammen. PIERRE-BOURGEOIS betont, daß *die Kollapstherapie durch die lokale Ruhe der Lunge unter dem Pneu bis zu einem gewissen Grade die strenge Bettruhe ersetze, welcher sich die Patienten nicht gerne unterwerfen.*

Die Indikationen zur Anlage eines Pneu werden in Frankreich den neuen therapeutischen Möglichkeiten angepaßt. Der Verfasser unterscheidet folgende:

1. Indikation: In einer gewissen Zahl von Fällen kann der Pneu auch künftig *sofort* angelegt werden: bei isolierten, frühzeitigen Kavernen, außerdem bei kleinen frischen Herden inmitten von scheinbar gesundem Gewebe, außerdem bei ulcerös-nodösen Formen bei Graviden.

2. Indikation: Der *Pneumothorax différé* („aufgeschoben") nach ET. BERNARD: Die Pneu-Anlage wird *aufgeschoben*, bis die Antibiotica dem Fortschreiten des Prozesses Einhalt getan haben und die *akuten* Erscheinungen des frischen Schubes abgeklungen sind. Man darf indessen den Aufschub der Pneu-Behandlung nicht zu weit ausdehnen, und man muß den Kranken von vorneherein darauf aufmerksam machen, daß späterhin bei ihm die Anlage eines Pneu noch erforderlich ist. Es besteht nämlich die Gefahr, daß der Patient die Anlage eines Pneu verweigert, wenn er sich nach dem Gebrauch der Antibiotica besser fühlt. Bei den Pneumothorax différés unterscheidet man

A. den *Pneumothorax de consolidation* („Festigungs-Pneu") in Fällen, wenn die tuberkulösen Herde sich unter antibiotischer Therapie nach einer gewissen Zeit zwar verkleinert haben, aber noch nicht ganz (tomographisch) geschwunden sind; das bedeutet eine sehr wesentliche Indikation;

B. den *Pneumothorax de sécurité* („Sicherungs-Pneu") in Fällen mit Chemotherapie, in denen 1 ganzes Jahr weitere Bettruhe die Heilung des tuberkulösen Schubs vollenden würde; hier bildet der Pneumothorax de sécurité gleichsam eine Garantie für den weiteren Rückgang des Prozesses.

Voraussetzung für die Pneus nach A. und B. ist ein *freier Pleuraspalt* bzw. nur *kleine und leicht durchtrennbare Adhäsionsstränge*; es gibt dann kein Exsudat, und man braucht den Pneu ohne die Gefahr eines Rückfalles nur *1—1$^1/_2$ Jahre* aufrechtzuerhalten.

3. Indikation: Wenn rein nodöse Formen und wolkige Infiltrate sich mittels der Antibiotica *nicht binnen 6—8 Wochen* zum Rückgang bringen lassen, soll man einen Pneu anlegen.

Immer soll der Grundsatz sein, *den Pneu aufzugeben, wenn er sich nicht sofort als wirksam erweist oder sich nur mit Hilfe gefährlicherer Eingriffe vervollständigen läßt.*

Die „klassische" Dauer des Pneu von 5 Jahren nach DUMAREST und RIST kann unter Beachtung aller Vorsichtsmaßregeln jetzt auf *1 Jahr* abgekürzt werden, gerechnet vom Zeitpunkt, wenn der Pneu seine Wirksamkeit erlangt hat.

Aus alledem ist zu schließen, daß man in Frankreich die Pneumothorax-Therapie, angepaßt an die Erfahrungen der letzten Jahre, beizubehalten gedenkt.

Juli 1954

6. Wissenschaftliches Rundschreiben Nr. 57 (1954)

Betr.: „Vergleich zwischen Untersuchungen auf TB mittels Kehlkopfabstrichen und mittels Magensaft" von S. FROSTADT

(on the Reliability of the Laryngeal Swab Method and the Gastric Lavage Method of Tubercle Bacilli Demonstration: Acta tbc. scand. [(Kobenh.) **29**, 214 (1954)]

1500 Kulturen von Kehlkopfabstrichen wurden mit 1500 Kulturen von Magensaft ein und derselben Patienten verglichen. Jede Magensaftentnahme geschah am selben Tag oder einen Tag nach dem Kehlkopfabstrich.

Von den 1500 Kulturen von Kehlkopfabstrichen wurden in 179 Fällen (= 11,93%) und von den 1500 Kulturen aus dem Magensaft in 195 Fällen (= 13%) TB gefunden. In beiden Kulturen gleichzeitig fanden sich TB 91mal; die Kehlkopfabstrichmethode allein gab in 88 Fällen und die Magensaft-Methode allein in 104 Fällen positive Resultate auf TB.

Von den 88 Fällen, in denen die Kehlkopfabstrichmethode allein positiv war (die entsprechende Magensaftuntersuchung also negativ war), handelte es sich 51mal um eine kavernöse Lungentuberkulose, für welche eine Kollapstherapie angezeigt war. Ohne die Kehlkopfmethode würden 51 TB-positive Fälle entgangen sein, wenn man sich allein mit der Magensaft-Untersuchung begnügt hätte, und etwa die Hälfte von diesen bei 3 Magensaft-Untersuchungen bei demselben Patienten.

Von den 104 Fällen, in welchen die Magensaft-Untersuchung allein positiv war, hatten 62 eine kavernöse Lungentuberkulose. Ohne die Magensaft-Untersuchungen würden 62 Fälle dem positiven TB-Nachweis entgangen sein, wenn lediglich der Kehlkopfabstrich entnommen worden wäre, und in 37 Fällen, wenn 3 Kehlkopfabstriche bei demselben Patienten gemacht worden wären.

Der Verf. gelangt zu dem Schluß, daß kavernöse Lungentuberkulose nicht bei negativem Kultur-Ergebnis von Kehlkopfabstrich oder Magensaft ausgeschlossen werden kann. Auf jeden Fall sollten beide Methoden benutzt werden, und zwar vorzugsweise mehrere Kulturen in beiden Methoden, wenn alle Fälle von Lungentuberkulose, welche eine Kollapstherapie bedingen, erfaßt werden sollen.

August 1954

7. Wissenschaftliches Rundschreiben Nr. 59 (1954)

Vom Innenministerium Baden-Württemberg ist uns ein Bericht des Tierhygienischen Institutes in Freiburg über Tuberkulose im Rinderbestand des Kinderheimes Walldürn zugegangen, den wir nachstehend in Abschrift bekanntgeben:

„Im Zuge der Bekämpfung der Rindertuberkulose wurde der aus 34 Tieren bestehende, 100%ig mit TB verseuchte Rinderbestand des Erzbischöflichen Kinderheimes Walldürn durch Abschlachtung aller vorhandenen Tiere, ferner durch Umbau und gründliche Desinfektion des Stalles saniert. Der Neuaufbau eines gesunden, Tbc-freien Rinderbestandes erfolgte durch Ankauf gesunder, ausnahmslos aus Tbc-frei anerkannten Beständen kommender Rinder. Sie wurden überdies zweimal der Tuberkulinprobe unterworfen, ohne zu reagieren. Der Bestand steht unter Aufsicht des sehr tüchtigen Dr. Hauger, Reg.-Vet.-Rat a. D. Am 15. April 1953 wurde der Stall als Tbc-frei amtlich anerkannt. Somit war eine gerade für ein Kinderheim unerträgliche, sehr gefährliche Seuchenquelle verstopft und die größtmögliche Garantie für die Erhaltung des Gesundheitszustandes nach erfolgter Sanierung des Bestandes geschaffen worden.

Anfang Februar 1954 wurden die Tiere im Zuge der alljährlich erfolgenden Wiederholungsuntersuchung abermals der Tuberkulinprobe unterworfen. Wider Erwarten reagierten nunmehr 2 weibliche Jungrinder und 1 Jungfarren einwandfrei positiv. Die Tiere wurden sofort geschlachtet, und die Untersuchung hatte zum Ergebnis, daß in allen Fällen Primärinfektionen in den Lymphknoten der oberen Luftwege bzw. der Lungen, in einem Fall jedoch im Gekröselymphknoten festzustellen waren. Das positive Ergebnis der Tuberkulinprobe war damit bestätigt. Die im Tierhygienischen Institut eingeleitete Typendifferenzierung ergab späterhin den Typus bovinus.

Da Tbc-freie Rinderbestände nicht gerade selten durch tuberkulöse Hühner reinfiziert werden, führte Dr. Hauger alsbald eine Tuberkulinisierung der im Walldürner Betrieb vorhandenen 77 Hühner durch. 74 reagierten einwandfrei negativ. Das zweifelhafte Ergebnis bei 3 weiteren Tieren, die alsbald getötet wurden, kam durch die Autopsie zur Nachprüfung; Tuberkulose konnte bei ihnen nicht festgestellt werden. Fernerhin wurde durch Dr. Hauger die Untersuchung des im Rinderbestand tätigen Personals veranlaßt. Tuberkulöse Personen kommen erfahrungsgemäß ebenfalls vereinzelt als Reinfektionsquelle gesunder Rinderbestände in Frage. Hierbei ist zu beachten, daß derartige Infektionen mit dem Typus humanus in der Regel nicht zu pathologisch-anatomisch nachweisbaren tuberkulösen Veränderungen der Rinder führen, daß die Tiere jedoch allergisiert werden und für die Dauer von etwa 6—12 Monaten, teilweise auch länger, positiv reagieren. Falls jedoch eine Infektion mit dem bei Menschen seltener auftretenden Typus bovinus statthat, wird pathologisch-anatomisch nachweisbar Infektion beim Rind hervorgerufen.

Die Untersuchung des Personals ist mit einer Ausnahme negativ verlaufen. Letztere betraf einen seit 32 Jahren im Kinderheim beschäftigten Mann, der schon den früher hochgradig verseuchten Rinderbestand zu betreuen hatte, und auch nach Sanierung des Bestandes, also seit April 1953, die Jungrinder pflegte. Bei ihm wurde durch Röntgenuntersuchung im Krankenhaus Walldürn sowie Sputumuntersuchung im Hygiene-Institut der Universität Heidelberg offene Lungentuberkulose festgestellt. Die mit dem Sputum im Tierhygienischen Institut Freiburg vorgenommene Typendifferenzierung ergab eindeutig den Typus bovinus. Die Annahme ist somit naheliegend, daß sich der Kranke im Rinderstall mit dem Typus bovinus entweder durch Inhalation der Tuberkelbakterien oder durch den Milchgenuß infiziert und seinerseits die Infektion auf den sanierten Bestand zurückübertragen hat. Es handelt sich somit um einen der wenigen Fälle, in denen die Infektionskette vom Stall zum Menschen und zurück zum Stall exakt nachgewiesen werden konnte. In Wirklichkeit aber dürfte es sich nur um einen Beispielsfall handeln, während tatsächlich derartige Vorkommnisse sehr viel häufiger sein dürften."

September 1954

8. Über die Notwendigkeit der stationären Behandlung der exsudativen Pleuritis

Der „Arbeitsausschuß für stationäre Behandlung der Tuberkulose" hat zur Frage der Notwendigkeit der stationären Behandlung der exsudativen Pleuritis folgendermaßen Stellung genommen:

Zur Diskussion steht nur die exsudative Pleuritis mit klarem Exsudat, nicht aber die eitrige Pleuritis bzw. das Empyem nichttuberkulöser Ätiologie.

Der exsudativen Pleuritis liegt in sehr zahlreichen Fällen eine Tuberkulose als Ursache zu Grunde, wenn auch TB im Exsudat mit den routinemäßigen Methoden nicht immer nachzuweisen sind. Diese ursächliche Beteiligung der Tuberkulose ist aber so groß, daß man in den Fällen, bei welchen man *nicht* die Tuberkulose als ursprüngliche Krankheit ansehen will, um den *Nachweis einer anderen Ursache* bemüht sein muß.

Ein Pleuraexsudat kann bei der Tuberkulose in der Hauptsache auftreten:

1. als Begleiterscheinung einer Primärherdtuberkulose,
2. im Rahmen eines postprimären Schubes,
3. als Begleiterscheinung bei Pneumothoraxbehandlung.

Zur Klärung der Ätiologie sind alle verfügbaren bakteriologischen, klinischen und röntgenologischen Untersuchungen heranzuziehen. Insbesondere ist bei vorhandenem und bei abklingendem Pleuraexsudat in erster Linie nach intrapulmonalen Veränderungen, aber auch gleichzeitig nach extrapulmonalen tuberkulösen Herdbildungen zu fahnden. Beim Vorhandensein intrapulmonaler tuberkulöser Veränderungen verschlechtert sich die Prognose der exsudativen Pleuritis derart, daß Heilstättenbehandlung notwendig wird.

Aber auch in den Fällen, in denen ein Lungenherd nicht nachweisbar ist (früher auch als „idiopathische Pleuritis" bezeichnet), entwickelt sich nicht selten im weiteren Verlauf eine Lungentuberkulose, zumal kleinste Lungenherde zunächst sich dem Nachweis entziehen können.

Entgegen der Auffassung vieler Ärzte darf daher die *exsudative Pleuritis keineswegs als harmlose Erkrankung* angesehen werden.

Jede — besonders die mit Fieber beginnende — exsudative Pleuritis bedarf daher eingehender Untersuchung zur Klärung der Ätiologie. Häufig wird sich die Diagnosenstellung nur im Rahmen einer Krankenhausbehandlung ermöglichen lassen. Wenn der Nachweis eines nichttuberkulösen Ursprungs des Pleuraexsudats nicht gelingt, so ist mit überwiegender Wahrscheinlichkeit anzunehmen, daß es sich um eine Erkrankung auf tuberkulöser Basis handelt. In diesem Falle wird vom „Arbeitsausschuß für stationäre Behandlung der Tuberkulose" ein *Heilverfahren* in einer geeigneten Anstalt für notwendig erachtet.

Juli 1954

9. Richtlinien für die Tuberkulose-Schutzimpfung mit BCG

(BILIÉ-CALMETTE-GUÉRIN)

1. Die Impfung ist *freiwillig.* Vor ihrer Durchführung ist daher eine Belehrung der Bevölkerung wünschenswert. Diese kann durch Plakate, Filme, Merkblätter, Zeitungsartikel, Vorträge und Aussprachen auf Elternabenden usw. erfolgen. Daneben ist aber auch eine genügende Unterrichtung der Ärzteschaft und gegebenenfalls der Lehrerschaft erforderlich.

2. *Der Sinn der Impfung* ist die Schaffung von Abwehrkräften mittels eines künstlichen Tuberkuloseherdes (Primärkomplex) durch Infektion mit dem ganz schwach virulenten BCG, um den unberechenbaren, nicht selten ungünstigen Folgen der mit großer Regelmäßigkeit früher oder später zu erwartenden natürlichen Tuberkuloseinfektion vorzubeugen.

3. Es kann in Aussicht gestellt werden, daß mit Erfolg geimpfte Personen (s. Ziff. 12) unter Einhaltung gewisser Vorsichtsmaßnahmen (s. Ziff. 15) in hohem Maße *gegen die unmittelbaren*

ungünstigen Folgen der natürlichen Tuberkuloseansteckung *geschützt sind*, d. h., daß diese Personen — wenn überhaupt — nur sehr leichte und rasch vorübergehende tuberkulöse Erkrankungen nach der natürlichen Ansteckung erwerben, aber kaum eine der noch immer vielfach tödlich verlaufenden Formen der *allgemeinen Ausbreitung der Tuberkulose* im Körper. Deshalb stellt die Impfung eine wertvolle ergänzende Maßnahme im Rahmen der gesamten Tuberkulosebekämpfung dar.

4. Die Impfung hat nur Sinn bei Menschen, die noch keine *natürliche* Tuberkuloseansteckung erfahren haben. Im Mutterleib übertragene Tuberkulose ist so außerordentlich selten, daß man das *neugeborene Kind* praktisch als *tuberkulosefrei* ansprechen kann.

5. Als *besonders gefährdet* durch die natürliche Tuberkuloseinfektion müssen betrachtet werden: Säuglinge und Kleinkinder, Kinder in den Entwicklungsjahren und jugendliche Erwachsene. Sie sind demgemäß außer den durch engen Kontakt mit ansteckungsfähigen Tuberkulösen Gefährdeten bei der Impfung zu bevorzugen. Diese ist aber auch ganz allgemein für Kinder der ersten Schuljahre, insbesondere Schulanfänger, in Betracht zu ziehen. In manchen Ländern ist die Impfung bereits obligatorisch, insbesondere für Krankenpflegeschülerinnen, Krankenschwestern und Angestellte von öffentlichen und privaten Krankenhäusern sowie Fürsorgestellen, Heil- und Pflegeanstalten, Ärzte, Zahnärzte und Medizinstudierende mit Beginn des klinischen Studiums. Schon jetzt wird vielfach von den Behörden der Unfallversicherung gefordert, daß auf Kranken-Abteilungen nur tuberkulinpositives Personal (Ärzte, Pflege- und Hauspersonal) beschäftigt wird. Ist nicht durch frühere natürliche Tuberkuloseinfektion Tuberkulinpositivität vorhanden, so kann diese vor der Einstellung durch die Tuberkulose-Schutzimpfung erreicht werden.

6. Wo es notwendig erscheint, die Tuberkulose-Schutzimpfung bei Minderjährigen durchzuführen, ist das *Einverständnis* der Eltern oder Erziehungsberechtigten einzuholen. Man verwendet zur Feststellung des Einverständnisses oder der Ablehnung das Formular 1—3 (je nach der Art der Impfung), das zugleich zur Unterrichtung des Impfarztes und Aufklärung der Eltern oder der Erziehungsberechtigten dient.

7. Zur eindeutigen Feststellung, ob noch keine natürliche Tuberkuloseinfektion erfolgt ist, kann die *Tuberkulinprüfung nicht entbehrt* werden. Im Kindesalter ist neben der Tuberkulinprüfung eine *Röntgenuntersuchung* nur notwendig, soweit es sich um Exponierte handelt, bei jugendlichen Erwachsenen ist sie zuvor zu empfehlen. Die Tuberkulinprüfung sollte unterbleiben, wenn *präzise* Angaben über früher festgestellte Tuberkulinempfindlichkeit — soweit sie nicht durch BCG-Schutzimpfung hervorgerufen wurde — oder über früher durchgemachte Tuberkuloseerkrankungen vorliegen. Bei Neugeborenen und Säuglingen bis zum Alter von 6 Wochen ist sie unnötig, weil diese — wie unter 4. gesagt — noch als tuberkulosefrei zu betrachten sind bzw. noch keine Tuberkulinempfindlichkeit besitzen; doch ist eine sorgfältige Umgebungskontrolle auf offene Tuberkuloseerkrankungen durch die Tuberkulosefürsorge des zuständigen Gesundheitsamtes erforderlich (s. Ziff. 15).

Die *Tuberkulinprüfung* wird in *allen* Altersklassen zweckmäßigerweise in folgender Form vorgenommen:

I. a) *Pflasterprobe nach* Moro (besonders für Reihenuntersuchungen geeignet): Ein wenig Percutantuberkulin forte (etwa Streichholzkopfgröße) wird aus der Tube auf die Mitte eines Pflasters (2,5 × 2,5 cm), z. B. Spezialpflaster von Dr. Fresenius, Bad Homburg, gebracht und dieses auf die linke Brustseite oberhalb der Brustwarze gedrückt. Das Pflaster soll nach etwa 48 Std. (bei Kindern unter Aufsicht eines Erwachsenen) entfernt werden. Das Baden oder Waschen an dieser Stelle ist bis zu diesem Zeitpunkt zu unterlassen, um ein vorzeitiges Ablösen des Pflasters zu vermeiden. Die Begutachtung der Reaktion findet tunlichst durch einen Arzt — sonst durch einen von ihm Beauftragten — nach 4 Tagen statt, bis zu welcher Zeit etwaige unspezifische Reaktionen abgeklungen zu sein pflegen. Bei positiver Reaktion sollen mindestens 5 kleine rote Papeln erkennbar sein (am deutlichsten bei etwas seitlicher Beleuchtung).

b) *Percutanprobe nach* Moro: Nach Entfetten der Haut mit Äther wird eine streichholzkopfgroße Menge Percutantuberkulin forte auf einer markstückgroßen Fläche an der gleichen Stelle der Brusthaut wie oben etwa 1 min lang eingerieben. Kein Verband. Waschen vermeiden. Nachschau nach 3 Tagen.

II. Bei negativer oder zweifelhafter Pflaster- oder Percutanprobe ist sogleich die *Intracutanprobe nach* Mendel-Mantoux anzuschließen.

Die Probe wird bei *Einzeluntersuchungen* möglichst so ausgeführt, daß 10 Tuberkulin-Einheiten (TE), d. h. 0,1 cm^3 einer Verdünnung von Alttuberkulin oder gereinigtem Tuberkulin (GT Hoechst) 1 : 1000 (= 0,1 mg) intracutan injiziert werden. Die Einspritzung erfolgt am mittleren Drittel der Volarseite des linken Unterarmes in die obersten Schichten der Epidermis, wobei eine weiße Quaddel von etwa 8 mm Durchmesser auftreten soll. Die Ablesung wird nach 3 Tagen vorgenommen; denn am ersten Tage nach der Einspritzung können sich unspezifische Entzündungen geltend machen, die am zweiten Tage bereits abklingen und am dritten verschwunden zu sein pflegen. Bei positiver Reaktion ist eine Infiltration beim Abtasten festzustellen, ferner ist eine Rötung verschiedener Stärke und wechselnden Umfanges sichtbar. Ausschlaggebend für die Beurteilung ist die Infiltration, welche einen Durchmesser von mindestens 6 mm aufweisen muß.

Bei negativer oder zweifelhafter Reaktion wird alsbald eine weitere Intracutanprobe mit 100 TE, d. h. 0,1 cm^3 einer Verdünnung von Alttuberkulin oder gereinigtem Tuberkulin 1:100 (= 1 mg) am rechten Unterarm angeschlossen.

Um das Vorgehen bei *Reihenuntersuchungen* zu vereinfachen, beschränkt man sich auf *eine* Intracutanprobe. In diesem Falle wird eine Tuberkulinlösung 1:200 (= 50 TE = 0,5 mg) verwandt.

Die Alttuberkulinlösungen können in den entsprechenden Verdünnungen gebrauchsfertig von der Firma Dr. Fresenius, Bad Homburg, das gereinigte Tuberkulin (GT) von den Farbwerken Hoechst in Trockenform mit der nötigen Lösungsflüssigkeit bezogen werden. Wer im eigenen Laboratorium die Tuberkulinlösungen herstellt, tut dies zweckmäßigerweise mit steriler Pipette. Zur Verdünnung dient sterile physiologische Kochsalzlösung (0,9%) mit Zusatz von 0,5% Phenolum liquefactum. Die Tuberkulinlösungen sind in sterilen Flaschen kühl und lichtgeschützt anfzubewahren und dann 8 Tage haltbar; nur klare Lösungen sind zu verwenden. In kleine Flaschen abgefüllte Tuberkulinlösung darf nie in große zurückgegossen werden, sie ist vielmehr nach Gebrauch zu vernichten.

Für jede Tuberkulinlösung ist eine besondere Spritze zu benutzen. Jede Lösung und jede Spritze muß also entsprechend gekennzeichnet sein. Flaschen, Pipetten, Spritzen und Kanülen werden vor dem Gebrauch der Sterilisation in einem Elektro-Heißluft-Kreislauf-Sterilisator unterworfen. Die Sterilisationsdauer beträgt 30 min bei 180°, gerechnet vom Zeitpunkt der erreichten Temperatur. Steht ein Autoklav oder Drucktopf zur Verfügung, so richtet sich die Sterilisationszeit nach dem erreichten Druck. Sie beträgt bei 1 atü (etwa 120°) 20 min, bei 2 atü (etwa 135°) 10 min. Wo eine Sterilisation auf diesem Wege nicht möglich ist, muß man sich auf halbstündiges Auskochen in 0,5%igem Formalinwasser mit Zusatz von 5 g Natriumnitrit auf 1 l beschränken. Gründliche Reinigung des gesamten Materials vor der Sterilisierung ist in jedem Falle nötig. Für jede Tuberkulinprüfung ist eine ordnungsmäßig sterilisierte Kanüle (Nr. 18—20) zu verwenden.

8. *Tuberkulinpositiven* Kindern oder Jugendlichen, die nach Ziff. 4 nicht der Impfung unterzogen werden, ist ein kleines Blatt zur Aufklärung der Eltern mitzugeben (s. Vordruck 4).

9. Bei den Tuberkulinnegativen ist sogleich nach der Ablesung die *BCG-Schutzimpfung* anzuschließen. Für Reihenimpfungen werden zweckmäßigerweise die Intracutanproben an den ersten 3 Tagen der Woche angelegt und die Ablesungen bzw. Impfungen der Negativen an den korrespondierenden Tagen der 2. Wochenhälfte vorgenommen.

Die Impfung erfolgt im oberen Drittel der Außenseite des linken Oberschenkels langsam streng intracutan, d. h. dicht unter der Hautoberfläche, wobei die Öffnung der Kanüle nach oben zeigen und die Kanülenspitze in der Haut sichtbar sein soll. Da bei zu tief ausgeführter Einspritzung in vermehrtem Maße Hautgeschwüre zu erwarten sind, muß bei tieferem Eindringen die Kanüle sofort wieder herausgezogen und an anderer Stelle neu eingestochen werden. Vor jeder Impfung ist die Haut mit einem frischen Wattebausch zu reinigen, der mit 70%igem Äthylalkohol oder 50%igem Propylalkohol getränkt ist.

Der kühl, bei etwa + 4° C (im Eis-, Kühlschrank oder Keller) aufbewahrte *Impfstoff*, welcher von den Behringwerken über Serumvertrieb G.m.b.H./Marburg a. d. L. in Portionen zu 1, 5 und 10 cm^3 geliefert wird, muß unmittelbar vor dem Gebrauch kräftig geschüttelt werden. Er ist nicht länger, als der Verwendungstermin auf der Flasche anzeigt, zu gebrauchen. Die streng intracutan zu verabfolgende *Injektionsdosis* des BCG-Impfstoffes flüssig beträgt 0,1 cm^3 (= 0,05 mg BCG), es muß also — wie bei der Tuberkulininjektion — eine weiße Quaddel von etwa 8 mm Durchmesser entstehen. Die Bemessung der Dosis erfolgt am besten an dieser Quaddelgröße. Beim Neugeborenen und jungen Säugling ist eine Verdoppelung der Dosis angebracht (= 0,1 mg BCG). Da die streng intracutane Injektion dieser Menge an einer Stelle beim Neugeborenen Schwierigkeiten macht, empfiehlt es sich, das Quantum auf zwei etwa 2 cm voneinander entfernt liegende Injektionsstellen zu verteilen. Ein Impfverband ist nicht nötig.

Die ausschließlich der Impfung dienenden *Spritzen* werden vor Gebrauch, d. h. unmittelbar vor dem Impftermin, wie oben unter 7. angegeben, sterilisiert, desgleichen die zur Verwendung gelangenden Kanülen (Nr. 18—20). Als steril sollten nur solche Spritzen und Kanülen angesehen werden, die höchstens 48 Std. vor Gebrauch nach einem der oben genannten Verfahren sterilisiert und in der Zwischenzeit steril aufbewahrt worden sind. War eine behelfsmäßige Sterilisation durch Kochen in Formalin-Wasser (s. unter 7) notwendig, so sind die Reste der Kochflüssigkeit durch mehrmaliges Durchspritzen mit sterilem Wasser (nicht Aqua dest. non sterilisata) zu entfernen. Kanülen aus schwedischem Stahl werden nach jedesmaliger Verwendung flambiert. Vor der Injektion ist dann zur Abkühlung der Nadel ein Tropfen der Vaccine durchzuspritzen. Stehen solche Kanülen nicht zur Verfügung, ist für jeden Impfling die Verwendung einer neuen, ordnungsgemäß sterilisierten Kanüle erforderlich.

Es ist zulässig, statt der intracutanen Injektion auch die Methode der *Multipunktur* anzuwenden, und zwar mit dem von ROSENTHAL angegebenen Instrument. Ein Druck auf die Platte des Instruments genügt, um die 36 Spitzen 1—3 mm in die Haut eindringen zu lassen, auf die zuvor der konzentrierte Impfstoff (20 mg in 1 cm^3) aufgebracht worden ist. Man zieht das Instrument zurück, läßt trocknen und braucht keinen Verband anzulegen. Waschen der Impfstelle sollte nicht vor 24 Std. erfolgen. Weniger zu empfehlen ist die Skarifikation.

10. Der durch die intracutane Impfung gesetzte *BCG-Impfherd* zeigt sich nach 3—4 Wochen in Form eines kleinen Knotens von roter bis blauroter Farbe, der im allgemeinen nicht mehr als Erbsgröße erreicht, vielfach zentral eine kleine Einschmelzung mit entsprechender Absonderung erfährt und später eine Delle und Schuppen- oder Krustenbildung an dieser Stelle aufweist. In den zugehörigen Leistenlymphknoten lassen sich mikroskopisch Epitheloidzelltuberkel und evtl. BCG-Bakterien nachweisen (es entsteht also ein echter Primärkomplex); eine sicht- oder fühlbare Leistenlymphknotenschwellung ist aber selten, noch viel seltener eine Erweichung dieser Lymphknoten. Eher kann es — bei Neugeborenen allerdings äußerst selten — zu einer *Geschwürbildung an der Impfstelle* kommen, die Wochen oder gar Monate zur Abheilung benötigt. Das ist allerdings in erster Linie zu erwarten, wenn die streng intracutane Impfung verfehlt wird und der Impfstoff oder ein Teil desselben in das Unterhautzellgewebe gelangt oder der Impfstoff nicht genügend geschüttelt wurde. Außerdem wird frühzeitige Geschwürbildung des öfteren beobachtet, wenn versehentlich ein tuberkulinpositives, also bereits früher auf natürlichem Wege infiziertes Kind der Impfung unterworfen wird. Doch gibt es auch Individuen mit geringerer Widerstandsfähigkeit, die diese stärkere Reaktion entwickeln. Eine Gefahr ist damit nicht verbunden. Sekundärinfektionen sind aber durchaus möglich. Jedes Ulcus heilt ab. Die Narbenbildung entspricht dem eingetretenen Substanzverlust.

Nach *Multipunktur* entwickeln sich kleine rote Knötchen von 2—3 mm Durchmesser. Sie werden nach einer Woche sichtbar und erreichen ihr Maximum nach einem Monat. Wenn sie verschwinden, zeigt sich Schuppung. Die Narbenbildung ist gering. Ulcerationen sind selten. Die Methode erfordert allerdings etwa die doppelte Zeit und größere Kosten. Bei ihrer Durchführung sind eine besondere Karteikarte und ein besonderer Impfausweis erforderlich (Vordr. 2).

11. *Behandlung von Impfreaktionen bei der Intracutanmethode.*

a) Die *knötchenförmige Infiltration* an der Impfstelle (Reaktionsgruppe I) bedarf keiner Behandlung. Die Kinder sind lediglich zu belehren, Kratzen an dieser Stelle zu vermeiden.

b) *Kleine Ulcera* (Reaktionsgruppe II) werden wegen der Absonderung mit sterilem, trockenem, luftdurchlässigem Verband in häufigem Wechsel versorgt. Die nässende Stelle kann beim Verbandwechsel mit Seifenwasser vorsichtig gereinigt werden. Keine Salbe! Die Kinder können baden und turnen. Da eine Beeinträchtigung des Allgemeinbefindens nicht eintritt, ist eine Veränderung der Lebensweise, auch bei bestehendem Ulcus, nicht erforderlich.

Bleibt dieses Geschwür länger als 12 Wochen nach Auftreten unverändert bestehen, wird eine spezifische Behandlung wie unter c) eingeleitet.

c) *Größere Geschwüre* mit einem Durchmesser des Hautdefektes über 10 mm (Reaktionsgruppe III) sollen zunächst mit trockenem Verband wie unter b) behandelt werden. Bei starker Absonderung wird die Wundumgebung zur Verhütung einer Maceration dünn mit Zinkpaste abgedeckt.

Zeigt das Geschwür nach 12 Wochen noch keine Heilungstendenz, so werden oral 2 Vigantolstöße (je 10 mg) im Abstand von einer Woche verabreicht. Genügt dies nicht, ist eine spezifische Wundbehandlung mit PAS- oder Neoteben-Puder anzuschließen.

Das lange Bestehen eines großen Teiles der Ulcera wird oft durch eine Sekundärinfektion mitbedingt. Bei solchen Wunden ist Badionalpuder (Streudose mit 10 g) oder Reoxylsalbe (s. „Rote Liste") angezeigt.

Die Impfgeschwüre von mehr als 10 mm Durchmesser sollen dem Gesundheitsamt gemeldet werden, damit von hier aus die Vigantolstöße veranlaßt werden können, wie sie bei älteren Kindern in Betracht kommen.

12. Nach der Impfung tritt mit großer Regelmäßigkeit *Tuberkulinempfindlichkeit* auf. Ausnahmsweise gibt es aber auch Menschen, die sogar trotz Impfnarbe die Tuberkulinempfindlichkeit vermissen lassen. Es ist also wünschenswert, wenn — am besten 12 Wochen nach der Impfung — die Tuberkulinempfindlichkeit durch eine erneute Moro-Pflaster- oder Percutanprobe festgestellt wird. Fällt diese Probe negativ aus, so ist sie zu wiederholen. Manche Kinder sprechen sogar erst auf eine intracutane Tuberkulininjektion an (50 TE). Das kommt am ehesten nach der Neugeborenenimpfung vor. Sind hier nach 12 Wochen die Hautproben negativ, kann sogleich mit 100 TE intracutan gespritzt werden. Bei negativem Ausfall der Tuberkulinprüfung ist *Revaccination* zu empfehlen. Gleichzeitig mit der Tuberkulinkontrolle der Geimpften wird eine Beurteilung der Impfstelle vorgenommen.

Die *Lokalreaktionen* werden zweckmäßigerweise wie unter 11. angegeben, in Reaktionsgruppen eingeteilt und dementsprechend auf der Karteikarte eingetragen. Ist die Injektionsstelle nicht mehr zu erkennen, handelt es sich um die Reaktionsgruppe 0. Ebenso sind stärkere Lymphknotenschwellungen, mit und ohne Erweichung, und jede Komplikation anderer Art auf der Karteikarte zu vermerken.

13. Alle *Impfkomplikationen*, d. h. Geschwüre über 10 mm Durchmesser und Lymphknotenschwellungen über Haselnußgröße sowie Krankheitserscheinungen, die mit der Impfung in Zusammenhang gebracht werden oder zu stehen scheinen, sollen *unverzüglich* dem zuständigen Gesundheitsamt gemeldet werden. Das Gesundheitsamt wird die erforderlichen Ermittlungen zur Sicherung des Sachverhaltes, insbesondere der Diagnose, im Einvernehmen mit der Aufsichtsbehörde einleiten; die Impfzentrale, sofern vorhanden, ist über den gesamten Vorgang zu unterrichten. Bei einer angeblichen Schädigung nach BCG-Impfungen soll versucht werden, aus den Ausscheidungen oder aus Organen des Erkrankten (abgesehen von typischen Impfgeschwüren) säurefeste Stäbchen zu gewinnen und diese auf jeden Fall nach ihrem Typ differenzieren zu lassen (Typus humanus, Typus bovinus, *BCG-Stamm*). In besonders gelagerten Fällen soll die Aufsichtsbehörde geeignete Sachverständige bestimmen, welche den Sachverhalt mit dem Gesundheitsamt klären und begutachten. Dem zuständigen Landesministerium ist ein Bericht mit einer eingehenden Stellungnahme zuzuleiten. Vor Abschluß der Untersuchung eines angeblichen Impfschadens soll die Öffentlichkeit nicht unterrichtet werden.

14. Die *Prüfung der Tuberkulinempfindlichkeit* ist von Zeit zu Zeit zu *wiederholen*. Dies ist wichtig, um festzustellen, ob die Tuberkulinallergie noch anhält. Die Kontrolle ist dringlich bei Kindern, die sich im Tuberkulose-Kontakt befinden, und bei Erwachsenen, die im Gesundheitsdienst tätig sind (s. Nr. 5) oder kaserniert leben. Sie sollte im übrigen wenigstens nach Aufnahme des Kindes in die Schule und vor dem Schulabgang vorgenommen werden.

15. *Impfung in tuberkulösem Milieu.* Nach der Impfung soll der Kontakt mit ansteckungsfähigen Tuberkulösen vermieden werden, damit die Infektion nicht gerade zu einem Zeitpunkt erfolgt, in dem der Impfschutz noch nicht eingetreten ist. Besondere Maßnahmen sind erforderlich, wenn es sich um die *Impfung in tuberkulösem Milieu* handelt, zum mindesten, soweit es sich um Säuglinge und Kleinkinder handelt. Tuberkulinnegative Kinder in der direkten Umgebung von ansteckungsfähigen Tuberkulösen sind — möglichst mit Unterstützung der LVA oder der Landesfürsorgeverbände — von diesen abzutrennen; die Tuberkulinprüfung ist nach 6 wöchiger Isolierung zu wiederholen. Erst wenn jetzt die Tuberkulinprüfung negativ ausfällt, also anzunehmen ist, daß sich das Kind nicht gerade im Inkubationsstadium der Tuberkulinempfindlichkeit befand, kann die Impfung vorgenommen werden. Die Isolierung muß

nach der Impfung so lange durchgeführt werden, bis bei dem Kind Tuberkulinempfindlichkeit aufgetreten ist. Aber auch dann ist *Beachtung der üblichen hygienischen Maßnahmen* dringlich, z. B. ist Schlafen im gleichen Bett wie der Kranke zu vermeiden. Die Abtrennung ist möglich durch Aufnahme des Kranken oder des Kindes in eine Anstalt oder Unterbringung des Kindes bei gesunden Verwandten. Nach Verbringung des ansteckungsfähigen Kranken in eine Anstalt ist die ordnungsgemäße Schlußdesinfektion durchzuführen. Neugeborene lassen sich vielfach zu Hause für $^1/_4$ Jahr isolieren; bei der Impfung muß die Wichtigkeit der Absonderung des geimpften Säuglings ganz besonders betont werden. Bei Erkrankung der Mutter ist jedoch auf jeden Fall auswärtige Isolierung des geimpften Säuglings anzustreben, es sei denn, daß beide sich in einer Anstalt (Heilstätte mit Entbindungsstation) befinden. Von Neugeborenenimpfungen ist sogleich die Fürsorgestelle zu benachrichtigen, die über ihr bekannte Ansteckungsmöglichkeiten des Neugeborenen Mitteilung macht.

16. Die Impfung soll grundsätzlich wie jede andere Schutzimpfung von approbierten Ärzten *nur bei gesunden Kindern und Jugendlichen* vorgenommen werden. Der Impfarzt muß sich über den Gesundheitszustand des Impflings, genau wie vor der Pockenschutzimpfung, informieren. Eitrige Hautausschläge und Entzündungen des Unterhautzellgewebes (jedoch nicht ein geringfügiges Ekzem) sind ebenso Hinderungsgründe wie Neigung zu Blutungen, chronische Infektionen und ausgesprochen allergische Erscheinungen. Dystrophische Säuglinge müssen von der Impfung ausgeschlossen werden.

Die Impfung ist zu *unterlassen* gelegentlich irgendwelcher in der betreffenden Gegend herrschender Epidemien. Ausnahmen sind jedoch möglich bei Neugeborenen, die für diese Krankheit noch nicht empfänglich sind. Kinder, die gerade Infektionskrankheiten durchgemacht haben, sollen erst 3 Monate nach Beginn dieser Krankheit bzw. bei Keuchhusten 4 Wochen nach Beendigung des Hustens geimpft werden. Es bestehen keine Bedenken, die BCG-Impfung nach vorangegangenen Schutzimpfungen mit Einfach- oder Mehrfachimpfstoffen vorzunehmen, wenn seit der letzten Injektion eine Mindestfrist von 6 Wochen verstrichen ist. Umgekehrt ist es zweckmäßig, 3 Monate nach der BCG-Impfung zu warten, ehe man eine anderweitige Impfung vornimmt.

Bei Einholung der Einwilligung zur BCG-Impfung ist also nach allen Impfungen und Erkrankungen in den letzten 3 Monaten zu fragen. Außerdem ist vor der Impfung zu klären, ob sich das Kind nicht möglicherweise im Inkubationsstadium einer Infektionskrankheit befindet (Scharlach, Masern, Diphtherie, Keuchhusten, Mumps und Windpocken in Familie, Kindergarten oder Schulklasse). Alle diesbezüglichen Angaben sind auf der Karteikarte einzutragen.

17. Der an der Karteikarte hängende *Impfausweis* wird alsbald nach der Impfung zur sorgfältigen Aufbewahrung ausgegeben und zur Nachschau wieder mitgebracht, damit die nötigen weiteren Eintragungen gemacht werden können.

Die statistische Auswertung erfolgt zweckmäßigerweise durch die Gesundheitsämter oder die Impfzentralen (s. Vordruck 5).

18. Mit Rücksicht auf die begrenzte Haltbarkeit des Impfstoffes ist die Festlegung bestimmter *Impftermine* notwendig. Sollten Impfungen in Kindergärten, Kinderheimen oder Schulen vorgenommen werden, so ist zur Unterrichtung der Lehrpersonen, Heimleiter und Fürsorgerinnen eine gedruckte Anweisung zur Durchführung der BCG-Impfaktion auszugeben (Vordruck 6). Die Impftermine für *Neugeborene* in Entbindungsanstalten werden zweckmäßigerweise alle 7 Tage abgehalten. Es werden dann alle in dem vergangenen Zeitraum geborenen gesunden Kinder geimpft, die mindestens 24 Std. alt sind. Frühgeborene Kinder sind erst nach Erreichen eines Gewichtes von 3000 g zu impfen. Die Impfung der Neugeborenen wird am besten von dem beratenden Kinderarzt der Entbindungsabteilung vorgenommen, der auch selbst die Mutter zuvor genau aufklären und den Säugling bezüglich seines Gesundheitszustandes begutachten kann (Vordruck Nr. 3).

Die Impfung auch der zu Hause geborenen Kinder muß angestrebt werden. Organisatorisch läßt sich dies durchführen, wenn die Hebamme sogleich bei der Geburtenanzeige auf dem Standesamt die schriftliche Einwilligung der Eltern zur Schutzimpfung mit abgibt. Vom Standesamt wird diese dann der Impfzentrale weitergeleitet.

19. Zur technisch einwandfreien Durchführung der Impfung gehört Übung. Diese muß sich also jeder Arzt verschaffen, bevor er Impfungen ausführt. Die nötigen Auskünfte über die vorhandenen öffentlichen Impfmöglichkeiten erteilt das zuständige Gesundheitsamt.

Vordruck Nr. 1

Knaben *Mädchen*

SCHUTZIMPFUNG GEGEN TUBERKULOSE

1. ....
Familienname (Druckschrift) Vorname Geb.-Tag, Monat, Jahr

....
Wohnort Straße Kreis Schule Klasse

2. Ist das obengenannte Kind schon einmal an Tuberkulose erkrankt gewesen? Ja/nein[1]
3. Sind während der letzten 3 Monate bei obengenanntem Kind oder bei seinen Familienangehörigen Krankheiten aufgetreten, besonders Scharlach, Masern, Diphtherie, Keuchhusten, Windpocken, Mumps?
   Welche? .... Bei wem? ....
4. Ist das obengenannte Kind in den letzten 3 Monaten geimpft worden? Ja/nein[1]
   Wogegen? .... Wann? ....
5. Wurde früher schon eine Tuberkulinprüfung vorgenommen? Ja/nein[1]
   Wenn ja, mit welchem Ergebnis? Positiv/negativ[1]
6. Wurde das obengenannte Kind schon einmal gegen Tuberkulose schutzgeimpft? Ja/nein[1]
   Wann? ....
7. Wurde nach der früheren Tuberkulose-Schutzimpfung eine Tuberkulinprüfung vorgenommen? Ja/nein[1] Wenn ja, mit welchem Ergebnis? Positiv/negativ[1]

8. Ist in der Familie oder Umgebung Tuberkulose aufgetreten Ja/nein?[1]
   Name des Erkrankten .... offen? Ja/nein[1]
   Kommt der Erkrankte z. Z. mit obengenanntem Kind in Berührung? Ja/nein[1]
   (Beantwortung dieser Frage wird empfohlen, Vordruck kann in geschlossenem Umschlag zurückgereicht werden.)

9. Ich lehne die Durchführung der Tuberkulose-Schutzimpfung ab

   ....
   Unterschrift des Erziehungsberechtigten

   Ich bin mit der Durchführung der Tuberkulose-Schutzimpfung einverstanden

   ....
   Unterschrift des Erziehungsberechtigten

[1] Nichtzutreffendes streichen

SCHÜTZT EUER KIND GEGEN TUBERKULOSE!

Die Tuberkulose ist noch immer eine weitverbreitete Krankheit. Da keineswegs alle ansteckungsfähigen Tuberkulösen in Krankenhäusern oder Heilstätten untergebracht sind, kann jedes Kind mit einem solchen Kranken in Berührung kommen, und man weiß zuvor nicht, ob und welche Krankheitserscheinungen beim Kinde folgen. Um die Widerstandsfähigkeit der Kinder zu erhöhen, sind seit Jahren in vielen Ländern millionenfach Schutzimpfungen vorgenommen worden. Dies geschieht seit Kriegsende mit gutem Erfolg auch in Deutschland. Die Impfung wird als freiwillige Maßnahme empfohlen, denn sie ist imstande, mitzuhelfen im Kampf gegen unsere schlimmste Seuche. Sie kommt natürlich nicht für Kinder in Frage, die bereits tuberkuloseangesteckt sind oder gar tuberkulöse Krankheitserscheinungen gehabt haben.

Zur Schutzimpfung gehören:

1. Zweimalige Probe auf Tuberkulinempfindlichkeit durch Einreiben oder Pflasterprobe und Hautspritze.
2. Die eigentliche Impfung: Eine Einspritzung des Impfstoffes in die Haut.
3. 12 Wochen nach der Impfung zur Überprüfung des Impferfolges eine nochmalige Probe auf Tuberkulinempfindlichkeit. Bei eingetretenem Impfschutz fällt diese jetzt nämlich positiv aus.

Die Schutzwirkung im Körper des Geimpften beginnt nach 6—8 Wochen und kann 5 Jahre und länger anhalten. Vor Eintritt der Schutzwirkung kann Ansteckung die gleichen Folgen haben wie bei jedem Nichtschutzgeimpften (man vermeide also Ansteckungsmöglichkeiten).

Ein paar Wochen nach der Impfung entsteht an der Impfstelle eine kleine Rötung und ein Knötchen, das in manchen Fällen zu einer nässenden Wunde werden kann. Kratzen ist zu vermeiden! Die Impfwunde heilt meist nach wenigen Wochen ab, seltener ist mehr Zeit erforderlich. Impfwunde sauber halten, mit Wasser und Seife abwaschen! Möglichst luftdurchlässiger Schutzverband! Außer der örtlichen Impfreaktion sind andere Erscheinungen (wie Fieber oder Schmerzen) kaum zu erwarten, daher sind auch besondere Vorsichtsmaßnahmen (etwa Vermeiden von Baden oder Turnen) nicht erforderlich. Ganz unmöglich sind freilich unerwünschte Folgen nicht. Bei irgendwelchen Zweifeln suche man den Hausarzt oder Impfarzt (evtl. das zuständige Gesundheitsamt) auf.

Ist der gewünschte Impfschutz ausnahmsweise nicht eingetreten, d. h. bleibt die Tuberkulinprobe nach der Impfung negativ, so ist eine Wiederholung der Schutzimpfung angebracht. Die Tuberkulinprüfung sollte, um den Impfschutz zu verfolgen, zumindest bei Schuleintritt und Schulentlassung erneut vorgenommen werden.

Vor der Tuberkulose-Schutzimpfung:

Percutan- oder Pflasterprobe	MENDEL-MANTOUX mit ...... TE (Intracutanprobe)	**Intracutane BCG-Impfung**
Datum:	....	Datum: ....
Ergebnis:	....	Impfstoff-Nr.: ....

Impfarzt: ....

Nach der Tuberkulose-Schutzimpfung:

	1. Percutan- oder Pflasterprobe	2. Percutan- oder Pflasterprobe	3. Intracutanprobe mit .....TE
Datum:	....	....	....
Ergebnis:	....	....	....

Reaktionsgruppe: Lymphknotenschwellungen Komplikationen

Arzt: ....

Impfausweis für Tuberkulose-Schutzgeimpfte

(Gut aufbewahren! Zur Nachschau mitbringen!)

....	....	....	....
Familienname (Druckschrift)	Vorname	Wohnort	Geb.-Datum

BCG-Schutzimpfung (nach WALLGREN): Datum: .... Impfstoff-Nr.: ....

Impfarzt: ....

1. Impfung/Wiederholungsimpfung

Nach der Tuberkulose-Schutzimpfung:

	1. Percutan- oder Pflasterprobe	2. Percutan- oder Pflasterprobe	3. Intracutanprobe mit ......TE	Reaktionsgruppe
Datum:	....	....	....	....
Ergebnis:	....	....	....	....

Spätere Tuberkulinprüfungen (Art der Probe, Datum, Ergebnis):

Vordruck Nr. 2

Knaben *Mädchen*

SCHUTZIMPFUNG GEGEN TUBERKULOSE

1. ....

Familienname (Druckschrift) — Vorname — Geb.-Tag, Monat, Jahr

....

Wohnort — Straße — Kreis — Schule — Klasse

2. Ist das obengenannte Kind schon einmal an Tuberkulose erkrankt gewesen? Ja/nein[1]
3. Sind während der letzten 3 Monate bei obengenanntem Kind oder bei seinen Familienangehörigen Krankheiten aufgetreten, besonders Scharlach, Masern, Diphtherie, Keuchhusten, Windpocken, Mumps?
   Welche? .... Bei wem? ....
4. Ist das obengenannte Kind in den letzten 3 Monaten geimpft worden? Ja/nein[1]
   Wogegen? .... Wann? ....
5. Wurde früher schon eine Tuberkulinprüfung vorgenommen? Ja/nein[1]
   Wenn ja, mit welchem Ergebnis? Positiv/negativ[1]
6. Wurde das obengenannte Kind schon einmal gegen Tuberkulose schutzgeimpft? Ja/nein[1]
   Wann? ....
7. Wurde nach der früheren Tuberkulose-Schutzimpfung eine Tuberkulinprüfung vorgenommen? Ja/nein[1] Wenn ja, mit welchem Ergebnis? Positiv/negativ[1]
8. Ist in der Familie oder Umgebung Tuberkulose aufgetreten? Ja/nein?[1]
   Name des Erkrankten .... offen? Ja/nein[1]
   Kommt der Erkrankte z. Z. mit obengenanntem Kind in Berührung? Ja/nein[1]
   (Beantwortung dieser Frage wird empfohlen, Vordruck kann in geschlossenem Umschlag zurückgereicht werden.)
9. Ich lehne die Durchführung der Tuberkulose-Schutzimpfung ab — Ich bin mit der Durchführung der Tuberkulose-Schutzimpfung einverstanden

....

Unterschrift des Erziehungsberechtigten — Unterschrift des Erziehungsberechtigten

[1] Nicht Zutreffendes streichen

SCHÜTZT EUER KIND GEGEN TUBERKULOSE!

Die Tuberkulose ist noch immer eine weitverbreitete Krankheit. Da keineswegs alle ansteckungsfähigen Tuberkulösen in Krankenhäusern oder Heilstätten untergebracht sind, kann jedes Kind mit einem solchen Kranken in Berührung kommen, und man weiß zuvor nicht, ob und welche Krankheitserscheinungen beim Kinde folgen. Um die Widerstandsfähigkeit der Kinder zu erhöhen, sind seit Jahren in vielen Ländern millionenfach Schutzimpfungen vorgenommen worden. Dies geschieht seit Kriegsende mit gutem Erfolg auch in Deutschland. Die Impfung wird als freiwillige Maßnahme empfohlen, denn sie ist imstande, mitzuhelfen im Kampfe gegen unsere schlimmste Seuche. Sie kommt natürlich nicht in Betracht für Kinder, die bereits tuberkuloseangesteckt sind oder gar tuberkulöse Krankheitserscheinungen gehabt haben.

Zur Schutzimpfung gehören:

1. Zweimalige Probe auf Tuberkulinempfindlichkeit durch Einreibung oder Pflasterprobe und Hautspritzen.
2. Die eigentliche Impfung: Eine Einspritzung des Impfstoffes in die Haut mittels Stichelung.
3. 12 Wochen nach der Impfung zur Überprüfung des Impferfolges eine nochmalige Probe auf Tuberkulinempfindlichkeit. Bei eingetretenem Impfschutz fällt diese jetzt nämlich positiv aus.

Die Schutzwirkung im Körper des Geimpften beginnt nach 6—8 Wochen und kann 5 Jahre und länger anhalten. Vor Eintritt der Schutzwirkung kann Ansteckung die gleichen Folgen haben wie bei jedem Nichtschutzgeimpften (man vermeide also Ansteckungsmöglichkeiten).

Ein paar Wochen nach der Impfung mittels dieser Methode entwickeln sich an der Impfstelle vorübergehend kleinste Knötchen. Impfwunden werden fast stets vermieden. Nicht kratzen! Außer der örtlichen Impfreaktion sind andere Erscheinungen (wie Fieber oder Schmerzen) kaum zu erwarten, daher sind auch besondere Vorsichtsmaßnahmen (etwa Vermeiden von Baden oder Turnen) nicht erforderlich. Ganz unmöglich sind freilich unerwünschte Folgen nicht. Bei irgendwelchen Zweifeln suche man den Hausarzt oder Impfarzt (evtl. das zuständige Gesundheitsamt) auf.

Ist der gewünschte Impfschutz ausnahmsweise nicht eingetreten, d. h. bleibt die Tuberkulinprobe nach der Impfung negativ, so ist eine Wiederholung der Schutzimpfung angebracht. Die Tuberkulinprüfung sollte, um den Impfschutz zu verfolgen, zumindest bei Schuleintritt und Schulentlassung erneut vorgenommen werden.

Vor der Tuberkulose-Schutzimpfung:

	Percutan- oder Pflasterprobe	Mendel-Mantoux mit ......TE (Intracutanprobe)	BCG-Impfung nach ROSENTHAL
Datum:	....	....	Datum: ....
Ergebnis:	....	....	Impfstoff-Nr.: ....

Impfarzt: ....

Nach der Tuberkulose-Schutzimpfung:

	1. Percutan- oder Pflasterprobe	2. Percutan- oder Pflasterprobe	3. Intracutanprobe mit .....TE
Datum:	....	....	....
Ergebnis:	....	....	....

Lokalreaktion vorhanden / nicht vorhanden Komplikationen

Arzt: ....

Impfausweis für Tuberkulose-Schutzgeimpfte

(Gut aufbewahren! Zur Nachschau mitbringen!)

....	....	....	....
Familienname (Druckschrift)	Vorname	Wohnort	Geb.-Datum

BCG-Schutzimpfung (nach ROSENTHAL): Datum: .... Impfstoff Nr.: ....

Impfarzt: ....

1. Impfung / Wiederholungsimpfung

Nach der Tuberkulose-Schutzimpfung:

	1. Percutan- oder Pflasterprobe	2. Percutan- oder Pflasterprobe	3. Intracutanprobe mit .....TE
Datum:	....	....	....
Ergebnis:	....	....	....

Spätere Tuberkulinprüfungen (Art der Probe, Datum, Ergebnis):

Vordruck Nr. 3

Knaben *Mädchen*

SCHUTZIMPFUNG GEGEN TUBERKULOSE BEI NEUGEBORENEN

1. ....

Familienname (Druckschrift) Vorname Geb.-Tag, Monat, Jahr

....

Wohnort, Straße Kreis Entbindungsanstalt

....

Name der Mutter

2. Fürsorgekartei: ....

3. Name des Hausarztes: ....

4. Isolierung: ....

5. Ist in der Familie oder Wohngemeinschaft Tuberkulose aufgetreten? Ja/nein[1]
offen? Ja/nein[1]
Name des Erkrankten: ....
Kommt der Erkrankte voraussichtlich mit dem obengenannten Kind in Berührung? Ja/nein[1]
(Beantwortung dieser Frage wird empfohlen, Vordruck kann in geschlossenem Umschlag zurückgereicht werden.)

Ich bin mit der Durchführung der Tuberkulose-Schutzimpfung einverstanden

....

Unterschrift des Erziehungsberechtigten

[1] Nicht Zutreffendes streichen

Warum Tuberkulose-Schutzimpfung beim Neugeborenen?

Die Tuberkulose ist noch immer eine weitverbreitete Krankheit. Da keineswegs alle ansteckungsfähigen Tuberkulösen in Heilstätten oder Krankenhäusern untergebracht sind, kann jedes Kind mit einem solchen Kranken in Berührung kommen. Oft genügt schon ein kurzes Zusammensein, um die Krankheit zu übertragen. Je enger die Wohnverhältnisse sind, und je größer die Zahl an Ansteckungsfähigen ist, um so größer ist die Gefahr für das Kind. Am meisten gefährdet ist das junge Kind, der Säugling und das Kleinkind. Beim Schulkind sind schon viel bessere Abwehrbedingungen gegenüber dem Krankheitserreger vorhanden. Deshalb ist es das Beste, das Kind *bald nach seinem Eintritt in das Leben* durch eine Impfung zu schützen. Es kommt hinzu, daß in den ersten Lebenstagen das Impfverfahren viel einfacher ist und nicht so leicht Entzündungserscheinungen an der Impfstelle auftreten läßt wie in späterer Zeit. Außerdem müssen ja später auch noch mehrere andere Impfungen (gegen Pocken und Diphtherie oder auch Keuchhusten) vorgenommen werden.

Die Impfung erfolgt durch zwei kleine Einspritzungen in die Haut des linken Oberschenkels. Nach einigen Wochen tritt an jeder Impfstelle ein kleines blau-rotes Knötchen auf, manchmal mit etwas Absonderung. Fieber ist nicht zu erwarten. Das Kind kann wie üblich gebadet werden. Es ist wünschenswert, das geimpfte Kind 12 Wochen nach der Impfung dem Impfarzt oder in der Mütterberatung zu zeigen, um eine Kontrolle durch Tuberkulinprüfung vorzunehmen. Vor Eintritt des Impfschutzes ist Ansteckung mit Tuberkulose wie bei jedem Nichtschutzgeimpften möglich. Man vermeide also Ansteckungsmöglichkeiten.

Bei Millionen von Tuberkulose-Schutzgeimpften sind nur vereinzelt Zwischenfälle vorgekommen. Die Impfung wird daher als freiwillige Maßnahme empfohlen, denn sie ist imstande, mitzuhelfen im Kampfe gegen unsere schlimmste Seuche.

Jede Mutter, die selbst tuberkulosekrank ist oder in deren Wohnung ein Kranker ist, sollte hierauf vor der Impfung des Neugeborenen unbedingt aufmerksam machen.

BCG-Impfung

Datum: ....

Impfstoff-Nr.: ....

Impfarzt: ....

Nach der Tuberkulose- Schutzimpfung:

1. Percutan- oder Pflasterprobe	2. Percutan- oder Pflasterprobe	Mendel-Mantoux 100TE Intracutanprobe
Datum:	....	....
Ergebnis:	....	....

Reaktionsgruppe: ....

Sonstiges:

Impfausweis für Tuberkulose-schutzgeimpfte Neugeborene:
(Gut aufbewahren! Zur Nachschau mitbringen!)

....	....	....	....
Familienname (Druckschrift)	Vorname	Wohnort	Geb.-Datum

BCG-Schutzimpfung Datum: .... Impfstoff-Nr.: ....

Impfarzt: ....

Nach der Tuberkulose-Schutzimpfung

1. Percutan- oder Pflasterprobe	2. Percutan- oder Pflasterprobe	Mendel-Mantoux 100TE Intracutanprobe
Datum:	....	....
Ergebnis:	....	....

Reaktionsgruppe: ....

Arzt: ....

Spätere Tuberkulinprüfungen (Art der Probe, Datum, Ergebnis):

Vordruck Nr. 5

Tuberkulinproben, BCG-Impfung

Land: ....

Reg.-Bez.: .... **19 . .**

Kreis: ....

Impfärzte: .... ♀

Impfmethode: intracutan/Multipunktur[1] ohne/mit früherer Impfung aus der

Alter bei Impfung	Gesamtzahl der Personen	Impfwillige ××)	Vor der Impfung									
			Percutan- oder Pflasterprobe				MENDEL-MANTOUX-Probe I .... TE				MENDEL-MAN-	
			Geprüft	+	—	nicht abgelesen	Geprüft	+	—	nicht abgelesen	Geprüft	+
1	2	3	4	5	6	7	8	9	10	11	12	13
Neugeborene bis 6 Wochen												
6 Wochen bis 1 Jahr												
1— 2 Jahre												
2— 3 Jahre												
3— 4 Jahre												
4— 5 Jahre												
5— 6 Jahre												
6— 7 Jahre												
7— 8 Jahre												
8— 9 Jahre												
9—10 Jahre												
10—11 Jahre												
11—12 Jahre												
12—13 Jahre												
13—14 Jahre												
14—15 Jahre												
15—20 Jahre												
20—25 Jahre												
25 Jahre u. mehr												
Insgesamt												

[1] Nicht Zutreffendes streichen!

××) Einwilligungen wurden eingeholt[1]:
bei der Gesamtzahl der Personen/nur bei solchen

und Nachuntersuchungen

Für größere Impfaktionen: Zeitpunkt der

Percutan- oder Pflasterproben: ....

Mendel-Mantoux-Proben: ....

/ ♂ BCG-Impfungen: ....

Zeit vom........... bis........... [1] Nachuntersuchungen: ....

toux-Probe II TE		BCG geimpft	Nach der Impfung								Bemer-kungen
			Percutan- oder Pflasterprobe evtl. nach Wiederholung				Mendel-Mantoux-Probe .... TE				
—	nicht abge-lesen		Geprüft	+	—	nicht abge-lesen	Geprüft	+	—	nicht abge-lesen	
14	15	16	17	18	19	20	21	22	23	24	25

mit negativer Salbenprobe.

Aufgestellt am:
durch:

Vordruck Nr. 4 (blau)

Die Tuberkulinprobe ergibt eine positive Reaktion, eine Schutzimpfung wird deshalb nicht durchgeführt

Warum ergibt die Tuberkulinprobe eine positive Reaktion?

Weil eine Ansteckung mit Tuberkulose (vielleicht völlig unbemerkt) vorausgegangen ist und der Körper natürliche Abwehrstoffe gebildet hat. Diese werden durch den positiven Ausfall einer Tuberkulinprobe erkennbar.

Die so entstandene positive Reaktion braucht also nicht ein Zeichen einer augenblicklichen tuberkulösen Erkrankung zu sein. Bei Kleinkindern und bei Krankheitsverdacht soll eine Untersuchung durch einen Arzt des Gesundheitsamtes oder einen anderen Arzt erfolgen.

Vordruck Nr. 6

Organisation der Tuberkulose-Schutzimpfung

Anleitung für Fürsorgerinnen, Lehrpersonen und Heimleiter

Bei der Impfung von Heim- oder Schulkindern ist die Mitwirkung der Heimleiter bzw. der Lehrpersonen wertvoll und notwendig.

1. Auf den Karteikarten (Vordruck 1 bzw. 2) werden von dem Heimleiter, dem Klassenlehrer oder der Fürsorgerin die Personalien der für die Tuberkulinprüfung in Aussicht genommenen Kinder eingetragen. Zur Tuberkulinprobe sollen alle Kinder der vorgesehenen Altersstufe herangezogen werden, gleichgültig, ob bei ihnen schon eine Tuberkulose-Schutzimpfung vorgenommen worden ist oder nicht. *Ausgenommen* werden die Kinder, die bereits eine tuberkulöse Erkrankung durchgemacht haben oder bei denen *ohne frühere Impfung* eine Tuberkulinprobe *positiv* ausgefallen war. Die Karteikarten werden den Kindern zur Weitergabe an die Erziehungsberechtigten mitgegeben, damit diese die an sie gestellten Fragen gewissenhaft ausfüllen und ihre schriftliche Zustimmung zur Impfung geben können. Einige Tage später werden die Karten vom Lehrer bzw. Heimleiter wieder eingefordert und aufbewahrt.

Im übrigen entnimmt die Fürsorgerin den Aufzeichnungen des Gesundheitsamtes Angaben über frühere Tuberkulose-Erkrankungen sowie Tuberkulinproben und trägt sie in die Karten ein, außerdem auch, ob früher eine Tuberkulose-Schutzimpfung durchgeführt wurde, wann und mit welchem Erfolg.

2. Zu einem Zeitpunkt, der zwischen Heim- bzw. Schulleitern und Fürsorgerinnen zu vereinbaren ist, bringen die Fürsorgerinnen bei den für die Tuberkulinprobe in Frage kommenden Kindern die Tuberkulinsalben- bzw. Pflasterproben an. Hierbei wird das Datum auf die Karteikarte gestempelt oder „f" (= fehlt) eingetragen. Alle Karteikarten werden dem Klassenlehrer bzw. Heimleiter zur Aufbewahrung übergeben. Nach etwa 48 Std. sollen die Kinder selbst das Pflaster unter Aufsicht eines Erwachsenen entfernen. Es soll dabei festgestellt werden, ob das Pflaster bis zu diesem Zeitpunkt gelegen hat.

3. 4 oder 5 Tage nach Anbringen des Tuberkulin-Pflasters bzw. 3 Tage nach der Percutanprobe liest der Arzt oder ein von ihm Beauftragter das Ergebnis der Probe ab (s. Ziff. 7., I der „Richtlinien") und trägt es auf der Karteikarte ein (ein rotes Kreuz = positiv, ein blauer Querstrich = negativ). Auf den Karteikarten der zur Ablesung nicht Erschienenen wird ein „f" eingetragen. Alle tuberkulinpositiven Kinder ohne frühere Impfung erhalten zur Unterrichtung der Erziehungsberechtigten den Vordruck 4. Die Karten der Positiven und derjenigen, welche kein Einverständnis der Eltern mitgebracht haben oder zur Ablesung nicht erschienen sind, werden von der Fürsorgerin eingezogen (betr. die Karten der tuberkulinnegativen Kinder s. Abschnitt 4.).

Die Einholung der Einwilligungen der Erziehungsberechtigten und die Tuberkulin-Pflasterproben sollen möglichst 17 Tage vor dem ersten für die 2. Tuberkulinprobe angesetzten Termin abgeschlossen sein, da 14 Tage vor dem Termin die Anzahl der tuberkulin-negativen Impfwilligen dem Gesundheitsamt oder der Impfzentrale zwecks Bestellung von Tuberkulinlösung und Impfstoff bekannt sein muß.

4. Bei den Moro- bzw. Pflasterprobe-negativen Kindern erfolgt zum festgelegten Termin durch den Impfarzt zur Sicherung des Ergebnisses der ersten Tuberkulinprobe die Probe nach Mendel-Mantoux (Einspritzung in die Haut des linken Unterarmes). Für diese Probe sollen ein großer Raum mit einem Tisch, der mit einem reinen Tuch bedeckt ist, mehrere Stühle,

desgleichen ein Waschbecken mit Wasser und ein Handtuch zur Verfügung gestellt werden. Die zu prüfenden Kinder stellen sich — mit ihrer Karteikarte in der Hand und mit freigemachtem linken Unterarm — in einer Reihe auf. Zurückstellungsgründe werden auf der Karteikarte eingetragen; eine Hilfskraft trägt das Datum der 2. Tuberkulinprobe ein. Die Karten der Kinder, bei denen die Probe durchgeführt wurde, werden klassenweise eingesammelt und entsprechend ihrem Zweck aufbewahrt. Die Karten der Kinder, die zur Tuberkulin-Hautspritze nicht erschienen sind, werden mit „f" versehen und mit den Karten der Zurückgestellten von der Fürsorgerin einbehalten.

Die Tuberkulin-Hautspritze ist noch keine Impfung!

5. Die Ablesung und die gleichzeitig erfolgende BCG-Impfung der auch jetzt „Negativen" in die Haut des linken Oberschenkels wird vom Impfarzt 3 Tage nach der 2. Probe vorgenommen. Raum usw. wie vorstehend.

Auf der Karteikarte der „Positiven" wird ein rotes Kreuz eingetragen, der Impfausweis abgetrennt und vernichtet. Diese Kinder erhalten zur Unterrichtung der Erziehungsberechtigten den Vordruck 4. Die Karten der fehlenden Kinder werden mit einem „f" versehen. Zurückstellungsgründe werden eingetragen. Bei den „Negativen" wird die BCG-Impfung durchgeführt, auf der Karteikarte und dem Impfausweis das Datum, die Impfstoffnummer und der Name des Impfarztes eingetragen. Der Ausweis wird den Geimpften ausgehändigt und soll den Eltern zur sorgfältigen Aufbewahrung übergeben werden.

6. Etwa 12 Wochen nach der Impfung wird eine Tuberkulinkontrolle durch Pflasterprobe vorgenommen. Die Kinder sind anzuhalten, hierzu den Impfausweis mitzubringen. Das Ergebnis wird auf der Karteikarte und auf dem Impfausweis eingetragen. Gleichzeitig wird die Reaktionsgruppe an der Impfstelle abgelesen und auf der Karte und dem Ausweis notiert.

Fällt die 1. Tuberkulinkontrolle nach der Tuberkulose-Schutzimpfung negativ aus, so ist zur Feststellung des Impferfolges eine nochmalige Pflasterprobe vorzunehmen und ebenso einzutragen. Ist auch diese Probe negativ, so kommt ausnahmsweise noch eine Intracutanprobe in Betracht.

7. Sämtliche Karten und nicht benutzten Vordrucke werden dem zuständigen Gesundheitsamt oder nach besonderer Anweisung der Impfzentrale übergeben.

Es ist unbedingt erforderlich, daß die *Kinder sauber gewaschen* zu allen Terminen erscheinen!

Eine Beeinträchtigung des Allgemeinbefindens tritt nach der Tuberkulose-Schutzimpfung nicht ein. Besondere Vorsichtsmaßnahmen sind bei BCG-Geimpften nicht notwendig. Baden und Turnen sind erlaubt. Die Kinder sind anzuhalten, an der Impfstelle nicht zu kratzen. Eine Reaktion an der Impfstelle ist zur Erzielung des Impfschutzes notwendig! Bei Bedenken soll der Impfarzt oder ein anderer Arzt benachrichtigt werden (s. Vordruck 1 und 2).

Diese Richtlinien, einschl. der Vordrucke 1—6, sind unentgeltlich von der Geschäftsstelle des Deutschen Zentralkomitees zur Bekämpfung der Tuberkulose zu beziehen. Die den Vordrucken entsprechenden Karteikarten und Formulare können von der Firma A. & H. Hofbauer, Druckerei und Verlag, Düsseldorf, Düsselstraße 29, käuflich erworben werden.

10. Bericht über die Sitzung des Arbeitsausschusses für BCG-Schutzimpfung des DZK am 2. Juli 1954 in Bonn

Ist die Fortführung der BCG-Impfung bei der heutigen Tuberkulose-Situation wünschenswert?

Prinzipielle Gegner der *BCG*-Impfung gibt es in Deutschland nicht mehr viele. Auch sehr skeptisch eingestellte Ärzte und Hygieniker haben sich wenigstens unter gewissen Bedingungen für die BCG-Impfung ausgesprochen. So ist man sich darüber einig, daß die Impfung am Platze ist, wenn eine bekannte Infektionsquelle eine Gefährdung für das Kind bildet (Klose, Rominger, Hagen). Das gilt auch für Neugeborene, die von tuberkulösen Müttern in einer Tbc-Heilstätte geboren werden (Klose, Rominger; zit. nach Greggersen). Nach Klose sollte die Impfung außerdem bei tuberkulin-negativem Pflegepersonal, Ärzten, Medizin- und Zahnmedizinstudenten sowie technischen Assistentinnen, die in Tbc-Laboratorien arbeiten, durchgeführt werden. Ähnlich hat man sich in den USA dahin ausgesprochen, daß die Impfung auf die Personen beschränkt werden sollte, die in besonderem Maße der tuberkulösen Infektion ausgesetzt sind. Dies wird von Anderson mit der relativ niedrigen Morbidität und Mortalität in den USA begründet. Abgenommen hat allerdings z. B. in New York in den letzten 20 Jahren die Krankenzahl nicht (DUBOS). Bei dem augenblicklichen Stande der Tbc in Deutschland glauben wir dagegen, auf die Schutzimpfung in *größerem* Umfang nicht verzichten zu dürfen, wobei jedoch ausdrücklich betont sei, daß alle anderen bewährten Maßnahmen zur Tuberkulosebekämpfung keine Einschränkung erfahren sollen. Wir haben in der Bundesrepublik nach ICKERT einen Gesamtbestand von etwa 500000 Kranken mit aktiver Tuberkulose und beobachten seit 1948 eine *dauernde Zunahme der Kranken mit ansteckender Lungentuberkulose* (von 25,0 auf 29,2 auf 10000 Einwohner 1951), während allerdings die Sterblichkeit fortlaufend abnimmt. Die unausbleibliche Folge des großen Bestandes an ansteckungsfähigen Kranken ist eine Zunahme der Infektionen bei den Kindern (PERETTI) und ein erneuter Anstieg der Erkrankungen an kindlicher Tuberkulose im Jahre 1951 (ICKERT). Er betrifft jedoch nur die Kleinkinder. In Bayern wurden in den Jahren 1950—1952 je 230 Neuerkrankungen an tbc. Meningitis gemeldet (WISKOTT). Die Vorstellung, daß durch die Schutzimpfung etwas Wesentliches erreicht werden kann, wenn man sich auf die *nachweisbar* Exponierten, noch nicht Infizierten, beschränkt, ist abzulehnen. Ich habe seit Jahrzehnten immer wieder darauf hingewiesen, daß die meisten Kinder sich ihre Infektion außerhalb der Familie holen. Schon im Säuglingsalter ist das bei der Hälfte der Infizierten der Fall. Von 44 Säuglingen war nur bei 10 Tuberkulose in der Familie bekannt, bevor die Infektion des Kindes erfolgte. Nur bei 23% der Meningitiskinder findet man die Eltern oder ältere Geschwister als Infektionsquelle. HAGEN hat gesagt, man soll bei der Indikation zur Impfung den Umkreis der Gefährdung *großzügig* ziehen. Aber dieser Umkreis ist uns ja durchaus nicht bekannt. Unzählige Male wird die Infektionsquelle von Kindern, und zwar schwerkranken Kindern, erst dann aufgedeckt, wenn nach der Erkrankung des Kindes eine Umgebungsuntersuchung stattfindet; oder sie wird womöglich überhaupt nicht gefunden. Man denke doch an das Ergebnis der Röntgenreihenuntersuchungen, die so viele bis dahin unbekannte Infektionsquellen aufdecken. Wir können daraus nur die Konsequenz ziehen, *möglichst viele* Kinder der Impfung zu unterziehen, die wir — gleichgültig, ob wir etwas von einer Infektionsquelle wissen oder nicht — als besonders gefährdet zu betrachten haben. Das sind:

1. *Säuglinge und Kleinkinder*, weil bei ihnen generalisierte Krankheitsformen am häufigsten vorkommen, die auch heute noch nicht trotz aller Fortschritte in der Therapie in genügendem Umfange beherrscht werden. DAELEN berichtet z. B., daß die Sterblichkeit an tbc. Meningitis in Hessen wieder auf 65% angestiegen ist. Insgesamt hat es in der Bundesrepublik in diesem Jahre noch 1111 Todesfälle an tbc. Meningitis gegeben, und wer weiß, was von seiten des Arztes und des Kindes aufgewandt werden muß zur Heilung dieser Krankheit, auch wieviel Defektheilungen zustande kommen, muß zugeben, daß wir verpflichtet sind, jedes Mittel, das Erfolg verspricht, anzuwenden, um solchem Unheil vorzubeugen.

Es ist klar, daß hier die Schutzimpfung in erster Linie beim *Neugeborenen* berufen ist, Wandel zu schaffen. Wir impfen um so lieber den Neugeborenen, weil er die Impfung ohne besonderen Lokaleffekt verträgt, in Entbindungsanstalten in größeren Gruppen zu erfassen ist und nicht der lästigen und unbeliebten Tuberkulinvorproben bedarf. Es sind aber natürlich auch noch die Kinder *in den folgenden Jahren zu berücksichtigen*. Es ist nur viel schwerer, sie in größerer Zahl zu erfassen, was aber z. B. bei der Aufnahme in einen Kindergarten möglich ist. Es bedeutet eine Erleichterung, wenn immer, sobald bei einem Kinde eine genaue Tuberkulinprobe gemacht worden ist, z. B. in einem Krankenhaus oder gelegentlich einer ambulanten Untersuchung, den Eltern die Impfung vorgeschlagen wird. Natürlich ist die Voraussetzung, daß das Kind gesund ist. Das gilt ja bekannterweise von jeder Impfung.

Das *Schulkind* muß als wesentlich weniger gefährdet angesehen werden und ist daher erst in zweiter Linie zu berücksichtigen. Ich möchte aber daran festhalten, daß

2. die *Schulabgänger* wiederum als besonders gefährdet zu betrachten sind mit Rücksicht auf die Folgen der sog. späten Erstinfektion. Hierin befinde ich mich in Übereinstimmung mit KLOSE [Öff. Gesundh.-Dienst **15**, 275 (1953)]. Nach PERETTI bekommen die tuberkulinnegativ Entlassenen mehr als doppelt so oft eine Tuberkulose als Jugendliche wie die positiv Entlassenen.

Das schließt natürlich nicht aus, daß alle Kinder, die sich in Exposition befinden, und alle Menschen mit beruflicher erhöhter Exposition der Impfung unterzogen werden, soweit sie noch keine natürliche Infektion davongetragen haben.

Die *Verpflichtung* zur Impfung ergibt sich aus der überall bestätigten Beobachtung, daß generalisierte Tuberkuloseformen bei Geimpften nur vereinzelt vorkommen, darüber hinaus aber die Zahl der Erkrankungen überhaupt stark vermindert wird. So fand z. B. DAELEN ein Morbiditätsverhältnis von 1:5,7 bei BCG-Geimpften zu Nichtgeimpften. Im Gegensatz zu diesen Feststellungen steht KLOSE auf dem Standpunkt, daß sich die BCG-Impfung noch im *Versuchsstadium* befindet. Er erkennt zwar die dämpfende Wirkung der BCG-Impfung an, meint aber, daß diese nur dann einen besonderen Wert habe, wenn sie über das oft an sich doch recht harmlose Primärgeschehen hinausgehe. Wir haben demgegenüber hervorgehoben, daß tatsächlich die bösartige Generalisierung der Tuberkulose weitgehend verhindert, also eine Erscheinung des Sekundärstadiums beeinflußt wird. Dies geht auch aus neueren *Tierversuchen* hervor. So hat KLOSE selbst mit DONTENWILL beim geimpften Meerschweinchen einen mehr chronisch-protrahierten Verlauf mit cirrhotischen Veränderungen gefunden, während die Kontrollen überwiegend exsudative tbc. Prozesse und das Bild der Miliartuberkulose zeigten. Ähnliches fand SPIESS an meiner Klinik bei nicht zu hoher Infektionsdosis. Auch bei intraarticulärer Superinfektion von Kaninchen kam es nicht zur Generalisierung und der entstandene Gelenkprozeß hielt sich in Grenzen. Er spricht infolgedessen von einem begrenzten Schutz durch die Vaccination, was mit den Erfahrungen beim Menschen übereinstimmt. Bemerkenswert sind auch die Beobachtungen von SEELEMANN, der schutzgeimpfte Kälber 3 Monate und länger mit einem offentuberkulösen Rind zusammenhielt. Während sämtliche 12 Kontrollen einen deutlichen Primäreffekt bekamen, blieben von 13 schutzgeimpften Kälbern alle bis auf 4 makroskopisch frei von Tuberkulose. Also ist auch unter natürlichen Infektionsbedingungen der Schutz nachweisbar. Wenn man demgegenüber fragt, warum in der Veterinärmedizin nicht mehr Gebrauch von der Impfung gemacht wird, so hängt das einfach damit zusammen, daß man bei positiver Tuberkulinreaktion nicht unterscheiden kann, ob das Tier durch Impfung oder durch natürliche Infektion positiv reagiert. Der Landwirt zieht es unter diesen Umständen verständlicherweise vor, nur tuberkulinnegative Tiere zu besitzen.

Ein weiterer Einwand ist die unzureichende Standardisierung des Impfstoffes. KLOSE fand erhebliche Unterschiede in der Zahl der in ihm enthaltenen lebenden Tuberkelbakterien. Das gleiche wurde schon früher von KROHN berichtet. Aber die Schwankungen in der Zahl der lebenden Bakterien hatten keinen Einfluß auf die Entwicklung der Tuberkulinempfindlichkeit beim Menschen. Man muß sich die Zahlen einmal vorstellen. Durchschnittlich finden sich 10 Millionen lebende Bakterien in 1 cm^3. Es ist aber offensichtlich ohne besondere Bedeutung, ob, wie es gewöhnlich geschieht, 1 Million, andere Male dagegen auch 2 Millionen oder auch nur $^1/_2$ oder $^1/_4$ Million lebende Keime eingespritzt werden. Die Dosis ist immer noch als ausreichend zu betrachten, soweit wir uns auf die Tuberkulinempfindlichkeit als Maßstab verlassen können. Einen anderen Maßstab aber besitzen wir beim Menschen nicht.

Bedeuten die eingetretenen Komplikationen ein Hindernis?

Die Zahl der registrierten Impfungen überstieg bereits im Jahre 1951 30 Millionen. Kommt es auch einmal zu einer stärkeren Impfreaktion, so ist diese gutartig. Mit dem bei uns in Gebrauch befindlichen Impfstoff, d. h. der aus Göteborg bezogenen Kultur, liegen die Verhältnisse offenbar günstiger als mit dem dänischen, denn mit dem schwedischen Impfstoff kommen nur selten Lymphknotenvereiterungen zustande. Die ungünstigen diesbezüglichen Erfahrungen in Holland sind in Deutschland nie gemacht worden. VAN DEINSE hat erklärt, daß das Institut Pasteur jede Verantwortung für die Komplikationen in Holland ablehnt, weil der BCG-Stamm zwar nach Utrecht wiederholt geschickt, aber nicht gebraucht wurde. Immerhin zeigt sich, daß hier Unterschiede zwischen den verschiedenen Stämmen bestehen und nicht nur Unterschiede in der Zahl der lebenden Bakterien in den ausgegebenen Impfstoffen. Es handelt sich aber nicht um Unterschiede in der Virulenz. Im übrigen werden für die Lymphknotenvereiterungen auch hinzutretende akute Infektionen verantwortlich gemacht. Allgemeinreaktionen werden von WISSLER nach exakten Untersuchungen genau so abgelehnt wie die sog. *Becegitis*, d. h. Hilusvergrößerungen. Er sagt, dieses Wort, das schon ein sprachliches Monstrum darstelle, sollte möglichst bald aus dem medizinischen Sprachschatz verschwinden.

Weitere seltene Komplikationen sind von mir in den Behringwerkmitteilungen, H. 27, zusammengestellt worden. Die hier aufgeführten ernsten Erkrankungen des Zentralnervensystems sind in ihrer Genese zweifelhaft. Es müssen aber auch in solchen Fällen geltend gemachte Regreßansprüche auf dem Verwaltungswege von den zuständigen Ministerien der Länder geregelt werden.

Kleinschmidt

11. Nachtrag Nr. 3 zur Druckschrift „Desinfektionsmaßnahmen bei Tuberkulose", 2. Auflage

Die Wäschedesinfektion in Krankenanstalten und Heilstätten

I. Der Transport von infektiös-verunreinigter oder infektiös-verdächtiger Wäsche

a) Infektiös-verunreinigte oder infektiös-verdächtige Wäsche, Decken u. dgl. dürfen nur nach Anfeuchtung gezählt werden.

b) Bei der Anlieferung in die eigene Wäscherei der Anstalt müssen infektiös-verunreinigte oder -verdächtige Wäsche, Decken u. dgl. in keimdichten, verschlossenen Säcken verpackt sein. Zur Aufbewahrung dieser Wäsche soll ein besonderer abgetrennter Raum benutzt werden. Anzustreben ist in der Wäscherei die räumliche Trennung der „reinen" von der „unreinen" Seite.

c) An gewerbliche Wäschereien darf solche Wäsche nur nach Desinfektion und mit Genehmigung des Gesundheitsamtes gegeben werden.

d) Für den Wäschetransport innerhalb der Anstalt empfiehlt sich: Die *Leibwäsche* wird einzeln in den für die betreffende Gewebeart bezeichneten keimdichten Wäschesack (Weiß- bzw. Buntwäsche sowie Woll- oder Chemiefaserwäsche) einsortiert. Der Wäschesack soll nur dreiviertel gefüllt werden, um die Entleerung nicht zu erschweren. Bewährt haben sich Wäschesäcke in konischer Form nach Stillenberger Muster.

In entsprechender Weise ist beim Sammeln der übrigen Krankenwäsche (Bett- und Tischwäsche) zu verfahren.

Der Wäschesack wird zweckmäßig mit einer Klammer aus Gummiband geschlossen. Die zum Transport benutzten Säcke und Verschlüsse sind nach dem Entleeren zusammen mit der Wäsche zu desinfizieren.

II. Die chemische Wäschedesinfektion

Die Wäschedesinfektion kann wie bisher durch Einlegen in Desinfektionslösung durchgeführt werden [vgl. „Desinfektionsmaßnahmen bei Tuberkulose", 2. Auflage (1951) und Nachtrag Nr. 2 (1953)].

Dieses Verfahren eignet sich für alle Gewebearten.

III. Die thermische Wäschedesinfektion

Dem thermischen Desinfektionsverfahren können Wäschestücke aus *Baumwolle-, Leinen- und Nesselgeweben* unterworfen werden, nicht jedoch Gewebe aus Wolle oder Chemiefaser. Außer der Desinfektion der Wäsche durch Auskochen [vgl. „Desinfektionsmaßnahmen bei Tuberkulose", 2. Auflage (1951) 2 b] ist die thermische Desinfektion in Verbindung mit dem Waschvorgang in der Waschmaschine ohne Umladen zulässig.

Zur thermischen Wäschedesinfektion haben sich bisher Enzym 1500 und Saptenol bewährt. (Weitere Verfahren und Präparate werden nach Prüfung mitgeteilt.)

A) Das Enzymverfahren

1. Füllen der Maschine

Die Waschmaschine wird mit Wasser von 38—40° C gefüllt (5- bis 6fache Wassermenge, bezogen auf das Wäschefüllgewicht der Maschine), dem je Liter 1—2 g Enzym 1500 und 1—1,5 cm^3 Olitex als Vorwaschmittel beigegeben werden. Dann erfolgt die Beschickung der Waschmaschine mit der Infektionswäsche durch den Desinfektor, wobei nach Möglichkeit die Sacköffnung in die Flotte eintauchen soll.

2. Vorwaschen, Desinfektion der Flotte und der Wäsche

Die beschickte Waschmaschine wird unter Einhaltung einer Temperatur von zunächst etwa 40° C für 15—20 min in Gang gehalten. Anschließend wird bei Stillstand der Waschmaschine die Temperatur der Flotte durch Einleiten von Dampf auf 80° C erhöht, dann läßt man die Maschine bei 80° C 15 min lang laufen (thermische Desinfektion). Dann kann die Vorwaschflotte in den Vorfluter abgelassen werden.

3. Das Zwischenspülen und Klarwaschen

kann nach den jeweiligen waschtechnischen Ansprüchen erfolgen.

B) Das Saptenolverfahren

Die Wäsche wird bei einem Wasserstand von 1:6 unter Zugabe von 1,5 g Saptenol je Liter Waschflotte 10 min lang bei 40° C vorgewaschen.

Hiernach setzt man dieser Saptenol-Vorwaschflotte 3—5 g Silowo bzw. Duxil pro Liter zu und geht bei Stillstand der Maschine rasch auf 80° C. Bei dieser Temperatur wäscht man nochmals 15 min (thermische Desinfektion). Dann kann die Vorwaschflotte in den Vorfluter abgelassen und die Klarwäsche in der üblichen Weise vorgenommen werden.

Bei *Buntwäsche* wird die Vorwaschlösung nur mit Saptenol ohne Zusatz von Waschalkali bis auf 80° C erhitzt und 15 min lang bei dieser Temperatur gehalten. Nach dieser Zeit kann die Vorwaschflotte abgelassen und die Wäsche nach den üblichen Verfahren für Buntwäsche weiter behandelt werden.

Als weitere Mittel für chemische Desinfektion [s. „Desinfektionsmaßnahmen bei Tuberkulose", 2. Auflage (1951) und Nachtrag Nr. 2 (1953)] sind geprüft worden und werden zur *Wäschedesinfektion* empfohlen:

	Gebrauchsverdünnung	Einwirkungszeit
TEGO 103 G und 103 S	2%	12 Std.
	3%	6 Std.

August 1955

12. Merkblatt für Ärzte zur Früherkennung der Lungentuberkulose (nach Braeuning, neubearbeitet vom Deutschen Zentralkomitee)

Wann muß vom praktischen Arzt eine Röntgenuntersuchung veranlaßt werden, um die Lungentuberkulose rechtzeitig aufzufinden?

Die Erfolge der Tuberkulosebekämpfung hängen einzig und allein von der möglichst frühzeitigen Erkennung der Lungentuberkulose ab.

Die Zeichen der Lungentuberkulose können im frühen Stadium nicht durch Klopfen und Horchen allein *gehört* werden, sie werden durch die Röntgenuntersuchung *gesehen.*

Es darf ohne Röntgenuntersuchung niemals gesagt werden, eine Lunge sei nicht tuberkulös. Deshalb ist mit Röntgenstrahlen zu untersuchen:

1. Jeder, der untersucht werden soll oder will, weil er tuberkulosebelastet oder tuberkuloseexponiert ist, oder weil er fürchtet, tuberkulös zu sein.
2. Jeder, der sich mehr als drei Wochen wegen irgendeiner Erkrankung der Atmungsorgane (Kehlkopf!) in ärztlicher Behandlung befindet.
3. Jeder, der in den letzten Jahren wegen „Erkältung", Luftröhrenkatarrh und ähnlichen Krankheiten mehrmals den Arzt aufsuchte.
4. Jeder, der an einer *regelwidrig* verlaufenden Grippe, Lungenentzündung oder sonstigen Erkrankung der Atmungsorgane leidet.
5. Jeder, der an einer trockenen oder feuchten *Rippenfellentzündung* leidet (die Kranken sind mehrere Jahre lang zu beobachten und in regelmäßigen Abständen mit Röntgenstrahlen nachzuuntersuchen).
6. Jeder, der Blut auswirft (nicht Blutfasern im Schleim, sondern flüssiges Blut, wenn auch nur Tropfen).
7. Jeder Kranke mit irgendeiner Tuberkulose außerhalb der Lunge.
8. Jeder Kranke mit Erythema nodosum und Phlyktaenen.
9. Jeder Kranke mit Analfisteln oder periproktitischen Abscessen.
10. Jeder Zuckerkranke sowie jeder Kranke mit hartnäckigen und unaufgeklärten Magen- und Darmbeschwerden, die keine bestimmte Diagnose zulassen.
11. Jeder, der an einer ursächlich unklaren chronischen Mittelohreiterung leidet.
12. Jeder Kranke, der gesund geschrieben werden soll, obwohl er noch irgendwelche Beschwerden hat, die durch Tuberkulose bedingt sein könnten.

Wie viele andere Krankheiten, so kann auch die Tuberkulose Erscheinungen wie „Schulterrheumatismus", „Seitenstechen", „allgemeine Schwäche", „Blutarmut" verursachen.

Bei werdenden Müttern und Wöchnerinnen ist auch zum Schutze des Kindes und anderer Wöchnerinnen eine Röntgenuntersuchung der Lunge in jedem Falle zu empfehlen.

Eine Röntgenuntersuchung ohne Krankheitsbefund schließt eine spätere Erkrankung naturgemäß nicht aus. Daher sind *Wiederholungen* nach oben gezeichneten Richtlinien angezeigt.

Die beginnende wie die versteckte Tuberkulose gelangt zuerst zur Kenntnis des behandelnden Arztes. Auf ihm ruht daher die Verantwortung, diese Frühfälle klinisch, wozu selbstverständlich auch die Fahndung nach Tuberkelbacillen im Sputum und die Feststellung der Senkungsgeschwindigkeit der roten Blutzellen gehören, und *röntgenologisch* möglichst frühzeitig zu klären. Ist er nicht in der Lage, selbst eine Röntgenuntersuchung vorzunehmen, so muß diese so rasch wie möglich beim Facharzt oder in der Lungenfürsorgestelle erfolgen. Die Unterlassung einer Röntgenuntersuchung der Lunge auch nur beim geringsten Verdacht auf Lungentuberkulose ist ein Kunstfehler und zugleich ein schweres Vergehen an der Gesundheit des ganzen Volkes.

Juni 1955

13. Gesetz über Röntgenreihenuntersuchungen vom 6. Juli 1953 in Bayern

(Bayerisches Gesetz- und Verordnungsblatt Nr. 16 vom 13. 7. 1953, S. 103)

Der Landtag des Freistaates *Bayern* hat das folgende Gesetz beschlossen, das nach Anhörung des Senats hiermit bekanntgegeben wird:

Art. 1

Wer in Bayern wohnt, ist verpflichtet, auf öffentliche Aufforderung hin sich einer Röntgenreihen- oder Röntgenuntersuchung auf Tuberkulose zu unterziehen.

Art. 2

Von der Röntgenreihenuntersuchung sind befreit:
1) Kinder bis zum vollendeten 10. Lebensjahr,
2) Personen, die im letzten Vierteljahr nachweislich in Beobachtung einer Tuberkulose-Fürsorgestelle standen, sowie Personen, die ein im letzten Vierteljahr erstelltes ärztliches Zeugnis und eine Röntgenaufnahme aus der gleichen Zeit vorlegen,
3) Schwerkranke, oder Gebrechliche, die ein ärztliches Zeugnis vorlegen.

Art. 3

(1) Die Röntgenreihenuntersuchungen sind staatliche Aufgabe und werden nach Weisung des Staatsministeriums des Innern durch die Organe der Gesundheitsverwaltung durchgeführt.
(2) Die anfallenden Kosten trägt der Staat.

Art. 4

Gemeinden haben bei der Durchführung der Röntgenreihenuntersuchungen Amtshilfe zu leisten.

Art. 5

Für etwaigen Ausfall an Arbeitsverdienst oder Einkommen aus Anlaß der Röntgenreihenuntersuchung besteht gegen den Staat kein Anspruch auf Entschädigung; im übrigen findet § 616 BGB sinngemäß Anwendung.

Art. 6

Zuwiderhandlungen gegen die Bestimmungen dieses Gesetzes werden auf Antrag mit Geldstrafen bis zu 150,— DM bestraft. Antragsberechtigt sind die Gesundheitsbehörden.

Art. 7

Das Staatsministerium des Innern erläßt im Einvernehmen mit dem Staatsministerium der Finanzen die zur Durchführung des Gesetzes erforderlichen Bestimmungen.

Art. 8

(1) Das Gesetz tritt am 1. April 1953 in Kraft.
(2) Vorschriften, die diesem Gesetz widersprechen, treten außer Kraft.

§ 616 BGB

(Vorübergehende Verhinderung)

(1) Der zur Dienstleistung Verpflichtete wird des Anspruchs auf die Vergütung nicht dadurch verlustig, daß er für eine verhältnismäßig nicht erhebliche Zeit durch einen in seiner Person liegenden Grund ohne sein Verschulden an der Dienstleistung verhindert wird. Er

muß sich jedoch den Betrag anrechnen lassen, welcher ihm für die Zeit der Verhinderung aus einer auf Grund gesetzlicher Verpflichtung bestehenden Kranken- oder Unfallversicherung zukommt.

(2) Der Anspruch eines Angestellten (§ 1 Abs. 1, 2 des Angestelltenversicherungsgesetzes) auf Vergütung kann für den Krankheitsfall nicht durch Vertrag ausgeschlossen oder beschränkt werden. Hierbei gilt als verhältnismäßig nicht erheblich eine Zeit von sechs Wochen, wenn nicht durch Tarifvertrag eine andere Dauer bestimmt ist.

14. Beschlüsse der Subkommission für Epidemiologie der Internationalen Union gegen die Tuberkulose, Madrid, September 1954

Betr.: Internationale Statistik für Tuberkulose-Morbidität. Erläuterungen zum Beschluß der Internationalen Union gegen die Tuberkulose vom 11. September 1953 über die Führung der „Internationalen Statistik der Tuberkulose-Morbidität"

Es dürfte nicht ohne weiteres möglich sein, die Vorschläge der internationalen Statistik für die Tuberkulose-Morbidität in den einzelnen Ländern zu verwirklichen, wenn diese Länder bisher eine ganz anders geartete Statistik über Tuberkulose-Morbidität geführt haben. Auf der Sitzung vom 23. 9. 1954 in Madrid wurden deshalb folgende Ergänzungen bzw. Erläuterungen festgelegt:

Sofern die Anti-Tuberkulose-Assoziationen der einzelnen Länder nicht in der Lage sind, ihre Statistik nach den Vorschlägen vom 11. 9. 1953 zu führen, wird gebeten, die Statistik in der bisherigen Form zu übermitteln mit folgenden ergänzenden Erläuterungen:

Zu Abschnitt A der Vorschläge vom 11. 9. 1953 betr. „Aktivität":

Falls die Definition des Begriffes der *Aktivität einer Tuberkulose* von derjenigen vom 11. 9. 1953 abweicht, so wird gebeten, die Definition des betreffenden Landes beizufügen. In einigen Ländern werden z. B. Lungentuberkulosen nur so lange als aktiv bezeichnet, als Bacillen gefunden werden; in anderen Ländern werden solche Fälle aber nicht grundsätzlich als inaktiv bezeichnet, man richtet sich dabei nach klinischen und röntgenologischen Befunden.

In einigen Ländern, wie in Dänemark und der Türkei, wird die Diagnose Tuberkulose überhaupt nur dann gestellt, wenn Tuberkelbakterien auf irgendeine Weise nachgewiesen worden sind. Die nicht bacillären Fälle werden in diesen Ländern als „Verdachtsfälle" bezeichnet.

Zu Abschnitt B der Vorschläge vom 11. 9. 1953:

Wie in Abschnitt A gesagt worden ist, wird in einigen Ländern die Diagnose Lungentuberkulose nur gestellt, wenn Tuberkelbakterien im Auswurf, Kehlkopfabstrich, Magensaft, im Direktausstrich, durch Kultur oder im Tierversuch nachgewiesen worden sind. Diese Fälle gelten nach dem allgemeinen Sprachgebrauch immer als „ansteckende Tuberkulosen". Die große Anzahl der erforderlichen Untersuchungen ist aber infolge Mangel an Einrichtungen und Geldmitteln nicht in allen Ländern möglich, deshalb hat sich die Sous-Commission de l'Epidémiologie zu der Fassung vom 11. 9. 1953 bekannt. Praktisch erscheint deshalb die Einteilung der *Tuberkulosen der Lungen,* Bronchien, Bronchiallymphknoten und des Kehlkopfes in solche Fälle,

a) bei welchen Tuberkelbakterien im Direktverfahren, in der Kultur und im Tierversuch, und zwar im Sputum oder Kehlkopfabstrich oder Magensaft nachgewiesen sind,

b) mit Kavernen tuberkulösen Ursprungs, obgleich Tuberkelbakterien nicht gefunden worden sind — z. B. falls die Einrichtungen für routinemäßige Untersuchungen mittels Kultur oder Tierversuch nicht ausreichend vorhanden sind oder die Untersuchungen mangels Geldmitteln nicht durchgeführt werden können.

Die *aktiven Tuberkulosen, bei welchen Ansteckungsfähigkeit nicht anzunehmen ist,* sollen als *nichtansteckende Tuberkulosen der Respirationsorgane* bezeichnet werden.

Es ergibt sich also für die Registrierung der Lungentuberkulosen folgendes Schema:

I. ansteckende Tuberkulosen der Respirationsorgane

a) mit Bacillennachweis

b) ohne Bacillennachweis

II. nichtansteckende Tuberkulosen der Respirationsorgane

In Dänemark z. B. werden die Lungentuberkulosen, bei welchen in den letzten 3 Jahren keine Tuberkelbakterien gefunden worden sind, als besondere Gruppe geführt. Diese Fälle gelten jedoch nicht grundsätzlich als inaktiv und würden bei der internationalen Statistik in die Gruppe der nichtansteckenden Lungentuberkulosen einzureihen sein.

Zu Ia) Die Fälle der ,,*Gruppe Ia*" werden in die Gruppe der ,,nichtansteckenden Tuberkulosen der Respirationsorgane" übergeführt, wenn bei wenigstens 1/4 jährlichen TB-Kontrollen 1 Jahr lang — in fortgeschrittenen Fällen bis zu 2 Jahren — im Auswurf, Kehlkopfabstrich oder Magensaft *keine Bacillen* mehr gefunden worden sind.

Zu Ib) Die Fälle der ,,*Gruppe Ib*" unterliegen ebenfalls 1 Jahr lang wenigstens 1/4 jährlich einer TB-Kontrolle. Wenn bei ihnen Bacillen gefunden werden, so sind sie in die Gruppe der ,,ansteckenden Tuberkulosen mit Bacillennachweis" (,,Gruppe Ia") einzureihen. Wenn niemals Bacillen gefunden werden, so sind diese Fälle nach Schwinden der Kavernen als ,,nichtansteckende Tuberkulosen der Respirationsorgane" (,,Gruppe II") zu führen.

Zu II) Alle als ,,nichtansteckende Tuberkulosen der Respirationsorgane" geführten Fälle werden als *aktiv* so lange weitergeführt, bis gemäß Abschnitt A der Vorschläge vom 11. 9. 1953 keine Symptome von aktiver Tuberkulose mehr vorhanden sind oder sie nicht mehr behandlungsbedürftig erscheinen, und wenn innerhalb eines gewissen Zeitraumes (je nach Ausdehnung und Schwere des Prozesses) keine neuen Tuberkuloseschübe zu erwarten sind; dies gilt auch für ,,*Tuberkulome*". Die Dauer der routinemäßigen Überwachung hängt von der Art des Falles ab, bis endlich die betreffenden Personen als (vermutlich) *geheilt* aus der Überwachung entlassen werden können — im Durchschnitt nach 2—5 Jahren.

Zu Abschnitt C der Vorschläge vom 11. 9. 1953:

Die Einteilung in ,,*Tuberkulosen der Respirationsorgane*" und in ,,*Andere Formen der Tuberkulose*" entspricht dem ,,Handbuch der Internationalen Statistischen Klassifizierung der Krankheiten, Gesundheitsschädigungen und Todesursachen" («Manuel de Classement Statistique International des Maladies, Traumatismes et Causes de Décès», "Manual of the International Statistical Classification of Diseases, Injuries, and Causes of Death").

Zu den *Tuberkulosen der Respirationsorgane* sind nach der internationalen Morbiditäts- und Mortalitäts-Statistik zu rechnen:

die Lungentuberkulose,
die Bronchustuberkulose,
die Tuberkulose der Hilus- bzw. Bronchiallymphknoten,
die Tuberkulose der Pleura,
die Tuberkulose des Kehlkopfes.

Ein *klares Pleuraexsudat* soll als *tuberkulös* angesehen werden, *sofern Tuberkelbakterien* in ihm *nachgewiesen* werden, aber auch dann, wenn durch sorgfältige Untersuchung und Beobachtung keine andere Ätiologie als Tuberkulose für das Exsudat in Frage kommt. Von den ,,*Anderen Formen der Tuberkulose*" ist besonders die *tuberkulöse Meningitis* wesentlich. In der Zeit vor Anwendung der Chemotherapeutica deckte sich die Zahl der an tuberkulöser Meningitis Erkrankten mit derjenigen der an dieser Krankheit Verstorbenen. Jetzt ist dies nicht mehr der Fall, und Zahlenangaben über die Erkrankungsfälle an tuberkulöser Meningitis sind außerordentlich wesentlich — s. die Bemerkungen von Prof. Et. Bernard über die tuberkulöse Meningitis.

Wichtig erscheint der Hinweis in den Vorschlägen vom 11. 9. 1953, daß jeder Kranke in der Statistik nur einmal aufgeführt werden darf; trifft eine ,,aktive Tuberkulose der Respirationsorgane" mit einer ,,aktiven anderen Form der Tuberkulose" zusammen, so darf dieser Fall nicht gleichzeitig in der Rubrik ,,Tuberkulose der Respirationsorgane" und in der Rubrik ,,Andere Formen der Tuberkulose" erscheinen, sondern *nur in einer* von beiden; in welcher Rubrik er gezählt wird, hängt von dem Ermessen des Arztes und in der Hauptsache davon ab, welche Tuberkulose im Vordergrund des Krankheitsbildes steht.

Zu Abschnitt D der Vorschläge vom 11. 9. 1953:

In den meisten Ländern wird die Morbiditäts-Statistik gegliedert in

1. Neuerkrankungen (new cases),
2. Bestand (total registered cases).

Als *Neuerkrankungen* sollen solche tuberkulösen Erkrankungen bezeichnet werden, welche zum erstenmal in der Tuberkulose-Fürsorgestelle erfaßt werden durch Meldung von seiten der behandelnden Ärzte oder durch Feststellung in der Fürsorgestelle, und zwar nur für die Zeit des Berichtsjahres, also bis zum 31. 12. des betreffenden Jahres; im darauffolgenden Jahre werden die Neuerkrankungen wie alle anderen Tuberkulosefälle als Bestand (total registered cases) geführt. Falls jemand bereits früher an einer Tuberkulose erkrankt, aber nach erfolgter Heilung aus dem Register der Tuberkulose-Fürsorgestelle ausgeschieden war, so gilt dieser Fall ebenfalls wieder als Neuerkrankung.

Rückfälle (rechutes, relapses) im Sinne der Vorschläge vom 11.9.1953 bedeuten Tuberkulose-Schübe im Sinne einer Verschlimmerung; sie werden nicht als Neuerkrankung gezählt, sondern nur als Übergangsfälle (transitive Fälle) von einer Gruppe zur anderen, und erscheinen nur in der Statistik des Bestandes (total registered cases). Die Gesamtzahl des *Bestandes* an Tuberkulösen ändert sich durch solche transitiven Fälle bzw. durch Übertragung von einer Gruppe in eine andere (z. B. von der Gruppe der geschlossenen Tuberkulosen in die Gruppe der ansteckenden Tuberkulosen) nicht.

Altersgliederung: Nach Möglichkeit soll die Altersgliederung der WHO (OMS) von 5 zu 5 Jahren (0—1, 1—4, 5—9 usw. bis 85 Jahre und über 85 Jahre) Anwendung finden [s. darüber die Bemerkungen im "International Tuberculosis Yearbook, 1954" («Bilan International de la Tuberculose, 1954») S. 43].

Die Sous-Commission de l' Epidémiologie ist überzeugt, daß es erst allmählich im Laufe der Jahre gelingen wird, die Morbiditäts-Statistik nach den Grundsätzen der Vorschläge vom 11. 9. 1953 in den einzelnen Ländern einzuführen. Es ist bekannt, daß sich besonders unter der Einwirkung der modernen Chemotherapie das Tuberkulose-Problem von einem Mortalitäts-Problem in ein Invaliditäts-Problem umgewandelt hat; damit werden die in der Tuberkulosebekämpfung tätigen Stellen vor neue umfangreiche Aufgaben gestellt, für deren Bewältigung die Kenntnis der Morbiditäts-Statistik unbedingte Voraussetzung ist. Aus diesem Grunde wird gebeten, dafür Sorge zu tragen, daß möglichst bald in allen Ländern eine einwandfreie Morbiditäts-Statistik verfügbar ist, die dafür eine unerläßliche Grundlage bedeutet. Die Erfahrungen der letzten Jahre haben u. a. ergeben, daß sich das mittlere Erkrankungs- und Sterbealter bei Tuberkulösen infolge der neuen Therapiemöglichkeiten wesentlich gegen früher geändert hat. Diese Kenntnis ist für die Tuberkulosebekämpfung von größter Wichtigkeit.

15. XIII. Kongreß der Union Internationale contre le Tuberculose Madrid, 25. September bis 2. Oktober 1954

Beschlüsse des Arbeitsausschusses für die Tiertuberkulose

Die Rindertuberkulose gefährdet in vielen Ländern die Volksgesundheit ernstlich und verursacht dem Volksvermögen große Verluste bei der Fleisch- und Milcherzeugung. Daher sollte in allen Ländern die allgemeine Tuberkulosebekämpfung auch Maßnahmen zur Bekämpfung und endgültigen Tilgung der Rindertuberkulose vorsehen. Die Erfahrungen haben gezeigt, daß dieses Ziel nur durch enge Zusammenarbeit der Gesundheits- und Landwirtschaftsbehörden unter Beteiligung der Tierzucht- und Milchwirtschaftsorganisationen erreicht werden kann.

Die technischen Voraussetzungen für die Rindertuberkulosebekämpfung sind von den Sachverständigen der Weltgesundheitsorganisation (WHO) Genf, der Organisation für Ernährung und Landwirtschaft (FAO) Rom und dem Internationalen Tierseuchenamt (OIE) Paris auf nationaler und internationaler Basis gelöst worden. Der Arbeitsausschuß unterstützt die Empfehlungen dieser Organisationen und faßt seine eigenen in folgenden Beschlüssen zusammen:

1. Die intracutane Tuberkulinprobe, mit einem anerkannt wirksamen Tuberkulin ist das unentbehrliche Mittel für die Diagnose der Rindertuberkulose.

2. Wenn auch verschiedene Tuberkuline von anerkannter Wirksamkeit angewandt werden können, so hat doch das PPD-Tuberkulin[1] die Vorzüge größerer Reinheit und besserer Eignung für eine internationale Standardisierung.

---

[1] PPD = "Purified Protein Derivate" = Gereinigtes Tuberkulin

3. Die internationalen Organisationen wie WHO, FAO und OIE sind gemäß ihren Satzungen in der Lage, die Länderregierungen zu unterstützen bei der Beschaffung oder der Herstellung eines brauchbaren Tuberkulins und zur Beratung über alle Fragen der Rindertuberkulosebekämpfung.

4. Bei der Bekämpfung der Rindertuberkulose darf kein Unterschied zwischen offener und geschlossener Tuberkulose gemacht werde.

5. Die erfolgreiche Tilgung der Rindertuberkulose erfordert eine planmäßige, systematische und ständig wiederholte Tuberkulinisierung, Isolierung und Ausmerzung aller infizierten Rinder unter staatlicher Leitung und Überwachung. Dabei kann man die Bekämpfung herden- oder gebietsweise beginnen, sie muß aber alle Rinderbestände zum Ziele haben. Da die Verhältnisse in den einzelnen Ländern sehr unterschiedlich sind, können auf Grund der praktischen Erfahrungen Anpassungen der Bekämpfungspläne an die Landesverhältnisse vorgenommen werden. Alle Länder sollten aber alsbald einen ihren Landesverhältnissen entsprechenden Bekämpfungsplan aufstellen.

6. Zur Durchführung einer wirksamen Rindertuberkulosebekämpfung müssen ausreichende finanzielle Mittel bereitgestellt werden. Dabei sind staatliche Mittel unentbehrlich; notwendig sind jedoch auch andere wirtschaftliche Unterstützungen von seiten der Landwirtschaft, Tierzucht und sonstiger Wirtschaftsorganisationen.

7. Handel und Verkehr mit tuberkulös infizierten Rindern müssen sorgfältig überwacht werden.

8. Impfungen können bei der Bekämpfung der Rindertuberkulose als allgemein brauchbare Methoden nicht empfohlen werden.

9. Alle Behandlungsmethoden müssen abgelehnt werden.

10. Zur Verhütung der Verbreitung der Tuberkulose durch und auf das Personal in Land- und Milchwirtschaft müssen umfassende Maßnahmen getroffen werden.

16. Erstes Europäisches Symposion über Skelet-Tuberkulose, September 1954

September 1954 fand in Semmering bei Wien das erste europäische Symposion über die Skelet-Tuberkulose, an dem Vertreter von 17 Nationen teilnahmen, statt. Der von Erlacher, Kastert und Orell herausgegebenen Symposion-Zusammenfassung entnehmen wir folgende Feststellungen, zu denen die Versammlung gekommen ist:

Durch die tuberkulostatische Wirkung der *modernen Chemo-Antibiotica* wurde die Behandlung der Skelet-Tuberkulose mächtig gefördert, besonders wenn die Möglichkeit besteht, das Medikament direkt an den Herd heranzubringen. Die Abtötung der Bakterien gelingt jedoch nicht in nekrotischen Gewebspartien und im gefäßlosen Eiter; in diesem Falle muß der Herd ausgeräumt werden. Neben der lokalen Behandlung ist aber auch eine Allgemeinbehandlung mit Chemo-Antibioticis unbedingt erforderlich. Das bei der Operation gewonnene Material soll nach Möglichkeit der Forschung zugeführt werden. Es muß das Behandlungsziel sein, möglichst rasch, ehe noch eine Funktionseinbuße an den Extremitäten eingetreten ist, den Prozeß zur Abheilung zu bringen. Je eher die Diagnose gestellt wird, desto größer sind die Aussichten für den vollen Erfolg. Es besteht allgemein die Tendenz, die Behandlungsdauer abzukürzen. Strikte Liegekur wird heute nur noch im floriden Stadium gefordert. Paraartikuläre Herde sind *vor* dem Einbruch ins Gelenk auszuräumen. Erkrankte Gelenke müssen bis zur *Ankylosierung* ruhiggestellt werden. Verzögert sich die Ankylosierung, so wird bei Knie-, bei Sprunggelenken und an der oberen Extremität reseziert, bei der Hüfte eine extra- oder paraartikuläre Arthrodese, bei der Wirbelsäule eine spinöse Spanung ausgeführt. Durch die Antibiotica ist keine Änderung dieser Behandlungsgrundsätze eingetreten; Fremdspäne wurden abgelehnt.

Über die Wirkung der Tuberkulostatica auf den *Knochenherd* herrschte keine einheitliche Auffassung. Erwiesen scheint, daß bei Kindern Knochenherde unter konservativer Behandlung und Streptomycin ausheilen können; es wird allen grundsätzlich angeraten, auch bei fistelnden Fällen auszuräumen, um möglichst alles nekrotische Material zu entfernen. Über das Vorgehen bei geschlossenen Herden waren die Meinungen noch sehr geteilt.

Nach Erfahrungen aus Deutschland, Österreich, Schweden und der Schweiz kann die *Spondylotomie* ohne besondere Gefahr durchgeführt werden. Der Herd soll nur entfernt werden, wenn er keine Heilungstendenz zeigt und neurologische Symptome hervorruft. Eine knöcherne Auffüllung kann durch eine Knochenplombe erreicht werden. (Körpereigener spongiöser Knochen, vermischt mit Tuberkulo-Antibioticis.) Ob durch die Herdausräumung ein Fortschreiten des Prozesses verhindert wird, ist bis jetzt allerdings noch nicht erwiesen. Treten nach der Spondylotomie Komplikationen auf (Pleuraverletzungen, Infektionen, Eiterung), so sind sie in der Regel leicht zu beherrschen. Die *synoviale Gelenktuberkulose* zeigt im Frühstadium beste Heilerfolge. Deshalb auch frühzeitig Tierversuch mit Punktat, Biopsie der Kapsel oder histologische Untersuchung der regionalen Drüsen. Über *Arthroplastik* nach Gelenktuberkulose liegen größere Erfahrungen noch nicht vor.

Die *Wiederherstellung der Arbeitsfähigkeit* gehört in den Behandlungsplan der Skelet-Tuberkulose und kann in 60—80% erreicht werden. Sie ist besonders für den manuellen Arbeiter erwünscht. Das Vorbild der «clinique manufacture» wäre trotz der verschiedenen Schwierigkeiten und Widerstände durch gesetzliche Bestimmungen und Abneigung der Patienten nachzuahmen. Wichtig ist eine zweckmäßige Schulung und anschließende Stellenvermittlung, um die Genesenden wieder in den freien Arbeitsmarkt einzugliedern. Die Notwendigkeit weiterer enger Fühlungnahme von Spezialisten wird betont und einem erweiterten Komitee die Ausarbeitung von Themen für ein neues, in zwei Jahren geplantes, Symposion übertragen.

17. Wohnungsbauprogramm 1954 in Niedersachsen

Der Niedersächsische Sozialminister hat zur Wohnraumbeschaffung für Tuberkulosekranke die folgenden Bestimmungen erlassen:

Wie in den Vorjahren soll auch im Wohnungsbauprogramm 1954 die Wohnraumbeschaffung für Tuberkulosekranke besonders gefördert werden. Neben den allgemeinen Förderungsrichtlinien gelten hierfür folgende besondere Bestimmungen:

1. Besondere Wohnsiedlungen für Tuberkulosekranke sollen nicht geschaffen werden, vielmehr sollen den Kranken und ihren Familien in neu zu errichtenden Siedlungen Einzelhäuser oder in Miethäusern einzelne Wohnungen zur Verfügung gestellt werden. Gefördert wird auch die Schaffung zusätzlichen Wohnraumes durch Ausbau eines weiteren Zimmers in bereits bestehenden Wohnungen.

2. Die Wohnungen sollen in erster Linie solchen Kranken mit einer ansteckenden Lungentuberkulose zugute kommen, bei denen wegen einer räumlich unzureichenden Wohnung die Ansteckung der übrigen Bewohner in besonderem Maße zu befürchten ist. Es soll gleichzeitig erreicht werden, daß gesundheitlich einwandfreier Wohnraum, insbesondere ein eigenes Schlafzimmer für den Kranken, zur Verfügung steht.

3. Für jede Wohnungseinheit für Tuberkulosekranke kann das Landesbaudarlehen in allen Abschnitten des Wohnungsbauprogramms 1954 um 1500 DM erhöht werden.

4. Werden die zusätzlichen Mittel für Um- oder Ausbauten (bis zum Betrage von 1500 DM je Wohnung) beantragt, kann auf die Vorlage einer Wirtschaftlichkeitsberechnung verzichtet werden, wenn der Antragsteller sich verpflichtet, einen gleichbleibenden Zinssatz von $1^1/_2$% jährlich zuzüglich $^1/_2$% Verwaltungskostenbeitrag und $1^1/_2$% Tilgung zu leisten.

5. Bei Neubauten müssen die Kreisvereine zur Bekämpfung der Tuberkulose für das betreffende Bauvorhaben einen angemessenen Finanzierungsbeitrag nach § 40 WoBauG leisten; bei Um- und Ausbauten kann hiervon abgesehen werden.

In allen Fällen sind jedoch die zu fördernden Bauvorhaben und die künftigen Einwohner von den Landkreisen/kreisfreien Städten in Zusammenarbeit mit den Gesundheitsämtern und den Kreisvereinen zur Bekämpfung der Tuberkulose auszuwählen.

6. Die Höhe der Mittel, die in den Landkreisen/kreisfreien Städten im Wohnungsbauprogramm 1954 für die Wohnraumbeschaffung für Tuberkulosekranke in Anspruch genommen werden können, wird von den Herren Regierungspräsidenten/Präsidenten der niedersächsischen Verwaltungsbezirke festgesetzt.

Weitere Einzelheiten sind in dem *Mitteilungsblatt* (5. Jahrg. Nr. 6 Juni 1954) *des Niedersächsischen Vereins zur Bekämpfung der Tuberkulose* enthalten. Diese Nummer kann von der Geschäftsstelle dieses Vereins (Hannover, Hildesheimer Straße 25) bezogen werden.

September 1954

18. Veröffentlichungen

ICKERT: Immunität bei Tuberkulose. Z. Tbk. **104**, 185 (1954).
— Auswirkung der Rindertuberkulose auf die menschliche Gesundheit. Med. Klin. **1954**, 1136.
— Über die bovine Tuberkulose beim Menschen. Landarzt **30**, 556 (1954).
— Über den Stand des Tuberkuloseproblems im Jahre 1954. Gesd.fürs. **4**, 6 (1954).
— Die Probleme der Tuberkulosebekämpfung in der Gegenwart. Z. Tbk. **105**, 1 (1954).
— Die Rindertuberkulose als Gefahrenquelle. Ärztl. Mitt. **39**, 864 (1954).
KAYSER: Tagungsberichte XVI. Deutsche Tuberkulose-Tagung vom 1.—3. September 1954 in Berlin. Tuberkulosearzt **9**, 46 (1955).
— Die Bekämpfung der Tuberkulose in China. Tuberkulosearzt **9**, 420 (1955).
— Der Arzt des öffentlichen Gesundheitsdienstes, Nachtrag 1955. IX, 3: Bekämpfung der Tuberkulose.
KEUTZER: Tuberkulosefürsorgestellen in Frankreich. Ausländische Sozialprobleme, Sept. 1954.
— Staatliche Unterstützung und Sozialversicherung für Tuberkulöse in Dänemark. Ausländische Sozialprobleme, Jan. 1955.
— Über die Sterblichkeit der Tuberkulösen. Gesd.fürs. **5**, 9 (1955).
— Statistische Bemerkungen zur Frage der „Übersterblichkeit" der Männer an Tuberkulose. Tuberkulosearzt **9**, 127 (1955).
— Entwicklung der Morbidität und Mortalität an Tuberkulose in der Bundesrepublik Deutschland seit 1948. Landarzt **31**, 240 (1955).
— Über die Vergleichbarkeit von Mortalitäts- und Morbiditätsziffern. Medizinische **1955**, 708.
— Über Beziehungen zwischen Lebensalter, Tuberkulose-Infektion und Morbidität. Ärztl. Mitt. **40**, 369 (1955).

Sachverzeichnis

(Fette Zahlen: Hauptabschnitte)